寨卡病毒

与 寨卡病毒病

主编 高 福

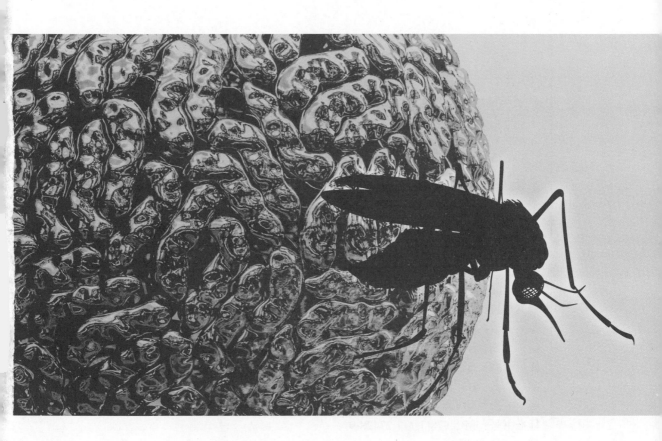

人民卫生出版社

图书在版编目（CIP）数据

寨卡病毒与寨卡病毒病 / 高福主编. —北京：人
民卫生出版社，2019
　ISBN 978-7-117-27428-9

　Ⅰ．①寨…　Ⅱ．①高…　Ⅲ．①蚊科－虫媒病毒－病毒
病－防治　Ⅳ．①R183.5

　中国版本图书馆 CIP 数据核字（2019）第 050805 号

人卫智网　www.ipmph.com	医学教育、学术、考试、健康，
	购书智慧智能综合服务平台
人卫官网　www.pmph.com	人卫官方资讯发布平台

寨卡病毒与寨卡病毒病

主　　编：高　福
出版发行：人民卫生出版社（中继线 010-59780011）
地　　址：北京市朝阳区潘家园南里 19 号
邮　　编：100021
E - mail：pmph @ pmph.com
购书热线：010-59787592　010-59787584　010-65264830
印　　刷：北京铭成印刷有限公司
经　　销：新华书店
开　　本：787 × 1092　1/16　印张：21
字　　数：511 千字
版　　次：2019 年 5 月第 1 版　2019 年 5 月第 1 版第 1 次印刷
标准书号：ISBN 978-7-117-27428-9
定　　价：118.00 元

打击盗版举报电话：010-59787491　E-mail：WQ @ pmph.com
　　（凡属印装质量问题请与本社市场营销中心联系退换）

寨卡病毒与寨卡病毒病

主 编 高 福（中国疾病预防控制中心，中国科学院微生物研究所）

副 主 编 李德新（中国疾病预防控制中心病毒病预防控制所）

李兰娟（浙江大学）

卢洪洲（上海市公共卫生临床中心）

学术秘书 马素芳（中国科学院微生物研究所）

袁 菲（中国科学院微生物研究所）

编 者
（以姓氏汉语拼音为序）

安 静　首都医科大学
鲍琳琳　中国医学科学院医学实验动物研究所
毕玉海　中国科学院微生物研究所
程 功　清华大学医学院
戴连攀　中国科学院北京生命科学研究院
丁文玉　中国科学院生物物理研究所脑与认知科学国家重点实验室，中国科学院大学
高 福　中国疾病预防控制中心，中国科学院微生物研究所
郭玉红　中国疾病预防控制中心传染病预防控制所
洪文昕　广州市第八人民医院
金冬雁　香港大学李嘉诚医学院
金 侠　中国科学院上海巴斯德研究所
赖圣杰　英国南安普敦大学
李阿茜　中国疾病预防控制中心病毒病预防控制所
李德新　中国疾病预防控制中心病毒病预防控制所
李兰娟　浙江大学
李 群　中国疾病预防控制中心
李世华　中国科学院微生物研究所
李向东　中国农业大学
梁米芳　中国疾病预防控制中心病毒病预防控制所
刘建英　清华大学医学院
刘 军　中国疾病预防控制中心病毒病预防控制所
刘起勇　中国疾病预防控制中心传染病预防控制所
刘小波　中国疾病预防控制中心传染病预防控制所
刘映霞　深圳市第三人民医院
卢洪洲　上海市公共卫生临床中心
罗振革　中国科学院神经科学研究所，中国科学院脑科学与智能技术卓越创新中心
秦成峰　军事医学科学院微生物流行病研究所
秦 川　中国医学科学院医学实验动物研究所
阮杰燊　香港大学李嘉诚医学院
施 一　中国科学院微生物研究所

时颖超　中国科学院生物物理研究所脑与认知科学国家重点实验室, 中国科学院大学
宋　豪　中国科学院北京生命科学研究院
谭行华　广州市第八人民医院
唐　宏　中国科学院上海巴斯德研究所
王培刚　首都医科大学
王奇慧　中国科学院微生物研究所
王晓群　中国科学院生物物理研究所脑与认知科学国家重点实验室, 中国科学院大学
王亚丽　中国疾病预防控制中心
芜　为　中国疾病预防控制中心病毒病预防控制所
吴　燕　中国科学院北京生命科学研究院
武孔彦　中国科学院神经科学研究所, 中国科学院脑科学与智能技术卓越创新中心
徐　丹　福州大学生物科学与工程学院
许执恒　中国科学院遗传与发育生物学研究所
严景华　中国科学院微生物研究所
杨海涛　天津大学生命科学学院
杨若恒　中国科学院上海巴斯德研究所
杨　扬　深圳市第三人民医院
姚航平　浙江大学
叶子葳　香港大学李嘉诚医学院
余东山　浙江大学
余宏杰　复旦大学
张福萍　中国科学院微生物研究所
张复春　广州市第八人民医院
张　硕　中国疾病预防控制中心病毒病预防控制所
赵　欣　中国科学院微生物研究所
周东明　中国科学院上海巴斯德研究所
周　涵　天津大学生命科学学院
左国龙　中国科学院神经科学研究所, 中国科学院脑科学与智能技术卓越创新中心

前 言

2015年寨卡病毒病在南美洲的巴西暴发，疫情迅速波及全球80多个国家和地区。实验室和流行病学证据表明，寨卡病毒感染与小头畸形的发生有着密切联系。2016年2月1日，寨卡病毒病的传播以及病毒感染引发的并发症被世界卫生组织（WHO）定性为"全球关注的紧急公共卫生事件"。2016年2月，中国发现第一例输入性寨卡病例。2016年夏季，在中国本地的蚊子中也分离出寨卡病毒。2016年以来，欧洲国家陆续有输入性寨卡病毒病病例的报道；东南亚地区也发生寨卡病毒病的暴发，其中新加坡的寨卡病毒病疫情最为严重。

正是在这个背景下，编写组萌发了编写该书的想法。本书针对寨卡病毒及寨卡病毒病，组织国内寨卡病毒及寨卡病毒病相关领域的专家，重点围绕寨卡病毒的历史与世界分布、病原学、结构生物学、流行病学、传播与媒介、实验室诊断方法、宿主免疫应答及宿主因子、实验动物模型，寨卡病毒病临床表现与病理，寨卡病毒与小头畸形，非寨卡病毒引起的小头畸形，吉兰-巴雷综合征与其他神经损伤，性传播与生殖系统感染，临床诊断和治疗，寨卡疫苗、预防与治疗性抗体、抗病毒小分子药物，媒介伊蚊监测与控制，黄病毒概述，机体四大免疫屏障等方面进行撰写。编写过程中，我们一直秉承科学性、科普性和实践性原则，以期符合生物医学领域的科研工作者和基层卫生应急人员的阅读习惯，切实为其科学研究及应急处置提供技术指导。

本书立足寨卡病毒病防控，资料新颖、实用性强，对于科研人员、医务人员、卫生应急防控人员和相关领域学生等均具有重要的参考价值。此外，此书还可用于开展业务学习、出境前培训等，供出入境检验检疫部门、出境投资企业、国际旅行社等机构参考使用。本书在编写过程中得到了国家科技部"寨卡疫情防控科技攻关应急专项"及国家自然基金创新群体项目（81621091）的资助。

由于成稿仓促，书中的错误和疏漏难免，敬请广大读者批评指正！

编者

2018年8月

目 录

绪论 历史与世界分布

　　寨卡病毒（Zika virus, ZIKV）是一个被发现了半个多世纪的"老"病毒，它比臭名昭著的艾滋病病毒还要早几十年被人类所探及，但直到最近几年才引起全球关注，甚至是恐慌。2015 年寨卡病毒病在南美洲的巴西暴发，疫情迅速波及全球 80 多个国家和地区。更严重的是，实验室和流行病学证据表明寨卡病毒感染与小头畸形的发生有着密切联系。2016 年 2 月 1 日，寨卡病毒病的传播以及病毒感染引发的并发症被世界卫生组织（WHO）定性为国际关注的头等公共卫生事件。

　　什么是寨卡病毒？它究竟有怎样的危害？为什么自发现起长达半个多世纪没有引起关注，现在却成为一种人人谈之色变的传染病病原？寨卡病毒这些年在全球范围内大大小小的疫情中又经历了怎样的演化？是什么导致了近几年寨卡病毒病疫情的大暴发？本书将在绪论部分对这些问题进行讨论，同时介绍寨卡病毒与寨卡病毒病的发展历史和病毒学意义。

第一节　寨卡病毒的发现与起源

　　寨卡病毒属于黄病毒科黄病毒属，主要由两种基因型组成：非洲型和亚洲型（图 0-1）[1]。黄病毒属除了寨卡病毒外，还包括黄热病毒、登革病毒、西尼罗病毒、蜱传脑炎病毒以及乙脑病毒等在内的 70 多种病毒[2,3]。这些病毒都是虫媒传播的病原，可分为蚊虫传播病毒、蜱虫传播病毒以及其他媒介传播病毒 3 大类。寨卡病毒属于由蚊虫为媒介传播的传染病病原。黄病毒属里的病原根据其引起的临床症状可以分为两类。其中一类是脑炎型黄病毒，以乙脑病毒和西尼罗病毒为代表，这类病毒可以引起人类神经系统疾病。鸟类为其天然动物宿主，库蚊（*Culex*）是其主要传播媒介[4]。另一类是非脑炎型黄病毒，以登革病毒与黄热病毒为代表。这类病毒可以引起致死性出血热。非人灵长类动物是其自然动物宿主，而伊蚊（*Aedes*）为主要传播媒介[4]。寨卡病毒应该属于第二类，但是近几年寨卡病毒的疾病谱发生变化、显现出嗜神经特点，又可以将其归为第一类。所以这种分类方法只是很粗略的。寨卡病毒感染能引起神经

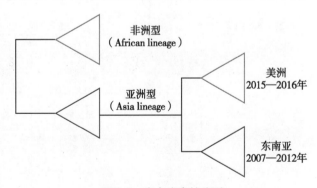

图 0-1　寨卡病毒的分型

寨卡病毒主要由两种基因型组成：非洲型和亚洲型。亚洲型里面又主要包括 2015—2016 年美洲流行病毒分支和 2007—2012 年东南亚地区病毒分支

1

系统的疾病，如吉兰 - 巴雷综合征（也称为格林 - 巴利综合征，Guillain-Barré syndrome，GBS），孕妇感染后可能导致新生儿小头畸形（microcephaly）。因此寨卡病毒是一类具有严重危害的传染病病原。图 0-2 汇总了对人类危害严重的几种黄病毒属成员及寨卡病毒的里程碑事件。

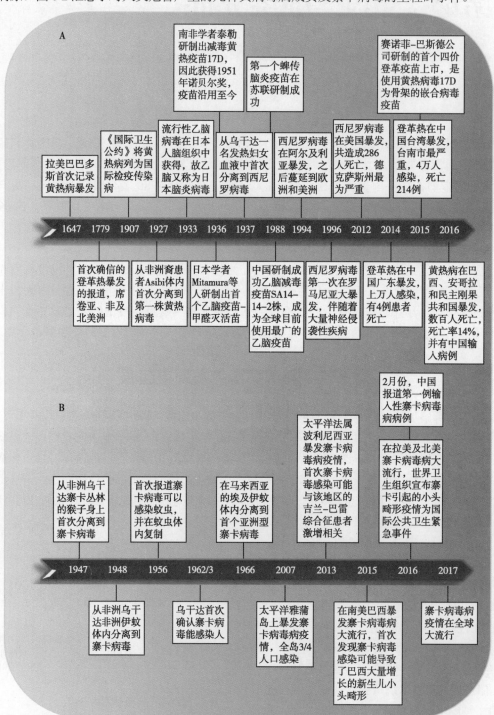

图 0-2　黄病毒及寨卡病毒大事件的时间轴

A：黄病毒（除寨卡病毒外）历史大事件的时间轴；B：寨卡病毒历史大事件的时间轴

寨卡病毒最早于 1947 年 4 月在非洲乌干达恩特比（Entebbe）群岛一个名为寨卡的热带丛林地区发现[5]。当时英国科学家哈窦（Haddow）牵头在那里研究黄热病毒，从一只发热的"哨兵"恒河猴的体内意外分离到寨卡病毒。这一株取名叫 MR766 的病毒株就是寨卡病毒原型株[6]。MR766 毒株目前已经广泛应用于全球寨卡病毒的相关研究中。1948 年科学家又从同一地区的非洲伊蚊（*Aedes africanus*）中分离获得寨卡病毒[6]。这两株寨卡病毒都是通过颅内接种瑞士白化小鼠分离获得。寨卡病毒是否由蚊虫传播这个问题显得十分重要。1956 年，布尔曼（Boorman）等人首先证明了寨卡病毒可以感染蚊虫，并在蚊虫体内进行复制，这为寨卡病毒通过蚊虫传播的猜想提供了重要实验证据[7]。同时，英国的黄病毒研究团队也继续他们在乌干达的病毒蚊虫媒介研究。他们从寨卡丛林中的非洲伊蚊体内又分离到了 12 株寨卡病毒，而当地的猴子与人偶尔也会被感染，哈窦等人由此认为非洲伊蚊是寨卡病毒传播的主要媒介[8]。寨卡病毒感染人最早报道于 1954 年，从尼日利亚 3 个患者体内发现并分离得到疑似寨卡病毒[9]。随后该结果遭到了质疑，因为怀疑检测到的病毒是斯庞德温尼（Spondweni）病毒（一种和寨卡病毒进化关系很接近的病毒）。首个确认的寨卡病毒感染人报道出现在 1962—1963 年，病毒分离自非洲乌干达的一个病例[10]。这些研究结果证明寨卡病毒是一种蚊虫传播的病毒，能够感染人和猴子。乌干达地区居民血清的寨卡病毒抗体检出率在 10%～20%，然而仅仅在少量的寨卡病毒感染者身上出现自限性的轻微病症[11]，使得这种病毒在当时并未引起足够的重视。

第二节　寨卡病毒病的世界流行史

一、21 世纪寨卡病毒在非洲和亚洲的流行情况

自 1947 年首次发现寨卡病毒后的长达半个世纪里，流行病学调查显示寨卡病毒主要分布在非洲和亚洲狭窄的赤道区带，这期间有寨卡病毒报道的国家包括：塞内加尔[12]、塞拉利昂[13]、尼日利亚[9, 14, 15]、加蓬共和国[16, 17]、中非共和国[18]、埃及[19]、乌干达[20]、坦桑尼亚[20]、肯尼亚[21]、巴基斯坦[22]、印度[23]、泰国[24]、马来西亚[24]、越南[24]、印度尼西亚[25]以及菲律宾[26]。

1966 年，第一个非洲以外地区的寨卡病毒株从马来西亚的埃及伊蚊（*Aedes aegypti*）体内分离获得，取名叫 P6-740 株[27]。10 年后，在印度尼西亚诊断出亚洲第一例人感染寨卡病毒，患者出现发热、不适、胃痛和厌食等症状[28]。

二、21 世纪寨卡病毒病的流行情况

2000 年以前，寨卡病毒感染人仅在亚洲和非洲有零星报道。但进入 21 世纪后，开始在太平洋以及东南亚地区出现暴发流行。比较重要的几次包括：2007 年，太平洋雅浦岛首次出现寨卡病毒病的暴发流行；2014 年寨卡病毒又在法属波利尼西亚引起局部的暴发流行；直到 2015 年，寨卡病毒病在巴西开始出现大暴发，然后扩散到拉丁美洲的其他国家，进而波及全球 80 多个国家和地区。这些国家和地区大多处于热带地区，传播寨卡病毒的蚊虫媒介十分活跃，为寨卡病毒病的流行提供了基础。

（一）21世纪初在东南亚地区的流行情况

2007年寨卡病毒病在东南亚西太平洋上的密克罗尼西亚联邦国雅浦岛上暴发。疫情暴发后的血清学调查显示，寨卡病毒抗体的检出人数占据了整个雅浦岛3岁以上居民人口数（不到7000人）的3/4[29]。其中仅有18%的感染者出现疑似寨卡病毒感染症状，包括：发热、瘙痒和关节疼痛。大部分感染者没有明显的症状出现[29]。

除了2007年在雅浦岛上较大规模的寨卡病毒病疫情暴发之外，2000—2010年，寨卡病毒病在东南亚一些国家也有一些散发报道，包括泰国[30,31]、柬埔寨[32]、马来西亚[33]、印度尼西亚[34]以及菲律宾[35]等国。

（二）2013年在法属波利尼西亚以及太平洋岛上的区域大流行

2013—2014年，寨卡病毒病在法属波利尼西亚地区出现大流行。法属波利尼西亚位于南太平洋的中部，由5个列岛118个小岛组成，其中67个小岛有人居住。该地区共约27万多人口，属于法国海外领地的一部分。2013—2014年在该地区暴发的寨卡病毒病疫情导致约11%（约3万）的岛上居民因感染寨卡病毒而就医[36]。与以往历次的寨卡病毒病疫情暴发不同的是，在法属波利尼西亚的这次疫情导致出现吉兰-巴雷综合征的人数猛增了20倍。第一次把寨卡病毒感染与吉兰-巴雷综合征联系起来。病毒流行株与前几年在雅浦岛和柬埔寨的流行毒株非常相近，都属于亚洲基因型。随后，通过法属波利尼西亚岛上居民与周边太平洋岛屿之间的人员交流，寨卡病毒病疫情进一步扩散到邻近岛屿，包括新喀里多尼亚岛[37]、库克岛[38]、复活岛[39]、瓦努阿图[4]和所罗门群岛[4]等地。这次暴发的原因之一可能是这些地区的居民对寨卡病毒有既往免疫的比例很低（0.8%）[36]。

（三）2015年在巴西及美洲的大流行

早在2013—2015年间，寨卡病毒就已经传入巴西，很可能来自南太平洋的疫区[40]。2015年初，巴西东北部检测到第一例寨卡病毒本土传播的病例。截至2015年底，寨卡病毒扩散到巴西至少14个州，大约出现44万～130万疑似寨卡病毒病病例[41]。巴西北部地区和东南部地区（特别是里约热内卢）的病例尤其集中[40]。令人吃惊的是，在寨卡病毒病疫情流行的同一时期，巴西的新生儿小头畸形病例也增长到此前的10倍，从约5/10万上升到约50/10万。随后两个研究团队对2013—2014年在法属波利尼西亚暴发的寨卡病毒病疫情进行了回溯性研究，发现疫情暴发后当地的新生儿小头畸形和出生缺陷也大幅增加[41,42]。这一时期，寨卡病毒又迅速传播到了拉丁美洲其他国家以及美国。到2015年10月，哥伦比亚报道了首例巴西以外的寨卡病毒本土传播病例[43]。新生儿小头畸形与寨卡病毒感染的直接联系也被越来越多的研究所证实[44-46]。至此，寨卡病毒的严重危害性才终于被人们所认识，WHO宣布在2016年2~11月长达9个月期间，寨卡病毒病的传播及其引起的新生儿小头畸形等并发症为国际公共卫生紧急事件[40]，寨卡病毒病的流行也几乎成为2016年里约热内卢奥运会按时召开的障碍。

截至2016年底，美洲已有48个国家和地区出现本土蚊传寨卡病毒感染，近20万确诊病例。这些国家和地区包括[4]：安圭拉岛、安提瓜、巴布达岛、阿根廷、阿鲁巴岛、巴哈马群岛、巴巴多斯岛、伯利兹、玻利维亚、博内尔岛、圣尤斯特歇斯岛、巴西、英属维京群岛、卡曼群岛、哥伦比亚、哥斯达黎加、古巴、库拉索岛、多米尼加共和国、厄瓜多尔、萨尔瓦多、法属圭亚那、格林纳达、瓜德罗普岛、危地马拉、圭亚那、海地、洪都拉斯、牙买加、马提尼克岛、墨西哥、蒙特塞拉特岛、尼加拉瓜、巴拿马、巴拉圭、秘鲁、波多黎各、圣巴泰勒米、圣克里斯托弗和尼维斯岛、圣卢西亚岛、圣马丁、圣文森特和格林纳丁斯、荷属圣马丁、苏里南、特立尼达和多巴哥、特克斯和凯科斯群岛、美国、美属维京群岛、以及委内瑞拉。

以美国为例，寨卡病毒病输入美国的速度很快。2016 年 1 月在得克萨斯州报道了第一例寨卡病毒病病例，而到了 2017 年 3 月，寨卡病毒病已遍布全美各州[5]，其中 4781 例是通过出国旅行传入。得克萨斯和佛罗里达州共出现 220 例本土传播的病例。其中，佛罗里达州有 214 例本土传播，部分通过性传播，部分通过母婴传播[5]。邻国加拿大也有输入性病例报道[4]。

（四）寨卡病毒的全球流行现状

截至 2017 年 3 月，寨卡病毒病疫情已经在全球 84 个国家和地区传播[40]。由于没有本土传播和媒介传播，中国没有被 WHO 列入这 84 个传播国。但中国有输入性病例。2016 年 2 月，中国发现第一例输入性寨卡病例，来自一名从疫区委瑞内拉回国的寨卡病毒感染者[47, 48]。此外，中国本地的蚊子中也分离出寨卡病毒。欧洲国家也陆续有输入性病例报道，包括意大利[49]、荷兰[50]、葡萄牙[51]、法国[52]、比利时[53]等国家。此外，东南亚国家由于大多处于热带地区，环境有利于传播寨卡病毒的媒介生长繁殖，长期以来都有散发的寨卡病毒感染病例。2015 年巴西寨卡病毒病大暴发后，东南亚地区也发生寨卡病毒病的暴发，其中新加坡的寨卡病毒病疫情最为严重。

2016 年 5 月，新加坡宣布第一例输入性寨卡病毒病，患者为一名曾去巴西旅行的归国人员[54]。同年 8 月 27 日，新加坡卫生部通报该国首例确诊本土感染病例。截至 2016 年底，新加坡共发现约 500 名寨卡病毒感染病例。通过对检出的病毒进行分析，发现这次引起新加坡寨卡病毒病暴发的病毒并非来自这名输入性病例，而是与 2007 年就在东南亚流行的毒株很接近，可能是之前就传入新加坡，在东南亚地区本土流行的毒株[40, 54]。

马来西亚自从 2016 年 8 月报道了首例寨卡病毒感染病例以来，共有 16 例感染病例的报道。而在越南，2016 年共有 219 例寨卡病毒病报道，2017 年新增病例 13 例。大多数病例集中在胡志明市（186 例），其中还有 1 名小头畸形的病例报道[4]。截至 2017 年 2 月，菲律宾共有 57 例寨卡病毒病，其中首都马尼拉地区占据了 20 例。日本在 2013 年、2014 年和 2016 年分别有输入性寨卡病毒病病例[55]。

（五）寨卡病毒病传入中国的情况

自从 2016 年 2 月春节期间中国报道第一例输入性寨卡病毒病病例以来[48]，截至目前总共报告了 26 例病例（中国 CDC 提供数据）。全部为输入性病例，这些病例来自委内瑞拉（17 例）、萨摩亚（3 例）、苏里南（2 例）、危地马拉（2 例）、厄瓜多尔（1 例）和缅甸（1 例）等 6 个国家的入境者[56]。从报告的省份来看，广东省 15 例，浙江省 4 例，北京 3 例，江苏 2 例，江西 1 例，河南 1 例（中国 CDC 提供数据）。6～10 月是中国各地蚊虫媒介活动的活跃时期，海南、广东、云南、福建、广西和浙江等南方重点省份通过本地蚊媒传播寨卡病毒的可能性依然存在。

（六）寨卡病毒病在非洲的首次暴发

自寨卡病毒 1947 年在乌干达分离出以来，过去 70 年间在非洲一直有寨卡病毒检出的报道，但并没有出现暴发疫情。2015 年 9 月，非洲的佛得角出现第一例疑似寨卡病毒感染病例[40]，从 2015 年 10 月至 2016 年 3 月，共出现 7490 个疑似病例，其中 165 个是孕妇。首都普拉亚是疫情最严重的地区。通过病毒序列分析发现，在佛得角暴发的寨卡病毒来源于

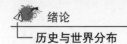
2014/2015 年的巴西株,属于亚洲型,而不是非洲型。因此,此次非洲寨卡病毒很可能由巴西传入[57]。

第三节　寨卡病毒的危害与社会影响

寨卡病毒主要通过媒介蚊虫的叮咬传播给人。此外也能够通过性接触、输血或者母婴等途径实现人 - 人传播。寨卡病毒感染可以引起先天性寨卡病毒综合征以及吉兰 - 巴雷综合征。先天性寨卡病毒综合征是在出生前就暴露于寨卡病毒并在新生儿和婴儿中发生的疾病。临床表现包括头部畸形,不自主摇动,癫痫发作,易怒,脑干功能障碍(例如吞咽问题),肢体挛缩,听力和视力异常以及脑部异常等。寨卡病毒感染还能引起视觉永久性损伤以及新生儿青光眼[58]。此外,在动物模型上发现,当机体免疫力低下时,寨卡病毒感染能够引起睾丸炎和雄性不育[59, 60]。由此可见,寨卡病毒具备突破血脑屏障、胎盘屏障、血眼屏障和血睾屏障这四大免疫屏障的能力,进入到免疫豁免器官[61]。寨卡病毒病的流行与传播对公共卫生有严重的威胁。

寨卡病毒对儿童和妇女的威胁最大。孕妇是高危人群。先天性寨卡病毒综合征,特别是小头畸形对于家庭而言是灾难性的,一旦扩散开来容易引发社会的恐慌。其次,寨卡病毒病的流行将极大地加重流行地区的医疗、社会福利等方面的财政负担。此外,寨卡病毒病疫情将对当地的旅游业造成巨大冲击。联合国开发计划署、红十字会与红新月会国际联合会联合发表的一项评估显示,2015—2017 年期间,寨卡病毒在拉丁美洲和加勒比地区蔓延所消耗的社会经济成本约达到 180 亿美元。受影响最严重的加勒比地区,所产生的经济损失是南美洲的 5 倍。超过 80% 的潜在损失为国际旅游业收入,在 3 年内损失可能达到 90 亿美元,占国内生产总值的 0.06%。

第四节　小　　结

寨卡病毒是一个发现很早的病毒。早在 1947 年就被成功分离出来,但直到近几年寨卡相关的科学问题才逐渐被关注并解决。长期以来,由于寨卡病毒与登革病毒的血清交叉反应非常严重,症状较轻,因此,寨卡病毒可能藏在登革病毒背后而没有引起重视。由于近年来发现其能引起吉兰 - 巴雷综合征,特别是新生儿小头畸形,使得寨卡病毒一下成为公共卫生的热点话题。更因为寨卡病毒有突破四大屏障的能力,感染人以后潜在的危害远远超过之前的认识,使得关于寨卡病毒的研究成为当前的热点。

展望今后寨卡病毒与相关疾病的研究,仍然有许多问题有待进一步解答。

1. 为什么寨卡病毒病在近几年频繁暴发,而前半个多世纪都没有大规模流行? 最新的研究发现了一些线索,比如近几年暴发的病毒毒株的重要毒力蛋白发生了氨基酸突变,导致其感染媒介的能力大大增强。是否还有其他的因素起作用尚需要进一步的研究。

2. 为什么近几年的寨卡病毒导致了吉兰 - 巴雷综合征和新生儿小头畸形病例的增多,而原来的感染地区(比如雅浦岛)却没发现这种现象? 流行毒株是否发生了某些突变而获得了更强的致病能力?

3. 全球这一波新疫情的寨卡病毒起源于哪里? 又是如何在地理上蔓延的? 这些问题

目前尚不是十分清楚。疫情的未来发展趋势依然难以预测。

4．由于黄病毒属病毒的血清之间普遍存在交叉反应，特别是寨卡病毒与登革病毒，易发生抗体依赖的感染增强效应（antibody-dependent enhancement，ADE）。因此，体内有无既往感染其他黄病毒所获得的免疫对寨卡病毒感染的预后影响仍不十分清楚，反之亦然。

5．隐藏在寨卡病毒的基因里的遗传密码仍有待进一步的揭示。

6．决定寨卡病毒与亲缘接近的登革病毒之间不同致病性的机制又是什么？

7．病毒的关键蛋白结构的解析为病毒的致病机制提供了线索，仍有一些关键蛋白的结构尚不清楚，尤其是病毒转录复制的蛋白复合体的结构。此外，许多病毒蛋白功能的分子基础尚且未知。

8．寨卡病毒突破机体4个屏障系统的机制仍不清楚。

9．寨卡病毒的免疫应答特点、应答规律需要进一步挖掘。

10．现开发的疫苗、治疗性抗体及小分子药物能否有效的防控寨卡病毒依然有待验证。

11．蚊虫是寨卡病毒传播的主要媒介，媒介对于寨卡病毒病的流行又有一个什么样的规律？如何通过控制媒介而实现疾病的预防？这些问题仍然有待回答。

12．寨卡病毒人传人是怎么实现的？传播能力有多强？性传播和母婴传播的概率是多少？怎样有效阻断母婴传播？这些问题正在或者尚待解决。

寨卡病毒与其引发的疾病还有很多科学问题有待探索。本书后续的章节将围绕寨卡病毒与寨卡病毒病进行系统的知识梳理，也融汇了全球寨卡研究的最新成果。本书将对寨卡病毒及寨卡病毒病进行系统阐述，包括以下内容：病原学，病毒结构生物学，流行病学，传播与媒介，实验室诊断方法，免疫应答机制，宿主因子，动物感染模型，临床表现与病理，病毒与小头畸形，非寨卡病毒小头畸形，吉兰 - 巴雷综合征与其他神经损伤，生殖系统感染与性传播，诊断、治疗与护理，疫苗研究，预防与治疗用抗体，媒介伊蚊监测和控制，病毒概述，人体四大屏障。此外，还包括国际与国内寨卡病毒相关公共卫生事件的政策法规。

（高　福　戴连攀　刘映霞）

致谢：本书稿的完成得到中国科技部《国家重点研发计划》（项目号 2016YFE0205800）的资助。

参 考 文 献

1. Wang L，Valderramos SG，Wu A，et al. From mosquitos to humans: Genetic evolution of Zika virus. Cell Host Microbe，2016，19（5）：561-565.

2. Dai L，Wang Q，Qi J，et al. Molecular basis of antibody-mediated neutralization and protection against flavivirus. IUBMB Life，2016，68（10）：783-791.

3. Gould EA，Solomon T. Pathogenic flaviviruses. Lancet，2008，371（9611）：500-509.

4. Song BH，Yun SI，Woolley M，et al. Zika virus: History，epidemiology，transmission，and clinical presentation. J Neuroimmunol，2017，308：50-64.

5. Yun SI，Lee YM. Zika virus: An emerging flavivirus. J Microbiol，2017，55（3）：204-219.

6. Dick GW，Kitchen SF，Haddow AJ. Zika virus. I. Isolations and serological specificity. Trans R Soc Trop Med Hyg，1952，46（5）：509-520.

7. Boorman JP，Porterfield JS. A simple technique for infection of mosquitoes with viruses; transmission of

Zika virus. Trans R Soc Trop Med Hyg, 1956, 50（3）: 238-242.

8. Haddow AJ, Williams MC, Woodall JP, et al. Twelve isolations of Zika virus from aedes（stegomyia）africanus（theobald）taken in and above a uganda forest. Bull World Health Organ, 1964, 31: 57-69.

9. Macnamara FN. Zika virus: A report on three cases of human infection during an epidemic of jaundice in nigeria. Trans R Soc Trop Med Hyg, 1954, 48（2）: 139-145.

10. Simpson DI. Zika virus infection in man. Trans R Soc Trop Med Hyg, 1964, 58: 335-338.

11. Dick GW. Epidemiological notes on some viruses isolated in Uganda; yellow fever, Rift Valley fever, Bwamba fever, West Nile, Mengo, Semliki Forest, Bunyamwera, Ntaya, Uganda S and Zika viruses. Trans R Soc Trop Med Hyg, 1953, 47（1）: 13-48.

12. Monlun E, Zeller H, Le Guenno B, et al. Surveillance of the circulation of arbovirus of medical interest in the region of eastern senegal. Bull Soc Pathol Exot, 1993, 86（1）: 21-28.

13. Robin Y, Mouchet J. Serological and entomological study on Yellow fever in Sierra Leone. Bull Soc Pathol Exot Filiales, 1975, 68（3）: 249-258.

14. Adekolu-John EO, Fagbami AH. Arthropod-borne virus antibodies in sera of residents of kainji lake basin, Nigeria 1980. Trans R Soc Trop Med Hyg, 1983, 77（2）: 149-151.

15. Fagbami A. Epidemiological investigations on arbovirus infections at Igbo-ora, Nigeria. Trop Geogr Med, 1977, 29（2）: 187-191.

16. Jan C, Languillat G, Renaudet J, et al. A serological survey of arboviruses in Gabon. Bull Soc Pathol Exot Filiales, 1978, 71（2）: 140-146.

17. Saluzzo JF, Ivanoff B, Languillat G, et al. Serological survey for arbovirus antibodies in the human and simian populations of the south-east of Gabon（author's transl）. Bull Soc Pathol Exot Filiales, 1982, 75（3）: 262-266.

18. Saluzzo JF, Gonzalez JP, Herve JP, et al. Serological survey for the prevalence of certain arboviruses in the human population of the south-east area of central African republic（author's transl）. Bull Soc Pathol Exot Filiales, 1981, 74（5）: 490-499.

19. Smithburn KC, Taylor RM, Rizk F, et al. Immunity to certain arthropod-borne viruses among indigenous residents of Egypt. Am J Trop Med Hyg, 1954, 3（1）: 9-18.

20. Smithburn KC. Neutralizing antibodies against certain recently isolated viruses in the sera of human beings residing in East Africa. J Immunol, 1952, 69（2）: 223-234.

21. Geser A, Christensen S, Thorup I. A multipurpose serological survey in kenya. 1. Survey methods and progress of field work. Bull World Health Organ, 1970, 43（4）: 521-537.

22. Darwish MA, Hoogstraal H, Roberts TJ, et al. A sero-epidemiological survey for certain arboviruses（togaviridae）in pakistan. Trans R Soc Trop Med Hyg, 1983, 77（4）: 442-445.

23. Smithburn KC, Kerr JA, Gatne PB. Neutralizing antibodies against certain viruses in the sera of residents of India. J Immunol, 1954, 72（4）: 248-257.

24. Pond WL. Arthropod-borne virus antibodies in sera from residents of South-East Asia. Trans R Soc Trop Med Hyg, 1963, 57: 364-371.

25. Olson JG, Ksiazek TG, Gubler DJ, et al. A survey for arboviral antibodies in sera of humans and animals in Lombok, Republic of Indonesia. Ann Trop Med Parasitol, 1983, 77（2）: 131-137.

26. Hammon WM, Schrack WD, Jr., Sather GE. Serological survey for a arthropod-borne virus infections in the Philippines. Am J Trop Med Hyg, 1958, 7 (3): 323-328.

27. Marchette NJ, Garcia R, Rudnick A. Isolation of Zika virus from aedes aegypti mosquitoes in Malaysia. Am J Trop Med Hyg, 1969, 18 (3): 411-415.

28. Olson JG, Ksiazek TG, Suhandiman, et al. Zika virus, a cause of fever in Central Java, Indonesia. Trans R Soc Trop Med Hyg, 1981, 75 (3): 389-393.

29. Duffy MR, Chen TH, Hancock WT, et al. Zika virus outbreak on Yap Island, Federated States of Micronesia. N Engl J Med, 2009, 360 (24): 2536-2543.

30. Tappe D, Rissland J, Gabriel M, et al. First case of laboratory-confirmed Zika virus infection imported into Europe, november 2013. Euro Surveill, 2014, 19 (4).

31. Buathong R, Hermann L, Thaisomboonsuk B, et al. Detection of Zika virus infection in Thailand, 2012-2014. Am J Trop Med Hyg, 2015, 93 (2): 380-383.

32. Heang V, Yasuda CY, Sovann L, et al. Zika virus infection, Cambodia, 2010. Emerg Infect Dis, 2012, 18 (2): 349-351.

33. Tappe D, Nachtigall S, Kapaun A, et al. Acute Zika virus infection after travel to Malaysian Borneo, september 2014. Emerg Infect Dis, 2015, 21 (5): 911-913.

34. Kwong JC, Druce JD, Leder K. Zika virus infection acquired during brief travel to Indonesia. Am J Trop Med Hyg, 2013, 89 (3): 516-517.

35. Alera MT, Hermann L, Tac-An IA, et al. Zika virus infection, Philippines, 2012. Emerg Infect Dis, 2015, 21 (4): 722-724.

36. Cao-Lormeau VM, Roche C, Teissier A, et al. Zika virus, French Polynesia, South Pacific, 2013. Emerg Infect Dis, 2014, 20 (6): 1085-1086.

37. Dupont-Rouzeyrol M, O'Connor O, Calvez E, et al. Co-infection with Zika and dengue viruses in 2 patients, New Caledonia, 2014. Emerg Infect Dis, 2015, 21 (2): 381-382.

38. Roth A, Mercier A, Lepers C, et al. Concurrent outbreaks of dengue, chikungunya and Zika virus infections-an unprecedented epidemic wave of mosquito-borne viruses in the Pacific 2012-2014. Euro Surveill, 2014, 19 (41).

39. Tognarelli J, Ulloa S, Villagra E, et al. A report on the outbreak of Zika virus on Easter Island, South Pacific, 2014. Arch Virol, 2016, 161 (3): 665-668.

40. Baud D, Gubler DJ, Schaub B, et al. An update on Zika virus infection. Lancet, 2017, 390 (10107): 2099-2109.

41. Garcia Serpa Osorio-de-Castro C, Silva Miranda E, Machado de Freitas C, et al. The Zika virus outbreak in Brazil: Knowledge gaps and challenges for risk reduction. Am J Public Health, 2017, 107 (6): 960-965.

42. Oehler E, Watrin L, Larre P, et al. Zika virus infection complicated by guillain-barre syndrome--case report, French Polynesia, december 2013. Euro Surveill, 2014, 19 (9).

43. Zika virus outbreaks in the americas. Wkly Epidemiol Rec, 2015, 90 (45): 609-610.

44. Li C, Xu D, Ye Q, et al. Zika virus disrupts neural progenitor development and leads to microcephaly in mice. Cell Stem Cell, 2016, 19 (5): 672.

45. Lessler J, Chaisson LH, Kucirka LM, et al. Assessing the global threat from Zika virus. Science, 2016, 353 (6300): aaf8160.

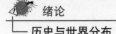
46. Brasil P, Pereira JP, Jr., Moreira ME, et al. Zika virus infection in pregnant women in Rio de Janeiro. N Engl J Med, 2016, 375(24): 2321-2334.

47. Wang Q, Yang H, Liu X, et al. Molecular determinants of human neutralizing antibodies isolated from a patient infected with Zika virus. Sci Transl Med, 2016, 8(369): 369ra179.

48. Li J, Xiong Y, Wu W, et al. Zika virus in a traveler returning to China from Caracas, Venezuela, february 2016. Emerg Infect Dis, 2016, 22(6): 1133-1136.

49. Nicastri E, Castilletti C, Liuzzi G, et al. Persistent detection of Zika virus rna in semen for six months after symptom onset in a traveller returning from Haiti to Italy, February 2016. Euro Surveill, 2016, 21(32).

50. Duijster JW, Goorhuis A, van Genderen PJ, et al. Zika virus infection in 18 travellers returning from surinam and the dominican republic, the Netherlands, November 2015-March 2016. Infection, 2016, 44(6): 797-802.

51. Ze-Ze L, Prata MB, Teixeira T, et al. Zika virus infections imported from Brazil to Portugal, 2015. IDCases, 2016, 4: 46-49.

52. Maria AT, Maquart M, Makinson A, et al. Zika virus infections in three travellers returning from south america and the caribbean respectively, to montpellier, France, December 2015 to January 2016. Euro Surveill, 2016, 21(6).

53. De Smet B, Van den Bossche D, van de Werve C, et al. Confirmed Zika virus infection in a belgian traveler returning from guatemala, and the diagnostic challenges of imported cases into europe. J Clin Virol, 2016, 80: 8-11.

54. Musso D, Lanteri MC. Emergence of Zika virus: Where does it come from and where is it going to? Lancet Infect Dis, 2017, 17(3): 255.

55. Duong V, Dussart P, Buchy P. Zika virus in asia. Int J Infect Dis, 2017, 54: 121-128.

56. Wang Q, Yang Y, Zheng H, et al. Genetic and biological characterization of Zika virus from human cases imported through Shenzhen port. Chinese Science Bulletin, 2016, 61(22): 2463-2474.

57. Who supports cabo verde in managing Zika virus. Saudi Med J, 2016, 37(4): 470-471.

58. Richner JM, Himansu S, Dowd KA, et al. Modified mrna vaccines protect against Zika virus infection. Cell, 2017, 168(6): 1114-1125 e1110.

59. Ma W, Li S, Ma S, et al. Zika virus causes testis damage and leads to male infertility in mice. Cell, 2016, 167(6): 1511-1524 e1510.

60. Govero J, Esakky P, Scheaffer SM, et al. Zika virus infection damages the testes in mice. Nature, 2016, 540 (7633): 438-442.

61. Miner JJ, Diamond MS. Zika virus pathogenesis and tissue tropism. Cell Host Microbe, 2017, 21(2): 134-142.

第一章 病　原　学

　　寨卡病毒可在 C6/36、Vero 等细胞中培养繁殖并产生病变,与同属黄病毒属的登革病毒(dengue virus, DENV)、黄热病毒(yellow fever virus, YFV)及西尼罗病毒(West Nile virus, WNV)等存在较强的血清学交叉反应。病毒一般不耐酸、不耐热,60℃30 分钟可灭活,70%乙醇、1% 次氯酸钠、脂溶剂、过氧乙酸等消毒剂及紫外照射均可灭活。

第一节　病毒形态学及结构

　　寨卡病毒具有较为广泛的细胞嗜性,感染首要靶细胞为单核吞噬细胞(包括单核细胞、巨噬细胞和树突细胞),还可感染 B 细胞、T 细胞、内皮细胞、肝细胞和神经元细胞;朗汉斯巨细胞、巨核细胞和血小板等。寨卡病毒可在 C6/36、BHK-21、Vero 等细胞中培养繁殖并产生细胞病变,培养上清经蔗糖密度梯度离心,纯化获得的感染性病毒颗粒大致为球形,直径约为 50nm,有脂质包膜(图 1-1)寨卡病毒沉降系数在 170～210S 之间,浮游密度为 $1.19～1.23g/cm^3$,这取决于脂质组成,可因宿主的不同而存在差异。颗粒的外膜含有两种病毒蛋白,包括囊膜蛋白(envelop, E)和膜蛋白(M)。E 蛋白为糖蛋白,含有病毒粒子的主要抗原决定簇,并介导病毒进入期间的结合和融合。M 蛋白是膜蛋白前体(precursor M, prM)的蛋白水解片段,在病毒成熟期间产生。用非离子洗涤剂去除脂质包膜可获得游离的核衣壳(120～140S;$1.30～1.31g/cm^3$),其包含衣壳蛋白(C)和病毒基因组 RNA。游离的核衣壳在高盐条件下变得不稳定,分解成 C 蛋白二聚体。

　　未成熟的黄病毒颗粒会呈现多种形态[1]。在其形成之初,比成熟病毒颗粒更大(直径 60nm),并在表面上显示出 60 个棘突[2]。每个棘突由 3 个 E-prM 异源二聚体组成,其中 prM 分子覆盖 E 融合肽。当未成熟的颗粒通过反高尔基网络的低 pH 环境时,发生糖蛋白的剧烈重排。未成熟的病毒颗粒则呈现平滑的外观,除了 prM 保持附着外,与成熟颗粒几乎无法区分。未成熟的病毒颗粒之后由宿主细胞 furin 蛋白酶

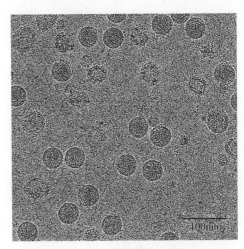

图 1-1　寨卡病毒颗粒电镜照片
(图片由中国科学院微生物研究所高福提供,刘升拍摄)

11

切割 prM 并且在从细胞出芽，释放成熟的病毒颗粒。但这个过程并不总是有效的，未成熟或部分成熟的病毒颗粒可以被同时释放出来。虽然未成熟的颗粒被认为是非感染性的，因为它们不能融合，但是最近黄病毒未成熟病毒颗粒已被证明可以通过携带 Fc 受体的细胞与抗 prM 抗体复合而引起感染，其机制尚不清楚。此外，仅保留一些 prM 的部分成熟的颗粒已经在黄病毒群体中可视化，并且可以经历附着和融合以引发类似于完全成熟的颗粒的感染。

从黄病毒感染的细胞可以释放出小的非感染性亚病毒颗粒（subviral particles，SVP）。SVP 含有 E 和 M 蛋白，但缺少 C 蛋白和病毒 RNA。它们与成熟的病毒颗粒具有完全相同的成熟过程，并可以与靶细胞融合；然而，由于缺乏病毒基因组，它们不具有感染性。在仅用含有 prM 和 E 基因的质粒转染的细胞中形成重组亚病毒分子（RSPs），表明这些囊膜蛋白之间的相互作用足以驱动出芽过程。尽管在这些表达系统中也观察到和病毒颗粒大小相似的颗粒，但 RSP 通常直径约 30nm，比感染性病毒略显致密[3]。

有研究显示[4]，与登革病毒相比，寨卡病毒表面蛋白相互作用更加紧密，比登革病毒更加稳定。此外，来自美国普渡大学和美国国立卫生研究院（National Institutes of Health，NIH）国立变态反应与传染病研究所（NIAID）的研究人员首次解析出寨卡病毒的结构[5]，从寨卡病毒表面结构图看出该病毒具有从表面伸出的糖蛋白。研究人员同时鉴定出寨卡病毒结构中与其他黄病毒科病毒不同的区域，他们发现所有已知的黄病毒科病毒的外壳是由高达 180 个拷贝的两种不同蛋白（E 蛋白和 M 蛋白）组成，这些病毒在 E 蛋白的一个糖基化位点附近的氨基酸上存在差异。寨卡病毒与其他的黄病毒科病毒不同的糖基化位点为 Asn154。

黄病毒科目前包括黄病毒属（*Flaviviruses*）、瘟病毒属（*Pestiviruses*）、丙型肝炎病毒属（*Hepaciviruses*）和 *Pegivirus* 属。黄病毒属包含 53 个种，其中 27 种经蚊传播，12 种经蜱传播，14 种病毒传播媒介尚不清楚。利用最大似然法构建基于黄病毒完整多聚蛋白的系统进化树，根据其传播方式，寨卡病毒、登革病毒、日本脑炎病毒、黄热病毒等均通过蚊媒传播（图 1-2）。寨卡病毒可分为非洲型和亚洲型 2 个基因型，只有一个血清型。

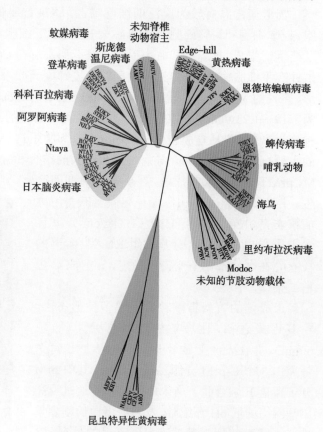

图 1-2　基于黄病毒 E 蛋白的系统进化分析

第二节　病毒基因组及编码蛋白

黄病毒基因组约 11kb，5′ 端和 3′ 端为非编码区，其中 5′-UTR 具有 1 型帽子结构（$^{7m}GpppA^mN$），该结构具有稳定病毒 RNA、起始翻译和规避细胞天然抗病毒免疫的功能，3′ 端无 PolyA 尾结构。3′-UTR 的功能具有病毒特异性，其茎环状结构有促进病毒 RNA 反应的功能[6,7]。病毒的基因包含一个长 ORF，翻译成一个大的多聚蛋白，翻译的效率是病毒感染性的决定性因素，在翻译时或翻译后多聚蛋白被切割为至少 10 个蛋白，氨基端编码结构蛋白（C-prM-E），随后为非结构蛋白（NS1-NS2A-NS2B-NS3-NS4A-2K-NS4B-NS5）。宿主信号肽酶负责 C/prM、prM/E、E/NS1 和 2K/NS4B 之间的切割。一个病毒编码的丝氨酸蛋白酶 NS2B-3 负责 NS2A/NS2B、NS2B/NS3、NS3/NS4A、NS4A/2K 和 NS4B/NS5 之间的切割。负责 NS1/NS2A 之间切割的酶尚不清楚。

已经鉴定了常见的二级结构元件，包括分叉的 5′ 茎环结构（5′SL），发现 5′-UTR 序列在黄病毒之间并不保守。这些结构会影响病毒基因组翻译，作为与 5′SL 互补的反义寡核苷酸消除病毒的翻译和复制。5′SL 还可能作为通过结合病毒 NS5 聚合酶 / 甲基转移酶蛋白启动 RNA 复制的启动子。此外，通过对虫媒黄病毒各成员的核苷酸序列比对及二级结构的预测，发现 3′-UTR 大致可分为 3 个相互独立的结构域，各二级结构域的构象不受其他结构域的影响。结构域 I 位于编码区终止密码子下游，其构象又可分为 3～4 个亚区。其中顶部的茎环结构区 I1 在虫媒黄病毒各成员间的保守性最高，其下部紧邻长度不同的茎环结构 I2。蚊媒黄病毒结构域 I 的 3′ 端还存在一个保守的发夹结构 I4，但其长度和核苷酸组成变化较大。不同虫媒黄病毒结构域 I 的一级序列差异较大，却可以形成相似的二级结构，表明该区的高级结构可能在病毒增殖中发挥重要作用。与结构域 I 不同，结构域 II 在虫媒黄病毒中既有共性又有特异性。3′SL 的上游存在保守序列重复序列（CS1、CS2、CS3、RCS2 和 RCS3）及二级结构。这些结构中的一些赋予对细胞 5′-3′ 外核糖核酸酶 Xrn-1 的抗性，表明该基因组的这个区域形成紧密的结构。

黄病毒基因组可以通过位于 5′ 和 3′ 端附近的元件之间的长距离碱基配对进行环化。在蚊子传播的黄病毒中，这些相互作用由 5′UAR（AUG 区域上游）、5′DAR（AUG 区域下游）和 5′CS（保守序列）介导，其与 3′UAR、3′DAR 和 3′CS1 区域，分别位于 3′SL 底部的 10kb 以下。一组不同的长距离相互作用使基因组的基因组环化。这些长距离碱基对对于 RNA 复制是重要的，可能通过将 5′SL 结合的 NS5 蛋白置于邻近 3′ 位点的负链起始。寨卡病毒基因组结构见图 1-3。

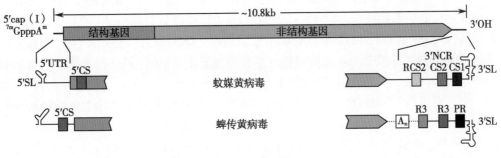

图 1-3　寨卡病毒基因组结构

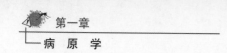
值得注意的是，基因组环化需要在 5′ 和 3′ 末端内熔化局部二级结构，并导致翻译起始位点的闭塞。因此，黄病毒基因组内的大规模构象变化可以调节从翻译到 RNA 复制的转换。

第三节　病毒蛋白的主要功能

1. 衣壳蛋白 C（～11kDa）　衣壳蛋白 C 序列保守性低，在整个黄病毒家族中的同源性为 15%-90%。衣壳蛋白为高度碱性的蛋白，新合成时其羧基端疏水尾充当 prM 的信号肽，介导 prM 在内质网（ER）内转运，后经两步修饰被切割。C 蛋白折叠成紧密的二聚体，每个单体含有 4 个 α- 螺旋。蛋白质的 N- 末端区域保持非结构化，并且与 C- 末端的带电残基一起被认为参与 RNA 结合。成熟的 C 蛋白具有结合病毒 RNA 装配核衣壳及保护病毒 RNA 的功能。

2. prM（～26kDa）　prM 通过衣壳蛋白羧基端疏水尾介导转运至内质网，但信号肽切割相对延迟，直到病毒丝氨酸蛋白酶切割在膜产生成熟形式的衣壳蛋白。这种延迟可能是由相当短的（14～22 个氨基酸）信号序列，信号酶切割位点处的次最佳残基和 prM-E 蛋白的下游区域中的残基的组合产生的。有趣的是，从 NS2B-3 处理中解偶联信号肽酶切割导致空病毒颗粒的产生增加。因此，协调切割用于延迟结构蛋白加工，直到病毒丝氨酸蛋白酶累积并且正在复制，这可能限制感染早期的免疫原性但非感染性 SVP 的释放。

prM 的 N 末端区域包含 1～3 个 N- 连接的糖基化位点和 6 个保守的半胱氨酸残基，所有这些都是连续的。prM 蛋白质快速折叠并有助于 E 蛋白的正确折叠。C 末端跨膜（TM）域和 pr 作为内质网保留信号，并可能有助于 prM 与 E 形成异源二聚体。prM 的主要功能是防止 E 蛋白在病毒粒子通过分泌途径转运过程中发生酸催化重排和融合。

在未成熟的病毒颗粒中，pr 区位于 E 蛋白的末端，形成 pr-E 峰，并将融合肽从细胞环境中屏蔽。由于空间位阻，prM 在这些颗粒中不能被 furin 蛋白酶切割。反式高尔基体的酸性环境引起了全局重排，并暴露 furin 蛋白酶切割位点。切割后，融合肽不立即与病毒颗粒分离。而是需要暴露于细胞外空间的中性 pH 以释放 pr 并显示融合成熟的成熟病毒粒子。这种延迟防止了切割的颗粒在高尔基体内发生过早的膜融合。

3. 囊膜蛋白 E（～56kDa）　E 蛋白是黄病毒表面的主要蛋白，属 I 型跨膜蛋白，含有 12 个半胱氨酸，形成二硫键。E 蛋白正确折叠及分泌依赖于与 prM 的共表达，在酸性环境下稳定。E 蛋白属 II 类融合蛋白，具有介导病毒与受体结合及膜融合的功能。在融合前，E 蛋白富含 β 片层，形成头尾结合的同源二聚体结构，分为 3 个结构域（domain）。D I 为 β 桶状结构；D II 为长的手指状结构，伸出病毒表面；D III 为免疫球蛋白样折叠，融合肽位于 D II 的顶部，埋藏于 prM 或 D I 和 D III 形成的疏水性口袋内。D III 稍稍伸出病毒表面，涉及受体结合，也是中和抗体的主要靶标。E 蛋白胞外区和膜表面距离很短，但是在这具有重要功能的茎部形成 2 个 α 螺旋，与膜表面平行（图 1-4）。

4. NS1 糖蛋白（～46kDa）　NS1 糖蛋白含有 2～3 N- 糖基化位点，12 个半胱氨酸形成二硫键。NS1 合成后约 30min 即形成同源二聚体，缺少已知的膜作用位点，与膜相互作用的机制尚不清。NS1 可在被感染的细胞表面表达，可从哺乳动物细胞有效分泌，但不能从昆虫细胞中分泌。分泌的 NS1 可在人血液和组织中聚集，是体液免疫的重要靶标，可用于

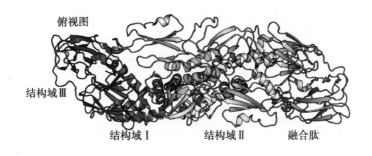

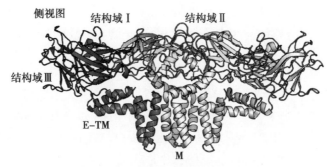

图 1-4　寨卡病毒囊膜蛋白 E 的结构

黄病毒感染的早期诊断,与登革病毒的免疫致病有重要关系。分泌的 NS1 还可与未感染的细胞结合,并被内吞,具体功能尚不清楚,可能与增强随后的同源病毒感染有关。细胞内的 NS1 与病毒复制有关。

5. NS2A（～22kDa）　NS2A 为疏水蛋白,其 N- 末端由未定义的内质网驻留宿主酶产生,而 C- 末端由细胞质中的 NS2B-3 切割产生。NS2A 是一种跨膜蛋白,在病毒 RNA 合成及病毒装配中发挥重要作用。

6. NS2B（～14kDa）　NS2B 为膜相关蛋白,是 NS3 的辅助因子,能与 NS3 形成稳定的复合物,使之锚定于细胞膜。NS2B 充当丝氨酸蛋白酶 NS2B-3 的辅助因子,以切割病毒多聚蛋白。

7. NS3 蛋白（～70kDa）　NS3 蛋白是一种多功能蛋白,编码病毒蛋白切割和 RNA 复制必需的酶类。氨基端 1/3 为丝氨酸蛋白酶 NS2B-3 的催化结构域。羧基端编码 RNA 螺旋酶和核苷酸 3 磷酸化酶,在病毒 RNA 的合成过程中发挥重要作用,还可能与细胞凋亡有关。

8. NS4A（～16kDa）　NS4A 通过与 NS1 的相互作用并与复制复合物共定位而参与 RNA 复制。类似于 C 蛋白,2K/NS4B 连接处的信号肽酶切割需要 NS2B3 先在 2K 内部信号肽上游位置处的蛋白酶切割。NS4A 可以诱导膜重排和（或）形成自噬体,并且调节 NS4A/2K/4B 切割,这对于该活性是必需的。

9. NS4B（～27kDa）　NS4B 在 RNA 复制位点与 NS3 共定位表明其与病毒 RNA 复制有关。NS4B 还可阻断干扰素信号传导。

10. NS5（～103kDa）　NS5 是一种大的高度保守的多功能磷蛋白,病毒 RNA 加帽和 RNA 依赖的 RNA 聚合酶（RNA-dependent RNA polymerase,RdRp）活性分别在其 N- 和 C- 末端区域内编码。形成 1 型 RNA 帽子结构包括多个步骤:①通过 RTPase 从 5′ 三磷酸化

RNA 底物中除去一种磷酸酯；②加入 5'-5' 鸟苷帽［来自三磷酸鸟苷（GTP）］；③甲基转移酶（MTase）对鸟苷酸帽的 N7- 甲基化；④通过相同或另一种 MTase 的第二残基的 2'-O 甲基化。NS5 的 C- 末端含有保守的 RdRp 结构域，并且结构上类似于其他 RNA 聚合物，形成具有手掌、手指和拇指子域的"右手"结构。

第四节　病毒进入细胞、脱壳、组装、成熟释放

黄病毒可通过受体介导的内吞作用感染多种靶细胞，研究认为多种细胞膜表面分子可能与病毒进入细胞相关，主要包括硫酸肝素、热休克蛋白、CD14、C 型凝集素受体（DC-specific intercellular adhesion molecule 3-grabbing non-intergrin，DC-SIGN）等。

寨卡病毒的增殖过程主要包括 7 个步骤[8]：①寨卡病毒与宿主细胞膜上的受体结合后吸附于细胞膜上，通过受体介导的内吞作用进入细胞内。②在体内酸性 pH 环境诱导下，病毒 E 蛋白的结构发生改变，导致膜融合，核衣壳被释放进入细胞质。③病毒核衣壳的外壳解离，其基因组 RNA 被释放进入细胞质。④病毒 RNA 本身具有 mRNA 功能，合成其增殖所必需的非结构蛋白，如 RNA 聚合酶等，这些蛋白与细胞蛋白形成复制复合物，以病毒 RNA 为模板链合成负链 RNA，并形成复制中间体，进一步由其合成子代病毒 RNA；并以复制中间体中的正链 RNA 为 mRNA 翻译病毒晚期蛋白，即衣壳蛋白及其他结构蛋白。⑤病毒结构蛋白与子代病毒 RNA 在内质网中组装成未成熟的病毒颗粒。⑥未成熟的病毒颗粒经胞外分泌途径转运，在高尔基体低 pH 诱导下，prM 被 furin 蛋白酶裂解成 M 蛋白，并使病毒颗粒表面的 E 蛋白发生重排，从而形成成熟、具有感染性的病毒颗粒。⑦成熟病毒颗粒以出芽的方式被释放至细胞外。

寨卡病毒与其他黄病毒科成员在病毒形态、基因组结构及复制机制方面具有如下共同特征：①病毒呈球状，直径约为 40～70nm，衣壳蛋白和单股正链 RNA 基因组构成 20 面体对称的核衣壳，外层为由 2 种或多种囊膜糖蛋白组成的脂质囊膜；②病毒通过受体介导的内吞作用进入细胞，低 pH 环境下病毒囊膜与细胞膜融合，释放病毒核酸；③病毒在细胞质内复制；④基因组 RNA 具有 mRNA、复制模板 RNA 和遗传物质 RNA 3 种作用；⑤病毒蛋白由一个单一的多聚蛋白前体，经宿主蛋白酶和病毒蛋白酶切而成；⑥结构蛋白位于氨基端，非结构蛋白位于羧基端，具有丝氨酸蛋白酶、RNA 解旋酶和 RdRp 功能；⑦ RNA 完全在细胞质内进行，合成全长负链 RNA，形成中间体；⑧子代病毒出芽到细胞内膜结构（内质网）中，然后通过宿主细胞分泌通路，最终转运至囊膜释放成熟的病毒颗粒（图 1-5）。

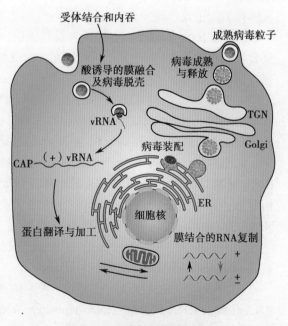

图 1-5　寨卡病毒复制过程

第五节　寨卡病毒反向遗传学研究

一、反向遗传学概述

经典遗传学也称正向遗传学（forward genetics），是在分离生物体系中突变缺陷型的基础上，确定与该突变表型相关基因的结构与功能的研究方法。另一种剖析生物体生物学性质的方法则是在获得生物体全基因组序列的基础上，通过比对和分析未知靶基因与已知基因的序列同源性，进而分离靶基因并表达其编码的蛋白质，然后通过将突变引入该基因来观察细胞乃至生物体生物学性状的改变，从而明确靶基因的功能。该思路与正向遗传学相反，故称反向遗传学（reverse genetics）。

反向遗传学通过构建 RNA 病毒的感染性分子克隆，在 cDNA 分子水平对病毒基因组进行遗传学操作，通过拯救病毒的表型变化来判断这些基因操作的效果，从而达到对病毒基因组表达调控机制、病毒致病的分子机制等进行研究的目的。寨卡病毒为典型的单股正链 RNA 病毒，其复制过程中不涉及 DNA，反向遗传技术极大促进了寨卡病毒的相关研究。

与反向遗传学研究相关的技术统称为反向遗传学技术。该技术需对靶基因进行诸如点突变、插入或缺失以及基因置换等加工和修饰，其中定点诱变（site-directed mutagenesis）为该领域的关键技术之一。目前常用的定点诱变的方法主要有：盒式诱变（cassette mutagenesis），即经相同限制性内切酶剪切野生型靶 DNA 及体外合成的含所需突变的寡核苷酸后，用后者置换前者中相应区段的突变技术；寡核苷酸诱变（oligonucleotide mutagenesis），即将体外合成的含所需突变的寡核苷酸与经噬粒（phasmid）产生的单链野生型靶 DNA 退火，复制产生双链的野生型和突变型 DNA，再经杂交分析鉴定突变体的技术；PCR 诱变，即通过 PCR 获得靶基因的突变序列，经特异的限制性内切核酸酶剪切后置换野生型靶基因的技术。系统化突变分析也是重要的反向遗传学研究方法，其策略是对靶基因进行从大到小的逐段缺失或一系列的取代突变，进而确定与靶基因功能相关的关键区域。该方法常用的技术手段包括缺失突变（deletion mutagenesis）、嵌套突变（nested set of deletion）及筛选突变（scanning mutagenesis）等。此外，RNA 干扰（RNA interference，RNAi）技术也成为反向遗传学研究中的重要手段。该技术既可以降低基因表达量（gene knockdown），也可以敲除基因（gene knockout）。

正链 RNA 病毒的反向遗传学研究主要采用感染性克隆技术，即由 DNA 经体外转录获得具有感染性的 RNA[9,10]。由病毒基因组全长 cDNA 克隆提供的模板具有基因型稳定和易操作的特点，目前绝大多数的 DNA 模板来源于 cDNA 克隆[11]。在获得受控于 RNA 聚合酶启动子的病毒基因组全长感染性 cDNA 克隆的基础上，将突变引入靶序列后，再经体外转录获得突变的病毒 RNA 并转染细胞。通过比较重组病毒与野生型生物学性状的异同，有助于阐明病毒基因组结构与功能、病毒蛋白表达调控的分子机制及致病机制，也可以基因组全长感染性 cDNA 为骨架构建同源及异源的嵌合突变体，为新型嵌合疫苗的研制提供新思路。

二、寨卡病毒的反向遗传学研究进展

寨卡病毒基因组为单股正链 RNA，其感染性全长 cDNA 克隆的成功构建为该病毒的反

向遗传学研究提供了平台，为寨卡病毒基因组的复制翻译、病毒蛋白的功能以及致病机制的研究奠定了坚实基础。如将突变引入病毒基因组的非编码区后观察重组病毒复制能力的变化，确定了该区与复制相关的关键序列，进而阐明了非编码区在病毒增殖中的重要作用；通过将突变引入病毒蛋白的编码区，确定了若干与其功能相关的关键氨基酸；将病毒的结构蛋白基因缺失并置换为报告基因，构建了含报告基因的复制子，以此为平台研究了基因组中与病毒复制翻译相关的一系列元件；此外还以寨卡病毒和其他黄病毒的同源区互相嵌合的方式获得了减毒突变株，为寨卡疫苗的研制提供了新思路和新途径。

（一）基因组感染性全长 cDNA 克隆的构建

1989 年第一个黄病毒反向遗传学模型被报道，这是通过体外连接的方式首次获得黄热病毒的基因组感染性全长 cDNA 克隆[12]。随后，登革病毒 1-4 型[13-18]、日本脑炎病毒[19, 20]、蜱传脑炎病毒[21]、西尼罗病毒等多种黄病毒的 cDNA 克隆相继被构建成功。虽然黄病毒感染性克隆为病毒许多方面的研究提供了强大工具，但 cDNA 分子的构建仍存在费力且耗时的问题，因为它们通常是不稳定的，而且病毒蛋白质的表达可能对细菌载体有一定毒性。目前已经采用各种方法来克服这些问题，例如使用不同的宿主、载体、启动子策略等。

获得高保真全长 cDNA 是构建感染性克隆的第一步。早期方法通常使用短 cDNA 片段的亚克隆步骤，然后通过分段连接获得全长 cDNA 分子。从 20 世纪 80 年代后期开始，许多技术的进步推动了黄病毒反向遗传学的发展[12, 22, 23]。例如，PCR 及 RT-PCR 的发展，特别是它们在保真度、持续性和速度方面的巨大改进[21, 24, 25]，鼓励病毒学家开发各种反向遗传系统。第一个黄病毒感染性克隆是使用两种质粒然后通过组装的方法获得全长模板进而进行体外转录的[12, 16]。PCR 酶保真度的提高和反应条件的优化使得 cDNA 扩增子的保真性及可扩增长度大幅增加，最终能够快速扩增基因组全长 cDNA。寨卡病毒感染细胞后其基因组可直接作为 mRNA 发挥功能，在病毒的整个生活周期中也无 DNA 合成。由于目前的基因重组技术大都是基于 DNA 水平的，为便于对寨卡病毒基因组 RNA 进行分子遗传学操作，需首先将其基因组 RNA 转换为 cDNA。通过逆转录获得病毒基因组的 cDNA 后，只有将其置于能够被 DNA 依赖的 RNA 聚合酶识别的启动子下游才可在体外（in vitro）或体内（in vivo）合成 RNA，RNA 转染细胞[26]后或直接在细胞内获得具有感染性的重组病毒。用于体外转录的启动子多为噬菌体的 T7 和 Sp6 启动子。目前已有多个研究组成功构建了寨卡病毒全基因组感染性 cDNA 克隆，他们采取的构建策略不尽相同。例如，美国得克萨斯大学医学部（UTMB）史佩勇研究小组将寨卡病毒基因组分为 5 个片段（A-E）分别进行克隆，其中 A、B 两片段覆盖基因组 C-prM-E-NS1，在克隆过程中对大肠杆菌具有一定毒性，因此克隆入低拷贝载体 pACYC177 中。另外 3 个片段即 C、D、E 克隆入载体 pCR2.1-TOPO 中[27]。然后组装成含有病毒全长序列的质粒，这一质粒 5′ 端和 3′ 端分别携带有 T7 启动子和丁型肝炎病毒核酶序列，分别用于体外转录和生成正确的 30 个末端的 RNA 转录物（图 1-6）。

（二）感染性亚基因组扩增子

Aubry F 等[28]于 2014 年提出来了一种新的反向遗传学方法，命名为感染性亚基因组扩增子（infectious subgenomic amplicons，ISA），其促进各种形式的基因组 DNA（包括预先存在的感染性克隆、病毒 RNA 或从头合成的 DNA 基因组序列等）产生感染性野生型或遗传修饰的动物 RNA 病毒（图 1-7）。该方法不需要克隆，而是将 cDNA 导入细菌或体外 RNA 转录中。已经通过 PCR 扩增了大约 4kb 的 3 个 DNA 片段的全基因组，每个具有 70～100bp

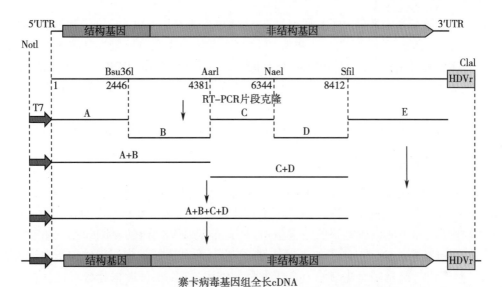

图1-6　寨卡病毒基因组感染性全长 cDNA 克隆构建策略

来源: Shan C，Xie X，Muruato A，et al. An infectious cDNA clone of Zika virus to study viral virulence，mosquito transmission，and antiviral inhibitors. Cell Host Microbe，2016，19（6）：891-900.

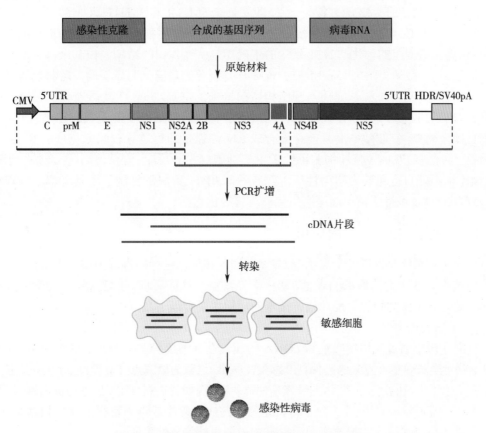

图1-7　寨卡病毒感染性亚基因组扩增子构建策略

来源: Aubry F，Nougairede A，De Fabritus L，et al. Single-stranded positive-sense RNA viruses generated in days using infectious subgenomic amplicons. J Gen Virol，2014，95（Pt 11）：2462-2467.

的重叠区域。第一个和最后一个片段分别在 5′ 端和 3′ 端具由 CMV 启动子和肝炎病毒核酶序列 /SV40 多聚腺苷酸化信号。将 PCR 产物混合并转染到允许感染性病毒恢复的敏感细胞中。与其他无细菌方法不同，除了获得不同 cDNA 片段所需的 PCR 扩增外，ISA 方法不需要任何额外的步骤。相反，该过程通过纤维素重组自然进行，这大大促进和缩短了该过程。在初步研究中，该方法成功应用于西尼罗河病毒、黄热病毒、日本脑炎病毒及登革病毒等黄病毒属病毒，也为寨卡病毒反向遗传学研究提供了新的方法和思路。

三、病毒复制子

病毒复制子是能够自我复制的 RNA，由基因组 5′ 端和 3′ 端的顺式作用序列、全部非结构蛋白及部分结构蛋白的编码区组成。由于其能够合成基因组复制所需的具有酶活性的全部非结构蛋白，而不能合成完整的结构蛋白，因此能完成基因组的复制却无法组装成具有感染性的病毒颗粒。鉴于复制子的上述特性，可将外源基因插入到病毒结构蛋白缺失的位置，通过基因组持续复制而在细胞内合成大量的外源蛋白；还可以构建含有选择性标记的复制子，例如新霉素磷酸转移酶Ⅱ（neomycin phosphotransferaseⅡ，NPTⅡ），通过抗生素筛选并获得稳定表达外源蛋白的细胞系。当外源蛋白为特定的免疫原时，复制子就可持续不断地刺激机体产生免疫应答。

黄病毒复制子的构建方法基本一致，即除具有 5′-UTR 和 3′-UTR 及全部的非结构蛋白编码区以外，还必须至少保留衣壳蛋白氨基末端中的环化序列及 E 蛋白羧基末端的信号肽序列，以确保基因组的环化及 NS1 蛋白的正确切割。而保留的结构蛋白其余部分的长度并无严格限制，一般认为缺失 C-prM-E 或 prM-E 复制子的功能无明显不同。若将复制子用于表达外源蛋白，需将外源基因插入到结构蛋白缺失的位置，并且在其两端分别融合一段具有自我切割功能的序列，以便外源蛋白的成熟和释放。黄病毒复制子具有以下优点：基因组小且操作简单，复制效率高且能持续合成 RNA；微量即可诱导较强的免疫应答，并能同时诱导全身免疫、黏膜免疫和细胞毒性 T 淋巴细胞（CTL）反应；安全性高，不会整合于宿主基因组，也不能自行包装为感染性病毒颗粒等。此外，黄病毒复制子还具有宿主细胞种类多、范围广，以及可持续诱导细胞产生免疫应答等优点。

四、反向遗传学技术的应用

反向遗传系统允许通过定点诱变，缺失 / 插入和重排进行病毒基因组的人工操作，并研究使用这些方法产生的病毒的表型，使科学界获益与这些病毒剂的复制，生物学特性和病原体相关的有价值的知识。反向遗传技术的应用主要有以下几点：

（一）研究点突变

反向遗传学通过利用携带病毒 cDNA 的质粒在其细菌扩增中非常低的突变率，能够获得来自病毒全长 cDNA 克隆的高保真度感染性病毒，这就为研究点突变提供了可能。因此，科学家们构建了大量的病毒突变体来研究各种黄病毒，例如黄热病毒[29]、日本脑炎病毒[19, 30]，登革病毒[31]、西尼罗病毒[32]等。除了将特定突变与病毒复制或毒力特征的改变相联系外，反向遗传学还可以精确鉴定被改变的病毒复制周期内的特异性阶段。

清华大学医学院程功课题组利用寨卡病毒感染性克隆发现寨卡病毒的 NS1 蛋白具有辅助病毒感染蚊虫的功能[33]。亚洲型寨卡病毒非结构蛋白 NS1 上的一个氨基酸位点突变，第 188 位丙氨酸 A 突变为缬氨酸 V（NS1 A188V）导致 NS1 蛋白的分泌能力增强，使得病毒可以更高效地感染蚊虫并导致蚊虫的病毒感染率大幅上升，可能是造成寨卡病毒的大范围流行的原因（图 1-8）。这一研究为解释近年来寨卡病毒暴发流行提供了科学依据。

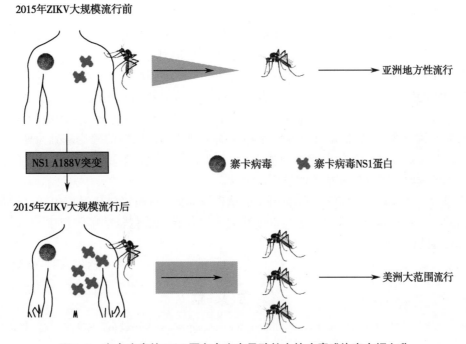

图 1-8　寨卡病毒的 NS1 蛋白点突变导致蚊虫的病毒感染率大幅上升

（二）研究病毒—宿主相互作用

目前，感染性克隆可以进行遗传修饰，这为在毒力决定因素，病毒宿主细胞相互作用和逃避机制的背景下获得关于病毒 - 宿主相互作用的新认识提供了机会。

毒力决定因素：通过引入突变或构建突变型 / 异型嵌合病毒，鉴定并分析了病毒毒力决定簇，为了解这些表型改变背后的机制奠定了基础。病毒 / 宿主细胞机械相互作用：通过在西尼罗病毒感染性克隆位于 3′ 末端茎环（3′SL）中的延伸因子 1-α（eEF1A）结合位点或附近区域引入氨基酸突变，发现这些突变降低了 eEF1A 对病毒 3′SL 在体外的结合效率，对于病毒负链 RNA 合成具有负面影响，反之亦然。此外，eEF1A 与受感染细胞中的病毒复制复合物共定位，这强烈表明细胞蛋白 eEF1a 和西尼罗河病毒基因组 RNA 的 3′SL 之间的相互作用有助于病毒负链 RNA 合成。病毒免疫逃逸机制：研究重点是识别和理解涉及病毒逃避宿主免疫应答的机制，反向遗传学的发展也为研究病毒免疫逃逸机制提供了平台。报告基因：通过报告基因的活性快速和定量地监测病毒复制能力为在体外和体内研究黄病毒生物学的不同方面提供了可能。例如表达可以实时监测报告基因的重组病毒可以缩短进行用于开发新型治疗剂的抗病毒测定所需的时间。另一个比较重要的应用在于体内病毒嗜性研究，报告基因可以用于鉴定感染期间的初始细胞靶标。

（三）病毒蛋白功能的研究

感染性克隆的构建为研究寨卡病毒蛋白的功能研究奠定了基础。将突变引入感染性全长 cDNA 克隆中靶蛋白的编码区，通过研究重组病毒突变体生物学特性的变化，进而阐明靶蛋白的功能。由于该方法涉及病毒与细胞的吸附、胞内复制增殖及释放等整个感染过程，因此能够更好地模拟靶蛋白在病毒整个生活周期中所发挥的作用，从而有助于更准确地阐明其功能。

（四）作为治疗工具的应用

反向遗传学方法的发展使得有可能开发新的活体减毒疫苗候选物（通过产生嵌合病毒），研发新的抗病毒治疗分子，并了解出现药物抗性的原因。

嵌合疫苗：嵌合疫苗的设计是基于如下原理，一种黄病毒的结构基因可以与来自其他相关黄病毒的等同基因交换，而不显著影响重组（嵌合）病毒的复制能力。嵌合病毒可以含有来自一种黄病毒的结构基因例 prM 和 E 基因和来自另一种黄病毒的基因组的其余部分，包括末端非编码区，以提供病毒复制和蛋白质加工功能。该策略的理论基础为使用已知的减毒病毒赋予病原体持久的保护性免疫力，为免疫抗原提供骨架功能，而 E 蛋白和 prM 蛋白含有关键诱导保护性中和抗体的抗原决定簇。

抗病毒药物耐药机制研究：可利用反向遗传学系统，在病毒传代过程中通过增加抗病毒药物的浓度获得抗性突变体，通过将候选突变引入感染性克隆的基因组中，可以测定每个突变病毒的抗性表型。

（张 硕 李德新）

参 考 文 献

1. Perera R, Kuhn RJ. Structural proteomics of dengue virus. Curr Opin Microbiol, 2008, 11（4）: 369-377.

2. Zhang Y, Corver J, Chipman PR, et al. Structures of immature flavivirus particles. EMBO J, 2003, 22（11）: 2604-2613.

3. Boigard H, Alimova A, Martin GR, et al. Zika virus-like particle（VLP）based vaccine. Plos Negl Trop Dis, 2017, 11（5）: e0005608.

4. Kostyuchenko VA, Lim EX, Zhang S, et al. Structure of the thermally stable Zika virus. Nature, 2016, 533（7603）: 425.

5. Sirohi D, Chen Z, Sun L, et al. The 3.8Å resolution cryo-EM structure of Zika Virus. Science, 2016, 352（6284）: 467.

6. Gritsun TS, Gould EA. Origin and evolution of 3'UTR of flaviviruses: long direct repeats as a basis for the formation of secondary structures and their significance for virus transmission. Adv Virus Res, 2006, 69: 203-248.

7. Lindenbach BD, Prágai BM, Montserret R, et al. The C terminus of hepatitis C virus NS4A encodes an electrostatic switch that regulates NS5A hyperphosphorylation and viral replication. J Virol, 2007, 81（17）: 8905-8918.

8. Knipe DM, Howley PM. Fields virology. 6th ed. Philadelphia, PA: Wolters Kluwer/Lippincott Williams & Wilkins Health, 2013.

9. Racaniello VR, Baltimore D. Molecular cloning of poliovirus cDNA and determination of the complete nucleotide sequence of the viral genome. P Natl Acad Sci USA, 1981, 78（8）: 4887.

10. Racaniello VR, Baltimore D. Cloned poliovirus complementary DNA is infectious in mammalian cells.

Science, 1981, 214(4523): 916-919.

11. Neumann G, Kawaoka Y. Reverse genetics systems for the generation of segmented negative-sense RNA viruses entirely from cloned cDNA. Curr Top Microbiol, 2004, 283: 43.

12. Rice CM, Grakoui A, Galler R, et al. Transcription of infectious yellow fever RNA from full-length cDNA templates produced by in vitro ligation. New Biologist, 1989, 1(3): 285.

13. Gualano RC, Pryor MJ, Cauchi MR, et al. Identification of a major determinant of mouse neurovirulence of dengue virus type 2 using stably cloned genomic-length cDNA. Journal of General Virology, 1998, 79 (Pt 3)(3): 437.

14. Kapoor M, Zhang L, Mohan PM, et al. Synthesis and characterization of an infectious dengue virus type-2 RNA genome (New Guinea C strain). Gene, 1995, 162(2): 175-180.

15. Kinney RM, Butrapet S, Chang GJ, et al. Construction of infectious cDNA clones for dengue 2 virus: strain 16681 and its attenuated vaccine derivative, strain PDK-53. Virology, 1997, 230(2): 300-308.

16. Lai CJ, Zhao B, Hori H, et al. Infectious RNA transcribed from stably cloned full-length cDNA of Dengue type 4 virus. P Natl Acad Sci USA, 1991, 88(12): 5139-5143.

17. Polo S, Ketner G, Levis R, Falgout B. Infectious RNA transcripts from full-length dengue virus type 2 cDNA clones made in yeast. J Virol, 1997, 71(7): 5366-5374.

18. Puri B, Polo S, Hayes CG, et al. Construction of a full length infectious clone for dengue-1 virus Western Pacific, 74 strain. Virus Genes, 2000, 20(1): 57-63.

19. Sumiyoshi H, Hoke CH, Trent DW. Infectious Japanese encephalitis virus RNA can be synthesized from in vitro-ligated cDNA templates. J Virol, 1992, 66(9): 5425.

20. Sumiyoshi H, Tignor GH, Shope RE. Characterization of a highly attenuated Japanese encephalitis virus generated from molecularly cloned cDNA. J Infect Dis, 1995, 171(5): 1144-1151.

21. Gritsun TS, Gould EA. Infectious transcripts of tick-borne encephalitis virus, generated in days by RT-PCR. Virology, 1995, 214(2): 611-618.

22. Mullis K, Faloona F, Scharf S, et al. Specific enzymatic amplification of DNA In vitro: the polymerase chain reaction. Cold Spring Harbor Symposia on Quantitative Biology, 1986, 51 Pt 1: 263.

23. Ruggli N, Rice CM. Functional cDNA clones of the Flaviviridae: strategies and applications. Adv Virus Res, 1999, 53(1): 183-207.

24. Aubry F, Nougairède A, Gould EA, et al. Flavivirus reverse genetic systems, construction techniques and applications: a historical perspective. Antivir Res, 2015, 114: 67-85.

25. Barnes WM. PCR amplification of up to 35-kb DNA with high fidelity and high yield from lambda bacteriophage templates. Proceedings of the National Academy of Sciences of the United States of America, 1994, 91(6): 2216.

26. Malone RW, Felgner PL, Verma IM. Cationic liposome-mediated RNA transfection. P Natl Acad Sci USA, 1993, 217(16): 644-654.

27. Chao S, Xie X, Muruato AE, et al. An infectious cDNA clone of Zika virus to study viral virulence, mosquito transmission, and antiviral inhibitors. Cell Host Microbe, 2016, 19(6): 891.

28. Aubry F, Nougairède A, De FL, et al. Single-stranded positive-sense RNA viruses generated in days using infectious subgenomic amplicons. J Gen Virol, 2014, 95(11): 2462-2467.

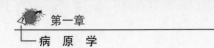

29. Muylaert IR，Galler R，Rice CM. Genetic analysis of the yellow fever virus NS1 protein：identification of a temperature-sensitive mutation which blocks RNA accumulation. J Virol，1997，71（1）：291-298.

30. Ye Q，Li XF，Zhao H，et al. A single nucleotide mutation in NS2A of Japanese encephalitis-live vaccine virus （SA14-14-2）ablates NS1' formation and contributes to attenuation. J Gen Virol，2012，93（Pt 9）：1959.

31. Leardkamolkarn V，Sirigulpanit W，Kinney RM. Characterization of recombinant Dengue-2 virus derived from a single nucleotide substitution in the 5' noncoding region. J Biomed Biotechnol，2010，2010（9）：934694.

32. Martínacebes MA，Blázquez AB，Oya NJD，et al. A single amino acid substitution in the core protein of West Nile virus increases resistance to acidotropic compounds. PLoS One，2013，8（7）：e69479.

33. Liu Y，Liu J，Du S，et al. Evolutionary enhancement of Zika virus infectivity in Aedes aegypti mosquitoes. Nature，2017，545（7655）：482.

第二章 寨卡病毒结构生物学

目前，我们对寨卡病毒了解甚少，对它可能对人类健康造成的影响也知之甚少。面对这样一个突发的病毒，全球科学家迅速开展了病毒结构生物学领域的研究，并发现了寨卡病毒的各种特性。已有的研究成果使人们对寨卡病毒的致病机制有了很大的了解，也为药物设计提供了靶标。

第一节 寨卡病毒基因组结构信息

寨卡病毒与其他黄病毒如登革病毒、西尼罗病毒、黄热病毒以及日本脑炎病毒的基因组结构一致[1]（图 2-1A）。寨卡病毒属于单股正链 RNA 病毒，在被感染宿主细胞的细胞质中，病毒基因组 RNA 先翻译出一条长的前体蛋白，随后多肽链被宿主蛋白酶以及病毒自身的 NS2B-NS3 蛋白酶加工成不同功能的成熟蛋白。加工后的 3 个结构蛋白：膜蛋白（prM/M）、囊膜蛋白（E）和核衣壳蛋白（C）是病毒粒子的主要组成成分，7 个非结构蛋白（NS1、NS2A、NS2B、NS3、NS4A、NS4B、NS5）（图 2-1B）则在病毒基因组复制、多蛋白加工、拮抗宿主免疫反应等方面发挥了重要的作用[2]。多肽链被完全切割后会在 NS4A 和 NS5B 之间产生一段名为 2K 的多肽，插在内质网膜上（图 2-1）。

C 蛋白在病毒包装过程中，对病毒基因组进行特定的衣壳化。在病毒装配前，C 蛋白被 NS2B-NS3 蛋白酶切去疏水信号序列，成熟的 C 蛋白分子量为 12kDa，富含碱性氨基酸。根据已解析的登革 2 型病毒 C 蛋白结构和非成熟寨卡病毒颗粒结构推测，C 蛋白以二聚体的形式发挥功能，即带正电的 α 螺旋结合带负电的 RNA 基因组，对侧的疏水凹槽结合质膜的磷脂双分子层。

E 蛋白（50kDa）属于Ⅱ型融合蛋白，由 3 个结构域组成，各部分之间通过柔性铰链相连。第一结构域（domainⅠ，DⅠ）由 β 折叠片组成，围成一个筒状，位于 E 蛋白中间，负责连接第二结构域（domainⅡ，DⅡ）和第三结构域（domainⅢ，DⅢ）。第二结构域的形态犹如纤长的手指，其顶端是由 13 个非常保守的疏水性氨基酸组成的融合肽（fusion loop，FL），在膜融合过程中负责结合宿主细胞膜。第三结构域呈免疫球蛋白样折叠，推测其含有宿主细胞受体识别位点，与病毒的入侵相关。成熟病毒的 E 蛋白形成二聚体将融合肽埋在二聚体内部的疏水口袋中。病毒被内化到内吞体中，在内吞体的酸性 pH 条件下，第二结构域可以以第二结构域及其铰链所形成的轴心为轴向外翻折，靠向宿主细胞膜，E 蛋白将融合肽插入细胞膜外层，逐渐发生水平重排形成三聚体。随后第三结构域向自身回折，把病毒囊膜向融合肽拉近，同时也接近细胞膜；当第三结构域折到第二结构域时，形成半融合质膜。最终，跨膜区和融合肽无限接近，形成新的三聚体，细胞膜与病毒囊膜融合完成。

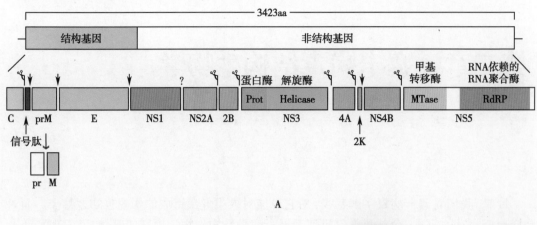

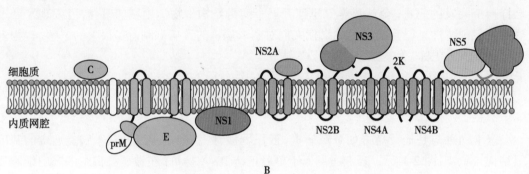

图 2-1　寨卡病毒的基因组成及其加工后的蛋白

（A）前体蛋白加工和剪切后产物；（B）前体蛋白在膜上的拓扑结构图

糖基化的 NS1 与脂类结合，在感染的细胞内形成头对头的二聚体，对病毒的复制和感染非常重要。NS1 也可以分泌到胞外形成由 3 个二聚体组成的六聚体，它们与固有免疫或者适应性免疫系统中的成分互作，实现免疫逃逸并引起疾病。非结构蛋白在胞内可以自发组装成膜泡复合体，里面含有一些宿主因子，NS1 和膜蛋白 NS4A、NS2A 可能也参与其中，该膜泡可以进一步组装成带有膜泡的复制复合体，7 个非结构蛋白都参与其中。此外，NS4B 也是能够与细胞内质网结合的膜蛋白，不仅参与病毒复制，还能调控宿主免疫反应。NS3 有两个功能结构域，即蛋白酶（protease）结构域和解旋酶（helicase）结构域，NS3 N 端的蛋白酶结构域与 NS2B 组合，负责对自身的蛋白质复合体进行剪切加工，是重要的药物靶标。NS5 由两部分组成，对基因组的复制至关重要，分别是 N 端的甲基转移酶（methyltransferase, MTase）结构域和 C 端 RdRp 结构域。MTase 负责病毒基因组 5′ 端加帽，可以稳定基因组、确保转录效率并逃过宿主免疫识别；RdRp 负责 RNA 基因组的复制。除了酶的活性外，登革病毒和寨卡病毒的 NS5 还是宿主干扰素信号的类似物，可以促进信号传导转录激活因子 2（signal transducer and activator of transcription 2，STAT2）蛋白的降解。

第二节　寨卡病毒及 E 蛋白的冷冻电镜结构

由于寨卡病毒在临床上的致病性与其余已知的黄病毒大相径庭，因此科学家猜测寨卡病毒是否有与众不同的特性。Richard Kuhn、Michael Rossman 和他们的团队通过冷冻电镜技术解析了 3.8Å 的成熟病毒的结构[3]，发现寨卡病毒的整体结构与已知的其他黄病毒的结构相似（图 2-2A）。整个病毒由 180 个拷贝的 E 蛋白和 M 蛋白形成二十面体结构。这些蛋白通过跨膜区镶嵌在病毒的表面。

E 蛋白主要参与受体结合及膜融合，是宿主免疫识别的首要蛋白，而 M 蛋白位于 E 蛋白组成的蛋白层下方。E 蛋白和 M 蛋白形成异源二聚体，在一个病毒形成的二十面体对称结构中，包括 60 个重复单元。每个非对称单元拥有 3 个 E-M 二聚体的 1/2，它们互相平行的排列在表面，形成了一个可以被二重轴一分为二的木筏样结构（图 2-2B）。与其他黄病毒类似，寨卡病毒的 E 蛋白也包括 4 个结构域：颈部的跨膜结构域主要负责膜锚定，而 E 蛋白主要的 ß 片结构则由第一、第二和第三结构域组成（图 2-2C，D）。M 蛋白的 N 端柔性环状结构（M-loop）、颈部以及跨膜区（各有 1 个和 2 个螺旋结构）共同将 M 蛋白锚定在膜上（图 2-2D）。

E 蛋白的第一结构域作为一个桥梁将第二结构域和第三结构域连接起来（图 2-2C）。第二结构域的顶部是融合环，参与病毒与宿主细胞的膜融合。对于大多数黄病毒来说，第三结构域可能含有受体结合位点，在膜融合的时候发挥重要的作用[4, 5]。有趣的是，登革病毒 E 蛋白含有 2 个糖基化位点（N67 和 N153），这 2 个糖基化位点参与登革病毒与其潜在受体或者共受体结合，即 C 型凝集素受体（dendritic cell-specific intercellular adhesion molecule 3-grabbing non-integrin, DC-SIGN）和甘露糖受体，而寨卡病毒、西尼罗河病毒和日本脑炎病毒的 E 蛋白都只有 1 个糖基化位点（N154）。此外，与登革病毒等其他黄病毒相比，寨卡病毒 E 蛋白第一结构域有一个更长的"150- 环状结构"（150-loop，氨基酸残基 145-160），唯一的 N154 糖基化位点即位于该环状结构上（图 2-2D）。由于 DC-SIGN 和甘露糖受体通过与登革病毒表面的多糖结合而作为登革病毒的潜在受体或者共受体[6-10]，推测 N154 位的糖基化可能作为寨卡病毒与宿主细胞的附着位点。150- 环状结构不仅在寨卡病毒不同毒株之间存在差别，而且在其他黄病毒中差别也较大，提示该环状结构的差异可能与病毒的传播和致病机制有关。

与此同时，Shee-Mei Lok 和他的团队解析了分辨率为 3.7nm 的寨卡病毒成熟颗粒的冷冻电镜结构[11]。他们发现寨卡病毒颗粒在 40℃ 的环境下依然很稳定，这与热稳定性差的登革病毒形成了鲜明的对比。该研究结果解释了为何在高温下寨卡病毒依旧可以保持较长时间的感染力，而登革 2 型和 4 型病毒在高温时感染能力会急剧下降。与登革 2 型和 4 型病毒冷冻电镜结构相比，寨卡病毒具有更紧密的表面。研究者推测寨卡病毒的结构稳定性可以帮助病毒在各种苛刻的环境如精液、唾液和尿液中存活下来。相应的，能够破坏病毒稳定性的抗体和药物也可以被用来减少疾病的发生和抑制病毒的传播。

随后，研究人员报道了一个分辨率为 9nm 的寨卡病毒非成熟粒子的冷冻电镜结构，初步揭示了寨卡病毒成熟的过程。在这个结构里，研究者看到了在成熟寨卡颗粒中没有看到的由部分有序排列的 C 蛋白构成的壳结构，这提示我们寨卡病毒在成熟的过程中要经历 C 蛋白壳重排过程[12]。因此在未来的研究中阐明寨卡病毒 C 蛋白的结构特征十分重要。此外，在刺突顶部 pr 结构域的接触面有 6 个氨基酸在寨卡病毒流行前后存在差别，它们可能影响了病毒的最终组成和结构。

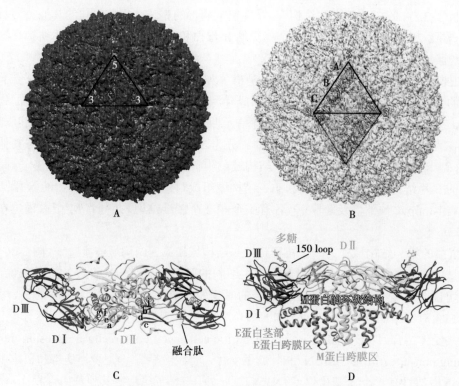

图2-2　寨卡病毒的冷冻电镜结构及囊膜蛋白E、膜蛋白M的结构

（A）寨卡病毒冷冻电镜结构图（EM数据库编号：EMD-8116）。结构图以半径的距离标色：0-219Å为蓝绿色，220-250Å为深蓝色。数字"3"和"5"分别代表三重轴和五重轴。（B）E蛋白在寨卡病毒表面的排列。一个非对称单元里有3个E蛋白（A、B、C）（图中以黑色三角形标出）。（C）以丝带的形式展现的E蛋白二聚体。第一、第二和第三结构域分别为红色、黄色和蓝色。结构下方的颈部区和跨膜区（TM）为橘色。糖基化位点（N154）的糖链为绿色。（D）E-M二聚体（PDB：5IRE），图中展示了E的胞外段、E蛋白的茎部（E-stem）、跨膜结构域（E-TM，橘色）以及M蛋白的环状结构（M-loop）和颈部-跨膜区（M-TM，蓝绿色）。E蛋白和M蛋白的跨膜结构域镶嵌在脂双层中。其中一个单体N154上的糖链标为绿色

第三节　NS1结构及其功能

NS1是可以与脂类结合的糖蛋白。在细胞内，NS1以同源二聚体的形式存在，为病毒基因组复制以及感染宿主所必须。同时，NS1还可以与脂结合形成六聚体分泌到细胞外（称为sNS1）。分泌到细胞外的sNS1通过与宿主的固有免疫、适应性免疫或者其他的宿主因子相互作用，帮助病毒免疫逃逸[13-15]。NS1是黄病毒感染的主要抗原标志，在感染的宿主血液中含量很高，因此可作为检测登革病毒早期感染的生物标记[16]。之前人们对登革病毒和西尼罗病毒NS1的结构基础研究得较透彻，而对包括寨卡病毒在内的其他黄病毒的NS1研究较少。不同的黄病毒（超过70种成员）感染所出现的临床症状各异，可能与NS1特性不同有关[17, 18]。

最近两个研究组报道了寨卡病毒NS1的C端和全长结构。这些研究表明寨卡NS1的整体结构与登革2型和西尼罗病毒的NS1类似，具有相同的蛋白质折叠和结构域排列[19-21]。

它们都以同源二聚体的形式存在，每个单体包含 3 个结构域：β- 发卡结构域、侧翼结构域以及一个由 β 折叠片形成的梯状结构域（图 2-3A）。在寨卡病毒 NS1 中，两个单体 N 端的β- 发卡结构域（β-hairpin，氨基酸残基 1-30）相互交织，形成了一个 β 桶（β-roll）的二聚体结构。两侧的翅膀样结构域（wing domain，氨基酸残基 31-181）则由 3 个亚结构域构成：一个 α/β 的亚结构域（氨基酸残基 38-151）、β5 和 β6 之间长的缠绕环状结构（氨基酸残基91-130）和一个将侧翼结构域和中心的 β 桶、β 梯状结构域连接起来的非连续连接结构域（discontinuous connector subdomain，氨基酸残基 31-37 及 152-180）。C 端的 β- 梯状结构域（β-ladder，氨基酸残基 182-352）由两个 NS1 单体各提供 10 个 β 折叠片构成，这 20 个 β 折叠片排列成梯状结构。梯状结构的背面则是由类似于"意大利面"样的环状结构形成的无序环状结构面。NS1 上有 2 个潜在的糖基化位点（N130 和 N207），这 2 个糖基化位点在不同的黄病毒中高度保守（图 2-3）。

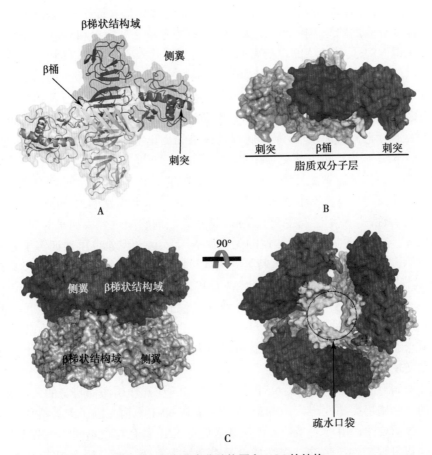

图 2-3　寨卡病毒非结构蛋白 NS1 的结构

（A）寨卡病毒 NS1 二聚体整体结构（PDB：5GS6）。NS1 单体由 3 个结构域组成：β 桶结构域、侧翼结构域和 β 梯状结构域。新发现的侧翼上的"刺突"（'spike'）区域标记为橙色。（B）疏水的刺突参与生物膜脂质双分子层（lipid bilayer）结合。（C）NS1 六聚体模型。分别从侧视图（左）和俯视图（右）刺突区域参与六聚体形成。虚线圈出来的六聚体中间的疏水口袋（hydrophobic hole）

NS1 二聚体含有两个面：内表面和外表面。β 梯面、β 桶结构域和侧翼结构域的长环状结构的后半段构成内表面；外表面则是由"意大利面环状结构"和侧翼结构域环状结构的前半段构成。在二聚体的内表面，β 桶结构域、连接结构域和侧翼结构域的长环状结构后半段形成一个不连续的线性的极度疏水的表面，可能参与膜结合（图 2-3B）。二聚体的外表面则是极性的，并且含有 N130 糖基化位点。在 NS1 的六聚体结构中，3 个二聚体的极性面朝外，疏水面朝内包裹着脂质分子，形成脂蛋白（图 2-3C）。

寨卡病毒 NS1 结构的解析使我们看到了之前在登革 2 型病毒和西尼罗病毒 NS1 结构中没有看到的侧翼结构域中长环状结构的后半段。这个长环状结构含有 3 个疏水氨基酸（Y122、F123 和 V124），它与 β 桶结构域、连接结构域一起形成疏水的突起。这个疏水的刺突 'spike' 可能参与膜相互作用，因为在不同的黄病毒中，疏水刺突区域的氨基酸组成虽然不完全相同，但大部分都是疏水或者是带正电的氨基酸，而这些氨基酸有助于与带负电的膜相互作用。

对不同黄病毒 NS1 的保守性分析发现，最保守的部分是 β 桶结构域和中间 β- 梯状结构域的 C 端，而外表面的侧翼区差别最大。与已有的登革 2 型病毒和西尼罗病毒 NS1 结构比较，寨卡病毒 NS1 具有独特的电荷表面[17]。最主要的差别在于 β- 梯状结构域的环状结构表面[19]。登革 2 型病毒 NS1 在这个区域呈现的是一个正电荷的表面，而西尼罗病毒 NS1 则是负电荷的表面。寨卡病毒 NS1 的这个区域是正负电荷均存在，并且两端为负电荷。此外，在内表面的 β 桶结构域，只有寨卡病毒是负电荷，登革 2 型病毒和西尼罗病毒均为中性。在侧翼结构域的外表面顶端，寨卡病毒 NS1 展现出正电荷，西尼罗病毒 NS1 是负电荷，登革 2 型病毒 NS1 则为正负电荷交叉存在。

黄病毒早期感染的患者血液中存在有较高水平的 NS1，因此 NS1 可以作为疾病早期诊断的靶标[22]。最近，从感染寨卡病毒患者体内分离出一系列识别 NS1 的抗体，而且几乎都是寨卡病毒特异性，几乎不会发生交叉反应，即使是之前感染过登革病毒的患者也是如此。这表明 NS1 诱导的主要是寨卡特异性的免疫反应[23]。这一现象也再次证实了之前的研究结论，寨卡病毒 NS1 具有特异的结构特征。因此可以根据 NS1 的这个特性开发只针对寨卡病毒 NS1 的血清学诊断工具[24]。此外，NS1 还可以作为预防黄病毒感染的疫苗研发蛋白。给小鼠免疫登革病毒 NS1 可以保护它们在致死剂量的登革病毒感染的环境下存活[25]。然而，NS1 不仅可以产生保护性抗体也可以产生自身抗体，自身抗体可以导致登革出血热和登革休克综合征等严重的症状[26, 27]。血小板和内皮细胞上的很多蛋白是 NS1 诱导的自身抗体发生交叉反应的靶标[26-32]。

登革 2 型病毒的分泌型 NS1（sNS1）通过与 TLR4 相互作用激活自身的免疫细胞，破坏内皮细胞的单细胞层完整性[33-35]。sNS1 的外表面在 NS1 与宿主因子或者抗体相互作用的时候具有十分重要的作用[14, 18, 36, 37]。由于寨卡病毒 NS1 具有与众不同的电荷表面，因此它与宿主因子以及保护性抗体的结合性质可能也会发生改变。寨卡病毒 NS1 独特的表面特征可能与寨卡病毒的神经毒性有关，而且可能帮助寨卡病毒突破血脑屏障、胎盘屏障、血眼屏障和血睾屏障。当然，这些推测需要通过进一步的实验验证。寨卡病毒 NS1 独特的表面性质为开发新型针对寨卡的治疗和诊断工具奠定了基础[23]。

NS1 不仅在对宿主免疫系统具有调节作用，而且对其媒介——蚊虫也有作用。研究结果表明，登革病毒和乙型脑炎病毒的 NS1 可以被大量分泌到感染宿主的血液中。分泌的

NS1蛋白会与病毒同时吸食到蚊虫体内，通过抑制蚊虫中肠的免疫系统来促进病毒尽快跨越蚊子的中肠屏障，辅助病毒感染蚊虫[38]。寨卡病毒的NS1蛋白同样也具有辅助病毒感染蚊虫的功能。亚洲系寨卡病毒NS1上的一个氨基酸位点突变（A188V）导致NS1蛋白的分泌能力增强，使得病毒可以更高效地感染蚊虫并导致蚊虫的病毒感染率大幅上升，可能是造成寨卡病毒的大范围流行的原因[39]。这一研究从另一角度解释了近年来寨卡病毒的暴发流行，也为寨卡病毒的防控和治疗提供了新思路。

第四节 NS3结构和抑制剂

寨卡病毒NS3蛋白与其他黄病毒的NS3蛋白结构类似，含有两个结构域：蛋白酶结构域和解旋酶结构域。成熟的寨卡病毒蛋白酶包括两个部分，一个是结合膜的NS2B，另一个是NS3蛋白的N端部分。NS2B-NS3蛋白酶的切割作用对于寨卡病毒前体蛋白的加工成熟至关重要，因此，蛋白酶是重要的药物靶点。

以往对黄病毒蛋白酶的研究表明，NS2B的C端对酶活非常关键，研究人员用G_4SG_4序列把NS2B和NS3蛋白酶序列连在一起表达融合蛋白，解析了具有酶活性的NS2B-NS3蛋白酶结构。G_4SG_4序列被称为连接序列（linker）。随后，几个实验室相继报道了寨卡病毒NS2B-NS3蛋白酶的晶体结构，延续了之前的构建策略，将NS2B的C端部分（40个氨基酸）用连接序列连接至NS3蛋白酶上，检测发现蛋白有很强的蛋白酶活性[40,41]。结构显示这种构建的蛋白酶（NS2B-linker-NS3pro）在单独状态下是一种"开放"的构象，即NS3pro核心排列有序，而NS2B是柔性的（图2-4A）。这种结构与已解析的其他黄病毒蛋白酶结构类似[42]。有趣的是，Rolf Hilgenfeld及其同事报道了一种多肽类似物硼酸抑制剂（cn-716）能够结合寨卡病毒NS2B-NS3蛋白酶，并解析了其复合物结构。cn-716能诱导NS2B构象发生变化，使之变成更加紧密的"关闭"构象（图2-4B）[41]。另外，寨卡病毒蛋白酶/抑制剂复合物在晶体结构中是一种不常见的二聚体，推测可能是蛋白酶在内质网膜上局部浓度高时采用的一种聚集形式。而使用NS2B C端最后几个氨基酸替换连接序列的寨卡病毒NS2B-NS3蛋白酶的高分辨结构已经解析，该结构呈现一种酶解后的状态[43]，为研究蛋白酶识别底物肽段提供了参考（图2-4C）。

最近，罗大海研究组采用新的表达策略，分别独立表达NS2B部分和NS3部分，获得了无连接序列的寨卡病毒NS2B-NS3蛋白酶蛋白，并解析了单独的或者在活性位点反向结合一个肽段的无连接序列的寨卡病毒NS2B-NS3蛋白酶（unlinked ZIKV NS2B-NS3）结构，改变了我们对黄病毒蛋白酶活性位点的认知[44]。无连接序列的NS2B-NS3蛋白酶采用的是一种关闭的构象，其中NS2B与NS3形成一个空的底物结合位点，与有连接序列的NS2B-NS3蛋白酶结构中观察到的开放构象完全不同。另外，在结构中第二个蛋白酶反向结合邻近NS3的氨基酸（K14-K15-G16-E17），从而抑制了蛋白酶活性（图2-4D）。这表明对于寨卡病毒NS2B-NS3，人工加上的连接序列有空间位阻，从而改变结合底物（抑制剂）的反应，因此无连接序列的寨卡病毒NS2B-NS3蛋白酶更适合用来研究酶促反应和开发抑制剂（图2-4E）。这些蛋白酶及酶/抑制剂复合物结构的研究为开发更加有效的抗寨卡病毒特异性药物奠定了基础。目前，陆续报道了通过不同筛选方法获得的靶向寨卡病毒蛋白酶的小分子抑制剂[45,46]，其应用前景还有待后续实验验证。

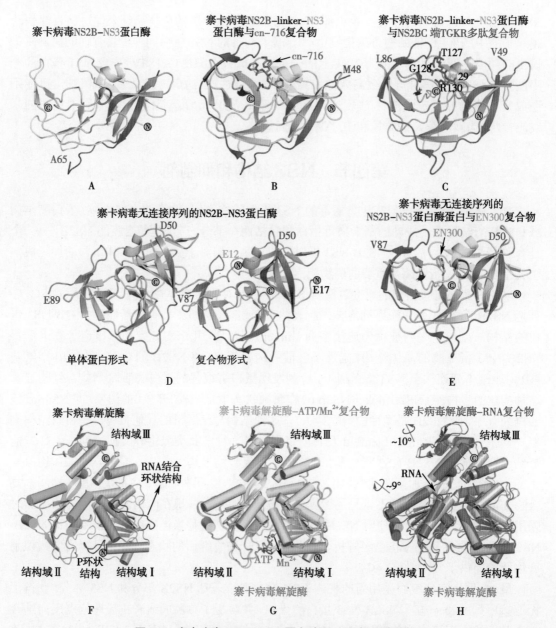

图 2-4　寨卡病毒 NS2B-NS3 蛋白酶和 NS3 解旋酶结构

（A）寨卡病毒 NS2B-linker-NS3 蛋白酶结构（PDB：5T1V）。（B）寨卡病毒有连接序列的 NS2B-NS3 蛋白酶蛋白（NS2B-linker-NS3pro）与抑制剂 cn-716 复合物结构（PDB：5LC0）。（C）寨卡病毒有连接序列的 NS2B-NS3 蛋白酶蛋白与 NS2B C 端 TGKR 多肽复合物结构（PDB：5GJ4）。（D）寨卡病毒无连接序列的 NS2B-NS3 蛋白酶蛋白（unlinked NS2B-NS3pro）结构（PDB：5GPI）左侧为单体蛋白形式（free-enzyme form），右侧为结合邻近 NS3 的 N 端氨基酸多肽形成的复合物形式（peptide-bound form）。（E）寨卡病毒无连接序列的 NS2B-NS3 蛋白酶蛋白与小分子 EN300 复合物结构（PDB：5H4I）。（F）寨卡病毒解旋酶结构（PDB：5JMT）。由 3 个结构域组成，其中关键的环状结构 P-loop 和 RNA 结合环状结构（RNA-binding loop）用红色标示。（G）寨卡病毒解旋酶 -ATP/Mn²⁺ 复合物结构（PDB：5GJC）与单独结构比较。其中无底物状态的单独结构（apo）标为灰色。（H）寨卡病毒解旋酶 -RNA 复合物结构（PDB：5GJB）与单独结构比较。解旋酶结合 RNA 后结构域旋转并引起构象发生显著变化寨卡病毒 NS3 解旋酶是一种"马达"蛋白（一类具有驱动能力的蛋白质），它通过水解核苷三磷酸将化学能转换为机械能，从而实现对双链核酸的解链功能。解析寨卡病毒解旋酶结构发现，其整体结构与登革病毒解旋酶非常相似，仅在参与结合 ATP 和 RNA 的柔性环状结构区有一些差异[47-51]。将其与黄病毒的解旋酶进行对比分析，发现虽然不同种类病毒活性位点中关键的环状结构 P-loop 区构象不一样，但是都采用了同一种方式识别 ATP/Mn^{2+}。寨卡病毒解旋酶 -RNA 结构显示解旋酶结合 RNA 后结构域旋转并引起构象发生显著变化。寨卡病毒和登革病毒解旋酶单独存在时虽然有着保守的 RNA 结合残基，但是因为结构域旋转方式不同导致它们有着不同的 RNA 识别模型。这表明虽然黄病毒解旋酶已经进化出一个保守的"马达"，能将核苷三磷酸的化学能转化成打开 RNA 的机械能，但是不同的结构域旋转导致的不同 RNA 识别模式使得每种黄病毒可适应各自的环境。这些结构展示了一些重要药物靶点信息，为计算机模拟设计及高通量筛选药物奠定了基础。

第五节　NS5 结构和药物靶点

NS5 是寨卡病毒中分子量最大的蛋白，包含两个结构域：N 端的甲基化转移酶（MTase）和 RdRp。MTase 可为病毒基因组加入 5′ 帽子，从而使得基因组更加稳定、有效翻译和逃避宿主免疫反应。RdRp 控制着 RNA 基因组的复制过程。这两个结构域是病毒基因组复制所必须的。NS5 除了有酶的功能外，它还能抑制宿主干扰素免疫反应。登革病毒的 NS5 可结合并降解宿主的 STAT2 蛋白[52]，最近研究发现寨卡病毒 NS5 有同样的功能[53, 54]。正因为 NS5 对于病毒的复制以及抑制宿主的免疫反应起着重要的作用，人们将它作为重要的抗病毒药物针对的靶点。最近关于寨卡病毒 NS5 MTase 与 S- 腺苷甲硫氨酸（S-adenosyl methionine，SAM）/RNA 同源物、RdRp 及 NS5 全长的结构得到解析[55-62]，为基于结构的药物开发奠定了基础。

如图 2-5，寨卡病毒 MTase 结构整体上呈现球状，可以细分为 3 个亚结构域。第一亚结构域（N 端延伸结构域）包含 1 个螺旋 - 转角 - 螺旋基序，之后是 1 个 β 折叠片和 1 个 α 螺旋。第二亚结构域是核心结构域，采用的是 SAM 依赖的甲基化转移酶折叠方式：4 个 α 螺旋环绕 7 个 β 折叠股组成的 β 折叠片。第三亚结构域（C 端延伸结构域）包含 1 个 α 螺旋和 2 个 β 折叠股。虽然在纯化和结晶过程中没有加入 SAM 或 S- 腺苷 -L- 高半胱氨酸（S-adenosyl-L-homocyste，SAH），但是在纯化过程中 MTase 蛋白始终结合工程菌里的 SAM，而且在晶体中 MTase 活性位点可看到 SAM 或 SAH 的电子密度。核心结构域有结合 SAM 的位点，称为 SAM 结合口袋（SAM-binding pocket）。SAM 分子是靠氢键和范德华力结合 SAM 结合口袋。除了 SAM 口袋，核心结构域还包含一个结合病毒 RNA GTP 帽子的位点，称为帽子结合位点（cap-binding site），以及两个位点间的带正电荷凹槽，称为 RNA 结合位点（RNA-binding site）。结合 RNA 类似物后，蛋白的结构几乎没有变化。RNA 类似物结合帽子结合位点，由螺旋 A1、A2 和 1 个环（208～218 位氨基酸）堆叠而成。由于 MTase 相对比较保守，研发只针对寨卡病毒 MTase 而不影响宿主的 RNA MTase 功能（如人 mRNA 帽子鸟嘌呤 -N7- 甲基转移酶）的药物将面临巨大挑战[63]。前人报道了将 SAH 类似物的 N6 位点用一个苯甲基环替换，这个抑制剂可以插入到 SAM 结合口袋附近的疏水凹处，表现出较好的前景[64]。另外一个方法是靶向 RNA 结合位点，相对人 RNA MTase 来说，这个位点更加特异。

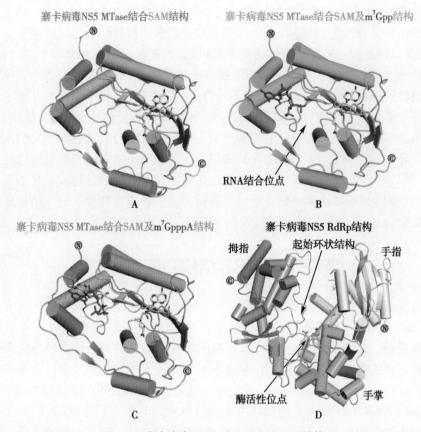

图 2-5　寨卡病毒 NS5 MTase 和 RdRp 结构

（A）寨卡病毒 NS5 MTase 结合 SAM 结构（PDB：5KQR）。（B）寨卡病毒 NS5 MTase 结合 SAM 及 m^{7}Gpp 结构（PDB：5KQS），箭头指示位置为 RNA 结合位点。（C）寨卡病毒 NS5 MTase 结合 SAM 及 m^{7}GpppA 结构（PDB：5WZ2）。（D）寨卡病毒 NS5 RdRp 结构（PDB：5WZ3），展示起始环状结构（priming loop）、酶活性位点（catalytic active site）及手指（fingers）、手掌（palm）和拇指（thumb）3 个亚结构域

　　寨卡病毒 RdRp 较为保守，整体结构呈一个球形，类似于人的右手，包括手指（fingers）、手掌（palm）和拇指（thumb）3 个亚结构域，与其他黄病毒类似[58]。不同之处在于，寨卡病毒 RdRp 拇指亚结构域旋转得更加靠近手指亚结构域，使得 RNA 模板进入通道更窄[65-67]。对比 73 株黄病毒的 RdRp 序列可发现起始环状结构（priming loop）、酶活性位点、RNA 模板进入通道和锌指口袋位点是最保守的，可成为开发药物的潜在靶点。在登革病毒 RdRp 上曾鉴定出两个保守的抑制剂结合位点[65, 68-70]：一个是靶向 RNA 模板进入通道[65]；另一个被称为"N 口袋"，位于拇指亚结构域，靠近酶的活性位点[68-70]。这些抑制剂的结合位点在寨卡病毒 RdRp 结构中也很保守，表明治疗其他黄病毒（包括登革病毒和西尼罗病毒）的抑制剂对寨卡病毒可能也有效。NS5 全长结构表明寨卡病毒 NS5 与日本脑炎病毒结构最为相近，而与登革病毒结构相比，MTase 与 RdRp 的结合角度区别较大[61]。目前，NS5 如何结合病毒 RNA 基因组并发挥功能仍是未解之谜，RdRp-RNA 复合物的结构解析或许可解答这一难题。

第六节　小结与展望

　　塞卡疫情暴发后,全球科学家共同努力,有关研究取得了很大进展。塞卡病毒颗粒的电镜结构、E蛋白结构及其与不同中和抗体的复合物结构等研究为塞卡病毒治疗性抗体的研发、疫苗的设计与开发等打下了坚实基础。非结构蛋白NS1的结构研究为深入研究塞卡病毒致病机制提供了新的思路。对NS3、NS5的结构研究,加深了人们对塞卡病毒复制机制的认识,也为高效抑制剂的研发和优化奠定了基础。尽管如此,对于这样一个"古老"而又"陌生"的病毒,仍然有很多科学问题没有解决,如跨膜蛋白非结构蛋白NS2A、NS2B、NS4A、NS4B的结构与功能,如由7个非结构蛋白及宿主因子组成的大的复制中心复合物的作用机制,等等。对这些科学问题的回答,必将极大推动人类对塞卡病毒的认知。

（施　一　宋　豪）

参 考 文 献

1. Ledermann JP, Guillaumot L, Yug L, et al. Aedes hensilli as a potential vector of Chikungunya and Zika viruses. PLoS Negl Trop Dis, 2014, 8(10): e3188.

2. Fernandez-Garcia MD, Mazzon M, Jacobs M, et al. Pathogenesis of flavivirus infections: using and abusing the host cell. Cell Host Microbe, 2009, 5(4): 318-328.

3. Sirohi D, Chen Z, Sun L, et al. The 3.8Å resolution cryo-EM structure of Zika virus. Science, 2016, 352 (6284): 467-470.

4. Bressanelli S, Stiasny K, Allison SL, et al. Structure of a flavivirus envelope glycoprotein in its low-pH-induced membrane fusion conformation. EMBO J, 2004, 23(4): 728-738.

5. Modis Y, Ogata S, Clements D, et al. Structure of the dengue virus envelope protein after membrane fusion. Nature, 2004, 427(6972): 313-319.

6. Navarro-Sanchez E, Altmeyer R, Amara A, et al. Dendritic-cell-specific ICAM3-grabbing non-integrin is essential for the productive infection of human dendritic cells by mosquito-cell-derived dengue viruses. EMBO Rep, 2003, 4(7): 723-728.

7. Tassaneetrithep B, Burgess TH, Granelli-Piperno A, et al. DC-SIGN(CD209)mediates dengue virus infection of human dendritic cells. J Exp Med, 2003, 197(7): 823-829.

8. Richter MK, da Silva Voorham JM, Torres Pedraza S, et al. Immature dengue virus is infectious in human immature dendritic cells via interaction with the receptor molecule DC-SIGN. PLoS One, 2014, 9(6): e98785.

9. Pokidysheva E, Zhang Y, Battisti AJ, et al. Cryo-EM reconstruction of dengue virus in complex with the carbohydrate recognition domain of DC-SIGN. Cell, 2006, 124(3): 485-493.

10. Miller JL, de Wet BJ, Martinez-Pomares L, et al. The mannose receptor mediates dengue virus infection of macrophages. PLoS Pathog, 2008, 4(2): e17.

11. Kostyuchenko VA, Lim EX, Zhang S, et al. Structure of the thermally stable Zika virus. Nature, 2016, 533 (7603): 425-428.

12. Prasad VM, Miller AS, Klose T, et al. Structure of the immature Zika virus at 9 angstrom resolution. Nat

Struct Mol Biol，2017，24（2）：184-186.

13. Avirutnan P，Fuchs A，Hauhart RE，et al. Antagonism of the complement component C4 by flavivirus nonstructural protein NS1. J Exp Med，2010，207（4）：793-806.

14. Chung KM，Liszewski MK，Nybakken G，et al. West Nile virus nonstructural protein NS1 inhibits complement activation by binding the regulatory protein factor H. Proc Natl Acad Sci U S A，2006，103（50）：19111-19116.

15. Amorim JH，Alves RP，Boscardin SB，et al. The dengue virus non-structural 1 protein：risks and benefits. Virus Res，2014，181：53-60.

16. Young PR，Hilditch PA，Bletchly C，et al. An antigen capture enzyme-linked immunosorbent assay reveals high levels of the dengue virus protein NS1 in the sera of infected patients. J Clin Microbiol，2000，38（3）：1053-1057.

17. Akey DL，Brown WC，Dutta S，et al. Flavivirus NS1 structures reveal surfaces for associations with membranes and the immune system. Science，2014，343（6173）：881-885.

18. Edeling MA，Diamond MS，Fremont DH. Structural basis of flavivirus NS1 assembly and antibody recognition. Proc Natl Acad Sci U S A，2014，111（11）：4285-4290.

19. Song H，Qi J，Haywood J，et al. Zika virus NS1 structure reveals diversity of electrostatic surfaces among flaviviruses. Nat Struct Mol Biol，2016，23（5）：456-458.

20. Brown WC，Akey DL，Konwerski JR，et al. Extended surface for membrane association in Zika virus NS1 structure. Nat Struct Mol Biol，2016，23（9）：865-867.

21. Xu XY，Song H，Qi JX，et al. Contribution of intertwined loop to membrane association revealed by Zika virus full-length NS1 structure. EMBO J，2016，35（20）：2170-2178.

22. Alcon S，Talarmin A，Debruyne M，et al. Enzyme-linked immunosorbent assay specific to 多环芳烃 engue virus type 1 nonstructural protein NS1 reveals circulation of the antigen in the blood during the acute phase of disease in patients experiencing primary or secondary infections. J Clin Microbiol，2002，40（2）：376-381.

23. Stettler K，Beltramello M，Espinosa DA，et al. Specificity，cross-reactivity，and function of antibodies elicited by Zika virus infection. Science，2016，353（6301）：823-826.

24. Steinhagen K，Probst C，Radzimski C，et al. Serodiagnosis of Zika virus（ZIKV）infections by a novel NS1-based ELISA devoid of cross-reactivity with dengue virus antibodies：a multicohort study of assay performance，2015 to 2016. Eurosurveillance，2016，21（50）：13-28.

25. Schlesinger JJ，Brandriss MW，Walsh EE. Protection of mice against dengue 2 virus encephalitis by immunization with the dengue 2 virus non-structural glycoprotein NS1. J Gen Virol，1987，68（Pt 3）：853-857.

26. Cheng H-J，Lin C-F，Lei H-Y，et al. Proteomic analysis of endothelial cell autoantigens recognized by anti-dengue virus nonstructural protein 1 antibodies. Exp Biol Med，2009，234（1）：63-73.

27. Chuang YC，Lei HY，Lin YS，et al. Dengue virus-induced autoantibodies bind to plasminogen and enhance its activation. J Immunol，2011，187（12）：6483-6490.

28. Liu IJ，Chiu CY，Chen YC，et al. Molecular mimicry of human endothelial cell antigen by autoantibodies to nonstructural protein 1 of dengue virus. J Biol Chem，2011，286（11）：9726-9736.

29. Sun DS，King CC，Huang HS，et al. Antiplatelet autoantibodies elicited by dengue virus non-structural

protein 1 cause thrombocytopenia and mortality in mice. J Thromb Haemost，2007，5（11）：2291-2299.

30. Chuang YC，Lin YS，Liu HS，et al. Molecular mimicry between dengue virus and coagulation factors induces antibodies to inhibit thrombin activity and enhance fibrinolysis. J Virol，2014，88（23）：13759-13768.

31. Yin Y，Jiang L，Fang D，et al. Differentially expressed genes of human microvascular endothelial cells in response to anti-dengue virus NS1 antibodies by suppression subtractive hybridization. Viral Immunol，2013，26（3）：185-191.

32. Sun DS，Chang YC，Lien TS，et al. Endothelial cell sensitization by death receptor fractions of an anti-dengue nonstructural protein 1 antibody induced plasma leakage，coagulopathy，and mortality in mice. J Immunol，2015，195（6）：2743-2753.

33. Beatty PR，Puerta-Guardo H，Killingbeck SS，et al. Dengue virus NS1 triggers endothelial permeability and vascular leak that is prevented by NS1 vaccination. Sci Transl Med，2015，7（304）：304ra141.

34. Modhiran N，Watterson D，Muller DA，et al. Dengue virus NS1 protein activates cells via Toll-like receptor 4 and disrupts endothelial cell monolayer integrity. Sci Transl Med，2015，7（304）：304ra142.

35. Chen J，Ng MM，Chu JJ. Activation of TLR2 and TLR6 by Dengue NS1 protein and its implications in the immunopathogenesis of Dengue virus infection. PLoS Pathog，2015，11（7）：e1005053.

36. Chung KM，Nybakken GE，Thompson BS，et al. Antibodies against West Nile virus nonstructural protein NS1 prevent lethal infection through Fc gamma receptor-dependent and-independent mechanisms. J Virol，2006，80（3）：1340-1351.

37. Avirutnan P，Zhang L，Punyadee N，et al. Secreted NS1 of dengue virus attaches to the surface of cells via interactions with heparan sulfate and chondroitin sulfate E. PLoS Pathog，2007，3（11）：e183.

38. Liu JY，Liu Y，Nie KX，et al. Flavivirus NS1 protein in infected host sera enhances viral acquisition by mosquitoes. Nat Microbiol，2016，1（9）：16087.

39. Liu Y，Liu JY，Du SY，et al. Evolutionary enhancement of Zika virus infectivity in Aedes aegypti mosquitoes. Nature，2017，545（7655）：482-486.

40. Chen X，Yang K，Wu C，et al. Mechanisms of activation and inhibition of Zika virus NS2B-NS3 protease. Cell Res，2016，26（11）：1260-1263.

41. Lei J，Hansen G，Nitsche C，et al. Crystal structure of Zika virus NS2B-NS3 protease in complex with a boronate inhibitor. Science，2016，353（6298）：503-505.

42. Erbel P，Schiering N，D'Arcy A，et al. Structural basis for the activation of flaviviral NS3 proteases from dengue and West Nile virus. Nat Struct Mol Biol，2006，13（4）：372-373.

43. Phoo WW，Li Y，Zhang Z，et al. Structure of the NS2B-NS3 protease from Zika virus after self-cleavage. Nat Commun，2016，7：13410.

44. Zhang Z，Li Y，Loh YR，et al. Crystal structure of unlinked NS2B-NS3 protease from Zika virus. Science，2016，354（6319）：1597-1600.

45. Chan JFW，Chik KKH，Yuan SF，et al. Novel antiviral activity and mechanism of bromocriptine as a Zika virus NS2B-NS3 protease inhibitor. Antiviral Res，2017，141：29-37.

46. Brecher M，Li Z，Liu B，et al. A conformational switch high-throughput screening assay and allosteric inhibition of the flavivirus NS2B-NS3 protease. PLoS Pathog，2017，13（5）：e1006411.

47. Jain R, Coloma J, Garcia-Sastre A, et al. Structure of the NS3 helicase from Zika virus. Nat Struct Mol Biol, 2016, 23(8): 752-754.

48. Tian H, Ji X, Yang X, et al. The crystal structure of Zika virus helicase: basis for antiviral drug design. Protein Cell, 2016, 7(6): 450-454.

49. Xu T, Sampath A, Chao A, et al. Structure of the dengue virus helicase/nucleoside triphosphatase catalytic domain at a resolution of 2.4 A. J Virol, 2005, 79(16): 10278-10288.

50. Cao X, Li Y, Jin X, et al. Molecular mechanism of divalent-metal-induced activation of NS3 helicase and insights into Zika virus inhibitor design. Nucleic Acids Res, 2016, 44(21): 10505-10514.

51. Tian H, Ji X, Yang X, et al. Structural basis of Zika virus helicase in recognizing its substrates. Protein Cell, 2016, 7(8): 562-570.

52. Ashour J, Laurent-Rolle M, Shi PY, et al. NS5 of dengue virus mediates STAT2 binding and degradation. J Virol, 2009, 83(11): 5408-5418.

53. Grant A, Ponia SS, Tripathi S, et al. Zika virus targets human STAT2 to inhibit type I interferon signaling. Cell Host Microbe, 2016, 19(6): 882-890.

54. Kumar A, Hou S, Airo AM, et al. Zika virus inhibits type-I interferon production and downstream signaling. EMBO Rep, 2016, 17(12): 1766-1775.

55. Coloma J, Jain R, Rajashankar KR, et al. Structures of NS5 methyltransferase from Zika virus. Cell Rep, 2016, 16(12): 3097-3102.

56. Coutard B, Barral K, Lichiere J, et al. Zika virus methyltransferase: structure and functions for drug design perspectives. J Virol, 2017, 91(5).

57. Zhou H, Wang F, Wang H, et al. The conformational changes of Zika virus methyltransferase upon converting SAM to SAH. Oncotarget, 2017, 8(9): 14830-14834.

58. Duan W, Song H, Wang H, et al. The crystal structure of Zika virus NS5 reveals conserved drug targets. EMBO J, 2017, 36(7): 919-933.

59. Godoy AS, Lima GM, Oliveira KI, et al. Crystal structure of Zika virus NS5 RNA-dependent RNA polymerase. Nat Commun, 2017, 8: 14764.

60. Wang B, Tan XF, Thurmond S, et al. The structure of Zika virus NS5 reveals a conserved domain conformation. Nat Commun, 2017, 8: 14763.

61. Zhao B, Yi G, Du F, et al. Structure and function of the Zika virus full-length NS5 protein. Nat Commun, 2017, 8: 14762.

62. Zhang C, Feng T, Cheng J, et al. Structure of the NS5 methyltransferase from Zika virus and implications in inhibitor design. Biochem Biophys Res Commun, 2017, 492(4): 624-630.

63. Varshney D, Petit AP, Bueren-Calabuig JA, et al. Molecular basis of RNA guanine-7 methyltransferase (RNMT) activation by RAM. Nucleic Acids Res, 2016, 44(21): 10423-10436.

64. Lim SP, Sonntag LS, Noble C, et al. Small molecule inhibitors that selectively block dengue virus methyltransferase. J Biol Chem, 2011, 286(8): 6233-6240.

65. Noble CG, Lim SP, Chen YL, et al. Conformational flexibility of the dengue virus RNA-dependent RNA polymerase revealed by a complex with an inhibitor. J Virol, 2013, 87(9): 5291-5295.

66. Malet H, Egloff MP, Selisko B, et al. Crystal structure of the RNA polymerase domain of the West Nile

virus non-structural protein 5. J Biol Chem，2007，282（14）：10678-10689.

67. Lu G，Gong P. Crystal Structure of the full-length Japanese encephalitis virus NS5 reveals a conserved methyltransferase-polymerase interface. PLoS Pathog，2013，9（8）：e1003549.

68. Lim SP，Noble CG，Seh CC，et al. Potent allosteric dengue virus NS5 polymerase inhibitors：Mechanism of action and resistance profiling. PLoS Pathog，2016，12（8）：e1005737.

69. Noble CG，Lim SP，Arora R，et al. A conserved pocket in the dengue virus polymerase identified through fragment-based screening. J Biol Chem，2016，291（16）：8541-8548.

70. Yokokawa F，Nilar S，Noble CG，et al. Discovery of potent non-nucleoside inhibitors of dengue viral RNA-dependent RNA polymerase from a fragment hit using structure-based drug design. J Med Chem，2016，59（8）：3935-3952.

第三章 寨卡病毒病流行病学

寨卡病毒最早于 1947 年在乌干达发现,目前寨卡病毒病主要流行于拉丁美洲及加勒比、非洲、东南亚和太平洋岛国等国家和地区。我国目前已有寨卡病毒病输入病例,在有伊蚊分布的地区存在发生本地传播的风险。

第一节 寨卡病毒病的主要流行特征

一、传染源和传播媒介

1. 传染源 患者、无症状感染者和感染寨卡病毒的非人灵长类动物是寨卡病毒病的可能传染源。在非洲雨林地区,寨卡病毒在非人灵长类动物和蚊媒之间循环,形成丛林型自然疫源地。人属于偶然宿主,但在没有非人灵长类动物的地区,人可充当主要的扩散宿主和潜在的储存宿主[1]。在啮齿类动物、水牛、象、山羊、绵羊、河马、黑斑羚、东非狷羚、狮子、角马和斑马等多种动物中检出寨卡病毒特异性抗体,但是考虑到黄病毒科之间广泛的血清学交叉反应,目前还不能证实这些动物可以作为寨卡病毒的储存宿主,且尚未在蚊媒以外的非哺乳动物体内发现寨卡病毒[2]。

2. 传播媒介 埃及伊蚊(*Aedes aegypti*)为寨卡病毒主要传播媒介,白纹伊蚊(*Aedes albopictus*)、非洲伊蚊(*Aedes africanus*)、黄头伊蚊(*Aedes luteocephalus*)等多种伊蚊属蚊虫也可能传播该病毒。实验室研究证实白纹伊蚊可传播寨卡病毒,在加蓬发现白纹伊蚊在自然条件下感染寨卡病毒。赫斯里伊蚊(*Aedes hensilli*)在 2007 年雅浦岛疫情暴发时可能起到了传播媒介的作用,但在捕获的蚊虫中并未检测到病毒。波利尼西亚伊蚊(*Aedes polynesiensis*)也可能为传播媒介,但尚需进一步证实。我国与传播寨卡病毒有关的伊蚊种类主要为埃及伊蚊和白纹伊蚊,其中埃及伊蚊主要分布于海南省沿海市县及火山岩地区,广东省雷州半岛,云南省的西双版纳州、德宏州、临沧市,以及中国台湾嘉义县以南及澎湖县部分地区;白纹伊蚊则广泛分布于北至沈阳、大连,经天水、陇南,至西藏墨脱一线及其东南侧大部分地区[1]。

二、传播途径

1. 蚊媒传播 蚊媒传播为寨卡病毒的主要传播途径。蚊虫叮咬寨卡病毒感染者而被感染,其后再通过叮咬的方式将病毒传播给其他人。埃及伊蚊和白纹伊蚊为家栖和半家栖型蚊种,主要滋生在较为洁净的容器积水中,一般在白天叮咬人,活动高峰在日出后 2 小时和日落前 2 小时,但在家居室内全天 24 小时均可叮咬人。

2．人与人之间的传播

(1) 性传播:寨卡病毒可通过性传播。在男性感染者的精液中分离出寨卡病毒,并发生经性传播病例(详见第四章),且有报道患者发病 62 天后仍可在精液中检出病毒核酸。

(2) 母婴传播:在巴西寨卡病毒病暴发期间,有研究确认寨卡病毒可通过胎盘屏障由母亲传染给胎儿,干扰胎儿的正常发育过程,并可在母亲的羊水和小头畸形的婴儿血液和脑组织中检出寨卡病毒[3-5]。此外,孕妇可能在分娩过程中将寨卡病毒传播给新生儿[6]。在乳汁中曾检测到寨卡病毒核酸,但尚无寨卡病毒通过哺乳感染新生儿的报道。

(3) 血液传播:寨卡病毒可通过输血传播,目前已有可能经输血传播的病例报告,主要是由无症状寨卡病毒感染者献血引起。在法属波利尼西亚寨卡病毒疫情流行期间,研究者检测了献血人员的血液样本发现,自 2013 年 11 月至 2014 年 2 月,在 1505 位献血者中,有42 位(2.8%)献血者的血液样本检出了寨卡病毒 RNA[7]。

三、人群易感性

包括孕妇在内的各年龄段人群对寨卡病毒普遍易感,目前未报道明确的性别差异[8]。曾感染过寨卡病毒的人可能对再次感染具有免疫力。虽然和其他黄病毒具有较强的血清学交叉反应,但尚不能确定感染过黄病毒属的登革病毒、黄热病毒以及西尼罗病毒的患者是否对该病毒具有交叉保护[9, 10]。

四、潜伏期和传染期

1．潜伏期　目前寨卡病毒病的潜伏期尚不清楚,根据有限的资料提示可能为 3～12 天。

2．传染期　患者的确切传染期尚不清楚,有研究表明患者发病早期可产生病毒血症,具备传染性。病毒血症期多为 5～7 天,一般从发病前 2～3 天到发病后 3～5 天,部分病例可持续至发病后 11 天。患者尿液可检出病毒,检出持续时间长于血液标本。患者唾液也可检出病毒,病毒载量可高于同期血液标本。病毒在患者精液中持续检出时间长,个别病例发病后 62 天仍可检出病毒核酸。无症状感染者的传染性及期限尚不明确。

五、主要临床表现

目前对寨卡病毒病临床特征的认识尚不充分。主要临床表现包括中低度发热(<38.5℃),一过性关节炎或关节痛,主要是手和脚小关节肿,从颜面到躯体的播散性斑丘疹,结膜充血或双眼非化脓性结膜炎,以及肌肉痛、无力和头痛等。病程持续 2～7 天。临床表现并无特异性,不易与登革热、基孔肯雅热等可引起发热和出疹的病毒性感染区别。感染寨卡病毒后,约 80% 的人为隐性感染,仅有 20% 的人出现上述临床表现,一般持续 2～7 天后自愈,重症和死亡病例少见。

2007 年雅浦岛寨卡病毒病暴发时,病例定义为突发全身性斑疹或丘疹,关节炎或关节痛,或非化脓性结膜炎[11]。31 例确诊病例的临床特征主要包括:斑疹或丘疹占 90%,持续时间中位数为 6 天(2～14 天);发热占 65%;关节炎或关节痛症状占 65%,持续时间中位数为 3.5 天(1～14 天);非化脓性结膜炎占 55%;肌痛和头痛占 45%;眼眶痛占 39%。少数患者可出现厌食、恶心、腹泻、腹痛等症状。

寨卡病毒感染可能导致少数人出现神经系统和自身免疫系统并发症。越来越多研究结果提示，孕妇感染寨卡病毒可能导致新生儿小头畸形[12]，寨卡病毒还是吉兰 - 巴雷综合征的诱因之一[13, 14]。孕妇感染寨卡病毒可能导致新生儿小头畸形甚至胎儿死亡[15]。通过对病毒感染婴儿的胎盘及流产胎儿脑组织等研究发现，寨卡病毒感染与新生儿小头畸形存在相关性[16-18]。2013—2014 年，法属波利尼西亚暴发寨卡病毒病时，神经系统综合征患者增加，部分病例诊断为吉兰 - 巴雷综合征[13, 19]。2015 年 5 月巴西发生寨卡病毒病疫情后，报告吉兰 - 巴雷综合征病例增多。婴幼儿感染病例还可出现神经系统、眼部和听力等改变。

六、发病季节特点

寨卡病毒病发病季节与当地的媒介伊蚊季节消长有关，疫情高峰多出现在夏秋季。在热带和亚热带地区，寨卡病毒病一年四季均可发病[20]。

七、预防措施

1. 防蚊　　防止蚊虫叮咬是预防寨卡病毒感染的关键措施。主要措施包括：穿着尽可能遮盖全身的衣服（浅色为宜）；房屋安装纱窗或关上门窗；睡觉时使用蚊帐；根据产品说明使用含避蚊胺、伊默宁或埃卡瑞丁的驱虫剂。在寨卡病毒病流行区的居民和外来旅行者应做好上述的基本预防措施，避免蚊虫叮咬。对屋内外潜在的蚊虫滋生场所，如桶、鼓、锅、排水沟和用过的轮胎，加以遮盖、清空和清理。必要时，政府可对蚊媒滋生场所采取杀虫剂喷洒的措施[21]。

2. 通过安全、节制性行为避免性传播　　在寨卡病毒病流行区，寨卡病毒感染者及其性伴侣（尤其是孕妇）应接受寨卡病毒经性传播风险的信息。WHO 建议，性活跃的男、女性应得到正确劝告并采取全面的避孕措施，在是否怀孕和何时怀孕上做出明智决定，避免可能的不良妊娠和胎儿结局[22]。存在无保护性行为且担心寨卡病毒感染而不想怀孕的女性，应随时获得紧急避孕服务和咨询。孕妇应采取安全的性行为（包括正确且长期使用安全套）或者在孕期内避免性行为。

对于从寨卡病毒流行区回到非流行区的旅行者，WHO 建议其性行为节制时间为 6 个月，以防止寨卡病毒通过性交行为感染。孕妇若有来自寨卡病毒流行区的性伴侣，应该采取安全的性行为或在整个孕期避免性行为。

第二节　寨卡病毒的全球分布

寨卡病毒主要在蚊虫数量较多的热带地区传播，寨卡病毒病目前主要流行于美洲、非洲、东南亚和太平洋岛国等国家和地区。采用生物信息学技术对寨卡病毒基因组进行分析显示，病毒可能出现于 1892—1943 年。在 1940 年前后分 2 次在非洲地区扩散，形成非洲型的 2 个基因亚型，并于 1945 年扩散至马来西亚，1960 年扩散至密克罗尼西亚，形成亚洲型[23]。

自从 1947 年通过黄热病监测网络首次在乌干达的猴子身上发现寨卡病毒以来，寨卡病毒病最初在非洲和亚洲部分国家散发流行。在非洲地区的尼日利亚、塞拉利昂、科特迪瓦、喀麦隆、塞内加尔、加蓬、乌干达和中非共和国等国家曾有人感染病例报告或疫情暴发[24]。从 20 世纪 60 年代到 80 年代，从非洲到亚洲均发现有人感染病例，但病症轻微。

2007 年以前,寨卡病毒病主要表现为散发。2007 年,密克罗尼西亚雅浦岛暴发寨卡病毒病疫情,病毒扩散蔓延明显加快,显示了寨卡病毒引发大流行的潜力[11, 25, 26]。2013—2014 年在南太平洋的法属波利尼西亚发生暴发疫情,报告病例约 10 000 例。2015 年巴西寨卡病毒病疫情大暴发,并开始蔓延至拉丁美洲及加勒比多个国家[27, 28],北美洲的美国、加拿大,亚洲及欧洲部分国家有输入病例报告[29, 30]。2015 年 7 月巴西报道了一例寨卡病毒感染和吉兰 - 巴雷综合征有关联的病例。2015 年 10 月巴西报道了一例寨卡病毒感染和小头畸形有关联的病例。

截至 2017 年 10 月 23 日,2007 年以来全球共有 85 个国家或地区报告经蚊媒传播的寨卡病毒病疫情,广泛分布于非洲、美洲、东南亚和西太平洋地区[27, 31-35]。除经蚊虫叮咬传播外,多个国家已出现人传人(主要为经性途径传播)的证据[36]。根据 WHO 的分类[31],出现寨卡病毒的地区可分为 4 类(表 3-1)。

一、类别 1:新出现或再次出现寨卡病毒本地传播的区域

1. 既往无寨卡病毒传播证据,2015 年以来发现存在蚊媒传播的本地实验室确诊病例的国家或地区,病例包括该国发现、确诊并报告本地病例(在潜伏期没有其他流行国家旅行史或者只到过非疫区旅行的患者),或是由其他国家确诊的来自该国的输入性病例。

2. 既往寨卡病毒的本地传播已被阻断,但重新发现存在蚊媒传播的本地实验室确诊病例的国家或地区。

二、类别 2:2015 年之前有本地病例及蚊媒传播证据的区域,或有病毒传播但不属于新感染或重新感染的区域,并且没有中断传播迹象的区域

结合 2015 年之前寨卡病毒流行的既往实验室证据,基于文献和寨卡病毒监测数据,包括该国发现、确诊并报告寨卡病毒流行证据,或是由其他国家确诊的来自该国的输入性病例。这类国家或地区的寨卡病毒传播可能存在季节性,并可能发生了寨卡病毒病的暴发。

基于既往研究证据确定存在寨卡病毒传播的实验室确诊标准是:在人类、蚊子或动物身上检测出寨卡病毒;和(或)1980 年之后的血清学检测发现存在寨卡病毒感染,并且经由专家判定在开展了所有合适的黄病毒交叉反应和相关全面检测证据基础上明确为寨卡病毒感染。由于 1980 年之前的血清学方法或数据在检测和解释上存在局限性,故不用于本分类。

三、类别 3:已经阻断传播但在未来可能再次引起传播的区域

判定某一国家或地区阻断寨卡病毒传播是指从最后一例确诊病例 12 个月内未出现新病例,并且其他国家未报告来自该国的输入性病例。对于具有良好的实验室确诊能力、能及时报告诊断结果、有健全的虫媒病毒监测系统、和(或)处于温带气候或者是岛屿地区的国家,可在发生最后一例确诊病例的 3 个月后,判定为阻断寨卡病毒传播。根据流行病学证据,可能已阻断寨卡病毒传播的国家应向 WHO 提供相关监测数据以支持相关专家开展评估。

四、类别 4:存在传播媒介但既往或目前未发生寨卡病毒本地传播的区域

指所有存在寨卡病毒传播蚊媒(埃及伊蚊)的国家或地区[37, 38],但没有证据表明存在蚊媒传播导致的本地寨卡病毒感染病例。

表 3-1　寨卡病毒病地域分布（按照 WHO 分区，截至 2017 年 10 月 23 日）

分类	WHO 分区	国家或地区	总计
类别 1：新出现或再次出现寨卡病毒本地传播的区域	非洲区	安哥拉、几内亚比绍	2
	美洲区	安圭拉、安提瓜和巴布达、阿根廷、阿鲁巴岛、巴哈马、巴巴多斯、伯利兹、玻利维亚、博内尔岛 - 圣尤斯特歇斯岛和萨巴岛、英属维尔京群岛、哥斯达黎加、古巴、库拉索岛、多米尼克、多米尼加、厄瓜多尔、萨尔瓦多、法属圭亚那、格林纳达、危地马拉、圭亚那、洪都拉斯、牙买加、蒙特塞拉特岛、尼加拉瓜、巴拿马、巴拉圭、秘鲁、波多黎各、圣基茨和尼维斯、圣卢西亚岛、法属圣马丁、圣文森特和格林纳丁斯、荷属圣马丁、苏里南、特立尼达和多巴哥、特克斯和凯科斯群岛、美国、美属维尔京群岛、委内瑞拉	40
	西太区	马绍尔群岛、密克罗尼西亚、帕劳、萨摩亚、新加坡、所罗门群岛、汤加	7
	小计		49
类别 2：2015 年之前有本地病例及蚊媒传播证据的区域，或有病毒传播但不属于新感染或重新感染的区域，并且没有中断传播迹象的区域	非洲区	布基纳法索、布隆迪、佛得角、喀麦隆、中非共和国、科特迪瓦、加蓬、尼日利亚、塞内加尔、乌干达	10
	美洲区	巴西、海地、哥伦比亚、墨西哥	4
	东南亚区	印度尼西亚、泰国、孟加拉国、印度、马尔代夫	5
	西太区	柬埔寨、老挝、马来西亚、巴布亚新几内亚、菲律宾、越南、斐济	7
	小计		26
类别 3：已经阻断传播但在未来可能再次引起传播的区域	美洲区	开曼群岛、瓜德罗普岛、马提尼克、智利复活节岛、圣巴托洛缪岛	5
	西太区	库克群岛、法属波利尼西亚、新喀里多尼亚、瓦努阿图、美属萨摩亚	5
	小计		10
类别 4：存在传播媒介但既往或目前未发生寨卡病毒本地传播的区域	非洲区	贝宁、博茨瓦纳、乍得、科摩罗、刚果共和国、刚果民主共和国、赤道几内亚、厄立特里亚、埃塞俄比亚、冈比亚、加纳、几内亚、肯尼亚、利比里亚、马达加斯加、马拉维、马里、毛里求斯、马约特、莫桑比克、纳米比亚、尼日尔、重逢、卢旺达、圣多美和普林西比、塞舌尔、塞拉利昂、南非、南苏丹、多哥、坦桑尼亚联合共和国、赞比亚、津巴布韦	33
	美洲区	乌拉圭	1
	东地中海区	吉布提、埃及、阿曼、巴基斯坦、沙特阿拉伯、索马里、苏丹、也门	8
	欧洲区	格鲁吉亚、马德拉—葡萄牙、俄罗斯、土耳其	4
	东南亚区	不丹、缅甸、尼泊尔、斯里兰卡、东帝汶	5
	西太区	澳大利亚、文莱达鲁萨兰、中国、圣诞岛、关岛、基里巴斯、瑙鲁、纽埃、北马里亚纳群岛、托克劳、图瓦卢、沃利斯和富拿达	12
	小计		63
总计			148

第三节　中国寨卡病毒输入病例流行病学特征和传播风险评估

一、我国内地寨卡病毒输入病例流行病学特征

自 2016 年 2 月报告首例输入性寨卡病毒病确诊病例以来,截至 2018 年 8 月,我国内地共报告 26 例输入性寨卡病毒病确诊病例,其中 2016 年 24 例,2017 年 2 例[39]。所有输入性病例我国均得到了及时、有效地处置,未发生本地传播。

1. 人群分布　男性 16 例,女性 10 例(无孕妇),男女性别比为 1.6∶1;年龄中位数为 30 岁(6～55 岁);职业分布以商业服务者最多(13/26,占 50.0%)。病例国籍依次为中国籍 18 例、委内瑞拉籍 6 例、危地马拉籍 1 例、苏里南籍 1 例。

2. 时间分布　2016 年共报告 24 例病例,其中 2 月 11 例、3 月 4 例、4 月 2 例、5 月 4 例、7 月 1 例、9 月 2 例;2017 年 5 月、9 月各报告 1 例。

3. 输入我国省份和输入来源国　我国输入省份为广东省 15 例、浙江 4 例、北京 3 例、江苏 2 例、江西 1 例、河南 1 例。输入来源国分别为委内瑞拉 17 例、美属萨摩亚 3 例、苏里南 2 例、危地马拉 2 例、厄瓜多尔 1 例、缅甸 1 例。

4. 发现方式　发现方式分别为入境检疫发现 9 例、健康随访发现 9 例、入境后就医发现 8 例。

二、传播风险评估

1. 输入风险　由于美洲及东南亚部分国家继续有病例报告,因此不排除我国继续发生输入性病例可能,尤其是有国际空港口岸的省份以及对外商务、劳务或旅行往来人员较多的省份。春节、劳动节假日期间归国人员和出国旅行人员数量大大增加,发生输入风险也会有所增加。

2. 本地传播风险　目前研究证明,埃及伊蚊可以有效传播寨卡病毒,白纹伊蚊也可以传播该病毒。埃及伊蚊存在于我国海南、广东雷州半岛、云南西双版纳州、德宏州及临沧市等地区,而白纹伊蚊则分布于我国北至沈阳、大连,西至陇县和宝鸡,西南至西藏墨脱一线及其以南的大部分地区。

根据我国既往蚊媒监测结果,每年 6～10 月为我国各地蚊媒活跃时期。若当地蚊媒控制不力,海南、云南、福建、广西、广东和浙江等南方重点省份局部地区由于疫情输入而引起本地传播的风险最大,其余有白纹伊蚊的地区也存在发生本地蚊媒传播的可能。而其他月份上述南方重点省份本地蚊媒传播风险相对较低,其他地区发生本地蚊媒传播风险极低。内蒙古、吉林、黑龙江、青海、宁夏、新疆、辽宁、陕西、甘肃、西藏等省份或地区因无埃及伊蚊和白纹伊蚊分布,全年均不会发生本地蚊媒传播。

目前,我国寨卡病毒病输入风险主要受国际疫情特别是东南亚国家疫情进展、我国与疫情国往来人员数量以及我国赴相关国家人员防范意识和防范能力等因素影响[40];对本地传播风险研判的基础是埃及伊蚊和白纹伊蚊均可作为传播媒介,如果未来对伊蚊传播寨卡病毒效率有新的证据,风险评估结果需做相应的调整[41]。

(赖圣杰　王亚丽　余宏杰　李　群)

参 考 文 献

1. 国家卫生计生委. 寨卡病毒病防控方案(第二版). 2016.

2. 李建东, 李德新. 寨卡病毒病流行病学概述. 中华流行病学, 2016, 37(3): 329-334.

3. Terzian ACB, Estofolete CF, Alves da Silva R, et al. Long-term viruria in zika virus-infected pregnant women, Brazil, 2016. Emerg Infect Dis, 2017, 23(11): 1891-1893.

4. Driggers RW, Ho CY, Korhonen EM, et al. Zika virus infection with prolonged maternal viremia and fetal brain abnormalities. N Engl J Med, 2016, 374(22): 2142-2151.

5. Cugola FR, Fernandes IR, Russo FB, et al. The Brazilian Zika virus strain causes birth defects in experimental models. Nature, 2016, 534(7606): 267-271.

6. Franca GV, Schuler-Faccini L, Oliveira WK, et al. Congenital Zika virus syndrome in Brazil: a case series of the first 1501 livebirths with complete investigation. Lancet, 2016, 388(10047): 891-897.

7. Lessler J, Ott CT, Carcelen AC, et al. Times to key events in Zika virus infection and implications for blood donation: a systematic review. Bull World Health Organ, 2016, 94(11): 841-849.

8. Baud D, Gubler DJ, Schaub B, et al. An update on Zika virus infection. Lancet, 2017, 390(10107): 2099-2109.

9. Dejnirattisai W, Supasa P, Wongwiwat W, et al. Dengue virus sero-cross-reactivity drives antibody-dependent enhancement of infection with Zika virus. Nat Immunol, 2016, 17(9): 1102-1108.

10. Tsai WY, Youn HH, Brites C, et al. Distinguishing secondary dengue virus infection from Zika virus infection with previous dengue by a combination of 3 simple serological tests. Clin Infect Dis, 2017, 65(11): 1829-1836.

11. Duffy M, Chen T, Hancock W, et al. Zika virus outbreak on Yap Island, federated states of Micronesia. N Engl J Med, 2009, 360(24): 2536-2543.

12. Brasil P, Pereira JP, Jr., Moreira ME, et al. Zika virus infection in pregnant somen in Rio de Janeiro. N Engl J Med, 2016, 375(24): 2321-2334.

13. World HO. Zika virus, microcephaly and Guillain-Barré syndrome situation report, 2016.

14. Parra B, Lizarazo J, Jimenez-Arango JA, et al. Guillain-Barre syndrome associated with Zika virus infection in Colombia. N Engl J Med, 2016, 375(16): 1513-1523.

15. Orioli IM, Dolk H, Lopez-Camelo JS, et al. Prevalence and clinical profile of microcephaly in South America pre-Zika, 2005-14: prevalence and case-control study. BMJ, 2017, 359: j5018.

16. Rasmussen SA, Jamieson DJ, Honein MA, et al. Zika virus and birth defects--reviewing the evidence for causality. N Engl J Med, 2016, 374(20): 1981-1987.

17. Honein MA, Dawson AL, Petersen EE, et al. Birth defects among fetuses and infants of US women with evidence of possible Zika virus infection during pregnancy. JAMA, 2017, 317(1): 59-68.

18. Garcez PP, Loiola EC, Madeiro da Costa R, et al. Zika virus impairs growth in human neurospheres and brain organoids. Science, 2016, 352(6287): 816-818.

19. Cao-Lormeau VM, Blake A, Mons S, et al. Guillain-Barre syndrome outbreak associated with Zika virus infection in French Polynesia: a case-control study. Lancet, 2016, 387(10027): 1531-1539.

20. Caminade C, Turner J, Metelmann S, et al. Global risk model for vector-borne transmission of Zika virus reveals the role of El Nino 2015. Proc Natl Acad Sci U S A, 2017, 114(1): 119-124.

21. 马龙腾，杨帆，曹广文. 寨卡病毒感染的流行病学特征和防控措施. 上海预防医学，2017，(01): 11-16, 22.

22. World Health Organization. Zika virus fact sheet. 2016. http://www.who.int/mediacentre/factsheets/Zika/en/.

23. Kindhauser MK, Allen T, Frank V, et al. Zika: the origin and spread of a mosquito-borne virus. Bull World Health Organ, 2016, 94(9): 675-686C.

24. Haddow AJ, Williams MC, Woodall JP, et al. Twelve isolations of Zika virus from Aedes (Stegomyia) Africanus (Theobald) taken in and above a Uganda Forest. Bull World Health Organ, 1964, 31: 57-69.

25. Posen HJ, Keystone JS, Gubbay JB, et al. Epidemiology of Zika virus, 1947-2007. BMJ Glob Health, 2016, 1(2): e000087.

26. Lessler J, Chaisson L, Kucirka L, et al. Assessing the global threat from Zika virus. Science, 2016, 353 (6300): aaf8160.

27. Faria NR, Quick J, Claro IM, et al. Establishment and cryptic transmission of Zika virus in Brazil and the Americas. Nature, 2017, 546(7658): 406-410.

28. Pan AHO. 25 May 2017: Zika-Epidemiological Update. 2017.

29. Barzon L, Pacenti M, Berto A, et al. Isolation of infectious Zika virus from saliva and prolonged viral RNA shedding in a traveller returning from the Dominican Republic to Italy, January 2016. Euro Surveill, 2016, 21(10): 30159.

30. Septfons A, Leparc-Goffart I, Couturier E, et al. Travel-associated and autochthonous Zika virus infection in mainland France, 1 January to 15 July 2016. Euro Surveill, 2016, 21(32).

31. World Health Organization. Zika virus classification tables.; 2017.

32. Zhang Q, Sun K, Chinazzi M, et al. Spread of Zika virus in the Americas. Proc Natl Acad Sci U S A, 2017, 114(22): E4334-E4343.

33. Singapore Zika Study G. Outbreak of Zika virus infection in Singapore: an epidemiological, entomological, virological, and clinical analysis. Lancet Infect Dis, 2017, 17(8): 813-821.

34. Nutt C, Adams P. Zika in Africa-the invisible epidemic? Lancet, 2017, 389(10079): 1595-1596.

35. Duong V, Ong S, Leang R, et al. Low circulation of zika virus, Cambodia, 2007-2016. Emerg Infect Dis, 2017, 23(2): 296-299.

36. Venturi G, Zammarchi L, Fortuna C, et al. An autochthonous case of Zika due to possible sexual transmission, Florence, Italy, 2014. Euro Surveill, 2016, 21(8): 30148.

37. Kraemer M, Sinka M, Duda K, et al. The global distribution of the arbovirus vectors Aedes aegypti and Ae. albopictus. Elife, 2015, 4: e08347.

38. Bhatt S, Gething P, Brady O, et al. The global distribution and burden of dengue. Nature, 2013, 496(7446): 504.

39. Zhang Y, Chen W, Wong G, et al. Highly diversified Zika viruses imported to China, 2016. Protein Cell, 2016, 7(6): 461-464.

40. Bogoch, II, Brady OJ, Kraemer MUG, et al. Potential for Zika virus introduction and transmission in resource-limited countries in Africa and the Asia-Pacific region: a modelling study. Lancet Infect Dis, 2016, 16(11): 1237-1245.

41. Manrique-Hernandez EF, Fernandez-Nino JA, Idrovo AJ. Global performance of epidemiologic surveillance of Zika virus: rapid assessment of an ongoing epidemic. Public Health, 2017, 143: 14-16.

第四章 寨卡病毒传播与媒介

第一节 传 播 媒 介

寨卡病毒是典型的虫媒病毒（arbovirus），传播途径以媒介蚊虫叮咬传播为主，此外还可能通过母婴传播、性传播和血液传播。目前研究认为，寨卡病毒传播给人类的虫媒宿主主要为伊蚊属（*Aedes* genus）昆虫，特别是埃及伊蚊（*Aedes aegypti*）和白纹伊蚊（*Aedes albopictus*）。此外，在非洲伊蚊（*Aedes Africanus*）、黄头伊蚊（*Aedes luteocephalus*）、白点伊蚊（*Aedes vittatus*）等十余种伊蚊属昆虫中也曾检测到寨卡病毒，这些伊蚊主要生活在非洲、东南亚等热带丛林中，参与寨卡病毒的丛林循环，可通过叮咬将病毒传播给灵长类哺乳动物[1]。

一、寨卡病毒的传播途径

1. 通过蚊媒传播　寨卡病毒主要由媒介伊蚊携带，并通过蚊虫叮咬传播给人类。传播寨卡病毒的伊蚊通常习惯吸食人血，常栖息在人类居住地附近。伊蚊在叮咬感染者后，病毒随血液进入蚊虫肠道组织，感染肠道细胞后在蚊虫体内扩散感染，并最终分泌到蚊虫唾液中，使蚊虫具备传播病毒的能力。随后，感染蚊虫再叮咬其他宿主，完成病毒的传播过程[2]。

伊蚊会传播很多疾病，对人类的健康带来极大危害，黄热病、登革热、基孔肯雅病等均主要通过伊蚊传播。埃及伊蚊是 2015 年南美寨卡病毒病大暴发的"元凶"之一，有报道白纹伊蚊参与到非洲的寨卡病毒传播，实验室研究中也证明白纹伊蚊可以作为寨卡病毒的虫媒宿主[3]。

2. 其他传播方式　除蚊媒传播途径以外，寨卡病毒也可通过胎盘屏障，由母体传给胎儿，从而导致胎儿小头畸形等重症脑部缺陷疾病。通过性传播和血液传播的病例也有报道。

二、寨卡病毒的蚊虫媒介

寨卡病毒的蚊虫媒介主要为伊蚊属（*Aedes spp.*），属于蚊科库蚊亚科昆虫，分布于全世界，是蚊科中最大的一属，近 1000 种，中国有 100 余种。因地理分布和哺乳动物宿主不同，传播寨卡病毒的伊蚊种类也多种多样。

在非洲，传播寨卡病毒的伊蚊有 10 多种。1948 年，研究者最早从乌干达丛林中的非洲伊蚊体内分离得到寨卡病毒[4]；随后，又在中非共和国和塞内加尔的非洲伊蚊中再次发现病毒。黄头伊蚊也被认为是寨卡病毒在动物间传播的主要昆虫媒介。此后陆陆续续又发现更多种类伊蚊携带寨卡病毒，包括具叉伊蚊（*Aedes furcifer*）、白点伊蚊、埃及伊蚊、白纹伊蚊、*Aedes dalzieli*、*Aedes hirsutus*、*Aedes metalicus*、*Aedes taylori*、*Aedes unilineatus* 等。而在非洲之外的南美洲、东南亚、太平洋岛区域，埃及伊蚊是寨卡病毒主要的传播媒介，而白纹伊蚊也逐渐发展成为传播寨卡病毒的重要媒介蚊虫[5]。2013 年，寨卡病毒在法属波利尼西亚流行期间，研究者从野外样品分析及实验室模拟均证明了埃及伊蚊是其主要的虫媒宿主[3]。此外，白纹伊蚊被认为是 2007 年加蓬寨卡病毒感染的虫媒宿主。实验室研究证明，白纹伊蚊具备传播寨卡病毒的能力[6]。因白纹伊蚊温度适应性强，在亚洲、欧洲和北美广泛分布，目前也被作为寨卡病毒传播的重点防控对象[7]。除此以外，有研究认为，赫斯里伊蚊（*Aedes hensilli*）可能参与了 2007 年雅浦岛（Yap island）寨卡病毒病疫情的传播；而波利尼西亚伊蚊（*Aedes polynesiensis*）可能参与了法属波利尼西亚寨卡病毒的传播，但尚需进一步证据验证[3]。

除了伊蚊属，有研究认为库蚊属（*Culex spp.*）和按蚊属（*Anopheles spp.*）也可能传播寨卡病毒。库蚊种群数量众多，分布广泛，较为典型的有三带喙库蚊（*Culex tritaeniorhynchus*）、致倦库蚊（*Culex quinquefasciatus*）和淡色库蚊（*Culex pipiens pallens*）等，其中淡色库蚊在我国分布较广。库蚊是西尼罗病毒、乙型脑炎病毒主要的蚊虫传播媒介，因其分布地区与寨卡流行地区有交叉，所以对于其是否可以作为寨卡病毒的传播媒介一直受到广泛的研究和关注。在一项研究中，美国科学家发现巴西、意大利、突尼斯及美国的致倦库蚊和淡色库蚊能够感染寨卡病毒，但因强度太弱无法完成传播循环[1]。然而，在一项中国科学家的研究中发现，中国的致倦库蚊种群在实验室条件下具备传播寨卡病毒的能力，这也许与不同地区的库蚊在遗传、地理和共生微生物等方面差异有关[8]。此外，寨卡病毒也从按蚊属的 Coustani 按蚊（*Anopheles coustani*）中分离得到，但其是否能够传播病毒仍未得到证实。

三、寨卡病毒虫媒宿主的地理分布及生活习性

寨卡病毒的传播媒介主要为埃及伊蚊和白纹伊蚊。埃及伊蚊广泛分布于全球热带和亚热带地区，以及少数温带地区。埃及伊蚊通常被认为起源于非洲，通过世界贸易和海上航行传播到世界各地。埃及伊蚊喜生活在人类居住地，主要吸食人血，是很多虫媒病毒如寨卡病毒、登革病毒、黄热病毒、基孔肯雅病毒（Chikungunya virus, CHIKV）的主要传播媒介。白纹伊蚊起源于亚洲，因对温度适应性范围更广，可以生存在除热带和亚热带外更冷的地区，其在温带地区也有较广泛分布，也给人们带来了更多疾病的威胁[7]。

在我国，仅有台湾嘉义县以南及澎湖县部分地区、海南岛沿海市（县）及火山岩地区、广东雷州半岛、云南西双版纳州、德宏州和临沧市；而白纹伊蚊则广泛分布于从辽宁沈阳市到西藏墨脱县连线东南大部地区，近年来广东省的登革病毒流行也主要由白纹伊蚊传播，广泛分布的白纹伊蚊也是我国在寨卡病毒病防控的主要对象。

第二节 传播循环

寨卡病毒在自然界的传播主要通过两个基本的传播循环：丛林循环和城市循环。病毒最早进行的是丛林循环，主要发生在非洲、美洲、东南亚等热带森林中，宿主是非人灵长类动物，传播媒介包括非洲伊蚊、具叉伊蚊、白雪伊蚊（*Aedes niveus*）等；随着森林周边逐渐有人类居住，病毒的传播循环也出现了中间地带，宿主不仅限是灵长类动物，人类也开始携带

病毒；随着城市化的推进，寨卡病毒出现了城市循环，并遍布全世界，传播的蚊种主要是更适合在人类社会生存的埃及伊蚊和白纹伊蚊（图4-1）。

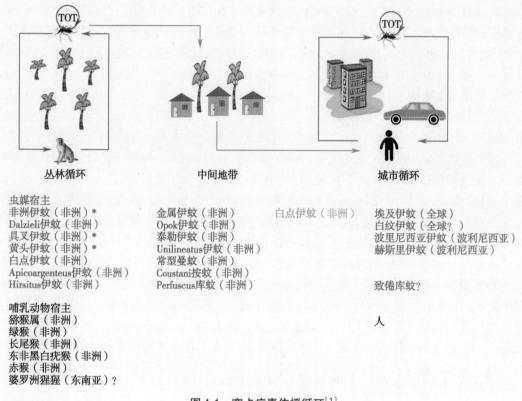

丛林循环　　　　　　　中间地带　　　　　　　城市循环

虫媒宿主
非洲伊蚊（非洲）*　　　　金属伊蚊（非洲）　　　白点伊蚊（非洲）　　埃及伊蚊（全球）
Dalzieli伊蚊（非洲）　　　Opok伊蚊（非洲）　　　　　　　　　　　　白纹伊蚊（全球？）
具叉伊蚊（非洲）*　　　　泰勒伊蚊（非洲）　　　　　　　　　　　　波里尼西亚伊蚊（波利尼西亚）
黄头伊蚊（非洲）*　　　　Unilineatus伊蚊（非洲）　　　　　　　　　赫斯里伊蚊（波利尼西亚）
白点伊蚊（非洲）　　　　常型曼蚊（非洲）
Apicoargenteus伊蚊（非洲）　Coustani按蚊（非洲）
Hirsitus伊蚊（非洲）　　　Perfuscus库蚊（非洲）　　　　　　　　　致倦库蚊？

哺乳动物宿主
猕猴属（非洲）
绿猴（非洲）
长尾猴（非洲）　　　　　　　　　　　　　　　　　人
东非黑白疣猴（非洲）
赤猴（非洲）
婆罗洲猩猩（东南亚）？

图4-1　寨卡病毒传播循环[1]

注：中间部分为病毒出现区域，左半部分为病毒在蚊子和灵长类动物之间进行的丛林循环（Sylvatic cycle），右半部分为病毒在蚊子和人类之间进行的城市循环（Urban cycle）。TOT：经卵传播；* 代表主要的传播媒介；? 代表尚不明确；红色表示在两个传播循环中的蚊虫媒介；绿色表示作为中间桥梁的蚊虫媒介，黑色为哺乳动物宿主

对于目前寨卡病毒在全球大范围的传播，其中一种解释是寨卡病毒在进化过程中，更加适应城市循环媒介宿主埃及伊蚊。进化分析认为，这种适应性进化过程可能发生在20世纪60年代的东南亚和南太平洋地区，但是在实验室中对不同地区的埃及伊蚊感染实验不支持这种观点。两方面的研究都指出，不同毒株的寨卡病毒均能感染美洲的埃及伊蚊，但并没有哪一株表现出了更强的虫媒宿主适应能力，所以，寨卡病毒病在南美的大流行可能是由其他因素造成的[1]。最新的研究发现早期的亚洲型寨卡病毒在感染哺乳动物宿主时，其NS1的分泌水平较低。在2013年后，其NS1蛋白188位点氨基酸由丙氨酸（A）突变为缬氨酸（V），分泌的NS1蛋白量大量上升。黄病毒NS1蛋白可以通过抑制蚊虫中肠免疫系统，帮助病毒感染蚊虫媒介[9]。研究发现，在"蚊虫—小鼠—蚊虫"的传播循环模型中，NS1蛋白分泌水平更高的2016年广州株（GZ01，*KU820898*）比2010年柬埔寨株（FSS13025，*KU955593*）对蚊虫具有更强的感染能力，这很可能是造成亚洲型寨卡病毒2015年在美洲大暴发的一个重要原因[13]。

第三节 传播机制

寨卡病毒是一种蚊虫媒介传播病毒，蚊虫从感染的哺乳动物宿主体内获取病毒，以及病毒从带毒蚊虫再传播回哺乳动物，是寨卡病毒完成其生命周期的核心。在千万年的进化中，病毒和其媒介及宿主之间相互适应，进化出一整套帮助病毒高效完成其生命循环的机制。哺乳动物在感染蚊媒黄病毒时，大量分泌到其血液中的NS1，可以抑制蚊虫中肠免疫系统，帮助病毒感染蚊虫媒介[9,10]。带毒蚊虫的唾液，在蚊虫叮咬哺乳动物时，会被同时注入叮咬处，唾液中的组分会调节叮咬处组织的免疫反应，并诱导病毒的目标细胞在叮咬处富集，帮助病毒有效的感染其哺乳动物宿主。

一、病毒从宿主到媒介传播机制

寨卡病毒作为一种典型的虫媒病毒，如何从哺乳动物宿主传播到蚊虫体内，对于其在自然界中的生命延续至关重要。寨卡病毒感染哺乳动物宿主后，在宿主体内形成的病毒血症，通常仅能维持很短的时间（3～5天）。蚊虫只有在这很短的病毒血症窗口期叮咬了动物宿主才能成功获取病毒，进而完成传播循环。为了能高效地完成对蚊虫媒介的感染，寨卡病毒建立起了一整套机制来完成这个过程。

蚊媒黄病毒的非结构蛋白NS1，在病毒感染急性期会大量地分泌到哺乳动物循环系统中，与病毒血症同时存在。如登革病毒，在感染宿主后血液中NS1蛋白的含量可以达到70～15 000ng/ml[11]；西尼罗病毒感染后宿主体内的NS1蛋白量也有50ng/ml[12]。目前还没有寨卡病毒NS1蛋白相关临床检测数据，但在感染了寨卡病毒的Vero细胞培养液及AG6小鼠（IFNAR$^{-/-}$/IFNGR$^{-/-}$，C57BL/6）血液中，均可检测到大量分泌的NS1蛋白[10]，由此可推断寨卡病毒在感染宿主后也会释放大量的NS1蛋白到其血液中。当蚊虫在病毒血症期叮咬哺乳动物宿主获取病毒时，大量的NS1蛋白也会同时进入到蚊虫体内。最近的研究发现，NS1蛋白可以帮助包括寨卡病毒、登革病毒、乙型脑炎病毒在内的蚊媒黄病毒感染蚊虫媒介，大幅提高蚊虫的带毒率。当NS1蛋白被蚊虫摄入中肠后，会通过抑制蚊虫中肠上皮细胞内的免疫通路激活，帮助病毒跨越蚊虫的中肠屏障（midgut barrier），从而达到增强蚊虫病毒感染率的作用[9,10]。

宿主血液中虽然存在着帮助黄病毒感染的因子，但是血液中的有些成分也可能起到相反的作用。如胰岛素（insulin）就可以通过激活昆虫免疫系统而抑制病毒感染。胰岛素作为血糖调节的关键性因子，在所有哺乳动物体内大量存在。当胰岛素和血液一起被蚊虫吸入体内后，会激活其对营养物质敏感的细胞外调节蛋白激酶（extracellular regulated protein kinase，ERK）通路。无论是在果蝇还是埃及伊蚊中，通过饲喂ERK通路抑制物，阻断ERK通路的作用会造成辛德毕斯病毒（Sindbis virus，SINV）轻易地跨越蚊虫的中肠屏障，造成蚊虫的全身性感染[13]。

二、病毒从媒介到宿主传播机制

寨卡病毒从蚊虫媒介传播到哺乳动物宿主的过程也是完成其生命周期的重要环节，寨卡病毒等黄病毒的传播离不开蚊虫叮咬宿主的过程。病毒感染了蚊虫的唾液腺以后，会在唾液腺中大量增殖，并分泌到蚊虫的唾液中。当蚊虫叮咬动物宿主时，会首先将唾液注射到叮咬的位置,来帮助血管扩张以及防止凝血;与此同时,病毒也会随之被注射到叮咬处,并感染附近的细胞。在蚊媒病毒和蚊虫媒介千百万年的协同进化中,蚊子唾液中的某些组分可以调节叮咬处免疫因子的释放,抑制局部免疫反应,同时招募病毒感染的目标细胞,在早期更有效地建立感染。

寨卡病毒等虫媒病毒借助蚊虫的唾液将病毒传播回动物宿主体内,蚊虫的唾液中包含大量的抗凝血物质、抗炎症物质和免疫调节分子,这些物质可以帮助蚊虫顺利地完成吸血的过程;同时,蚊媒病毒也会利用这些唾液蛋白组分来帮助自己在叮咬处稳定建立感染。已有的研究表明,高浓度的唾液蛋白是免疫抑制剂,它们会抑制叮咬处的局部免疫反应,为病毒的初步感染提供时间;而低浓度的唾液则会持续对免疫进行调节,它们会抑制 Th1 类的抗病毒细胞因子,同时会刺激 Th2 类细胞因子的释放。综合来看,蚊虫唾液能够扰乱叮咬处的正常抗病毒免疫反应,从而有助于病毒建立起稳定的初期感染。这种现象在多种不同的蚊虫,不同的虫媒病毒,以及不同的宿主上有着进化上的高度保守性。在蚊虫吸血过程中,蚊虫唾液对病毒的生存和感染有着保护作用,并能稳定增加虫媒病毒的感染率、宿主的易感性以及病症的强度[14]。

蚊虫唾液能够帮助蚊媒病毒完成"蚊虫 - 宿主"这一传播过程已经得到大家认同。但是,唾液蛋白究竟如何调控宿主免疫系统,这些问题仍然还有很多未知。最新的研究报道称,当森林脑炎病毒(Semliki Forest virus, SFV)和布尼亚病毒(Bunyamwera virus, BUNV)通过蚊虫叮咬感染宿主时,病毒会利用叮咬处的免疫微环境来辅助病毒复制和扩散。蚊虫叮咬后会产生局部水肿,里面包含大量的病毒;叮咬处产生的炎症反应促使大量的中性粒细胞到达叮咬处,而随后中性粒细胞释放的多种细胞因子和趋化因子又会募集更多的髓系细胞到达叮咬处,而这类细胞是很多蚊媒病毒最合适的感染目标。病毒在髓系细胞中建立稳定的感染,大量增殖,并伴随着细胞的迁移进入和释放到血液循环系统中,进而感染其他目标组织,造成严重的疾病[15]。

蚊虫的唾液中含有大量的不同蛋白组分,哪些蛋白可以对宿主的免疫系统进行有效的调节也是很多研究的目标。有研究发现蚊虫的唾液腺表面蛋白(SGS)可以通过非经典的分泌途径切割成 300kDa 大小或者更小的可溶性片段,这些可溶性蛋白是造成叮咬处免疫反应的重要组分[16]。另外,埃及伊蚊唾液中的一种丝氨酸蛋白酶可以增强登革病毒的感染。这种蛋白酶通过水解细胞外的基质蛋白,增加了病毒和细胞表面受体结合的概率,从而帮助病毒感染目标细胞。通过抑制剂阻断丝氨酸蛋白酶的功能后,可以显著性地降低登革病毒在小鼠淋巴结中的病毒载量[17]。还有研究发现蚊虫唾液中一种 36kDa 大小的蛋白 D7,在免疫小鼠后会造成干扰素 γ 的量上升,同时 IL-10 的量下降。随后在这种免疫小鼠上接种西尼罗病毒时,会造成小鼠出现更严重的病症和死亡率[18]。蚊虫的唾液组分非常复杂,不同的唾液蛋白会行使不同的功能,甚至其中的某些组分间还存在着拮抗,唾液蛋白对虫媒病毒的辅助是多种唾液物质综合作用的结果,其中的具体分子机制还有待后续的研究来进一步阐述。

第四节　病毒在媒介中的感染机制

蚊虫媒介在吸食包含病毒的血液后,病毒首先需要跨越蚊虫的中肠屏障,并在蚊虫的中肠上皮细胞中建立稳定的复制;然后病毒会被释放入蚊虫的血淋巴中,进而感染蚊虫的其他组织,如脂肪体、肌肉、唾液腺和神经组织等。在病毒的感染过程中,蚊虫媒介会利用各种系统性抗病毒机制，包括补体类似因子、RNAi、Toll 和 JAK-STAT 等通路来抵御病毒的感染；同时，病毒也会采取各种手段，包括利用蚊虫媒介的 C 型凝集素蛋白（C-type lectins）作为重要受体来保护自己，辅助病毒感染蚊虫，从而完成自己的生命循环。

一、媒介抗病毒感染机制

蚊虫，作为黄病毒重要的节肢动物媒介，本身会大量携带包括寨卡病毒、登革病毒、西尼罗病毒、乙型脑炎病毒等各类蚊媒病毒，但是病毒在蚊虫体内的增殖却并没有对其行为和生活周期造成不良影响。蚊虫自身动用各种免疫机制，将病毒的增殖限制在一个可以接受的范围内，并减少病毒对自身的伤害。蚊虫具有多种系统性的抗病毒手段，包括 RNA 干扰、Toll、Imd（immune deficiency）和 JAK-STAT（Janus kinase signal transduction and activators of transcription）等抗病毒通路（图 4-2）[19]。RNA 干扰是无脊椎动物通用的一种非常有效的抗病毒手段，它主要包括 siRNA、miRNA 和 piRNA 3 个不同的途径，它们在蚊虫抵抗病毒感染时，都可以起到重要的作用[20]。Toll、Imd 和 JAK-STAT 信号通路在果蝇上的抗病毒作用研究的比较透彻，这三条通路中的关键因子在蚊虫和果蝇上高度保守[21]。蚊虫上的 Toll、Imd 和 JAK-STAT 信号通路同样是通过模式识别受体（PRR）识别病毒或者通过膜表面受体对免疫分子的识别而被激活，随后通过诱导下游抗菌肽（anti-microbial peptides，AMPs）等抗病毒效应因子的表达而杀伤病毒，抵御病毒对蚊虫的感染[22-24]。

蚊虫除了拥有很多全身系统性的抗病毒途径外，不同的蚊虫组织也拥有很多特异性的抗病毒手段。蚊虫的中肠组织是抵抗蚊媒病毒入侵的第一道天然屏障。Toll 通路在蚊虫中肠特异性抗病毒免疫中起到很重要的作用。当蚊虫通过吸血感染登革病毒时，其中肠内的 Toll 通路基因会被大幅度激活，帮助蚊虫抵抗病毒感染[22]。同时，蚊虫中肠的肠道内微生物菌群也和病毒的感染和复制息息相关[25]。通过抗生素处理，去除蚊虫中肠的肠道菌群后，会降低中肠细胞内相关抗菌肽基因的表达量，从而增强登革病毒在蚊虫中肠细胞内的复制[22]。

当病毒从蚊虫的中肠逃逸，扩散到蚊虫的血腔中时，会造成蚊虫多种组织的全身性感染[19]。在蚊虫血淋巴中，存在着一种类似于哺乳动物造血细胞的血淋巴细胞，它们承担着限制病毒在血淋巴中大量复制，把病毒控制在一个可忍耐范围内的重要作用。血淋巴细胞可以分泌一种含有 thioester（TE）结构域的蛋白（TEPs），在抵抗蚊媒病毒感染时发挥重要作用[26]。它可以通过 PO（phenoloxidas）介导的黑化作用，生成细胞毒性的介质来杀伤被感染的细胞，并在感染或受伤位置生成大量的黑色素，形成一个封闭的黑化小体，来隔绝外源病原体的扩散[27-29]。最新的研究还发现，另一种与哺乳动物补体系统中的 CCP 蛋白类似的因子 AaMCR（macroglobulin complement-related factor），它在蚊虫血淋巴细胞中高量表达，可以通过血淋巴细胞表面的清道夫受体（AaSR-C）来捕捉并清除病毒颗粒，还通过诱导 AMP 的释放来限制多种黄病毒对血淋巴细胞的感染[30]。

蚊媒黄病毒对蚊虫唾液腺的感染，直接关系到病毒从节肢动物媒介传播到哺乳动物宿主这一关键环节。作为病毒传播的一个重要的蓄水池，唾液腺必须允许病毒在其中大量复制，但是唾液腺本身也必须通过一系列手段将病毒感染控制到可接受的程度，来保护自己不因为大量病毒复制而崩坏。蚊虫唾液腺中的很多基因，在唾液腺被黄病毒感染后，会被大量上调，如 CEC（cecropin）-like 的抗菌肽[31]，AnkP（ankyrin repeat-containing protein）的蛋白[32]，它们被认为在是限制蚊虫唾液腺中病毒大量增殖的重要因子。

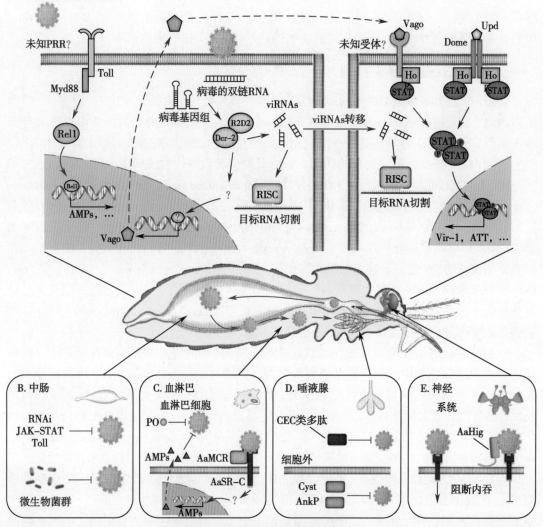

图 4-2　蚊虫媒介抗病毒感染机制[19]

注：蚊虫通过 Toll、Imd、RNAi 和 JAK-STAT 等系统性抗病毒免疫通路抵御黄病毒的感染（A）；同时蚊虫各种组织如中肠（B）、血淋巴（C）、唾液腺（D）、神经系统（E）也有自己特异性的抗病毒机制。Toll：Toll 通路中的关键蛋白；Myd88：髓系分化因子 88，是 Toll 通路中的转导蛋白；RNAi：RNA 干扰，是指由双链 RNA 诱发的基因沉默现象，包括 siRNA、miRNA 和 PiRNA；Jak-STAT：激酶相关的信号通路，通路内蛋白有 Dome、Hop、STAT 等；AMPs：抗菌肽，是宿主固有免疫防御系统的一部分，包括 CEC 类多肽、DEF 类多肽

　　中枢神经系统是生物控制识别和完成各项生理活动的核心。大部分黄病毒，包括寨卡病毒、乙型脑炎病毒、西尼罗病毒都可以表现出相当强的神经毒性。蚊虫的中枢神经系统，在黄病毒感染蚊虫后的整个生活周期中，表现出对黄病毒感染相当强大的抗性。即使身体组织高量带毒，但其中枢神经系统上依然可以维持正常的功能。最新的一项研究发现，一个在埃及伊蚊和淡色库蚊神经系统中特异性表达的因子 AaHig（*A.aegypti* Hikaru genki）能够通过和病毒颗粒结合并限制病毒通过其他细胞表面受体进入神经细胞，来保护神经细胞免受高量病毒的感染[33]。

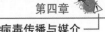
二、媒介辅助病毒感染机制

寨卡病毒等黄病毒在千万年的进化中，选择了蚊虫作为其天然宿主，表明蚊虫中必然有特定的物质能帮助病毒更好的繁衍和延续。蚊虫的中肠是保护蚊虫免受外界病原体感染的最重要的物理屏障。病毒在蚊虫的中肠细胞中建立稳定的感染，并跨越其中肠屏障是延续其生活周期的重要步骤。之前的研究表明，蚊子体内的 C 型凝集素（mosGCTL）可以帮助西尼罗病毒感染其天然宿主库蚊[34]。在埃及伊蚊上，同样存在 36 种不同的 *mosGCTL* 基因。通过大规模的基因沉默筛选，研究者发现有 9 种 *mosGCTL* 被敲除后，登革病毒在埃及伊蚊上的病毒载量会显著性地下降。他们通过体外膜饲喂实验，将这 9 种 mosGCTL 蛋白的抗体和血液以及登革病毒混合后饲喂蚊虫，发现可以显著性地降低蚊虫获取登革病毒的能力[35]。同样，通过 RNAi 基因沉默，敲除其他不同的 mosGCTL 家族的成员时，寨卡病毒、辛德毕斯病毒、布尼亚病毒的病毒载量也会出现下降；这些实验结果表明特定的 mosGCTL 家族成员可以和特定的黄病毒相互协同，帮助其完成生命周期。蚊虫体内存在这样一个冗余的巨大基因家族，协助多种蚊媒黄病毒在蚊虫上的感染，正是病毒和其节肢动物媒介在协同进化的过程中，相互选择，相互适应，最终达到自然平衡的结果。

（刘建英　赵　欣　程　功）

参 考 文 献

1. Vasilakis N，Weaver SC. Flavivirus transmission focusing on Zika. Curr Opin Virol，2017，22：30-35.

2. Centers for Disease Control and Prevention. Surveillance and control of *Aedes aegypti* and *Aedes albopictus* in the United States. Retrieved February. 2016，7：2016.

3. Weaver SC，Costa F，Garcia-Blanco MA，et al. Zika virus: History，emergence，biology，and prospects for control. Antivir Res，2016，130：69-80.

4. Dick GW，Kitchen SF，Haddow AJ. Zika virus. I. Isolations and serological specificity. Transactions of the Royal Society of Tropical Medicine and Hygiene. 1952；46（5）：509-520.

5. Zanluca C，dos Santos CND. Zika virus-an overview. Microbes Infect，2016，18（5）：295-301.

6. Wong PS，Li MZ，Chong CS，et al. *Aedes*（Stegomyia）*albopictus*（Skuse）: a potential vector of Zika virus in Singapore. PLoS Neglect Trop D，2013，7（8）：e2348.

7. Gardner LM，Chen N，Sarkar S. Global risk of Zika virus depends critically on vector status of *Aedes albopictus*. Lancet Infect Dis，2016，16（5）：522-523.

8. Guo XX，Li CX，Deng YQ，et al. Culex pipiens quinquefasciatus: a potential vector to transmit Zika virus. Emerg Microbes Infec，2016，5（9）：e102.

9. Liu J，Liu Y，Nie K，et al. Flavivirus NS1 protein in infected host sera enhances viral acquisition by mosquitoes. Nat Microbiol，2016，1（9）：16087.

10. Liu Y，Liu J，Du S，et al. Evolutionary enhancement of Zika virus infectivity in *Aedes aegypti* mosquitoes. Nature，2017，545（7655）：482-486.

11. Young PR，Hilditch PA，Bletchly C，et al. An antigen capture enzyme-linked immunosorbent assay reveals high levels of the dengue virus protein NS1 in the sera of infected patients. J Clin Microbiol，2000，38（3）：1053-1057.

12. Chung KM, Diamond MS. Defining the levels of secreted non-structural protein NS1 after West Nile virus infection in cell culture and mice. J Med virol, 2008, 80 (3): 547-556.

13. Xu J, Hopkins K, Sabin L, et al. ERK signaling couples nutrient status to antiviral defense in the insect gut. P Natl Acad Sci USA. 2013, 110 (37), 15025-15030.

14. Schneider BS, Higgs S. The enhancement of arbovirus transmission and disease by mosquito saliva is associated with modulation of the host immune response. T Roy Soc Trop Med H, 2008, 102 (5): 400-408.

15. Pingen M, Bryden SR, Pondeville E, et al. Host inflammatory response to mosquito bites enhances the severity of arbovirus infection. Immunity, 2016, 44 (6): 1455-1469.

16. King JG, Vernick KD, Hillyer JF. Members of the salivary gland surface protein (SGS) family are major immunogenic components of mosquito saliva. J Boil Chem, 2011, 286 (47): 40824-40834.

17. Conway MJ, Watson AM, Colpitts TM, et al. Mosquito saliva serine protease enhances dissemination of dengue virus into the mammalian host. J Virol, 2014, 88 (1): 164-175.

18. Reagan KL, Machain-Williams C, Wang T, et al. Immunization of mice with recombinant mosquito salivary protein D7 enhances mortality from subsequent West Nile virus infection via mosquito bite. PLoS Neglect Trop D, 2012, 6 (12): e1935.

19. Cheng G, Liu Y, Wang P, et al. Mosquito Defense Strategies against Viral Infection. Trends Parasitol, 2016, 32 (3): 177-186.

20. Blair CD, Olson KE. The role of RNA interference (RNAi) in arbovirus-vector interactions. Viruses, 2015, 7 (2): 820-843.

21. Christophides GK, Zdobnov E, Barillas-Mury C, et al. Immunity-related genes and gene families in Anopheles gambiae. Science, 2002, 298 (5591): 159-165.

22. Xi ZY, Ramirez JL, Dimopoulos G. The *Aedes aegypti* Toll pathway controls dengue virus infection. PLoS Pathog, 2008, 4 (7): e1000098.

23. Fragkoudis R, Chi Y, Siu RW, et al. Semliki Forest virus strongly reduces mosquito host defence signaling. Insect Mol Biol, 2008, 17 (6): 647-656.

24. Souza-Neto JA, Sim S, Dimopoulos G. An evolutionary conserved function of the JAK-STAT pathway in anti-dengue defense. P Natl Acad Sci USA, 2009, 106 (42): 17841-17846.

25. Jupatanakul N, Sim S, Dimopoulos G. The insect microbiome modulates vector competence for arboviruses. Viruses, 2014, 6 (11): 4294-4313.

26. Blandin S, Levashina EA. Thioester-containing proteins and insect immunity. Mol Immunol, 2004, 40 (12): 903-908.

27. Christensen BM, Li J, Chen CC, et al. Melanization immune responses in mosquito vectors. Trends Parasitol, 2005, 21 (4): 192-199.

28. Cerenius L, Lee BL, Soderhall K. The proPO-system: pros and cons for its role in invertebrate immunity. Trends Immunol, 2008, 29 (6): 263-271.

29. Rodriguez-Andres J, Rani S, Varjak M, et al. Phenoloxidase activity acts as a mosquito innate immune response against infection with Semliki Forest virus. PLoS Pathog, 2012, 8 (11): e1002977.

30. Xiao XP, Liu Y, Zhang XY, et al. Complement-related proteins control the flavivirus infection of *Aedes aegypti* by inducing antimicrobial peptides. PLoS Pathog, 2014, 10 (4): e1004027.

31. Luplertlop N，Surasombatpattana P，Patramool S，et al. Induction of a peptide with activity against a broad spectrum of pathogens in the *Aedes aegypti* salivary gland，following Infection with dengue Virus. PLoS Pathog，2011，7（1）：e1001252.

32. Sim S，Ramirez JL，Dimopoulos G. Dengue virus infection of the *Aedes aegypti* salivary gland and chemosensory apparatus induces genes that modulate infection and blood-feeding behavior. PLoS Pathog，2012，8（3）：e1002631.

33. Xiao XP，Zhang RD，Pang XJ，et al. A neuron-specific antiviral mechanism prevents lethal flaviviral infection of mosquitoes. PLoS Pathog，2015，11（4）：e1004848.

34. Cheng G，Cox J，Wang P，et al. A C-type lectin collaborates with a CD45 phosphatase homolog to facilitate West Nile virus infection of mosquitoes. Cell，2010，142（5）：714-725.

35. Liu Y，Zhang F，Liu J，et al. Transmission-blocking antibodies against mosquito C-type lectins for dengue prevention. PLoS Pathog，2014，10（2）：e1003931.

第五章 实验室诊断方法

近来,在美洲发生大规模寨卡病毒病暴发,与寨卡病毒感染有关的先天性小头畸形患者和其他神经障碍病例不断增加,使得寨卡病毒感染的实验室检测日趋重要,对寨卡病毒病实验室诊断的需求不断增加。

寨卡病毒感染能引起登革病毒、基孔肯雅病毒等虫媒病毒感染相似的临床表现。并且,寨卡病毒和登革病毒、基孔肯雅热病毒的混合感染,其中一种病毒的阳性检测结果不能排除与其他病毒共感染的可能性。寨卡病毒与许多黄病毒比如登革病毒、黄热病毒、西尼罗病毒、乙型脑炎病毒等存在广泛的血清学交叉反应。因此,寨卡病毒感染的检测和诊断比较复杂,对一些检测结果需要慎重解释。由于体内可用于检测的生物标记物存在时效性,因此往往需要对不同样本进行多次测试来确定寨卡病毒感染的实验室诊断结果。寨卡病毒的病毒血症持续时间较短,一般认为发病7天内血液中核酸检测阳性率高,尿中病毒持续时间相对较长。急性期过后样本中病毒载量降低难以用核酸检测进行诊断。除此之外,在血清学检测方面,由于黄病毒一些抗原在一级结构和空间结构上的相似性,会产生广泛的血清学交叉反应。尤其在患者既往感染过其他黄病毒时,机体会产生大量的针对初次感染的抗体,从而使得血清学检测易出现假阳性结果。以上这些都为寨卡病毒诊断带来了极大的挑战。

可以在患者多种标本中检测到病毒RNA。在任何标本中发现寨卡病毒RNA,都是诊断寨卡病毒感染的充分证据。在病程早期样本(发病14天),核酸检测可以有效地诊断寨卡病毒感染。在寨卡病毒、登革病毒和基孔肯雅病毒感染风险较大的情况下,建议同时检测和区分这些病毒的RNA。然而,寨卡病毒RNA检测阴性结果并不能排除寨卡病毒感染。尤其在血液中,随着免疫反应的发展(即抗体滴度的上升),病毒RNA的水平随时间推移不断下降。在某些感染人群中,在较长时间内从部分样本中可能检测到病毒RNA。针对寨卡病毒IgM抗体检测通常在病毒RNA无法检测后采用。但如果待测血清样本是在症状出现14天后(针对有症状的人)或已有确定的病毒暴露时(针对无症状的孕妇)收集的,应首先考虑IgM抗体检测。血清和尿是诊断寨卡病毒感染的主要样本。其他标本类型如血浆、全血、脑脊液和羊水,也可用于寨卡病毒病诊断。截至目前,已经有多达15种检测方法或诊断试剂被美国FDA紧急使用授权,包括美国疾病预防控制中心(CDC)的Trioplex Real-time RT-PCR Assay和Zika MAC-ELISA assay等。对于除了血清以外的标本进行诊断检测时,有必要同时获得血清标本并进行IgM抗体检测。

寨卡病毒病和登革热具有相似的临床表现、传播特点和地理分布,以及严重的血清学交叉反应。对于在已知的黄病毒(如西尼罗河病毒,圣路易脑炎病毒)流行区域活动有暴露风险的人群，以及对于有基孔肯亚暴露风险和临床症状相似的患者应考虑对这些病毒感染进行 IgM 检测，以排除临床上的误诊和交叉反应干扰。一般而言，如果对发病后 7 天之内的样本进行病毒 RNA 检测和 IgM 抗体检测都为阴性，可以判断未出现近期感染。如果对发病后 7 天至 12 周内采集的样本进行寨卡病毒和登革病毒 IgM 抗体检测均为阴性，可以判断未出现这两种病毒的近期感染。在 IgM 抗体检测阳性、疑似以及结果不确定的情况下，应当使用空斑减少中和试验（plaque reduction neutralization test，PRNT）检测特异性的中和抗体以进行确诊。如果发病后 7 天内样本的病毒核酸检测和 PRNT 检测均为阴性，或者发病 7 天后样本 PRNT 检测为阴性，都可以判断未出现近期感染。

寨卡病毒实验室诊断检测针对的重点人群应该是出现症状者和可能接触过寨卡病毒的无症状孕妇。美国疾病预防控制中心根据症状的出现、怀孕状况以及症状发作或暴露与样本收集之间的时间来确定检测策略。对于有症状的人，根据症状发作和标本采集之间的时间决定了检测顺序（图 5-1）。对于无症状的孕妇，根据接触时间或从旅行中返回的时间确定检测策略（图 5-2）。

1. 在症状出现后 14 天内采集的标本　利用血清和尿液进行寨卡病毒 RNA 检测，在任何样本中检测出一种 RNA 阳性，即可诊断寨卡病毒感染。

如果寨卡病毒 RNA 检测结果为阴性，应检测血清中寨卡病毒 IgM 抗体。如果患者怀孕或有可能接触登革病毒，应进行登革病毒 IgM 抗体检测。

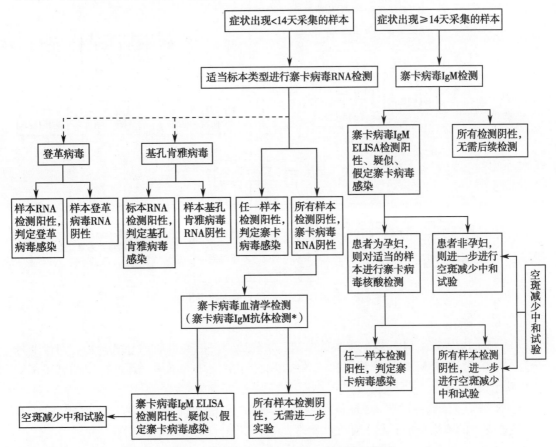

图 5-1　美国 CDC 有症状寨卡病例筛查策略

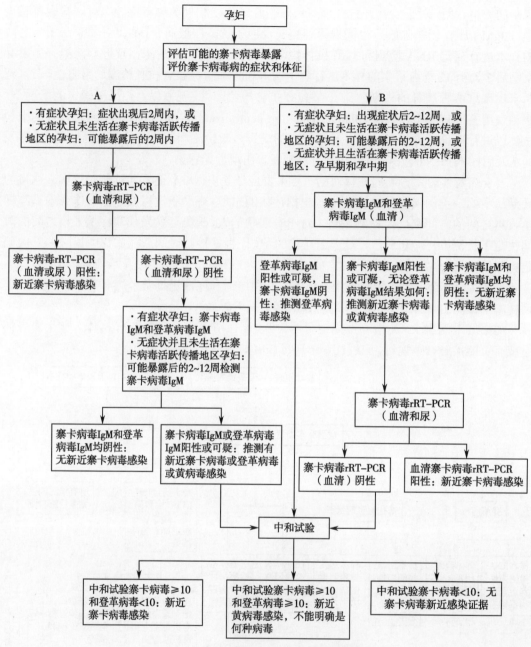

图 5-2 美国 CDC 孕妇筛查寨卡病毒策略

2. 在症状出现后 14 天以后采集的血清 首先应当检测寨卡病毒 IgM 抗体。对于非怀孕有症状的患者，IgM 抗体检测阳性或者疑似结果，后续还应采用空斑减少中和试验来确认诊断结果。

另外，有一些数据表明，在尿液和全血中，RNA 可能会持续更长时间。因此，除了血清，这些标本的收集可能有利于在症状出现 14 天以后进行病毒 RNA 检测。

3. 孕妇检测策略 如果在出现症状或暴露 14 天以后收集样本检测寨卡病毒 IgM 呈阳

性结果,则应利用所有适当标本进行寨卡病毒 RNA 检测。如果寨卡病毒 RNA 检测结果为阴性,则应进一步进行空斑减少中和试验,以检测是否存在寨卡病毒中和抗体。

建议有症状的孕妇同时进行登革病毒 IgM 抗体检测。

4. 无症状符合流行病学检测标准的孕妇 对暴露 14 天以内采集的孕妇的标本,进行寨卡病毒 RNA 检测。若结果为阴性,应在暴露后 2~12 周内收集第二次血清标本,并通过寨卡病毒 IgM 抗体检测方法进行检测。

对潜在暴露后 2~12 周以及居住在流行区域无症状孕妇采集的血清样本,应进行寨卡病毒 IgM 检测。如果为阳性,则应利用所有适当标本类型进行寨卡病毒 RNA 检测。如果寨卡病毒 RNA 检测结果为阴性,则应进一步进行空斑减少中和试验,以确认 IgM 检测结果。

2017 年 5 月 5 日,美国 CDC 发布了一份健康警示,分享了关于解释可能暴露于寨卡病毒,尤其是那些住在或经常前往寨卡病毒病流行地区的妇女的寨卡病毒 IgM 抗体检测结果的新证据。一些怀孕妇女可能在怀孕之前就已经感染了寨卡病毒并产生抗体。新的数据表明,寨卡病毒感染与其他一些黄病毒感染类似,寨卡病毒感染后抗体可以在体内持续几个月,这使得利用抗体检测方法难以确定妇女在怀孕前还是之后感染病毒。该报告提出了相关的具体建议,但尚未纳入实验室指导,建议如下:①考虑怀孕每三月期至少一次核酸检测,除非早前核酸检测阳性,如果由于其他原因而进行羊膜穿刺术,可利用羊膜穿刺术标本;② IgM 检测可作为怀孕前咨询的一部分。美国 CDC 也推荐其他的诊断方法,如核酸检测和超声波检测,提供额外的信息帮助医务人员了解抗体检测结果是否可反映最近的感染情况。对于可能接触过寨卡病毒的计划怀孕的女性,可以考虑在怀孕前检测寨卡病毒抗体。孕前的抗体检测结果不能用于判定怀孕是否安全。相反,怀孕前的测试可以帮助确定一个妇女在怀孕期间是否受到感染。

考虑到寨卡病毒对孕妇及胎儿造成的危害以及这种危害所带来的严重的社会负担,有些学者认为应该像应对弓形虫、风疹病毒、巨细胞病毒、单纯疱疹病毒、梅毒螺旋体、细小病毒等容易导致先天性宫内感染及围产期感染而引起围产儿畸形的病原体那样,把寨卡病毒的检测也纳入产前病原微生物的常规诊断项目。

当前寨卡病毒感染的实验室检测方法见表 5-1。这些方法除了经典的病毒分离外,还包括核酸检测方法和血清学检测方法,主要针对不同样本中寨卡病毒的抗原、抗体及核酸进行检测。这些方法各有利弊,各具特色,在实际应用过程中应当综合考虑多种方法的检测结果,避免误诊。

表 5-1 寨卡病毒实验室诊断方法[1]

方法	用途	局限性	临床应用性
核酸扩增	在体液、组织和血样本中检测病毒核酸	需要专业设备和经验	最准确和迅速的检测
蛋白抗原检测	对组织样本进行免疫组化检测;检测体液标本中病毒抗原	不易确定敏感度和特异度;结果判定过于主观化;目前没有商品化试剂供应	确定病毒抗原的分布情况,可以确诊寨卡病毒感染
病毒分离	从体液和组织中分离病毒	方法过于专业化,受实验环境限制;不敏感	主要用于研究病毒变异以及未知病原

续表

方法	用途	局限性	临床应用性
捕获法 ELISA 检测 IgM	用于检测发病后 2~12 周的 IgM 抗体	由于与其他黄病毒的血清学交叉可能导致假阳性结果；超过 12 周的样本中可能无法检出	主要用于有高风险孕妇的筛查
ELISA 检测 IgG	用于既往感染的检测	与其他黄病毒存在血清学交叉	可用于血清流行病学调查
空斑减少中和试验	可以减轻寨卡病毒与其他黄病毒的交叉反应	需要使用活病毒评价样本中的中和抗体滴度，对实验环境有较高要求	对其他方法检测 IgM 和 IgG 抗体的特异性的补充

第一节 病毒分离

病毒分离是诊断病毒感染的金标准。寨卡病毒可用蚊源细胞（C6/36、MOS61、AP-61等）或哺乳动物细胞（BHK21、Vero、LLC-MK2）进行分离培养，乳鼠脑内接种或者巨蚊和伊蚊胸内接种亦可用于病毒分离[2-4]。接种细胞出现病变后，用检测抗原或核酸的方法鉴定病毒，一旦分离到寨卡病毒就可以确诊。用于病毒分离的标本包括患者全血、血清、血浆、其他无菌体液（如脑脊液、羊水）等，一般发病后 5 天内全血标本病毒分离效率较高。

尽管有多种方法可进行寨卡病毒分离培养，但由于大多数临床标本中病毒载量普遍较低，实际上从初代标本中分离病毒十分困难。而且在二次感染的急性期血清中含有高滴度的寨卡病毒抗体，因此也很难从中分离出病毒。

病毒分离耗时较长，一般需要数天到数周时间。实验结果受多因素影响，如标本预处理、抗体干扰等；且由于开展具有感染性材料的实验检测工作，在技术和条件方面的限制较多，因此难以用于疾病的早期和快速诊断。在实际过程中，包括 PCR 在内的分子生物学诊断方法更加敏感、快速，且生物安全风险低，使其应用范围更加广泛。

第二节 核酸诊断方法

在寨卡病毒病实验室诊断方法中，病毒分离法敏感性不高，操作烦琐、费时，达不到早期快速诊断的目的，往往仅适用于特定的参比实验室。血清学方法有较好的敏感性和特异性，但初次寨卡感染患者的病毒特异抗体一般出现较晚，在发病早期检出率不高，而且由于与其他黄病毒存在交叉反应而极易出现假阳性。病毒核酸检测技术更敏感、更快速，极大避免了使用传染性病毒的生物安全风险，在寨卡病毒感染的早期快速诊断方面具有独特的优势，适用于寨卡病毒病急性期标本的检测。寨卡病毒感染的实验室诊断目前主要依靠对发病早期患者血清样本中寨卡病毒 RNA 的检测，其他可用于检测的标本包括全血、血浆、尿液、唾液和羊水等。采用的方法主要是实时荧光定量 PCR，目前我国有批准的商业化试剂盒供应。

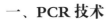

一、PCR 技术

(一) RT-PCR 相关技术

逆转录聚合酶链反应(reverse transcription polymerase chain reaction,RT-PCR)及其衍生的相关技术具有高度的特异性和敏感性,为 RNA 病毒的实验室诊断提供了有效手段。常规 RT-PCR 技术简单、易操作。通常做法是针对病毒的保守区设计通用引物,PCR 扩增后通过电泳观察结果,结合测序及分析可对病毒的分子进化进行研究,甚至发现新亚型病毒。其缺点是容易产生交叉污染,同时需要凝胶电泳成像判定结果,敏感性不够高。实时荧光定量 RT-PCR 检测方法(real-time RT-PCR,rRT-PCR)具有快速、灵敏、特异、污染小、可实时定量并易于标准化等优点,在病毒感染的实验室检测中得到广泛的应用。其中应用最广泛的主要是 TaqMan 探针法,随着荧光标记技术的发展,可同时对 6 种不同波长的荧光进行检测。其操作步骤也趋向简化,从两步法到一步法、从多管反应到单管多个反应等。

美国疾病预防控制中心根据 2007 年雅浦岛疫情所获得序列设计了寨卡病毒 RT-PCR 检测方法[5]。该方法包括两个一步法实时荧光定量 RT-PCR 反应,分别检测 prM 和 E 基因。当两个反应检测通道均有扩增曲线,且 Ct 值<38.5,可判定样品为寨卡病毒核酸阳性;若仅有一个反应出现扩增曲线 Ct 值<38.5,则视为可疑样本。该方法检测众多黄病毒无交叉反应,证实特异性良好。方法敏感性利用定量的寨卡病毒 RNA 转录本进行评估,prM 和 E 基因的最低检测限分别为 100 拷贝和 25 拷贝。泛美卫生组织(Pan American Health Organization,PAHO)为用于美洲地区检测优化了反应条件,以 NS2B 基因替换了的敏感性较弱的 prM 基因检测,以用于检测寨卡病毒亚洲型。采用美国 CDC 方法检测 157 例来自雅浦岛疫情的血清标本,其中阳性占 10.8%(17/157),可疑占 6.4%(17/157),阴性占 82.8%(130/157)。阳性标本中,88.2%(15/17)采集于病程前 3 天,说明可检测的寨卡病毒血症持续时间较短。2013—2014 年法属波利尼西亚疫情暴发时亦有相同发现。患者血清核酸检测阳性的病程时间中值为 3.3 天(标准差 1.8 天)[6]。尽管尚未有病程天数统计数据,建议以 5 天作为美国 CDC 寨卡病毒 rRT-PCR 方法检测的截止时间。随着寨卡病毒检测方法的灵敏度进一步提高,有关样本收集时间的建议需重新考虑[7,8]。除了可检测血清和血浆以外,美国 CDC 的 rRT-PCR 方法也用于评估其他不同类型的标本。在对 182 例从 2013—2014 年法属波利尼西亚疫情获得的血清 - 唾液成对标本检测结果显示,唾液中更易检测到寨卡病毒核酸。其中 28.6%(52/182)两种标本均检测阳性,19.2%(35/182)仅唾液阳性,8.8%(16/182)仅血清阳性,43.4%(79/182)两种均为阴性。相较血清样本而言,可在病程更晚的尿液样本中检测到登革病毒和西尼罗病毒核酸。对 2013—2014 年法属新喀里多尼亚疫情中 6 个病例的寨卡核酸检测得到了相似结果,寨卡病毒 RNA 可在 7 天甚至更晚采集的尿液标本中检测到,而同时采集的血清标本已无法检测到病毒核酸[9]。中国疾病预防控制中心病毒病预防控制所在诊断我国输入性寨卡病毒病时有同样发现,个别病例在血清中检不出病毒核酸时,在尿中仍可检出。另有一例自法属波利尼西亚返回的旅行者发病 10 天采集的尿液样本寨卡病毒核酸检测呈阳性,血清检测则呈阴性[10]。寨卡病毒感染病毒尿症持续时间略长,在病毒血症之后以及唾液中不再能检测到病毒核酸时,尿液中病毒 RNA 亦是实验室诊断的一种选择。美国 CDC 寨卡病毒 rRT-PCR 方法还曾用于两例胎儿小头畸形的羊水标本中寨卡病毒核酸检测。羊水中寨卡病毒核酸检测对诊断寨卡病毒先天感染和评估胎儿

神经系统异常情况有重要意义[11]。可见，理想的寨卡病毒感染早期诊断应考虑在多种类型样本中开展。

其他的寨卡病毒核酸检测方法包括：

塞内加尔达卡尔的巴斯德研究所研发了检测寨卡病毒 E 基因的一步法常规 RT-PCR 和检测 NS5 的实时荧光定量 RT-PCR 方法，并利用蚊源细胞病毒培养物以及野外捕获的蚊子进行评估验证[12, 13]。巴西疫情暴发期间，E 基因检测方法曾用于检测来自 Camaçari 和 Natal 标本中的寨卡病毒 RNA[14, 15]。

德国汉堡热带病研究所（Bernhard Nocht Institute for Tropical Medicine，BNITM）研发了一步法实时荧光定量 RT-PCR 方法检测 NS3 基因，应用于返回德国的旅行者检查[16-18]。

澳大利亚研发了一步法实时荧光定量 RT-PCR 方法，检测 E 基因和 NS1 基因。一例自库克群岛返回的旅行者血清标本检测结果显示两个反应均呈阳性[19]。

中国疾病预防控制中心病毒病预防控制所研制的寨卡病毒 real-time PCR 核酸检测试剂，用于检测寨卡病毒 NS1 基因。对寨卡病毒 RNA 最低检测限为 20 拷贝 / 反应，利用梯度稀释的寨卡病毒非洲型培养物确认最低检测限为 $10^1 TCID_{50}$/ml，相当于 15.9 拷贝 / 反应，利用梯度稀释的寨卡亚洲型病毒培养物确认最低检测限为 $10^1 TCID_{50}$/ml，相当于 30.9 拷贝 / 反应。该试剂检测重复性良好，对寨卡病毒亚洲型和非洲型病毒株的高、中、低 3 个浓度的样本检出率均达到 100%，且各样本检测 Ct 值的变异系数小于 3%。该试剂对登革病毒（I型、II型、III型和IV型）、黄热病毒、黄热病毒疫苗株、基孔肯雅病毒、西尼罗病毒等检测结果均呈阴性，无交叉反应。该试剂成功诊断了我国前 3 例输入性寨卡病例，并通过获得的全基因组序列及病毒分离证实了诊断的准确性，在对我国寨卡病毒病相关病例的检测中具有重要意义。

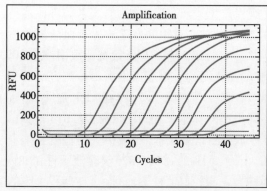
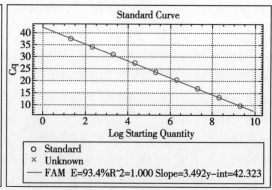

图 5-3　寨卡病毒体外转录 RNA 检测扩增曲线及标准曲线

越来越多的商业化寨卡病毒 RT-PCR 检测试剂盒正在迅速得到应用。然而，到目前为止，这些试剂盒多数仅用于科研。商业试剂盒中的引物和探测序列通常不公开，应鼓励开发商公布有关引物信息，以便于在疫情期间，在我们不断了解寨卡病毒基因组多样性及其进化的情况下，对相关试剂进行持续评估。

实时荧光定量 RT-PCR 与常规 RT-PCR 相比有很多明显优势，如可定量检测、污染率低、敏感性及特异性高、易于标准化操作等，因此已逐步取代常规 PCR 用于病毒感染患者急性期诊断，亦成为寨卡病毒感染早期诊断的新标准。

表 5-2　至少完成一例寨卡病毒感染检测的 RT-PCR 方法

作者	发表年份	靶基因	RT-PCR 类型	扩增长度（bp）
LANCIOTTI 等[5]	2008	寨卡病毒 prM	水解探针	76
LANCIOTTI 等[5]	2008	寨卡病毒 E	水解探针	76
PAHO	2015	寨卡病毒 NS2B	水解探针	72
FAYE 等[13]	2013	寨卡病毒 NS5	锁核酸探针	102
FAYE 等[12]	2008	寨卡病毒 E	常规	364
TAPPE 等	2014	寨卡病毒 NS3	水解探针	94
PYKE 等[19]	2014	寨卡病毒 NS1	水解探针	65
PYKE 等[13]	2014	寨卡病毒 E	水解探针	71
李德新 等	2015	寨卡病毒 NS1	水解探针	138
MOUREAU 等	2007	黄病毒属 NS5	基于 SYBR-green	269-272
KUNO[20]	1998	黄病毒属 NS5	常规	1079
SCARAMOZZINO[21]	2001	黄病毒属 NS5	常规（半套式）	220
MAHER-STURGESS[22]	2008	黄病毒属 NS5	常规	800
AYERS[23]	2006	黄病毒属 NS5	常规	863

（二）多重 PCR

多重 PCR（multiplex PCR，mPCR），是在同一 PCR 反应体系里加上两对以上引物，同时扩增出多个核酸片段的 PCR 反应，从而实现多种病原体的同时快速诊断。其反应原理及操作过程与单重 PCR 相同。主要应用于多种病原体感染的鉴别诊断、某些病原微生物的分型鉴定，病原微生物混合感染检测等。

美国 CDC 在已建立的登革病毒和基孔肯雅病毒检测方法（pan-DENV-CHIKV rRT-PCR）基础上，整合寨卡病毒 E 基因检测反应，发展了检测寨卡病毒、登革病毒和基孔肯雅病毒的三重实时荧光定量 RT-PCR 方法——ZCD 检测方法[24]。该方法对每个靶基因的最低检测限分别为：寨卡病毒，39 拷贝 / 反应；基孔肯雅病毒，66 拷贝 / 反应；登革病毒Ⅰ型，58.5 拷贝 / 反应；登革病毒Ⅱ型，67.5 拷贝 / 反应；登革病毒Ⅲ型，20.5 拷贝 / 反应；登革病毒Ⅳ型，52.5 拷贝 / 反应。检测西尼罗、日本脑炎、蜱传脑炎、黄热病、圣路易斯脑炎等病毒基因组 RNA，无交叉反应。利用共 216 份来自尼加拉瓜的寨卡病毒病疑似病例、以及基孔肯雅热和登革热患者的血清样本进行了临床标本试验。

中国疾病预防中心病毒病预防控制所也在已有的单重检测反应基础上发展了检测寨卡 / 登革 / 基孔肯雅病毒三重实时荧光 PCR 方法。对寨卡病毒、登革病毒、基孔肯雅病毒体外转录 RNA 单重模板标准品最低检出限分别为 40 拷贝 /PCR 反应、100 拷贝 /PCR 反应、24 拷贝 /PCR 反应；对寨卡、登革、基孔肯雅病毒体外转录 RNA 和提取的病毒核酸组合多重模板样本中各病毒均能准确检出，为多病毒混合感染情况提供了新的检测技术方案（图 5-4）。

相对于单重 PCR，多重 RT-PCR 的反应体系更为复杂、受影响因素也较多。因此对引物和探针的设计要求更加严格，需要充分考虑各引物和探针之间可能存在的不良影响，并控制不同的检测反应在相同的反应条件下进行。多重 RT-PCR 的敏感性可能较单重 PCR 稍差，但由于其提高了检测通量，在缩短实验时间、简化操作步骤以及节省样本用量方面都有明显优势，对于病毒混合感染或者感染症状难以区分病原时的临床诊断有较高的应用价值。

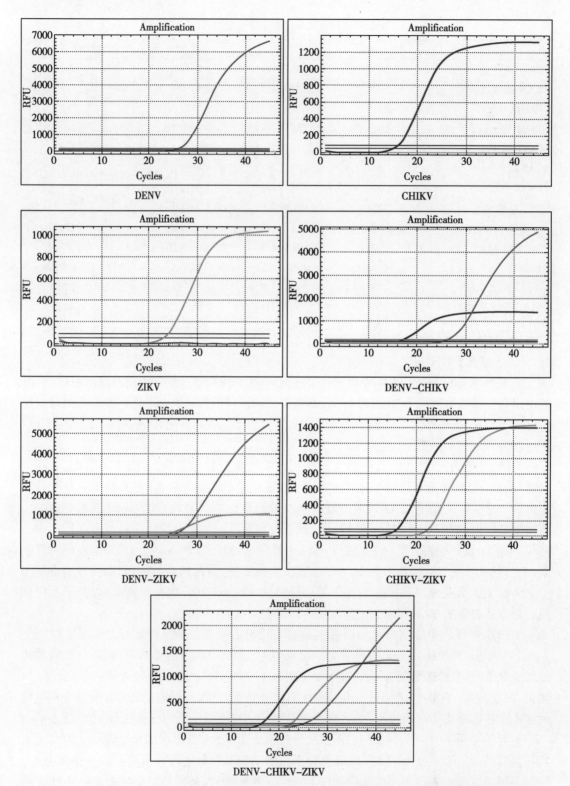

图 5-4　中国疾病预防中心病毒病预防控制所三重检测试剂对病毒核酸单、双和三重模板扩增曲线

二、核酸等温扩增技术

核酸等温扩增技术是一类可在某一特定温度下扩增特定 DNA 或者 RNA 的分子生物学技术的总称。核酸等温扩增技术主要基于 DNA 或 RNA 生物合成机制或特殊核酸酶功能开发发展而来。与 PCR 技术相比，该技术无需热循环设备，因此对仪器的要求大大简化，反应时间缩短，实验操作简单，更能满足快速便捷的需求，在病原微生物临床诊断尤其现场快速诊断方面具有应用优势。

（一）环介导等温扩增技术

环介导等温扩增技术（loop-mediated isothermal amplification，LAMP）是 Notomi 等于 2000 年开发的一种恒温核酸扩增方法[25]。该技术的原理是：双链 DNA 在 65℃左右时会处于动态平衡状态。针对靶基因的 6 个区域设计 4 种特异引物，利用一种链置换 DNA 聚合酶（Bst DNA polymerase）在等温条件（65℃左右）保温几十分钟，即可完成核酸扩增反应。LAMP 扩增效率极高，可在 15 分钟至 1 小时内实现 $10^9 \sim 10^{10}$ 倍的扩增。而且由于 LAMP 特异性极高，可通过可视化扩增产物的有无判定检测结果。

2016 年中国科学院微生物所报道了一种基于 RT-LAMP 的寨卡病毒核酸检测平台，靶向寨卡病毒 NS1 基因，并通过蛋白酶处理优化了寨卡临床标本的核酸提取步骤[26]。该平台可以执行所有样品处理和检测操作，利用便携式金属浴在 1 小时内完成实验，通过颜色变化肉眼判定结果。检测寨卡病毒 RNA 标准品最低检测限为 20 拷贝 / 反应，对于寨卡模拟标本的最低检测限为 0.02 PFU/ 反应，检测灵敏度高于传统 RT-PCR，与实时荧光定量 RT-PCR 的灵敏度不相上下。

美国宾夕法尼亚大学也报道了一种基于 RT-LAMP 寨卡病毒核酸检测试剂盒，从加样到检测的所有步骤在一次性检测盒子中完成。该试剂盒有一个化学加热杯用于等温控制，扩增通过加入染料后肉眼观察颜色变化，因此无需额外电源和其他仪器设备。该试剂盒检测寨卡病毒掺入唾液标本制备的模拟标本，可检出 5 PFU 寨卡病毒，检测可在 40 分钟内完成。

此外，还有韩国光云大学报道的 RT-LAMP 寨卡病毒检测方法。利用 Bst 3.0 聚合酶对等温扩增反应进行了优化，并利用侧向流（lateral flow assay，LFA）试纸条于 5 分钟内检测扩增产物，操作快速便捷，整个检测实验可在 35 分钟内完成[28]。瑞典乌普萨拉大学把 RT-LAMP 与交流磁化率检测技术结合，将 LAMP 引物等通过链霉亲和素 - 生物素反应偶联到磁性纳米颗粒上，利用便携的交流磁化率计检测反应后的流体动力学体积变化，以量化寨卡病毒寡核苷酸[29]。

LAMP 方法因其快速、低成本、结果可视化等优势，为寨卡病毒的实验室快速检测和现场即时检测（Point of Care Testing，POCT）提供了新的解决方案。

（二）重组酶聚合酶扩增技术

重组酶聚合酶扩增（recombinase polymerase amplification，RPA）是由英国公司开发的新型等温扩增技术。在反应体系中，能结合单链核酸的重组酶与引物结合形成的蛋白 -DNA 复合物，在双链 DNA 中寻找同源序列。定位之后链置换 DNA 聚合酶介入发生链交换反应形成并启动 DNA 合成，对模板上的目标区域进行指数式扩增。被替换的 DNA 链与单链 DNA 结合蛋白结合，防止进一步替换。RPA 反应的最适温度在 37～42℃，无需变性，在常温下即可进行。RPA 检测的灵敏度很高,能够将痕量的核酸(尤其是 DNA)模板扩增到可以检出的水平;也无需复杂的样品处理,适用于无法提取核酸的实地检测。另外由于加入了不同的酶和探针,可实现多样化应用。因此 RPA 成为近年来核酸检测方法的研究热点。

德国哥廷根大学等于 2017 年报道了一种基于 RT-RPA 的寨卡病毒感染急性期的快速检测方法[30]。该方法可在 3～15 分钟内完成实验,最低检测限为 21 拷贝 / 反应,与已测试的若干黄病毒、假病毒及虫媒病毒无交叉反应。利用来自巴西的 25 例寨卡病毒病阳性尿液标本和 9 例阴性尿液标本进行验证,检测阳性率达 92%(23/25),特异性 100%(9/9)。

此外,美国宾夕法尼亚大学还报道了将 LAMP 和 RPA 结合的方法[31],用于寨卡病毒核酸检测。检测在微流控芯片上进行,扩增产物用比色染料或荧光染料指示,检测寨卡病毒灵敏度可达 1 PFU。该方法可同时进行 16 个反应,在 40 分钟内完成实验。

(三)链侵入介导的恒温扩增技术

链侵入介导的恒温扩增技术(strand invasion based amplification, SIBA)是由英国公司联合芬兰公司在 2014 年提出的一种新型的核酸等温扩增技术。该方法反应快速,可以在 20 分钟内完成;灵敏度高,可以检测到单拷贝分子;对比 LAMP、SIBA 具有更高的特异性。2017 年 RT-SIBA 被应用于寨卡病毒基因组 5′ 端保守序列检测,发现检测 1000 拷贝寨卡病毒体外转录 RNA 仅需 17 分钟,且与黄热病毒、西尼罗病毒、登革 1 型病毒、基孔肯雅病毒无交叉反应[32]。

(四)基于试纸的快速诊断系统

麻省理工学院合成生物学家 James Collins 博士领导的小组开发出一种低成本的基于试纸的快速诊断系统[33],主要包括 3 个部分:扩增、寨卡病毒检测和 CRISPR-Cas9 辅助的毒株鉴别。将无细胞体系嵌入到多孔滤纸中,同时加入基因传感器包括一些关键酶和经过特殊设计的基因开关 RNA,只有开关 RNA 被匹配的 DNA 或 RNA 链激活时,才会表达 *lacZ* 基因进而显色。RNA 扩增则通过核酸依赖性扩增检测技术(nuclear acid sequence-based amplification, NASBA)实现,样品中的 RNA 经过扩增后,将一滴扩增产物溶液加入到冻干的含有细胞组分和生物蛋白的试纸上。含有扩增 RNA 的这滴溶液激活冻干的组分导致试纸改变颜色,从而指示寨卡病毒阳性或阴性结果。

若检测到寨卡病毒,还可将样品与冻干的 CRISPR-Cas9 混合在一起,然后利用这种混合液润湿另一组可改变颜色的试纸,进行毒株鉴别。作为一种源自细菌免疫系统的基因编辑机制,CRISPR-Cas9 可用于扫描整个基因组以发现独特的遗传特征序列,其序列识别能力足以区别最少只相差一个核苷酸的毒株。合成生物学家和遗传工程学家通常将 CRISPR-Cas9 转入活细胞内发挥功能,然而 Collins 团队发现,体外冻存状态下的 CRISPR-Cas9 也能够发挥功能,在某些情形下甚至表现更好。该系统检测感染寨卡病毒的恒河猕猴血浆可检出 $1.73×10^6$cp/ml(2.8fM)寨卡病毒。整个检测过程大约需要两小时,并且完全可以在低成本设备的环境下进行。

该诊断系统中的所有组分能够在冻干后进行储存和运输,同时简单有效。这种廉价的诊断系统在健康和环境筛查(特别是在仪器设备比较落后的地区)中有巨大的应用潜力。

三、序列测定法

对病毒基因组序列进行测定可以获得病毒基因组的全部信息,为全面探索病毒的结构与功能、遗传变异规律以及致病机制等提供了可能。常用于病毒测序的方法有 PCR 产物及克隆测序法、第二代测序技术、cDNA 末端快速克隆技术等。

"泛黄病毒"扩增技术包括数个常规 RT-PCR 反应,可检测所有黄病毒属病毒,对 PCR 产物进行一代(Sanger)测序,可用于寨卡病毒核酸检测和基因组测定。2007 年,Kuno 等利用此种方法首次获得寨卡病毒 MR-766 毒株的全序列,基因组全长 10 794 碱基[34]。

随着基因组测序应用对费用、通量、速度等要求不断提高,传统的一代测序方法已经不能完全满足需要,第二代测序技术(next-generation sequencing,NGS)应运而生。NGS 核心思想是边合成边测序(sequencing by synthesis),即通过捕捉新合成的末端标记来确定 DNA 的序列,目前主流的技术平台包括 Illumina、Ion Torrent/ThermoFisher。加州大学旧金山分校等于 2016 年报道了应用 Illumina 测序平台检测 15 例来自巴西的寨卡病毒感染患者临床样本,其中包括 2 例基孔肯雅病毒共感染病例[35]。2016 年 2 月,中国疾病预防控制中心病毒病预防控制所从一例中国的输入性病例中,分离并鉴定了一株寨卡病毒。结合基于 Ion Torrent 测序平台的新一代测序技术和 RACE 技术,完成了该毒株的全基因组测序,获得一株寨卡病毒 ZKC2/2016 株的完整全长序列,随后进行了基因组比较分析,系统发育分析和突变分析等[36]。

cDNA 末端快速克隆技术(rapid-amplification of cDNA ends,RACE)利用 PCR 技术,由已知的一段 cDNA 片段通过往两端延伸扩增从而获得完整的 3′ 端和 5′ 端。是获得基因组末端序列的重要实验手段,可结合各种测序方法使用。

序列测定法在完成核酸检测的同时可以获得病毒的基因组全序列,便于后续开展病毒遗传特征、进化规律等分析研究。随着技术的进一步改进,序列测定尤其是新一代测序技术由于具有时间短和成本低的优势在病毒病检测领域的应用也趋于普及。

第三节　血清学诊断方法

利用实时荧光定量聚合酶链反应(real-time PCR)检测急性期样本中的病毒核酸是十分敏感和特异的方法,但由于人感染寨卡病毒后有相当数量的人群(大约 80%)表现为无症状的隐性感染[37],从而忽略了实验室检测。而且,寨卡病毒的病毒血症期十分短暂,一般最多只能持续 7 天左右,有的临床病例甚至在感染 3~4 天后就在血液样本中检测不到病毒核酸。除此之外,包括寨卡病毒在内的黄病毒在二次感染时特异性抗体出现的时间会提前,且抗体量会大大增加,因此这就使得病毒载量迅速下降,病毒血症更加不明显,从而增加了从血液样本中检出病毒核酸的难度。这种情况同样也会出现在已经接种乙脑疫苗、黄热疫苗等黄病毒疫苗的感染者上。基于上述原因,血清学检测在寨卡病毒诊断中依然占据着非常重要的位置。

值得注意的是,黄病毒之间的血清学交叉反应对寨卡病毒抗体的检测提出了挑战。据文献报道,寨卡病毒与登革病毒、西尼罗病毒、黄热病毒、乙型脑炎病毒、圣路易斯脑炎病毒等黄病毒都存在血清交叉反应,因此在实验室检测的过程中要明确寨卡病毒的感染者来自于哪种黄病毒的流行地区或者疫苗接种地区,以采用必要的手段区分寨卡病毒感染与其他黄病毒感染。表 5-3[38]以全球各大洲为单位,展现了寨卡病毒在不同大洲与其他黄病毒的血清学交叉反应,同时区分了黄病毒本地流行与疫苗接种,对寨卡病毒的实验室血清学诊断具有指导意义。我国科学家通过解析寨卡病毒囊膜蛋白 E 和非结构蛋白 NS1 的三维结构[39,40]，并与登革病毒、黄热病毒、西尼罗病毒等黄病毒的相应蛋白比较之后，发现这些蛋白在空间结构上有诸多相似性，且每种抗原都拥有相对保守的共同抗原表位，这就很好地解释了为何黄病毒之间广泛存在血清学交叉反应。与感染其他黄病毒的患者相比，初次感染寨卡病毒的患者体内的特异性寨卡抗体滴度通常会更高。但对于之前感染过其他黄病毒或是接种过其他黄病毒疫苗的感染者，由于免疫记忆的存在，会产生更多针对初次感染黄病毒的抗体，且持续分泌的时间更久，这就增加了结果判定的难度，降低了血清学诊断的准确率。图 5-5 显示了初次感染某种黄病毒后又感染寨卡病毒，体内不同抗体的滴度随时间的变化曲线。可以看出虽然针对寨卡病毒的特异性 IgG 和 IgM 抗体为阳性，但是针对初次感染黄病毒的特异性 IgG 抗体大量产生，而且二次感染产生的特异性 IgM 抗体有可能延迟或者产生的时间极短，甚至不产生，这都为血清学诊断带来了不确定性。在 2007 年暴发于雅浦岛寨卡病毒病疫情在最初阶段就曾被误诊为登革热疫情，当时使用登革 IgM 诊断试剂盒大部分检测结果呈阳性，这主要因为雅浦岛属于登革热疫区，很多人都是登革热的既往感染者。我国儿童普遍接种乙脑疫苗，我国南方部分地区常有登革热暴发，因此在进行寨卡病毒病血清学诊断时要予以充分考虑。

表 5-3　寨卡病毒在不同大洲与其他黄病毒的血清学交叉[38]

病毒	非洲	亚洲	中美洲及加勒比海	（欧洲）返回欧洲的旅行者	欧洲	北美洲	大洋洲	南美洲
疫苗接种								
黄热病毒	+	-	-	+	-	-	-	+
乙型脑炎病毒	-	+	-	+	-	-	+	-
蜱传脑炎病毒	-	-	-	-	+	-	-	-
登革病毒	-	-	+	-	-	-	-	-
本地流行								
黄热病毒	+	-	-	-	-	-	-	+
登革病毒	+	+	+	-	-	-	+	+
西尼罗病毒	+	+	+	-	+	+	+	+
乙型脑炎病毒	-	+	-	-	-	-	-	-
蜱传脑炎病毒	-	+	-	-	+	-	-	-
乌苏图病毒	+	-	-	-	+	-	-	-
圣路易斯脑炎病毒	-	-	+	-	-	+	-	+
罗西奥病毒	-	-	-	-	-	-	-	+
伊列乌斯病毒	-	-	-	-	-	-	-	+
墨累谷脑炎病毒	-	-	-	-	-	-	+	-
科萨努尔森林病毒	-	+	-	-	-	-	-	-
Alkhurma 出血热病毒	-	+	-	-	-	-	-	-
韦塞尔斯布朗病毒	+	-	-	-	-	-	-	-

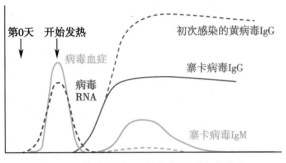

图 5-5　寨卡病毒二次感染的血清学反应

WHO 建议寨卡病毒的血清学检测一般应由有黄病毒血清学检测经验的实验室进行。其推荐的血清学检测方法主要包括两种，一是酶联免疫吸附法（enzyme-linked immunosorbent assay，ELISA）或间接免疫荧光检测法（indirect immunoinfluscent assay，IFA），利用病毒裂解液、细胞培养上清液或重组蛋白检测抗体；二是中和试验检测中和抗体，例如空斑减少中和试验。此外还有一些新方法，如高通量的血清学检测方法，电化学发光检测抗原，等等。

一、中和试验

中和试验非常适用于初次感染的诊断，包括小鼠中和试验、组织培养中和试验、空斑减少中和试验等，其中空斑减少中和试验最为敏感和特异，应用也最为广泛。其原理是特异性的中和抗体与病毒相结合，可以抑制病毒对敏感细胞的吸附、穿入和脱衣壳过程，从而阻止病毒在细胞内的复制过程，使病毒丧失感染能力，通过病毒感染细胞形成空斑的数量变化计算出中和抗体滴度。在该试验中，将经过灭活并系列稀释的待测定患者血清与已知滴度和剂量的寨卡病毒孵育，如果血清样本中存在中和抗体，将与病毒相结合。随后将病毒-抗体复合物感染单层细胞，细胞培养一段时间后，计数空斑数量。随着血清稀释度的升高，空斑的数量将随之减少。恢复期血清样本的中和抗体滴度比急性期增加 4 倍或 4 倍以上可认定为近期感染。

一般情况下空斑减少中和试验的特异性很好，但是对之前有黄病毒感染或黄病毒疫苗接种者，中和抗体也可能存在交叉反应。因此检测中和抗体可用于初次感染的诊断。对于二次感染的患者，不仅要检出寨卡病毒中和抗体滴度升高 4 倍，同时登革病毒和黄热病毒等其他黄病毒抗体滴度没有升高，这样才能证明近期感染寨卡病毒。由于空斑减少中和试验耗时较长，对实验操作条件和经验要求较高，一般需要花费一周左右的时间才能完成检测过程，无法实现快速诊断。有研究人员发明了一种快速检测血清样本里中和抗体的方法，他们将海肾荧光素酶基因通过反向遗传学的方法引入寨卡病毒基因组，使得病毒本身可以通过荧光进行检测。将该病毒与临床血清样本在体外孵育感染细胞，24 小时以后通过仪器检测细胞内的荧光信号强度，再利用统计学软件计算出中和抗体的滴度。该方法最快在两天之内就可以完成，提高了中和抗体的检测效率（图 5-6）[41]。

二、酶联免疫吸附试验

发病一周后患者的检测策略应侧重于 IgM 抗体检测。应当对存在病毒传播地区的孕

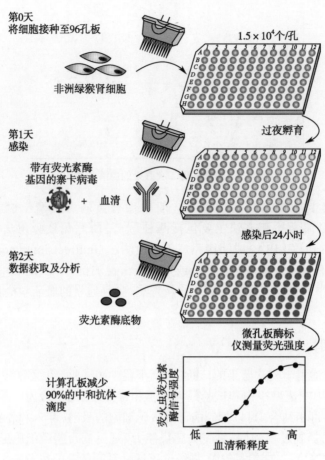

第0天
将细胞接种至96孔板

非洲绿猴肾细胞

1.5×10⁴个/孔

过夜孵育

第1天
感染

带有荧光素酶
基因的寨卡病毒

＋ 血清（ ）

感染后24小时

第2天
数据获取及分析

荧光素酶底物

微孔板酶标
仪测量荧光强度

计算孔板减少
90%的中和抗体
滴度

荧火虫荧光素
酶信号强度

低　　血清稀释度　　高

图5-6　基于荧光报告分子系统的中和抗体检测[41]

妇或者可能曾接触病媒传播或性传播的孕妇进行 IgM 抗体检测。当寨卡病毒 IgM 抗体阳性，且排除登革热、黄热等其他黄病毒 IgM 抗体阳性，判定为新近感染寨卡病毒。血清中的 IgM 抗体一般出现于感染发病后的 4～7 天，通常能持续存在 12 周左右[42]，如果在感染的急性期检测不出 IgM 抗体，可能是由于 IgM 抗体还未产生，需要后续采血检测。恢复期血清样本中 IgG 抗体滴度相比急性期有 4 倍或者 4 倍以上升高也可以判定为寨卡病毒近期感染。目前全世界已经有多家实验室建立了检测寨卡病毒 IgM 和 IgG 抗体的 ELISA 方法，不少商业化的检测试剂盒也相继问世。图 5-7 显示了美国 CDC 推荐的捕获法 ELISA 检测寨卡病毒 IgM 抗体的结果判定方法。早在 2007 年雅浦岛暴发寨卡病毒病疫情时，就有用乳鼠脑来源病毒作为检测抗原，建立捕获法 ELISA 检测 IgM 抗体的报道[42]。当时在检测一些没有黄病毒感染史或疫苗接种史的寨卡病毒初次感染患者的 IgM 抗体时，发现这些抗体与其他黄病毒抗原并不存在血清学交叉反应。巴西学者使用捕获法检测寨卡病毒 IgG 抗体时，分别使用培养的细胞内病毒和从细胞上清中纯化的病毒颗粒作为检测抗原，发现两者的检测敏感度基本一致，但使用登革病毒感染者样本判断特异性时，前者的特异性偏低（82/140），而后者表现出较高的特异度（131/140）。此外，他们还发现当使用 6M 尿素处理过细胞内病毒后再做检测可大大提高检测特异性（132/140）[43]。目前，至少有 4 种商业化的寨卡病毒血清学检测试剂盒经美国食药局批准后问世。包括美国的捕获法 ELISA 检测

IgM 抗体试剂盒和双抗原夹心法检测总抗体的 ELISA 试剂盒,加拿大的使用 NSI 和 E 蛋白混合抗原同时检测 IgG 和 IgM 抗体的胶体金快速检测试剂盒,德国的 IgM 抗体和 IgG 抗体 ELISA 检测试剂盒和免疫荧光检测试剂盒[38]。

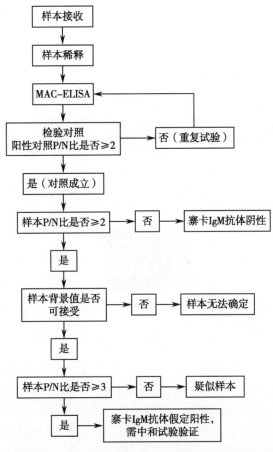

图 5-7　美国疾控中心推荐的 MAC-ELISA 检测 IgM 抗体结果判断标准
注: MAC-ELISA: 捕获法酶联免疫吸附试验检测 IgM 抗体

三、基于 Luminex 平台的高通量检测

除上述传统的血清学检测方法外,还有不少研究人员在探索更加敏感、特异和快速的高通量检测方法。目前,基于 Luminex 平台的液相芯片技术越来越多地被应用于传染病检测领域,其基本原理是利用聚苯乙烯(polystyrene)制作的微球或四氧化三铁制作的磁珠,内部填充不同比例的红光及红外光发色剂,而产生 100 种不同的颜色,作为 100 种独特的色彩编号。每个聚苯乙烯微球的直径大小约为 5.6μm,每个磁珠的直径大小约为 6.5μm,可根据不同研究目的如免疫分析、核酸研究、酶分析、受体和配体识别分析等而标定特定抗原、抗体、核酸探针及各种受体探针等。标记了上述物质的微球与标记了报告分子(藻红蛋白、Alexa532 或 Cy3)的待测物在 96 孔板中进行反应。反应后,台式流式分析仪自动将反应液吸起并通过一个微细管检测通道,每次仅允许一个微球通过检测通道。检测通道中先后设

有两道激光：635nm 红色激光，识别微球分类编码以确定检测项目；532nm 绿色激光，检测待测物的含量。当待测样本与结合了特定微球的标记物吸附在一起时，两道激光所激发的光都可被检测到。而若样本中不含有该种待测物，则仅有微球染料的激发光可被检测到。通过机器与计算机自动统计分析两道激光激发荧光物质所发出的激发光，一方面可判定待测样本中偶联微球的待测物种类，达到定性分析的目的，另一方面可计算出待测物的含量，达到定量分析的目的（图 5-8）。

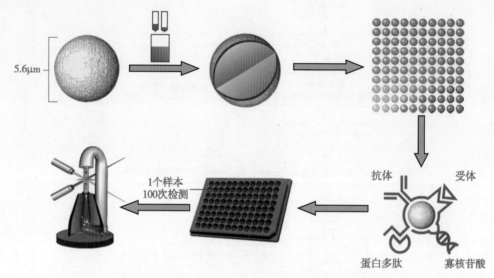

图 5-8 基于 Luminex 平台的液相芯片技术原理

有研究人员利用 Luminex 高通量检测平台，同时对寨卡病毒 NS1、E、NS5 及登革病毒 4 个血清型的 NS1 的特异性抗体进行多重检测，并与空斑减少中和试验和捕获法 ELISA 进行了比较，得出了以下结论：①针对 E 蛋白和 NS1 蛋白特异性抗体的检测，多重荧光检测的敏感度要等同于或优于捕获法 ELISA；②针对 NS1 和 NS5 特异性抗体的检测特异性高于针对 E 蛋白的检测特异度；③采用多种靶标抗体联合检测的方法比单独检测 E 蛋白抗体将使得检测的依据更加充分，从而获得更准确可靠的诊断结果[44]。Luminex 高通量检测方法快速、便捷、节省样本，Luminex 200 系统理论上可以在一份样本中检测出 100 种不同的指标，而新推出的 FlexMap 3D 系统更是将这一数量提高至 500 种。由此可见，高通量的检测技术将会是未来实验室病毒诊断的一大发展趋势，这一技术尤其适用于多种黄病毒的快速鉴别诊断。

四、超敏电化学发光法检测寨卡病毒抗原

电化学发光（electrochemiluminescence，ECL）是化学发光方法与电化学方法相结合的产物，是指通过电极对含有某些化学发光物质的体系施加一定的电化学信号，使化学发光物质释放电子发生氧化反应产生某些新物质，这些新物质之间可以发生氧化还原反应，使得化学发光物质形成激发态发光体，当不稳定的激发态返回基态时便产生发光现象。用光电倍增管等光学手段测量发光光谱或发光强度可以对物质进行痕量分析。目前，电化学发光技术已普遍应用于免疫检测领域。相比酶免疫检测、化学发光检测、荧光检测等，该方法

敏感、迅速、可重复性高、检测的动态范围更广,而且由于不需要光源,可以避免散射光和光源杂质带来的干扰。此外,ECL 中的化学发光物质一直存在,使得电极表面的电化学反应和化学发光过程可以持续进行,整个反应过程可以不断循环,不存在自我淬灭的缺点。

最近,美国的研究人员将电化学发光系统应用于寨卡病毒的抗原检测。他们首先将直径约 10μm 的聚苯乙烯微球(polystyrene beads,PSB)浸在红荧烯溶液(rubrene,RUB)中,使微球标记上这种化学发光物质。随后将这种微球和磁珠(magnetic beads,MB)分别标记上针对寨卡病毒囊膜蛋白的特异性单抗,该单抗不与其他黄病毒结合。标记单抗的发光微球用于检测样本中的病毒抗原,而标记单抗的磁珠则用于捕获样本中的病毒抗原,二者与病毒抗原形成 PSB-< 病毒 >-MB 的夹心结构。通过清洗步骤去除游离的发光微球后,加入底物过氧化苯(benzyl peroxide,BPO)就可以上机检测化学发光强度[45](图 5-9)。

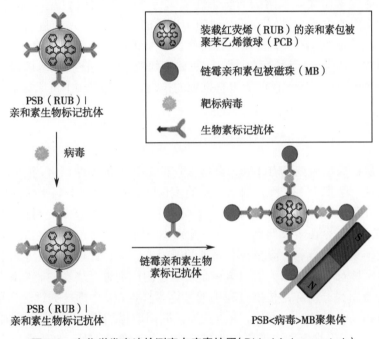

图 5-9　电化学发光法检测寨卡病毒抗原(Dhiraj Acharya et al.)

实验结果显示,该方法可以在 100μl 的盐溶液、血清或者尿液中检出 1 PFU 的寨卡病毒,具有很高的灵敏度。同时,该方法在检测登革病毒、西尼罗病毒等其他黄病毒和基孔肯雅病毒时无明显的交叉反应,特异性较好,使得这一方法应用前景广阔,可以用于检测不同的病毒抗原。化学发光物质除红荧烯外,还包括三氯联吡啶钌[Ru(bpy)₃]络合物,二苯基蒽(DPA)等,它们通过电化学反应可以发出不同颜色不同波长的光。如果将这些化学发光物质分别标记于聚苯乙烯微球,然后再标记不同的检测抗体,就可以实现单一样本的多重检测,达到提高检测效率,节省样本的目的。

五、寨卡病毒 NS1 抗原的检测

寨卡病毒非结构蛋白 NS1 是一种高度保守的糖蛋白,它在病毒基因组复制以及特异性体液免疫应答的过程中扮演重要的角色。NS1 蛋白存在膜结合型和分泌型两种形式,均具有很强的免疫原性并能刺激机体产生特异性的体液免疫应答。其中，分泌型的 NS1 蛋白产生于病毒感染的早期阶段，其出现的时间早于 IgM 抗体，与病毒血症期的时间相当，此时在宿主的血液和组织中可以检测到大量的 NS1 蛋白抗原。因此，NS1 蛋白可以作为寨卡病毒早期诊断的重要标志物之一。同时，如果检测用的单抗是寨卡特异性单抗的话，也可以据此区分寨卡病毒与其他黄病毒如登革病毒、黄热病毒等的感染，达到鉴别诊断的目的，而这是抗体检测难以解决的一个问题。鉴于黄病毒血清学交叉反应非常严重，把 NS1 抗原作为寨卡病毒早期诊断的重要指标之一，并与核酸检测和 IgM 抗体检测等方法联合使用，可以很好地达到寨卡病毒早期确诊的目的。

　　NS1 抗原检测在登革热诊断中得到广泛应用，检测登革病毒 NS1 抗原最常用的方法包括酶联免疫吸附法和免疫层析法两种。有很多学者对不同的试剂盒做过大量的临床评价，得出的主要结论是酶联免疫吸附法的敏感性要比传统的免疫层析技术，如胶体金法更高，但是免疫层析法更加简便、易操作，非常适用于现场的快速诊断。同时，针对传统的免疫层析法灵敏度不高的缺点，许多实验室和公司都在不断研发敏感度更高的免疫层析技术，如基于常规下转发光的荧光标记检测技术、应用磁颗粒的半定量检测技术以及基于稀土纳米颗粒的上转发光检测技术等。目前尚没有批准的检测寨卡病毒 NS1 抗原试剂盒上市。

第四节　小　　结

　　自从寨卡病毒病疫情被 WHO 列为全球关注的公共卫生事件以来，很多实验室都在加紧研发更为简便、迅速、敏感、特异的寨卡实验室诊断试剂，为寨卡病毒病的临床诊断和疫情控制提供了帮助。美国 FDA 也先后紧急授权使用了一批诊断试剂。目前，寨卡病毒病的实验室检测和诊断还存在诸多问题，有以下几点亟待解决的问题：①应当对疫区国家和有疫情暴发风险国家的实验室在检测寨卡病毒的能力方面进行评估；②在有寨卡病毒传播的区域和高风险区域对不同的分子生物学和血清学检测试剂进行广泛的临床研究，重点关注孕妇群体。③监测寨卡病毒在传播过程中的基因多样性，关注毒株关键位点的变异；④开展寨卡病毒传播动力学前瞻性研究，重点关注诊断用取样的样本类型、不同样本组合以及取样时间；⑤对分子生物学和血清学检测试剂进行外部质量评估，尤其是与寨卡病毒感染临床症状相似和有血清学交叉反应的病毒的鉴别诊断能力；⑥亟待提升检测试剂的可获取性；⑦急需研究寨卡病毒的抗原表位，寻找与其他黄病毒没有交叉的抗原表位。最后，相信在各国政府的大力支持下，国际的合作不断加深，更有效更可靠的新型诊断工具和诊断试剂将被研制出来并获得应用。

（李阿茜　芜　为　梁米芳）

参 考 文 献

1. Landry ML, St GK. Laboratory diagnosis of Zika virus infection. Arch Pathol Lab Med, 2017, 141(1): 60.

2. Dick GW, Kitchen SF, Haddow AJ. Zika virus. I. Isolations and serological specificity. T Roy Soc Trop Med H, 1952, 46(5): 509-520.

3. Haddow AD, Schuh AJ, Yasuda CY, et al. Genetic characterization of Zika virus strains: Geographic expansion of the Asian lineage. PLoS Negl Trop Dis, 2012, 6(2): e1477.

4. Kwong JC，Druce JD，Leder K. Zika virus infection acquired during brief travel to Indonesia. Am J Trop Med Hyg，2013，89（3）：516-517.

5. Lanciotti RS，Kosoy OL，Laven JJ，et al. Genetic and serologic properties of Zika virus associated with an epidemic，Yap State，Micronesia，2007. Emerg Infect Dis，2008，14（8）：1232.

6. Musso D，Roche C，Nhan TX，et al. Detection of Zika virus in saliva. J Clin Virol，2015，68：53-55.

7. Waggoner JJ，Abeynayake J，Sahoo MK，et al. Single-reaction，multiplex，real-time rt-PCR for the detection，quantitation，and serotyping of dengue viruses. PLoS Negl Trop Dis，2013，7（4）：e2116.

8. Waggoner JJ，Abeynayake J，Sahoo MK，et al. Comparison of the FDA-approved CDC DENV-1-4 real-time reverse transcription-PCR with a laboratory-developed assay for dengue virus detection and serotyping. J Clin Microbiol，2013，51（10）：3418-3420.

9. Gourinat AC，O'Connor O，Calvez E，et al. Detection of Zika virus in urine. Emerg Infect Dis，2015，21（1）：84-86.

10. Kutsuna S，Kato Y，Takasaki T，et al. Two cases of Zika fever imported from French Polynesia to Japan，december 2013 to january 2014 [corrected]. Euro Surveill，2014，19（4）.

11. Oliveira Melo AS，Malinger G，Ximenes R，et al. Zika virus intrauterine infection causes fetal brain abnormality and microcephaly: Tip of the iceberg? Ultrasound Obstet Gynecol，2016，47（1）：6-7.

12. Faye O，Faye O，Dupressoir A，et al. One-step rt-PCR for detection of Zika virus. J Clin Virol the Official Publication of the Pan American Society for Clinical Virology，2008，43（1）：96-101.

13. Faye O，Faye O，Diallo D，et al. Quantitative real-time pcr detection of Zika virus and evaluation with field-caught mosquitoes. Virol J，2013，10（1）：1-8.

14. Campos GS，Bandeira AC，Sardi SI. Zika virus outbreak，Bahia，Brazil. Emerg Infect Dis，2015，21（10）：1885-1886.

15. Zanluca C，Melo VC，Mosimann AL，et al. First report of autochthonous transmission of Zika virus in Brazil. Memórias Do Instituto Oswaldo Cruz，2015，110（4）：569-572.

16. Tappe D，Rissland J，Gabriel M，et al. First case of laboratory-confirmed Zika virus infection imported into Europe，november 2013. Euro Surveill，2014，19（4）：12-15.

17. Tappe D，Nachtigall S，Kapaun A，et al. Acute Zika virus infection after travel to Malaysian Borneo，september 2014. Emerg Infect Dis，2015，21（5）：911-913.

18. Waehre T，Maagard A，Tappe D，et al. Zika virus infection after travel to Tahiti，december 2013. Emerg Infect Dis，2014，20（8）：1412-1414.

19. Pyke AT，Daly MT，Cameron JN，et al. Imported Zika virus infection from the cook islands into Australia，2014. Plos Currents，2014，6（6）.

20. Kuno G，Chang GJJ，Tsuchiya KR，et al. Phylogeny of the genus flavivirus. J virol，1998，72（1）：73-83.

21. Scaramozzino N，Crance JM，Jouan A，et al. Comparison of flavivirus universal primer pairs and development of a rapid，highly sensitive heminested reverse transcription-PCR assay for detection of flaviviruses targeted to a conserved region of the NS5 gene sequences. J Clin Microbiol，2001，39（5）：1922.

22. Mahersturgess SL，Forrester NL，Wayper PJ，et al. Universal primers that amplify RNA from all three flavivirus subgroups. Virol J，2008，5（1）：16.

23. Ayers M，Adachi D，Johnson G，et al. A single tube rt-PCR assay for the detection of mosquito-borne

flaviviruses. J Virol Methods, 2006, 135 (2): 235.

24. Waggoner JJ, Gresh L, Mohamed-Hadley A, et al. Single-reaction multiplex reverse transcription PCR for detection of Zika, chikungunya, and dengue viruses. Emerg Infect Dis, 2016, 22 (7): 1295-1297.

25. Notomi T, Okayama H, Masubuchi H, et al. Loop-mediated isothermal amplification of DNA. Nucleic Acids Res, 2000, 28 (12): E63.

26. Wang X, Yin F, Bi Y, et al. Rapid and sensitive detection of Zika virus by reverse transcription loop-mediated isothermal amplification. J Virol Methods, 2016, 238: 86.

27. Song J, Mauk MG, Hackett BA, et al. Instrument-free point-of-care molecular detection of Zika virus. Anal Chem, 2016, 88 (14): 7289.

28. Lee D, Yong S, Chung S, et al. Simple and highly sensitive molecular diagnosis of Zika virus by lateral flow assays. Anal Chem, 2016, 88 (24): 12272-12278.

29. Tian B, Qiu Z, Ma J, et al. Attomolar Zika virus oligonucleotide detection based on loop-mediated isothermal amplification and ac susceptometry. Biosens Bioelectron, 2016, 86: 420-425.

30. Abd EWA, Sanabani SS, Faye O, et al. Rapid molecular detection of Zika virus in acute-phase urine samples using the recombinase polymerase amplification assay. Plos Currents, 2017, 7.

31. Song J, Liu C, Mauk MG, et al. Two-stage isothermal enzymatic amplification for concurrent multiplex molecular detection. Clin Chem, 2017, 63 (3): 714.

32. Eboigbodin KE, Brummer M, Ojalehto T, et al. Rapid molecular diagnostic test for Zika virus with low demands on sample preparation and instrumentation. Diagn Microbiol Infect Dis, 2016, 86 (4): 369-371.

33. Pardee K, Green A, Takahashi M, et al. Rapid, low-cost detection of Zika virus using programmable biomolecular components. Cell, 2016, 165 (5): 1255.

34. Kuno G, Chang GJ. Full-length sequencing and genomic characterization of Bagaza, Kedougou, and Zika viruses. Arch Virol, 2007, 152 (4): 687.

35. Sardi SI, Somasekar S, Naccache SN, et al. Coinfections of Zika and Chikungunya viruses in Bahia, Brazil, identified by metagenomic next-generation sequencing. J Clin Microbiol, 2016, 54 (9): 2348-2353.

36. Liu L, Zhang S, Wu, et al. Identification and genetic characterization of Zika virus isolated from an imported case in China. Infect Genet Evol, 2017, 48: 40-46.

37. Landry ML, St KG. Laboratory diagnosis of Zika virus infection. Arch Pathol Lab Med, 2017, 141 (1): 60.

38. Charrel RN, Leparc-Goffart I, Pas S, et al. Background review for diagnostic test development for Zika virus infection. B World Health Organ, 2016, 94 (8): 574-584D.

39. Song H, Qi J, Haywood J, et al. Zika virus NS1 structure reveals diversity of electrostatic surfaces among flaviviruses. Nat Struct Mol Biol, 2016, 23 (5): 456-458.

40. Dai L, Song J, Lu X, et al. Structures of the Zika virus envelope protein and its complex with a flavivirus broadly protective antibody. Cell Host Microbe, 2016, 19 (5): 696-704.

41. Shan C, Xie X, Ren P, et al. A rapid Zika diagnostic assay to measure neutralizing antibodies in patients. EBioMedicine, 2017, 17: 157-162.

42. Lanciotti RS, Kosoy OL, Laven JJ, et al. Genetic and serologic properties of Zika virus associated with an epidemic, Yap State, Micronesia, 2007. Emerg Infect Dis, 2008, 14 (8): 1232-1239.

43. Sumita LM, Rodrigues JP, Ferreira NE, et al. Detection of human anti-Zika virus IgG by ELISA using an

antigen from in vitro infected vero cells：Preliminary results. Rev Inst Med Trop Sao Paulo，2016，58：89.

44. Wong SJ，Furuya A，Zou J，et al. A multiplex microsphere immunoassay for Zika virus diagnosis. Ebiomedicine，2017，16（C）：136-140.

45. Acharya D，Bastola P，Le L，et al. An ultrasensitive electrogenerated chemiluminescence-based immunoassay for specific detection of Zika virus. Sci Rep，2016，6（1）.

第六章 免 疫 应 答

第一节 人感染寨卡病毒的免疫应答

2015—2016 年，寨卡病毒作为突发公共卫生事件在美洲及东南亚国家流行。在此之前，寨卡病毒很少作为人类疾病的病因被关注。在过去的一年半时间里，已有超过 2900 篇关于寨卡病毒的文献（以"Zika virus"作为关键词在 PubMed.gov 搜索自 2016 年 1 月至 2017 年 10 月的期刊）。大部分的研究工作都集中在临床病例报告、动物模型的建立、疫苗临床前或 I 期临床试验、鉴定新的抗病毒药物、探究寨卡病毒致病机制及病毒 - 宿主的相互作用，而寨卡病毒感染引起的宿主免疫应答相关研究还相对缺乏。机体的抗病毒免疫应答能够有效地拮抗、遏制、消除病毒对机体的感染及损伤，在机体防御病毒感染过程中起到非常重要的作用，是机体适应自然环境的重要保障。下面我们将从固有免疫、抗体免疫和 T 细胞免疫三方面描述机体在寨卡病毒感染后的免疫应答（图 6-1）。

一、固有免疫应答

寨卡感染机体的最初机制尚未清楚，通过其他黄病毒如登革病毒及西尼罗病毒入侵机制研究认为寨卡病毒可能会感染角质细胞、朗格汉斯（Langerhans）细胞和树突状细胞（dendritic cell，DC），作为其复制的早期目标[1,2]。Bowen 等人最近的体外研究证实，非洲型和亚洲型寨卡毒株都能在由单核细胞分化来的 DC 中复制[3]。进一步分析发现寨卡病毒可以诱导全身性的炎症反应[4]，表现为单核细胞增多症、血小板减少症、诱导炎症因子（IL-1β、IL-6、MIP1α）、趋化因子（IP-10 和 RANTES）及促进多功能 T 细胞效应的细胞因子（IL-2、IL-4、IL-9 和 IL-17）[4,5]。目前对寨卡病毒感染过程中诱发炎症反应的细胞来源仍不清楚，由于寨卡病毒感染后 DC 并不分泌炎症因子或 I 型 IFN，提示 DC 可能不是炎症信号的重要来源[3]。

血液中的 CD14$^+$ 单核细胞是病毒感染后机体的前线免疫调节者，可以分为经典、中间或非经典 3 种亚型，随后在刺激下分化为 M1 或 M2 巨噬细胞[6]。Foo 等利用人类血液感染方法发现 CD14$^+$ 单核细胞是寨卡病毒感染的主要目标。非洲型寨卡毒株感染后单核细胞向经典 / 中间的促炎 M1 型分化，与之相反，亚洲型毒株感染单核细胞后使之向非经典的抑炎 M2 分化[7]。怀孕伴随复杂的免疫改变过程，需要精细的免疫调节才能确保健康的妊娠[8]。母体循环中的单核细胞在妊娠免疫应答过程中发挥着关键作用，而单核细胞向巨噬细胞的活化和过渡对胎盘健康发育至关重要[9,10]。尽管寨卡病毒感染能够迅速导致病毒血症，但其感染的细胞和免疫反应，在怀孕期间仍然是未知的。Foo 的研究还发现怀孕妇女血液中的单核细胞对寨卡病毒感染更加敏感，亚洲型寨卡毒株感染孕妇血液会使单核细胞向抑炎M2 非经典单核细胞分化，同时抑制 I 型干扰素信号通路并导致与妊娠并发症相关的宿主基因异常表达[7]。

自然杀伤细胞（natural killer cell，NK）属于固有淋巴细胞，识别并清除各种病原，在控制病毒感染中发挥重要作用。NK 细胞表达抑制型和激活型受体，并通过整合抑制型和激活型信号杀伤或清除其靶标。Glasner 等的研究表明，在寨卡病毒的感染过程中并未检测到NK 或诱导 NK 细胞的激活型配体表达。进一步发现寨卡病毒通过 RIGI-IRF3 信号通路，诱导 β 干扰素上调主要组织相容性复合体 I 类分子（major histocompatibility complex class I，MHC-I）表达并抑制 NK 细胞活性。因此，抑制 MHC-I 类分子上调表达及激活 NK 细胞活性或许可发展为预防寨卡病毒感染的有效措施[11]。

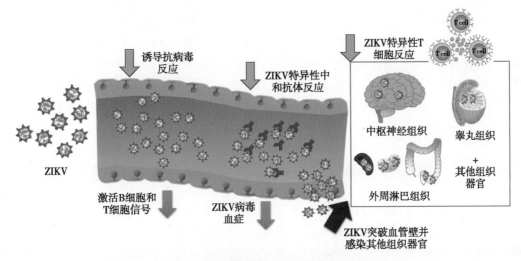

图 6-1　寨卡病毒感染后机体免疫建立过程

注：寨卡病毒通过媒介感染机体并进入血液中，导致病毒血症的发生。首先，病毒激活固有免疫反应，进而激活 B 细胞和 T 细胞信号，B 细胞产生的中和抗体中和血液中的病毒，激活的 T 细胞将外周组织中的病毒消除，并能浸润到 CNS 和睾丸组织中清除病毒（修改于文章示图[12]）

二、抗体免疫应答

研究表明，非结构蛋白 NS1、囊膜蛋白 E 和 prM 是人体 B 细胞对黄病毒识别的主要靶点。至今已经获得数百个人或小鼠的寨卡病毒单克隆抗体（monoclonal antibodies，MAbs）[13-19]，其中 NS1 单克隆抗体已被应用于寨卡病毒病诊断[19]，但其在寨卡病毒清除中的效果尚待阐明。Wang 等人的研究发现结合 E 蛋白的治疗性 MAbs 能够在任何阶段干扰 E 蛋白功能（阻止 E 蛋白介导的病毒附着，阻碍 E 蛋白在核内体重新排列，或阻止融合环进入内体膜）起到抑制黄病毒的作用[20]。Rogers 等人通过 B 细胞单克隆和大规模抗体分离的方法，追踪了 3 名登革病毒感染者的寨卡病毒特异性 B 细胞反应，发现寨卡病毒可以激活具有交叉反应活性的记忆 B 细胞反应[21]。这一研究结果对开发用于登革热免疫人群的寨卡疫苗具有一定的意义，同时有助于了解记忆型 B 细胞在针对变异病毒所产生的特异性抗体中所起的作用。

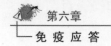
三、T 细胞免疫应答

细胞毒性 CD8[+] T 细胞对消除病毒感染的细胞至关重要,而 CD4[+] T 细胞则为细胞毒性 CD8[+] T 细胞和抗体生成提供辅助。在寨卡病毒感染的急性期,对 T 细胞免疫反应的研究相对较少,T 细胞免疫在保护和(或)发病机制中的作用有待进一步研究。在寨卡病毒感染的急性期和恢复期,Th1、Th2、Th9、Th17 细胞因子的水平升高,表明机体从寨卡病毒感染中恢复需要多功能 T 细胞反应[4]。同样有寨卡病毒感染病史的康复者中,检测到寨卡病毒特异性的记忆 CD4[+] T 细胞 CXCR3[+] Th1[19]。此外,表达 Vδ2TCR 的 CD3[+]CD4[-]CD8[-] T 细胞亚群在寨卡病毒患者中大量扩增。Vδ2 T 细胞呈现终末分化状态,表达颗粒酶 B(granzyme B)和 IFN-γ[22]。进一步研究表明寨卡病毒与其他黄病毒之间的 T 细胞存在交叉保护作用。Cimini 等在一项研究中比较了急性寨卡病毒和登革病毒感染患者 T 细胞的表型和功能,发现患者中 T 细胞明显被激活,寨卡病毒感染的特点是 CD4[+] T 细胞向效应 T 细胞和产生低频 IFN-γ 的 CD4[+] T 细胞分化。而寨卡病毒和登革病毒感染者的 CD8[+] T 细胞共表达 CD38 和 HLA-DR 的频率接近。在 Blom 等的研究中用寨卡病毒 NS5 多肽刺激黄热病毒疫苗(0.5ml)免疫后的健康志愿者的外周血单个核细胞(PBMC),发现黄热病毒疫苗同样会产生 CD8[+] T 细胞介导的针对寨卡病毒的免疫反应[23]。因此,寨卡病毒特异性 T 细胞反应对研发特异性、广谱性及高效的寨卡疫苗具有非常重要的参考价值[24]。

第二节　模式动物感染寨卡病毒的免疫应答

寨卡病毒感染导致胎儿小头畸形、先天畸形以及成人吉兰 - 巴雷综合征等严重的神经系统疾病[25-27],因此,研究寨卡病毒感染的致病机制和免疫反应尤为重要和迫切。模式动物如小鼠和恒河猴等在感染寨卡病毒后,能够产生与人类相似的临床症状[28,29],因而越来越多地被应用于寨卡病毒感染及寨卡病毒病的相关研究[19,28-32]。本节主要对模式动物的相关免疫应答进行概述。

一、寨卡病毒小鼠感染模型的免疫反应

(一)固有免疫应答

固有免疫系统是机体抗病毒感染的早期防线,其中干扰素及其下游信号在抗病毒反应中发挥重要作用[33]。免疫功能健全小鼠(C57BL/6)对寨卡病毒感染不敏感,而免疫缺陷小鼠如 I 型干扰素受体缺陷型小鼠(A129)、I 型和 II 型干扰素受体缺陷小鼠(AG129)以及干扰素调节因子 IRF3/5/7 三基因敲除小鼠对寨卡病毒易感,在小鼠脑、脊髓和睾丸中寨卡病毒载量高,而且寨卡病毒感染后在这些动物中导致神经系统疾病,甚至死亡[28]。用 MAR1-5A3(抗 IFNAR1 单克隆抗体)处理非免疫缺陷 C57BL/6 小鼠,然后感染寨卡病毒,发现小鼠能够产生病毒血症[28]。上述结果说明,小鼠体内干扰素信号通路在抗寨卡病毒感染过程中发挥重要作用。

Toll 样受体(Toll-like receptors,TLRs)作为模式识别受体,能够识别细胞外或细胞质中病原相关分子模式,进而启动宿主固有免疫反应[34]。TLR3 能够识别病毒双链 RNA 分子,TLR3 信号通路活化后最终诱导 I 型干扰素的表达。寨卡病毒为单链 RNA 病毒,在感染过程中可形成的双链 RNA 分子,因而能够被宿主 TLR3 识别。Dang 等发现寨卡病毒感染类

脑器官后能够导致类脑器官停止生长,进一步研究发现寨卡病毒感染后TLR3信号通路激活,导致类脑器官细胞凋亡以及神经发育受损[35]。目前尚没有TLR3调控寨卡病毒感染的体内研究。但早期在TLR3敲除小鼠中研究西尼罗病毒激发的免疫反应对寨卡病毒有一定的参考。西尼罗病毒为黄病毒属成员,可以引发全身性感染,能够突破血脑屏障,进而导致脑炎甚至死亡。Wang等发现西尼罗病毒感染后引起TLR3信号通路依赖的炎症反应,有助于病毒侵入脑部。同时发现TLR3敲除小鼠对西尼罗病毒致死剂量感染具有抵抗能力。与野生型小鼠相比,TLR3敲除小鼠脑部的病毒载量、炎症和神经病理严重程度都有所降低[36]。

自噬在抗病毒感染中发挥重要作用[37]。但对黄病毒而言,自噬的产生可能对病毒有一定保护作用。有研究表明寨卡病毒可以诱导滋养层细胞自噬的产生。抑制自噬或自噬敲除的小鼠可以限制寨卡病毒的垂直传播和对胎儿的损伤,改善胎儿出生的整体状况[38]。这些研究结果表明:与其他病毒属不同,自噬的产生有利于寨卡病毒或其他黄病毒属病毒的复制,这可能与该类病毒需要在内质网复制中装配有关。

此外,病毒自身的蛋白对机体的免疫反应也有一定的调控作用。如黄病毒属编码蛋白中,NS5蛋白最具保守性,寨卡病毒的NS5能够介导人源STAT2蛋白通过蛋白酶体途径降解,进而拮抗Ⅰ型干扰素信号通路的抗病毒作用,而NS5却不能介导鼠源STAT2蛋白降解,说明宿主种属的差异导致寨卡病毒不能在免疫系统健全的小鼠中复制和致病[39]。另有研究表明寨卡病毒在感染神经干细胞后,其NS4A和NS4B蛋白可以抑制Akt-mTOR通路,导致神经细胞再生障碍,同时诱导自噬的产生,有利于病毒的复制[40]。

(二)抗体免疫

病毒感染宿主后,宿主的免疫反应会对病毒进行清除。其中体液免疫反应产生高亲和力的抗体通过抗体依赖性细胞介导的细胞毒作用(antibody-dependent cellular cytotoxicity,ADCC)或者是补体依赖的细胞毒性作用(complement dependent cytotoxicity,CDC)杀伤病毒感染的细胞,从而清除病毒。然而在一些情况下,非中和性抗体或充分稀释的中和抗体在病毒感染过程中发挥相反的作用。它们协助病毒进入不易感的表达Fc受体的靶细胞,提高感染率,这一现象就是抗体依赖性增强作用(ADE)。ADE在不同型的登革病毒交叉感染的情况下非常普遍,也是至今没有完全有效的登革疫苗的主要原因[41]。

寨卡病毒感染小鼠后,可以诱导生发中心(germinal center,GC)B细胞的产生,也可以诱导对抗体产生有辅助作用的滤泡辅助性T细胞(Tfh细胞)。在感染小鼠体内可以检测到针对寨卡病毒的IgG抗体(未发表数据)。另有研究表明其他黄病毒,如登革病毒、西尼罗病毒感染后的人血清对寨卡病毒感染也会在体外实验中显示ADE效应[42]。

(三)T细胞免疫

除固有免疫外,适应性免疫在抗病毒反应中同样发挥重要作用。MAR1-5A3处理Rag1敲除小鼠,然后感染寨卡病毒,感染9天后发现与对照处理组相比,Ⅰ型干扰素反应受到抑制的Rag1敲除小鼠体重显著降低,脾脏、淋巴结和脑组织中病毒RNA水平显著增加,说明T细胞免疫在寨卡病毒感染中有重要作用[43]。

干扰素受体缺失的小鼠模型对寨卡病毒具有较强的易感性,因此是研究寨卡病毒感染最常用的模型,被广泛用于寨卡病毒感染的相关研究。但干扰素信号通路作为免疫反应中的重要环节,人为缺失干扰素受体后将不能客观呈现小鼠在感染寨卡病毒后的免疫反应。近期有报道利用免疫功能健全的C57BL/6小鼠作为模型来研究寨卡病毒引起的免疫反

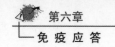
应[44,45]。这对于认识寨卡病毒所引起的免疫反应以及疫苗研发和评价具有重要意义。

1. CD4[+] T 细胞免疫　野生型成年小鼠感染寨卡病毒第 4 天 CD4[+] T 细胞开始上调活化相关分子，如 CD11a、CD44、CXCR3 等。在第 7 天，CD4[+] T 细胞免疫反应达到高峰期，第 10 天 CD4[+] T 细胞免疫反应开始有轻微的减退。CD4[+] T 细胞被激活后，可分化形成分泌 IFNγ 的 Th1 细胞和高表达 CXCR5 的 Tfh 细胞。与 CD8[+] T 细胞反应相比，在寨卡病毒感染过程中，CD4[+] T 细胞反应的减弱更为平缓。寨卡病毒感染可以诱导 CD4[+] 记忆 T 细胞的产生，在感染后第 35 天和 60 天，小鼠体内可以检测到对寨卡病毒多肽及病毒刺激有特异性反应的 CD4[+] T 细胞。此外，寨卡病毒诱导的 CD4[+] T 细胞反应可以和登革病毒发生交叉反应。

进一步的功能研究发现，相对于对照组，CD4[+] T 细胞删除小鼠被寨卡病毒感染后，神经系统检测出更高的病毒载量，小鼠死亡率也显著提高。同时此种小鼠生发中心 B 细胞和病毒特异的 IgG 大量减少。说明 CD4[+] T 细胞在辅助抗体产生进而控制寨卡病毒的感染这一过程中发挥了作用（未发表数据）。

2. CD8[+] T 细胞免疫　通过腹腔或皮下途径感染，寨卡病毒可以感染野生型成年 C57BL/6 小鼠。具体表现在感染后第 3 天能在小鼠脾脏中检测到寨卡病毒，第 7 天具有脾脏肿大的明显特征。感染后第 4 天 CD8[+] T 细胞开始上调活化相关分子，如 CD11a、CD44、CXCR3 等；在第 7 天，CD8[+] T 细胞免疫反应达到高峰；第 10 天 CD8[+] T 细胞免疫反应开始减退。CD8[+] T 细胞被激活后，可分泌产生大量的 IFNγ、颗粒酶 B（granzyme B）、TNF-α 等与 CD8[+] T 细胞功能相关的分子[45]。

寨卡病毒感染野生型和 IFNAR 敲除的小鼠后，在 IFNAR 敲除的小鼠的神经系统如脑和脊髓中有大量的 CD8[+] T 细胞的浸润，而在野生型的小鼠中并未观察到类似现象。进一步比较两种小鼠中枢神经系统（central nervous system，CNS）中的病毒载量，发现只有在 IFNAR 敲除的小鼠中才能检测到大量病毒，在野生型中未能检出病毒，这提示 CD8[+] T 细胞在 CNS 中的浸润可能参与了寨卡病毒病毒清除这一过程。通过 CD8[+] T 细胞过继转移实验，比较寨卡病毒感染过的野生型小鼠的 CD8[+] T 细胞与 PBS 对照组的 CD8[+] T 细胞，寨卡病毒感染后诱导的效应 CD8[+] T 细胞能够保护机体免于寨卡病毒感染，具体表现为体重增加，CD8[+] T 细胞在脑和脊髓的浸润减少，并且在神经系统基本检测不到寨卡病毒（图 6-2）。

此外，寨卡病毒和登革 2 型病毒感染小鼠的研究显示，两种病毒感染野生型小鼠后均能诱导出具有交叉反应性的 CD8[+] T 细胞。进一步结果表明，寨卡病毒诱导的交叉免疫反应性的 CD8[+] T 细胞可以有效保护机体免于登革 2 型病毒的感染。

（四）寨卡病毒的主要免疫原及其表位筛选进展

E 蛋白是寨卡病毒囊膜表面主要蛋白，介导病毒与宿主细胞表面受体结合和膜融合过程，并且在细胞介导的免疫反应有重要的作用。

黄华镕等对寨卡病毒的非结构蛋白 NS1、NS3 和 E 蛋白研究，筛选针对 CD4[+] T 细胞特异的表位。结果显示，NS1 能够引发 CD4[+] T 细胞反应的表位非常有限，在 55 条被检表位中，仅筛选到一条阳性表位。NS3 和 E 蛋白具有相对更多的 CD4[+] T 细胞阳性表位（未发表数据）。利用野生小鼠感染模型，筛选出的 CD8[+] T 细胞的阳性抗原表位，分别来自寨卡病毒的 E 蛋白和 NS2A 蛋白（图 6-3）[45,46]，并用 E 蛋白优势表位制备了能够识别寨卡病毒特异的 CD8[+] T 细胞的四聚体（图 6-2e）。这一研究成果对评价寨卡病毒感染后免疫反应或疫苗免疫后免疫效果具有重要意义。

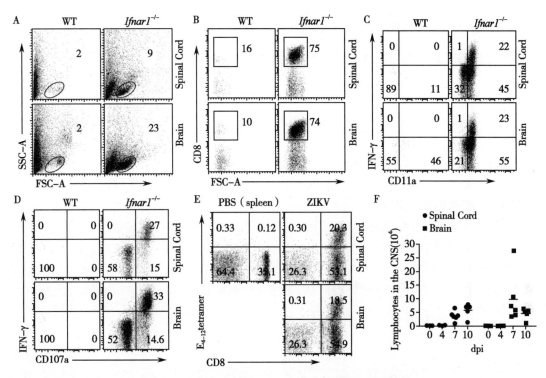

图 6-2　CD8⁺ T 细胞浸润到 CNS 中参与寨卡病毒清除

注: IFNAR1 敲除小鼠的神经系统在被病毒感染后,有大量 CD8⁺ T 细胞浸润,且 CD8⁺ T 细胞向病毒感染的 CNS 部位迁移[45]。(A、B)从野生型以及缺陷型小鼠的脑和脊髓中分离的 CD8⁺ 淋巴细胞。(C、D)CD11A 和 CD107A 的表达情况。将分离到的淋巴细胞用 E_{4-12} 多肽刺激,测定细胞因子的表达分泌。(E)在脑和脊髓中 E_{4-12} 四聚体特异性的 CD8 T 细胞测定。(F)用寨卡病毒感染 IFNAR KO 鼠后,分别在感染后不同时间点测定脑和脊髓中淋巴细胞比例

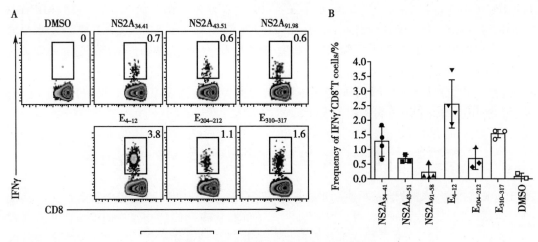

图 6-3　寨卡病毒的主要抗原表位筛选

注: 成功筛选到来源于非结构蛋白 NS2A 和结构蛋白 E 的 6 条 CD8⁺ T 细胞的阳性表位,并用 E 蛋白优势表位制备了能够识别寨卡病毒特异的 CD8⁺ T 细胞的四聚体。(A)用的多肽刺激寨卡病毒感染的小鼠脾脏细胞,测定 IFN-γ 的分泌。(B)对 CD8⁺ T 细胞中 IFN-γ 的比例进行定量

二、非人灵长类感染模型的免疫反应

上文介绍了寨卡病毒在小鼠感染模型中的免疫反应进展。但由于小鼠与人类免疫系统、胎盘结构以及疾病的临床表现等多方面存在差异，并且许多为免疫功能缺陷小鼠模型，因此，小鼠模型并不能完全模拟寨卡病毒感染人类的免疫反应。与小鼠模型相比，非人灵长类动物中恒河猴与人类具有相似的妊娠和胚胎发育过程，是感染性疾病研究的理想模型。

Dudley 等发现寨卡病毒感染第 6 天，恒河猴体内外周血单核细胞中的 NK 细胞、CD4$^+$ T 细胞和 CD8$^+$ T 细胞数量高于基线水平，并且随着 NK 细胞和 CD8$^+$ T 细胞的增殖，血浆中病毒 RNA 载量开始出现下降。浆母细胞（CD3$^-$/20$^-$/14$^-$/16$^-$/11c$^-$/123$^-$ 和 CD80$^+$/HLA-DR$^+$）在感染第 7 天和第 10 天时出现增殖高峰。感染后 14 天，恒河猴体内出现高滴度中和抗体。上述结果提示寨卡病毒感染后第 5~7 天，适应性免疫反应和抗体产生出现高峰，病毒 RNA 载量在同期降低，说明该时期产生的适应性免疫和抗体在控制体内病毒增殖过程具有重要作用。进一步研究发现恒河猴体内活化的 T 细胞能够对寨卡病毒产生特异性免疫反应[47]。

三、其他动物的免疫反应

在生理学和免疫学方面，豚鼠（guniea pig，又名荷兰猪、几内亚猪等）与人类相似性较高，是先天性感染和性传播研究中广受认可的动物模型[48]。Kumar 等发现寨卡病毒感染后第 2 天，豚鼠出现病毒血症，而在感染后第 5 天，病毒血症消失，这与人类在急性感染期出现短暂病毒血症现象相符。感染后第 2 天未检测到中和抗体产生，第 3 天能够检测到低水平中和抗体，至感染后第 5 天呈逐渐升高趋势。由于该研究只进行了 5 天观察，更长时间段内抗体水平情况仍需进一步实验。研究者还检测了寨卡病毒感染后，豚鼠体内细胞因子和趋化因子产生水平。与未感染豚鼠相比，寨卡病毒感染后第 2 天，IL-5、IL-12、G-CSF 和 MCP-1 水平略有升高。在感染后第 3 天，IL-2、IL-5、IL-18、IL-12、TNF-α、G-CSF、MCP-1、MIP-1α、LIX、趋化因子和 VEGF 水平显著升高。在感染后第 5 天，IL-2、IL-18、MIP-1α、VEGF 和 CX3CL1 水平持续升高，而 IL-5、IL-12、TNF-α、G-CSF、MCP-1 和 LIX 水平降低[49]。上述细胞因子和趋化因子的改变在寨卡病毒感染和致病中的作用仍需进一步研究。

本章概述了寨卡病毒感染模式动物后引起的固有免疫和适应性免疫反应等方面的研究进展，这些研究可以深化对寨卡病毒免疫逃逸机制、流行传播规律和致病机制等的了解，有助于预防和控制寨卡病毒病和相关疾病。

第三节　寨卡病毒与其他黄病毒的交叉免疫反应

寨卡病毒感染导致胎儿小头畸形、先天畸形以及成人吉兰 - 巴雷综合征等严重疾病的潜在致病机制目前尚不明确。以往研究表明，不同黄病毒之间的交叉反应性抗体具有潜在的增强感染的作用，而寨卡病毒的流行区域恰恰与登革病毒和黄热病毒等黄病毒的流行区域重叠，且具有共同的传播媒介。因此，研究不同黄病毒之间的交叉免疫反应对于理解寨卡病毒的发病机制具有重要意义。反过来，研究交叉抗体和 T 细胞免疫反应对于了解黄病毒之间的交叉保护以及进行疫苗研发也具有重要的参考作用。

一、抗原"原罪"

抗原"原罪"的概念最早由美国病毒学家 Thomas Francis Jr. 提出,用于解释流感病毒及其疫苗的交叉免疫现象[50]。通常情况下,机体第一次被病毒感染后,将通过固有免疫和适应性免疫组分,产生有效体液和细胞免疫反应,从而清除病毒。当再次暴露于相同病毒时,机体将更快的产生二次免疫应答。如果第二次感染的是不同的病毒,机体将视其为一个全新的感染,而启动初次免疫应答。

然而,根据抗原"原罪"理论,机体再次暴露于与病毒 1 非常相近的病毒 2 时,免疫系统错误地将该病毒 2 识别为初次感染的病毒 1,从而主要产生针对病毒 1 的免疫反应,然而这一免疫反应不能有效地识别和清除病毒 2。也就是说免疫系统不能够有效区分两种血清型相近的病毒,病毒 2 不仅实现了免疫逃逸,而且相对于未感染过病毒 1 的个体,在感染过病毒 1 的个体中会引起更加严重的疾病。例如 1956 年以前出生的个体相对于第一次感染流感的个体,其疾病转归更加严重[51]。抗原"原罪"理论在小鼠、大鼠和兔等不同的动物模型中也得到了验证,具有抗原"原罪"现象的病原体也不仅包含很多 RNA 病毒,也涉及细菌和寄生虫。

抗原"原罪"现象的发生机制,主要有以下几种:①第一次感染的抗原激发机体产生高效的免疫记忆细胞,当再次暴露于免疫原性相近的抗原时,免疫记忆细胞将第二次感染的病原体的抗原识别为原始抗原,从而快速产生再次免疫应答。然而由于第二个病原的抗原性又略有差异,因而不能被产生的免疫反应有效清除。②抗体清除病毒感染的机制主要有直接中和、通过 Fc 激活吞噬作用、激活补体和抗体依赖的细胞介导的细胞毒作用(ADCC)。而由于抗原"原罪"效应,针对抗原性接近的病毒产生的交叉反应性抗体不能有效中和该病毒。相反,被这些抗体结合的病毒却可能通过 Fc 或补体受体介导更容易地进入巨噬细胞或树突状细胞,也就是说这些预存的抗体帮助了病毒的入侵和复制,导致更加严重的病毒感染。这一现象被称为抗体依赖的增强(ADE)效应。③在细胞免疫反应中,MHC 呈递的序列相近的 T 细胞表位虽然能够被记忆性 T 细胞识别,但由于亲和力较低,这类 T 细胞不能够有效杀伤被病毒感染的细胞,然而其表面表达更多的黏附分子以及细胞因子受体,能够在短时间内表达产生大量的细胞因子,从而形成炎症因子风暴以及免疫病理损伤。这在不同型别的登革病毒之间的交叉 T 细胞免疫反应中已有发现[52]。在 HIV 和 LCMV 中,人们也发现抗原"原罪"效应会导致细胞毒性 T 细胞的无反应性(anergy),从而不能有效清除病毒[52, 53]。

二、寨卡病毒与其他黄病毒的血清交叉反应及其 ADE 效应

寨卡病毒与同属于黄病毒的登革病毒、黄热病毒以及西尼罗病毒等病毒编码蛋白的同源性很高。既往感染登革病毒、黄热病毒及西尼罗病毒等所产生的血清抗体,极有可能对寨卡病毒具有交叉反应,进而引起 ADE 效应(表 6-1)。多项研究表明,登革病毒感染后的康复患者的血清或分离得到的单克隆抗体能够对寨卡病毒产生交叉识别,特别是寨卡病毒和登革病毒 E 蛋白的第一和第二结构域激发的抗体多数具有交叉识别的能力[19]。在体外的 K562 细胞感染试验和小鼠的寨卡病毒感染模型中,添加登革病毒的患者血清或特异性抗体能够增强寨卡病毒的感染能力,证实了 ADE 效应的存在[19, 54]。登革病毒感染 2.8 年后

的恒河猴血清能在寨卡病毒感染的 K562 细胞中引起 ADE 效应，然而在具有预存登革病毒免疫的恒河猴体内进行寨卡病毒感染试验时，并未观察到 ADE 效应，而且预存免疫组对寨卡病毒的免疫反应更轻[31]，这可能表明登革病毒感染后的长期免疫记忆对后续寨卡病毒感染具有更多交叉保护力而非 ADE 效应，这些都有待于进一步研究的证实。值得注意的是，Castanha 等研究人员抽取具有登革病毒免疫本底的怀孕妇女的血清，发现这些血清能够在寨卡病毒细胞感染实验中引起较强的 ADE 效应，这对于研究寨卡病毒感染怀孕妇女引起小头畸形的发病机制具有重要意义[55]。

表 6-1　寨卡病毒与其他黄病毒的血清交叉及其 ADE 效应

参考文献	免疫宿主	感染或免疫病毒	抗原病毒	交叉反应	ADE
Kawiecki, et al. JID 2016.[56]	C57BL/6 小鼠，多抗	ZIKV	DENV	呈现部分中和活性	THP-1 细胞感染实验中存在 ADE 效应
Stettler, et al. Science 2016.[19]	人源单抗	ZIKV ED I/II	DENV	交叉结合	K562 细胞感染实验中存在 ADE 效应 A129 小鼠体内验证
	人源单抗	DENV ED I/II	ZIKV	交叉结合	K562 细胞感染实验中存在 ADE 效应
Keasey, et al. Clin Vac Immunol.[57]	恒河猴血清，康复患者血清	ZIKV，YFV，WNV	DENV	交叉结合	/
	恒河猴血清，康复患者血清	DENV，YFV，WNV	ZIKV	交叉结合	/
Pantoja, et al. Nat Commun, 2017.[31]	恒河猴血清	DENV 感染 2.8 年	ZIKV	交叉结合	K562 细胞感染实验中存在 ADE 效应 在恒河猴中感染未观察到 ADE，但预存免疫组对 ZIKV 的免疫反应更轻
Rogers, et al. Sci Immunol, 2017.[21]	既往被 DENV 感染过的个体被 ZIKV 感染	ZIKV	ZIKV，DENV	以结合 DENV 的抗体为主	典型的抗原"原罪"现象
Paul, et al. Clin Transl Immunol, 2016.[54]	人源单抗	DENV	ZIKV	交叉反应，但不中和	K562 细胞感染实验中存在 ADE 效应
	人血清	DENV	ZIKV	交叉反应，部分中和	K562 细胞感染实验中存在 ADE 效应
Castanha, et al. JID 2017.[55]	具有 DENV 免疫本底的怀孕妇女	DENV	ZIKV	/	K562 细胞感染实验中存在 ADE 效应
Dejnirattisai, et al. Nat Immunol, 2016.[58]	人血清	DENV	ZIKV	交叉反应，部分中和	U937 细胞感染实验中存在 ADE 效应
Londono, et al. JGV 2017.[59]	人血清	DENV	ZIKV	/	人原代巨噬细胞或巨噬细胞系感染实验中存在 ADE 效应

注："/"表示未检测。ZIKV：寨卡病毒；DENV：登革病毒；YFV：黄热病毒

反过来，寨卡病毒感染产生的人血清以及感染小鼠和恒河猴等动物血清，同样能够对登革病毒产生交叉反应，并且在登革病毒的 THP-1 和 K562 等细胞感染体系，以及小鼠感染模型中引起 ADE 效应[19,56,57]。此外，一项针对具有登革病毒预存免疫个体的自然感染寨卡病毒的研究显示，这些个体在急性期产生抗体具有相对较高的体细胞高频突变，但仍倾向于产生针对登革病毒特异性的抗体，而在没有登革病毒预存免疫的个体中，自然感染寨卡病毒后呈现典型的初次免疫应答，产生针对寨卡病毒的抗体。因此，登革病毒和寨卡病毒的交叉免疫反应及其所带来的潜在 ADE 效应对于二者的疫苗研发及接种策略的制定具有重要意义。

三、寨卡病毒与其他黄病毒的交叉细胞免疫反应

T 细胞免疫在宿主抵抗黄病毒的感染过程中发挥重要作用。而病毒特异性 T 细胞识别的抗原位点通常较为保守，例如登革病毒的主要 T 细胞免疫原 NS3/NS5 与寨卡病毒的同源性达到 68%。因此研究寨卡病毒与登革病毒等其他黄病毒的交叉 T 细胞免疫反应，对于阐明寨卡病毒的 T 细胞免疫应答规律和相应的疫苗设计具有重要意义（表 6-2）。最新的研究表明，利用寨卡病毒的多肽能够刺激登革病毒疫苗接种个体的外周血单个核细胞（PBMC）分泌 IFN-γ[60]，而登革病毒特异性 T 细胞对寨卡病毒的交叉反应也在 HLA-B*0702 和 HLA-A*0101 转基因小鼠以及 C57BL/6（B6）小鼠中得到验证[45,61]。值得注意的是，使用 HLA-B*0702 和 HLA-A*0101 限制的交叉反应性多肽免疫小鼠，能够有效降低寨卡病毒感染小鼠后的病毒滴度，呈现一定的交叉保护效果[61]。而其他黄病毒的 T 细胞同样对寨卡病毒具有交叉免疫反应，例如黄热病毒疫苗免疫后个体的外周血单个核细胞（PBMC）能够对寨卡病毒的多肽的刺激产生交叉免疫反应，用流式细胞技术可以检测到同时分泌 IFN-γ 和 TNF 的特异性 T 细胞[23]。反过来，在寨卡病毒感染过的患者外周血中[19]，以及寨卡病毒感染后的 C57BL/6（B6）小鼠脾细胞中，都可以检测到对登革病毒具有交叉反应的 T 细胞[45]。

表 6-2　寨卡病毒与其他黄病毒的 T 细胞交叉反应

参考文献	免疫宿主	感染或免疫病毒	抗原病毒	交叉反应	保护效果
Huang, et al. JVI, 2017.[45]	C57BL/6（B6）小鼠	DENV	ZIKV	IFN-γ，流式细胞技术	/
	C57BL/6（B6）小鼠	ZIKV	DENV	IFN-γ，流式细胞技术	/
Wen, et al. Nat Microbiol, 2017.[61]	HLA-B*0702, A*0101 转基因小鼠	DENV	ZIKV	IFN-γ 和 TNF，流式细胞技术	在小鼠感染模型中可提供交叉保护
Blom, et al. J Intern Med 2017.[23]	人 PBMC	YFV 疫苗	ZIKV	IFN-γ 和 TNF，流式细胞技术	/
Stettler, et al. Science 2016.[19]	人 PBMC	ZIKV, NS1 和 E 抗原	DENV	对 T 细胞表位库较弱的交叉反应	/
Paquin-Proulx, et al. Pathog Immun. 2017.[60]	人 PBMC	DENV	ZIKV	IFNγ, ELISPOT	/

注："/"表示未检测。ZIKV：寨卡病毒；DENV：登革病毒；YFV：黄热病毒

通过这些研究可以看出,寨卡病毒与其他黄病毒尤其是登革病毒之间存在广泛的交叉抗体以及交叉 T 细胞免疫反应(表6-1和表6-2)。而宿主体内由于事先感染某种黄病毒而预存的交叉抗体以及 T 细胞对于后续的其他黄病毒感染可能同时具有交叉保护效果以及抗原"原罪"效应。而这两种效应发挥作用的机制,及其对于病毒感染严重程度的影响还有待进一步阐明,对黄病毒之间的交叉免疫机制的研究也将为相关疫苗研发提供更加科学的依据。

(刘 军 张福萍 唐 宏 金 侠 周东明)

参 考 文 献

1. Cerny D, Haniffa M, Shin A, et al. Selective susceptibility of human skin antigen presenting cells to productive dengue virus infection. PLoS Pathog, 2014, 10: e1004548.

2. Lim PY, Behr MJ, Chadwick CM, et al. Keratinocytes are cell targets of West Nile virus in vivo. J Virol, 2011, 85: 5197-201.

3. Bowen JR, Quicke KM, Maddur MS, et al. Zika virus antagonizes type I interferon responses during infection of human dendritic cells. PLoS Pathog, 2017, 13: e1006164.

4. Tappe D, Perez-Giron JV, Zammarchi L, et al. Cytokine kinetics of Zika virus-infected patients from acute to reconvalescent phase. Med Microbiol Immunol, 2016, 205: 269-73.

5. Zammarchi L, Stella G, Mantella A, et al. Zika virus infections imported to Italy: clinical, immunological and virological findings, and public health implications. J Clin Virol, 2015, 63: 32-5.

6. Shechter R, London A, Schwartz M. Orchestrated leukocyte recruitment to immune-privileged sites: absolute barriers versus educational gates. Nat Rev Immunol, 2013, 13: 206-18.

7. Foo SS, Chen W, Chan Y, et al. Asian Zika virus strains target CD14+ blood monocytes and induce M2-skewed immunosuppression during pregnancy. Nat Microbiol, 2017, 2(11): 1558-1570.

8. Racicot K, Kwon JY, Aldo P, et al. Understanding the complexity of the immune system during pregnancy. Am J Reprod Immunol, 2014, 72: 107-16.

9. Brown MB, von Chamier M, Allam AB, et al. M1/M2 macrophage polarity in normal and complicated pregnancy. Front Immunol, 2014, 5: 606.

10. Faas MM, Spaans F, De Vos P. Monocytes and macrophages in pregnancy and pre-eclampsia. Front Immunol, 2014, 5: 298.

11. Glasner A, Oiknine-Djian E, Weisblum Y, et al. Zika virus escapes NK cell detection by upregulating MHC class I molecules. J Virol, 2017, 91(22). pii: e00785-17.

12. Aid M, Abbink P, Larocca RA, et al. Zika virus persistence in the central nervous system and lymph nodes of Rhesus monkeys. Cell, 2017, 169(4): 610-620.

13. Robbiani DF, Bozzacco L, Keeffe JR, et al. Recurrent potent human neutralizing antibodies to Zika virus in Brazil and Mexico. Cell, 2017, 169(4): 597-609.

14. Zhao H, Fernandez E, Dowd KA, et al. Structural basis of Zika virus-specific antibody protection. Cell, 2016, 166(4): 1016-1027.

15. Dai L, Song J, Lu X, et al. Structures of the Zika virus envelope protein and its complex with a flavivirus broadly protective antibody. Cell Host Microbe, 2016, 19(5): 696-704.

16. Barba-Spaeth G, Dejnirattisai W, Rouvinski A, et al. Structural basis of potent Zika-dengue virus antibody cross-neutralization. Nature, 2016, 536 (7614): 48-53.

17. Sapparapu G, Fernandez E, Kose N, et al. Neutralizing human antibodies prevent Zika virus replication and fetal disease in mice. Nature, 2016, 540 (7633): 443-447.

18. Wang Q, Yang H, Liu X, et al. Molecular determinants of human neutralizing antibodies isolated from a patient infected with Zika virus. Sci Transl Med, 2016, 8 (369): 369ra179.

19. Stettler K, Beltramello M, Espinosa DA, et al. Specificity, cross-reactivity, and function of antibodies elicited by Zika virus infection. Science, 2016, 353 (6301): 823-6.

20. Wang Q, Yan J, Gao GF. Monoclonal antibodies against Zika virus: Therapeutics and their implications for vaccine design. J Virol, 2017, 27; 91 (20): pii: e01049-17.

21. Rogers TF, Goodwin EC, Briney B, et al. Zika virus activates de novo and cross-reactive memory B cell responses in dengue-experienced donors. Sci Immunol, 2017, 2 (14): pii: eaan6809.

22. Cimini E, Castilletti C, Sacchi A, et al. Human Zika infection induces a reduction of IFN-gamma producing CD4 T-cells and a parallel expansion of effector Vdelta2 T-cells. Sci Rep, 2017, 7 (1): 6313.

23. Blom K, Sandberg JT, Lore K, et al. Prospects for induction of CD8 T cell-mediated immunity to Zika virus infection by yellow fever virus vaccination. J Intern Med, 2017, 282 (3): 206-208.

24. Lima NS, Rolland M, Modjarrad K, et al. T cell immunity and Zika virus vaccine development. Trends Immunol, 2017, 38 (8): 594-605.

25. Cao-Lormeau V-M, Blake A, Mons S, et al. Guillain-Barré syndrome outbreak associated with Zika virus infection in French Polynesia: a case-control study. Lancet, 2016, 387 (10027): 1531-1539.

26. Mlakar J, Korva M, Tul N, et al. Zika virus associated with microcephaly. N Engl J Med, 2016, 374 (10): 951-958.

27. Calvet G, Aguiar RS, Melo ASO, et al. Detection and sequencing of Zika virus from amniotic fluid of fetuses with microcephaly in Brazil: a case study. Lancet Infect Dis, 2016, 16 (6): 653-660.

28. Lazear HM, Govero J, Smith AM, et al. A mouse model of Zika virus pathogenesis. Cell Host Microbe, 2016, 19 (5): 720-730.

29. Musso D, Gubler DJ. Zika Virus. Clin Microbiol Rev, 2016, 29 (3): 487-524.

30. Miner JJ, Cao B, Govero J, et al. Zika virus infection during pregnancy in mice causes placental damage and fetal demise. Cell, 2016, 165 (5): 1081-1091.

31. Pantoja P, Perez-Guzman EX, Rodriguez IV, et al. Zika virus pathogenesis in rhesus macaques is unaffected by pre-existing immunity to dengue virus. Nat Commun, 2017, 8: 15674.

32. Aid M, Abbink P, Larocca RA, et al. Zika virus persistence in the central nervous system and lymph nodes of Rhesus monkeys. Cell, 2017, 169 (4): 610-620 e614.

33. Ivashkiv LB, Donlin LT. Regulation of type I interferon responses. Nat Rev Immunol, 2014, 14 (1): 36-49.

34. Wu J, Chen ZJ. Innate immune sensing and signaling of cytosolic nucleic acids. Annu Rev Immunol, 2014, 32: 461-88.

35. Dang J, Tiwari SK, Lichinchi G, et al. Zika virus depletes neural progenitors in human cerebral organoids through activation of the innate immune receptor TLR3. Cell Stem Cell, 2016, 19 (2): 258-265.

36. Wang T, Town T, Alexopoulou L, et al. Toll-like receptor 3 mediates West Nile virus entry into the brain

causing lethal encephalitis. Nat Med, 2004, 10 (12): 1366-1373.

37. Levine B, Mizushima N, Virgin HW. Autophagy in immunity and inflammation. Nature, 2011, 469 (7330): 323-335.

38. Cao B, Parnell LA, Diamond MS, et al. Inhibition of autophagy limits vertical transmission of Zika virus in pregnant mice. J Exp Med, 2017, 214 (8): 2303-2313.

39. Grant A, Ponia SS, Tripathi S, et al. Zika virus targets human STAT2 to inhibit type I interferon signaling. Cell Host Microbe, 2016, 19 (6): 882-890.

40. Liang Q, Luo Z, Zeng J, et al. Zika virus NS4A and NS4B proteins deregulate Akt-mTOR signaling in human fetal neural stem cells to inhibit neurogenesis and induce autophagy. Cell Stem Cell, 2016, 19 (5): 663-671.

41. Halstead SB. Pathogenesis of dengue: challenges to molecular biology. Science, 1988, 239 (4839): 476-481.

42. Bardina SV, Bunduc P, Tripathi S, et al. Enhancement of Zika virus pathogenesis by preexisting antiflavivirus immunity. Science, 2017, 356 (6334): 175-180.

43. Winkler CW, Myers LM, Woods TA, et al. Adaptive immune responses to Zika virus are important for controlling virus infection and preventing infection in brain and testes. J Immunol, 2017, 198 (9): 3526-3535.

44. Pardy RD, Rajah MM, Condotta SA, et al. Analysis of the T cell response to Zika virus and identification of a novel CD8+ T Cell epitope in immunocompetent mice. PLoS Pathog, 2017, 13 (2): e1006184.

45. Huang H, Li S, Zhang Y, et al. CD8+ T Cell immune response in immunocompetent mice during Zika virus infection. J Virol, 2017, 91 (22). pii: e00900-17

46. Elong Ngono A, Vizcarra EA, Tang WW, et al. Mapping and role of the CD8+ T Cell response during primary Zika virus infection in mice. Cell Host Microbe, 2017, 21 (1): 35-46.

47. Dudley DM, Aliota MT, Mohr EL, et al. A rhesus macaque model of Asian-lineage Zika virus infection. Nat Commun, 2016, 7: 12204.

48. Padilla-Carlin DJ, McMurray DN, Hickey AJ. The guinea pig as a model of infectious diseases. Comp Med, 2008, 58 (4): 324-340.

49. Kumar M, Krause KK, Azouz F, et al. A guinea pig model of Zika virus infection. Virol J, 2017, 14 (1): 75.

50. ORIGINAL antigenic sin. N Engl J Med, 1958, 258 (20): 1016-1017.

51. Angelova LA, Shvartsman Ya S. Original antigenic sin to influenza in rats. Immunology, 1982, 46 (1): 183-188.

52. Rothman AL. Immunity to dengue virus: a tale of original antigenic sin and tropical cytokine storms. Nat Rev Immunol, 2011, 11 (8): 532-543.

53. Klenerman P, Zinkernagel RM. Original antigenic sin impairs cytotoxic T lymphocyte responses to viruses bearing variant epitopes. Nature, 1998, 394 (6692): 482-485.

54. Paul LM, Carlin ER, Jenkins MM, et al. Dengue virus antibodies enhance Zika virus infection. Clin Transl Immunology, 2016, 5 (12): e117.

55. Castanha PMS, Nascimento EJM, Braga C, et al. Dengue virus-specific antibodies enhance Brazilian Zika virus infection. J Infect Dis, 2017, 215 (5): 781-785.

56. Kawiecki AB, Christofferson RC. Zika virus-induced antibody response enhances dengue virus serotype 2

replication in vitro. J Infect Dis，2016，214（9）：1357-1360.

57. Keasey SL，Pugh CL，Jensen SM，et al. Antibody responses to Zika virus infections in environments of Flavivirus endemicity. Clin Vaccine Immunol，2017，24（4）：pii: e00036-17.

58. Dejnirattisai W，Supasa P，Wongwiwat W，et al. Dengue virus sero-cross-reactivity drives antibody-dependent enhancement of infection with Zika virus. Nat Immunol，2016，17（9）：1102-1108.

59. Londono-Renteria B，Troupin A，Cardenas JC，et al. A relevant in vitro human model for the study of Zika virus antibody-dependent enhancement. J Gen Virol，2017，98（7）：1702-1712.

60. Paquin-Proulx D，Leal FE，Terrassani Silveira CG，et al. T-cell responses in individuals infected with Zika virus and in those vaccinated against dengue virus. Pathog Immun，2017，2（2）：274-292.

61. Wen J，Tang WW，Sheets N，et al. Identification of Zika virus epitopes reveals immunodominant and protective roles for dengue virus cross-reactive CD8+ T cells. Nat Microbiol，2017，2: 17036.

第七章 宿主因子与寨卡病毒感染

　　早年分离的寨卡病毒毒株与近年的流行株相似性很高，而变异程度比起人类免疫缺陷病毒或丙型肝炎病毒相差较远，不同的寨卡病毒毒株之间至今并未找到关键性的差异点。换言之，寨卡病毒在部分感染人群中造成严重后遗症，除了在病毒方面找原因，更重要的可能是通过宿主因子起作用。从动物实验的结果看来，能够较好地重现人类感染中出现的致畸及神经系统症状的动物，固有免疫系统往往有缺损。在细胞培养体系中，寨卡病毒复制特别旺盛的细胞株，往往也发现多种固有免疫因子有缺损。寨卡病毒与宿主的相互作用在病毒复制与感染过程中始终具有重要作用，是决定其致病性的关键。与寨卡病毒相关的主要宿主因子包括受体与固有免疫因子两大类，都是寨卡病毒研究的重点领域。其中病毒受体及受体相关因子，是病毒进入细胞的门户，阻断受体功能可收"拒病毒于细胞之外"的效果。病毒与宿主固有免疫之间，更是相生相克，既相互拮抗，又相互依存达致一定的平衡。本章尝试对影响寨卡病毒的主要宿主因子作一总结。由于研究寨卡病毒与宿主相互作用的实验体系与方法是一切发现的基础，本章开首将对此作出简述，然后将重点介绍受体及固有免疫因子。最后，就针对宿主因子的抗病毒药物的研制及其基本思路略作归纳。

第一节　研究与寨卡病毒感染相关宿主因子的主要实验体系与方法

　　工欲善其事，必先利其器。要研究寨卡病毒及相关宿主因子，首先要建立和完善实验体系和方法。研究寨卡病毒与宿主因子一般需要同时采用加法和减法，在感染细胞中通过表达或敲减敲除宿主因子，再通过表型分析来确定其对病毒感染的影响。加法固然需要，可直接反映宿主因子对病毒感染的增强或减弱作用；减法同样必不可少，甚至可以说更加重要，因为只有用减法才能解答正常表达于细胞内的宿主因子是否对病毒感染具有关键性的影响。除了使用 RNA 干扰技术敲减宿主因子，近年更多采用并且逐渐成为基本要求的是通过 CRISPR/Cas9 基因组定向编辑技术在细胞中敲除宿主因子。为此，可采用一至两条引导 RNA（guide RNA，gRNA），引导 Cas9 核酸酶特异性切割宿主因子基因，经过筛选后获得两条染色体上的靶基因同样被破坏的纯合子突变体。利用此法构建突变体细胞，可实现靶基因的完全敲除。以此进行寨卡病毒的感染实验，可以省却 RNA 干扰技术抑制靶基因不彻底的烦恼，有助提高实验结果的说服力。除了采用各种寨卡病毒毒株进行感染实验，多个实验室已采用反向遗传学手段成功取得寨卡病毒的感染性克隆，详情在本书第一章已有叙述。这些感染性克隆，已成为确定并验证与宿主因子相互作用的病毒蛋白或核酸的重要工具。

寨卡病毒可以感染各式各类细胞,在人类胚胎、神经、肌肉、视网膜、肺、肠、肝等细胞中的复制能力特别强[1]。利用神经干细胞、神经祖细胞以及神经器官样三维培养物·(organoid)建立的寨卡病毒感染体系,为阐明其嗜神经性、神经毒性及致病机制奠定了重要基础[2-4]。另一方面,原代胚胎细胞以及母婴界面上的其他细胞包括滋养层细胞(trophoblast)、子宫内膜基质细胞等也对寨卡病毒高度易感[5-7],为其母婴传播及致畸性提供了解释。因此,采用干细胞、祖细胞、原代培养细胞及器官样培养物进行寨卡病毒感染,成为研究其与宿主因子相互作用的重要实验体系与方法。利用干细胞或祖细胞建立器官样培养物甚至具有一定生物学功能的器官,是现代干细胞生物学的重要发展方向[8]。寨卡病毒研究完全可以利用干细胞生物学的新进展,发展出与体内感染环境更相似的实验体系。

在细胞及器官样体外培养物之上,动物实验并辅之以对人类感染者进行的临床研究可为进一步了解与认识寨卡病毒与宿主的相互作用提供在体数据。如前所述,能够较好地重现人类感染严重后遗症的动物,往往在固有免疫系统方面有严重缺损[9]。例如一型干扰素受体缺损、一型及二型干扰素受体同时缺损、STAT2 缺损及 3 种 IRF 转录因子同时缺损的小鼠或仓鼠[10-14],都已成为研究寨卡病毒感染、病理及其与宿主相互作用的较好模型。同理,采用免疫抑制剂如地塞米松处理小鼠建立的寨卡病毒致病模型[15],其炎症反应比较强烈,出现睾丸炎,病毒在多个器官的滴度都很高,在病理及药物研究中也有其独特优势。此外,采用免疫系统发育尚未完全的新生小鼠模拟寨卡病毒的致畸作用或采用妊娠期小鼠的子宫内感染作为母婴传播及致病的模型[16,17],都是寨卡病毒动物模型方面的一些值得注意的尝试。由于小鼠的寨卡病毒感染始终与人类感染有较大的差别,以灵长类动物作模型研究寨卡病毒与宿主的相互作用也有一些报道[9,18]。

在病毒复制过程中起重要调节作用的宿主因子大致可以分为具有抗病毒活性的限制因子和具有促进病毒复制及感染作用的刺激或依赖因子两大类。采用系统生物学方法对影响病毒复制的宿主限制因子或依赖因子进行全基因组范围内的筛查,是近年快速发展的新研究手段。例如,利用慢病毒载体将 RNA 干扰及 CRISPR/Cas9 基因文库导入感染细胞,可对所有宿主基因分别进行敲减或敲除,从而系统性分析限制病毒复制与感染的关键性宿主因子。通过逆转录病毒随机插入法在单倍体培养细胞或胚胎干细胞中进行定向诱变[19],与上述方法异曲同工。只是现有的人单倍体或接近单倍体细胞系凤毛麟角,迄今仅有 KBM7 和 HAP1 两种髓细胞白血病细胞系可供使用[20]。以往对人免疫缺陷病毒及流感病毒的宿主限制因子进行的 RNA 干扰及 CRISPR/Cas9 筛查,都取得一定成功[21-24]。例如,最近的一项研究采用 CRISPR/Cas9 编辑技术进行文库筛查,以便分离并鉴定人免疫缺陷病毒所依赖的宿主因子,结果发现几种新的宿主蛋白,可通过催化趋化因子共同受体的翻译后修饰,从而对病毒侵入细胞发挥重要影响。这些蛋白的编码基因被敲除后,人免疫缺陷病毒的复制被抑制,细胞得以存活[24]。由于 CRISPR/Cas9 敲除要比 RNA 干扰来得彻底,CRISPR/Cas9 筛查法具有一定优势,代表了高通量全基因组筛查的发展方向。同样或类似的技术路线用于寨卡病毒以及其他黄病毒的宿主因子的研究,也有初步的尝试[25,26]。其中一项研究所用的慢病毒载体 gRNA 文库包括超过 5 万个 gRNA,可抑制近 2 万个靶基因。再用登革病毒进行筛查,发现位于细胞内质网的多蛋白复合体可对登革病毒、寨卡病毒等几种黄病毒的感染发挥重要影响，而此复合体的功能则与 N 糖基化、信号肽识别及内质网结合蛋白的降解有关。同一项研究中也采用前述单倍体筛查法，其结果与 CRISPR/Cas9 筛查的结果相互印证[25]。另一项研究分别采用 RNA 干扰文库及 CRISPR/Cas9 编辑文库对寨卡病毒复制所依赖的宿主因子进行筛查，所发现的宿主因子包括寨卡病毒受体因子 AXL 及参与细胞内吞、肝素硫酸乙酰化和内质网膜蛋白复合体的若干宿主因子[26]。由于采用不同的筛查方案找到的宿主因子相互间几乎没有重叠，说明有关的技术平台仍有改进与发展的余地，而全基因组筛查也尚未达到饱和程度。应该说，继续创造性地利用并完善此类技术平台，减少假阳性和假阴性结果，在全基因组范围内发现并阐明对寨卡病毒复制和感染具有关键性影响的宿主因子，在今后一段时间内仍然是摆在我们面前的一项重大任务。

研究寨卡病毒宿主因子的另一重要领域是人类遗传学。受到寨卡病毒感染的人群很大，但出现严重后遗症包括小头畸形及神经系统发育障碍的比例较小，提示宿主因子可能起一定作用甚至有关键性影响。根据以往在人免疫缺陷病毒及流感病毒研究等方面的经验[27]，选取特定免疫缺损人群进行比较分析，有可能在寨卡病毒易感基因方面取得突破。单核苷酸多态性（single nucleotide polymorphism，SNP）、全基因组关联分析（genome-wide association study，GWAS），以及高流通量测序等方法和技术，在此也应有用武之地。如果与前向及反向的小鼠遗传学研究有机结合起来，例如通过定量性状基因座（quantitative trait locus，QTL）作图等方法分析寨卡病毒易感基因，更有望为寨卡病毒宿主因子的研究创出新路。

第二节　寨卡病毒受体及受体相关宿主因子

有关寨卡病毒受体及受体相关宿主因子的研究众说纷纭，莫衷一是。为提供借鉴，本节首先简单回顾一下有关其他黄病毒受体的研究。丙型肝炎病毒有多种受体或共同受体，至少包括 SR-BI、CD81、Claudin-1 和 Occludin [26, 27]。SR-BI 是多种脂蛋白的受体，CD81 是 T 细胞与 B 细胞受体的一部分，而 Claudin-1 和 Occludin 都是细胞间紧密连接（tight junction）的组成蛋白。此外，硫酸乙酰肝素等糖胺聚糖、DC-SIGN 和 L-SIGN 等凝集素以及低密度脂蛋白受体也可能参与其中[28, 29]。由此可见，丙型肝炎病毒进入细胞是一个涉及质膜与紧密连接等多个细胞器及脂代谢与细胞信号转导等多种细胞生理功能的复杂过程。除丙型肝炎病毒的特异性细胞受体之外，其中一些参与此过程的宿主因子也可能影响寨卡病毒以及其他黄病毒进入细胞。再看登革病毒，虽然无可争辩的单一受体始终不见庐山真面目，分别属于不同种类蛋白的多种宿主因子都曾被称为受体、受体相关蛋白或病毒黏附因子。这些宿主因子包括糖胺聚糖（如硫酸乙酰肝素）、C 型凝集素（如 DC-SIGN 和 CLEC5A）、巨噬细胞上的甘露糖受体、脂多糖受体 CD14、热激蛋白 Hsp70 和 Hsp90、内质网伴侣蛋白 GRP78、磷脂酰丝氨酸受体 TIM-1 和酪氨酸受体激酶 AXL，以及 Claudin-1 等等[30]。目前已经了解，登革病毒进入细胞涉及网格蛋白（clathrin）所介导的经典胞吞以及不依赖于网格蛋白的非经典胞吞。值得注意的是，某些丙型肝炎病毒及登革病毒受体或受体相关宿主因子在寨卡病毒感染中也有重要作用。

有关寨卡病毒受体及受体相关宿主因子的研究，基本上重复了以往对其他黄病毒包括丙型肝炎病毒及登革病毒的探索过程。目前报道的一些寨卡病毒的疑似受体或黏附因子，主要是从其他黄病毒类推而来。只是由于重视程度高而资源投入大，进展也相对快一些。然而，部分有关寨卡病毒受体研究的学术论文局限性较大，仅采用单一实验体系也未同时从正反两方面求证并取得令人信服的结果。不同论文之间相互矛盾之处较多，只停留在各自表述的阶段。至今尚未找到确切和公认的单一寨卡病毒受体，有关受体研究的许多重要和关键问题仍有待解决。表 7-1 中归纳了目前文献中报道过的寨卡病毒受体及受体相关宿主因子。

表 7-1　寨卡病毒的细胞受体及受体相关宿主因子

可能受体或相关蛋白	靶细胞	宿主蛋白的生理功能	参考文献
DC-SIGN	皮肤细胞	C 型凝集素	[31]
AXL	皮肤细胞、神经干细胞、胚胎细胞、内皮细胞	TAM 受体酪氨酸激酶	[31-37]
Tyro3	皮肤细胞	TAM 受体酪氨酸激酶	[31]
TIM-1	皮肤细胞	TIM 磷脂酰丝氨酸受体	[31]

在 HEK293T 和 A549 细胞中发现，过表达 AXL、DC-SIGN、Tyro3 以及 TIM-1 可增强寨卡病毒感染，而敲减或以抗体中和 AXL 则有相反效果[31]。AXL 和 Tyro3 是属于 TAM 家族的受体酪氨酸激酶，可与磷脂酰丝氨酸间接结合；而 TIM-1 则属于 TIM 家族受体，可直接结合磷脂酰丝氨酸。磷脂酰丝氨酸常出现于凋亡细胞之表面，被 TIM 和 TAM 受体识别后可被巨噬细胞所吞噬。TAM 受体的胞外区含有两个免疫球蛋白样结构域及两个三型纤连蛋白结构域，而 TIM 受体胞外区则含有两个免疫球蛋白样结构域和一个高度糖基化的黏蛋白结构域。目前对寨卡病毒受体的研究主要集中于 AXL。AXL 最初被称为 UFO，其细胞功能至今仍未充分阐明。虽然 AXL 的表达谱与寨卡病毒在神经系统的易感细胞相符[30]，而且 AXL 在体外实验中可介导寨卡病毒感染内皮细胞和神经胶质细胞[33,34]，但 AXL 敲除小鼠或 AXL 敲除的人类神经祖细胞及神经器官样培养物照样可被寨卡病毒感染[35-37]。也就是说，AXL 是否为寨卡病毒受体或是否与寨卡病毒进入细胞有关，目前仍无定见，需要更多的研究才可拨云见日。可能 AXL 只是其中一种与寨卡病毒受体相关的宿主因子而其他类似的 TAM 受体对 AXL 有替代作用，也可能 AXL 根本就不是真正受体。以往对登革病毒的研究表明，磷脂受体 CD300a 可以识别病毒颗粒中的磷脂酰丝氨酸及磷脂酰乙醇胺，从而介导病毒进入细胞[38]。寨卡病毒颗粒中是否也含有磷脂酰丝氨酸并被 AXL 所识别，值得深入研究。

有关寨卡病毒受体及受体相关宿主因子的研究，仍有以下一些悬而未决的问题。首先，寨卡病毒是否具有特异性的细胞受体。第二，寨卡病毒究竟可分别利用多种宿主蛋白作为受体，还是需要多种宿主蛋白共同作用才能进入细胞。第三，不同种类细胞的寨卡病毒受体是否相似或相同。第四，寨卡病毒在人体及蚊媒的受体是否相似或相关。最后，寨卡病毒受体与其正常生物学功能的关系如何，换言之，目前研究的疑似受体是否通过影响相同或相关的生理过程而介导寨卡病毒进入细胞。要澄清这些问题，需要通盘考虑并实现多学科合作，充分运用前述 RNA 干扰及 CRISPR/Cas9 筛查的平台，并结合多种蛋白组分析的新技术，以持久的努力寻求突破。

第三节　与寨卡病毒相互作用的宿主固有免疫因子

固有免疫是宿主对抗病毒感染的第一道防线，主要通过宿主细胞与病毒之间的特异性识别作用而激活。病毒的独特分子例如核酸可充当被识别的病原体相关分子模式（pathogen-associated molecular pattern，PAMP），而被宿主细胞上的模式识别受体（pattern recognition receptor，PRR）所感应和识别。识别后宿主细胞启动多条具有级联放大机制的信号转导通路，最终产生抗病毒效应，抑制病毒的复制和感染。干扰素就是宿主固有免疫系统的主要效应分子，其中一型和三型干扰素主要有直接的抗病毒作用，而二型干扰素则主要发挥免疫调节功能。固有免疫是一把双面刃，一方面具有抗病毒活性，另一方面也可诱发病理性炎症，严重时甚至会引起细胞因子风暴，是多种严重病毒病的根本原因之一[39]。

病毒的细胞受体介导病毒进入宿主细胞，而宿主细胞上的感应与识别病毒的PRR引发宿主的抗病毒反应。这两类受体是完全不同的概念，但在现实世界楚河汉界并非如此分明。例如前述黄病毒的C型凝集素受体，究竟是病毒进入的门户还是识别病毒颗粒的PRR，界线就有些模糊。C型凝集素样受体（C-type lectin-like receptor，CLR）正是4类主要的PRR之一，其他3类包括Toll样受体（Toll-like receptor，TLR）、RIG-I样受体（RIG-I-like receptor，RLR）和NOD样受体（NOD-like receptor，NLR）。至于AXL，其表达受干扰素激活，而本身的功能与免疫识别有关，并参与固有免疫反应的信号转导[34]。这些例子再次说明病毒与宿主细胞之间既相互依存又相互拮抗的复杂关系。一方面，宿主细胞通过固有免疫反应抑制病毒复制，也通过与病毒颗粒结合而阻止其进入细胞。另一方面，病毒将宿主细胞正常用于感应和识别病毒、传递细胞间信号以及将跨膜运输的蛋白据为己用，帮助自己登门踏户进入细胞；甚至一石二鸟，同时破坏和抑制细胞的抗病毒反应，刺激本身的复制和感染。病毒与宿主之间孰胜孰负，决定了病毒感染的多种结果：病毒复制而细胞死亡、病毒清除而细胞存活，以及病毒与细胞共存等。

与寨卡病毒感染相关的宿主固有免疫信号通路及宿主因子详见图7-1。这些通路和因子主要也是根据以往对其他黄病毒的研究类推而来，多数并未在寨卡病毒感染细胞中验证。图7-1中也列出了对宿主固有免疫因子具有抑制或调节作用的寨卡病毒蛋白。下面我们以图7-1为基础就PAMP与PRR、干扰素产生、干扰素信号转导、炎症反应以及寨卡病毒对宿主固有免疫反应的反制措施等方面展开一些讨论。

与寨卡病毒的感应与识别有关的PAMP和PRR未见直接报道。一般认为针对黄病毒的最主要细胞内感应蛋白是RIG-I，就丙型肝炎病毒而言，RIG-I可识别病毒基因组RNA的5′末端三磷酸以及3′非编码区的一段含有多个U和UC序列的PAMP[40]。换言之，丙型肝炎病毒基因组的PAMP主要由碱基成分而非序列决定。然而，类似的PAMP在其他黄病毒中并未发现。有报道认为登革病毒的感应由RIG-I、MDA5及TLR3配合完成[41]，对寨卡病毒感染的神经祖细胞的研究也发现TLR3被激活并可诱导细胞凋亡，与寨卡病毒的神经致病性有密切关系[42]。由此推论，主要位于内体（endosome）的TLR3在寨卡病毒的感应识别中有重要作用。至于RIG-I和MDA5在寨卡病毒感应中孰轻孰重还是不分伯仲，目前还没有经过实验验证。最近还有证据提示，线粒体DNA可能在登革病毒感染细胞中激活cGAS感应蛋白[43]。也就是说，RNA病毒可间接激活DNA感应蛋白。这一结果从另一个侧面

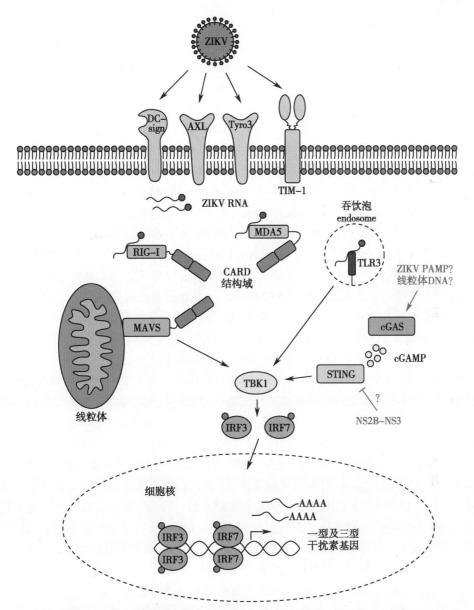

图 7-1　与寨卡病毒（ZIKV）感染相关的固有免疫信号通路及宿主因子（RIG-I、MDA5 和 MAVS 之间通过 CARD 结构域相互作用）

上揭示了 RNA 感应与 DNA 感应之间的串流与互动关系，是本领域的重要新进展。到底 cGAS 和 STING 等 DNA 感应蛋白在寨卡病毒感染过程中是否真有一定的生物学意义，值得探讨。

　　TLR 和 RLR 受体感应病毒后，通过 TRIF、MAVS、STING、TBK1、IKKε 等信号转导蛋白，最终激活 IRF3 和 IRF7 转录因子，诱导一型和三型干扰素的产生。有报道认为，胚胎滋养层细胞所产生的三型干扰素 IFN-λ1 是发挥抗寨卡病毒作用的主要宿主因子[44]。值得注意的是，寨卡病毒对分别缺损 MAVS、cGAS 或 STING 的小鼠的易感性及致病性与野生型小鼠基本无异[12]。由此推断，其他宿主因子可能对这些抗病毒蛋白有替代作用，也可能寨卡病毒本身已具备有效抑制这些因子的能力，或者这些宿主因子在寨卡病毒感染中的作用确实不大。总之，这些宿主因子在寨卡病毒感染中的确切作用，仍有待阐明。最近的研究表明，在寨卡病毒感染的前后加入二型干扰素 IFN-γ，都没有抗病毒作用。相反，IFN-γ 可促进病毒复制[45]。究竟 IFN-γ 是通过诱导病毒受体或免疫关卡（immune checkpoint）蛋白的表达还是通过促进病毒在细胞间的扩散而起作用，有待更深入的研究。

干扰素产生后，可对相邻细胞发挥作用，通过干扰素受体激活 JAK-STAT 信号转导通路，诱导抗病毒基因及免疫调节基因的表达。一型和三型干扰素受体主要激活 TYK2 和 JAK1 酪氨酸激酶，作用于 STAT1 和 STAT2 转录因子，形成 STAT1-STAT2-IRF9（又称为 ISGF3）三元复合体，与干扰素刺激基因（interferon-stimulated gene，ISG）上的干扰素刺激效应元件（interferon-stimulated response element，ISRE）结合，激活各种 ISG 的表达。相比之下，二型干扰素受体激活 JAK1 和 JAK2 酪氨酸激酶，形成 STAT1-STAT1 同源二聚体（又称为 GAF），结合于 IFN-γ 激活位点（IFN-γ activation site，GAS），激活另一组 ISG 的表达。以往对登革病毒及其他黄病毒的研究提示，STAT2 在宿主针对黄病毒的固有免疫反应中有关键作用[46]。如前所述，寨卡病毒在 STAT2 敲除小鼠及仓鼠中的滴度很高，而且致病性很强，出现较明显也较严重的炎症反应[13, 14]。金冬雁教授团队及其他研究组最近的研究发现，缺损 STAT2 可刺激 STAT1[45, 47]。据此，金冬雁教授团队推断寨卡病毒在 STAT2 敲除动物中的表型可能与 STAT1 及下游 IFN-γ 效应基因的异常激活有关。

固有免疫除有抗病毒作用之外，也会激活炎症反应[48]。促炎因子的大量释放，可能吸引单核细胞，再由感染寨卡病毒的单核细胞将病毒传给其他组织和细胞，这正是其他虫媒病毒感染的情况[49]。促炎因子也会诱导细胞焦亡（pyroptosis）、自噬（autophagy）以及其他形式的细胞程序死亡，包括凋亡（apoptosis）和程序性坏死（necroptosis）。寨卡病毒感染细胞的死亡可导致组织损伤，并释放大量的感染性病毒颗粒，从而促进病毒向其他组织和细胞的扩散[50]。另一方面，与细胞内脂肪再利用有关的自噬作用，已表明具有刺激登革病毒和寨卡病毒复制的活性[51]，而且寨卡病毒 NS2B-NS3、NS4A 和 NS5A 蛋白可诱导细胞自噬[52, 53]。寨卡病毒引起的各种严重并发症都与促炎因子及炎症反应关系密切，前述在神经祖细胞和小鼠模型进行的多项研究已提供一些佐证。例如，TLR3 的表达增高与寨卡病毒的神经毒性有关[41]，在小鼠中重现的一些严重并发症，也因炎症反应甚至促炎因子风暴所引起[14, 15]。深入了解寨卡病毒激活固有免疫及炎症反应的机制，可为有关并发症的治疗提供理论依据。

在长期共同进化的过程中病毒与宿主之间形成了既相互制约又相互依存的关系。固有免疫对寨卡病毒复制与感染的抑制作用，天然地受到病毒的抵抗与反制。寨卡病毒要实现有效复制与感染，就必须抑制固有免疫的抗病毒活性。对于炎症反应，寨卡病毒采取为已所用的策略，因势利导，在特定的时空利用宿主促炎因子的释放来帮助病毒的传播与扩散。与其他黄病毒相似，寨卡病毒主要利用其非结构蛋白来对抗宿主固有免疫[54]。其中 NS5 蛋白编码病毒的 RNA 聚合酶，是病毒复制的关键酶。另一方面，NS5 蛋白也是重要的固有免疫调节蛋白[55, 56]。已发现寨卡病毒 NS5 蛋白可与 STAT2 结合并诱发其泛素化及通过蛋白酶体的降解，从而抑制一型和三型干扰素的信号转导，拮抗其抗病毒作用[57, 58]。我们的研究进一步表明，NS5 诱导 STAT2 降解的作用具有高度特异性，NS5 不能结合 STAT1 对其降解也没有影响。由于 STAT2 的降解，STAT1-STAT2-IRF9 不能形成，但 STAT1-STAT1 同源二聚体不减反增。换言之，STAT2 的降解导致感染细胞内受干扰素刺激所产生的 STAT1-

STAT2-IRF9 与 STAT1-STAT1 功能性复合体之间的相对平衡被破坏并全面倾向于后者，其结果就是寨卡病毒选择性刺激 STAT1-STAT1 的形成及其对 GAS 的结合，以及 IFN-γ 信号转导的激活[45]。由此可见，寨卡病毒通过这一机制在抑制抗病毒反应的同时激活炎症反应，并借此促进病毒的复制与感染（图 7-2）。

　　寨卡病毒的 NS2B-NS3 蛋白酶对一型干扰素的产生与信号转导也有一定的抑制作用[45]。有报道认为 NS2B-NS3 可降解 JAK1 并与 NS1 和 NS4B 协同抑制一型干扰素的产生及信号转导[59]。登革病毒 NS2B-NS3 蛋白酶可诱导 cGAS 和 STING 的降解[43,60]，从反面说明 DNA 感应蛋白可能在 RNA 病毒感染细胞中有独特的抗病毒功能。寨卡病毒的 NS2B-NS3 蛋白是否有相似或相同的活性，值得探讨。随着本领域研究的不断深入，其他寨卡病毒非结构蛋白及结构蛋白对固有免疫的调节作用，将陆续被发现和阐明。

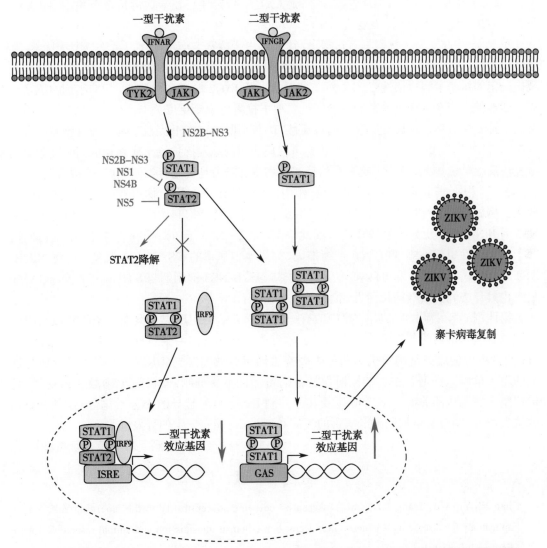

图 7-2　寨卡病毒（ZIKV）NS5 蛋白对一型干扰素信号转导的抑制及对二型干扰素信号转导的激活

注：NS5 抑制 STAT1-STAT2-IRF9 的生成但刺激 STAT1-STAT1 的形成，结果是二型干扰素效应基因的选择性诱导和表达

第四节　针对宿主因子的抗寨卡病毒新药的研制

　　针对宿主因子的抗寨卡病毒新药是药物研究方面的重要方向。根据寨卡病毒与宿主相互作用的研究成果设计并研制抗寨卡病毒新药，也是寨卡病毒及寨卡病毒病研究出彩之处。由于本书第十六章和第十七章对新药研究有全面深入的评述，在此仅用一些具体例子对于研制针对宿主因子的抗寨卡病毒新药的一些基本思路略作说明。

　　第一，抑制寨卡病毒进入细胞的抗病毒药物具有独特优点，值得重视。在人免疫缺陷病毒，抑制病毒囊膜与细胞膜融合的肽类小分子或可结合并抑制 CCR5 共同受体的小分子化合物都获得成功，已得到临床应用。同样的思路可以用于寨卡病毒。已有报道指出，AXL 抑制剂具有抗寨卡病毒活性[34]。究竟 AXL 信号转导与寨卡病毒是否有关，抑制 AXL 是否具有抗寨卡病毒作用，需要进一步澄清。

　　第二，一型与三型干扰素具有抗病毒活性，可用于抗寨卡病毒治疗。至于二型干扰素，其活性可能相反[45]，因此抑制其作用可能有抗病毒效应。例如 JAK2 的特异性抑制剂 AG490 表现出一定的抗寨卡病毒活性[45]。当然二型干扰素及 JAK2 均有多种功能，其抑制剂的抗寨卡病毒活性首先应在动物实验中加以验证。二型干扰素可激活免疫关卡，已用于肿瘤治疗的免疫关卡抑制性抗体是否具有抗寨卡病毒活性，尚待阐明。三型干扰素在寨卡病毒感染中有重要抗病毒作用[44]，最近也发现三型干扰素可以更快更强地发挥抗流感病毒功能同时又避免刺激炎症反应[61]。因此，三型干扰素在治疗寨卡病毒感染中是否也有类似优点，值得查明。

　　第三，根据寨卡病毒与宿主的相互作用，可以设计特定的药物组合，达到最佳的治疗效果。例如 NS2B-NS3 对一型干扰素产生及信号转导具有抑制作用[45, 60]，因此抑制 NS2B-NS3 后 IFN-β 可以更好地发挥作用。如此看来，NS2B-NS3 蛋白酶抑制剂与 IFN-β 的协同抗寨卡病毒活性也就不难理解[62]。继续推论，如果寨卡病毒的 NS2B-NS3 如登革病毒 NS2B-NS3 一样可诱导 cGAS 和 STING 的降解[43, 60]，NS2B-NS3 抑制剂与 STING 的配体 cGAMP 是否也具有协同抗寨卡病毒活性，值得验证。

　　第四，抗炎在寨卡病毒病治疗中应有一定的意义。炎症反应及促炎因子的释放与组织病理及寨卡病毒病的各种症状密不可分。治疗寨卡病毒病的两大目标是减轻症状及清除病毒，两者不可偏废。常用的抗炎药如类固醇虽然可有效抑制炎症反应，但存在刺激病毒复制的重大危险。如何在抗炎的同时保持抗病毒活性不受抑制，从而避免刺激病毒复制，是治疗寨卡病毒病的关键。AG490 以及其他抑制 IFN-γ 信号转导的小分子化合物，既有较强的抗炎作用，同时又可抑制寨卡病毒的复制和感染，可能有一定的开发前景。

（金冬雁　叶子葳　阮杰燊）

参 考 文 献

1. Chan JF，Yip CC，Tsang JO，et al. Differential cell line susceptibility to the emerging Zika virus：implications for disease pathogenesis，non-vector-borne human transmission and animal reservoirs. Emerg Microbes Infect，2016，5：e93.

2. Tang H，Hammack C，Ogden SC，et al. Zika virus infects human cortical neural progenitors and attenuates their growth. Cell Stem Cell，2016，18：587-590.

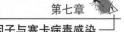
3. Qian X，Nguyen HN，Song MM，et al. Brain-region-specific organoids using mini-bioreactors for modeling ZIKV exposure. Cell，2016，165：1238-1254.

4. Gabriel E，Ramani A，Karow U，et al. Recent Zika virus isolates induce premature differentiation of neural progenitors in human brain organoids. Cell Stem Cell，2017，20：397-406.

5. Tabata T，Petitt M，Puerta-Guardo H，et al. Zika virus targets different primary human placental cells，suggesting two routes for vertical transmission. Cell Host Microbe，2016，20：155-166.

6. Sheridan MA，Yunusov D，Balaraman V，et al. Vulnerability of primitive human placental trophoblast to Zika virus. Proc Natl Acad Sci USA，2017，114：E1587-E1596.

7. Pagani I，Ghezzi S，Ulisse A，et al. Human endometrial stromal cells are highly permissive to productive infection by Zika virus. Sci Rep，2017，7：44286.

8. Dutta D，Heo I，Clevers H. Disease modeling in stem cell-derived 3d organoid systems. Trends Mol Med，2017，23：393-410.

9. Morrison TE，Diamond MS. Animal models of Zika virus infection，pathogenesis，and immunity. J Virol，2017，91：e00009-17.

10. Dowall SD，Graham VA，Rayner E，et al. A susceptible mouse model for Zika virus infection. PLoS Negl Trop Dis，2016，10：e0004658.

11. Aliota MT，Caine EA，Walker EC，et al. Characterization of lethal Zika virus infection in AG129 mice. PLoS Negl Trop Dis，2016，10：e0004682.

12. Lazear HM，Govero J，Smith AM，et al. A mouse model of Zika virus pathogenesis. Cell Host Microbe，2016，19：720-730.

13. Siddharthan V，Van Wettere AJ，Li R，et al. Zika virus infection of adult and fetal STAT2 knock-out hamsters. Virology，2017，507：89-95.

14. Tripathi S，Balasubramaniam VR，Brown JA，et al. A novel Zika virus mouse model reveals strain specific differences in virus pathogenesis and host inflammatory immune responses. PLoS Pathog，2017，13：e1006258.

15. Chan JF，Zhang AJ，Chan CC，et al. Zika virus infection in dexamethasone-immunosuppressed mice demonstrating disseminated infection with multi-organ involvement including orchitis effectively treated by recombinant type I interferons. EBioMedicine，2016，14：112-122.

16. Manangeeswaran M，Ireland DD，Verthelyi D. Zika（PRVABC59）Infection is associated with T cell infiltration and neurodegeneration in CNS of immunocompetent neonatal C57Bl/6 mice. PLoS Pathog，2016，12：e1006004.

17. Vermillion MS，Lei J，Shabi Y，et al. Intrauterine Zika virus infection of pregnant immunocompetent mice models transplacental transmission and adverse perinatal outcomes. Nat Commun，2017，8：14575.

18. Miner JJ，Diamond MS. Zika virus pathogenesis and tissue tropism. Cell Host Microbe，2017，21：134-142.

19. Carette JE，Guimaraes CP，Varadarajan M，et al. Haploid genetic screens in human cells identify host factors used by pathogens. Science，2009，326：1231-1235.

20. Essletzbichler P，Konopka T，Santoro F，et al. Megabase-scale deletion using CRISPR/Cas9 to generate a fully haploid human cell line. Genome Res，2014，24：2059-2065.

21. Puschnik AS，Majzoub K，Ooi YS，et al. A CRISPR toolbox to study virus-host interactions. Nat Rev Microbiol，2017，15：351-364.

22. Yeung ML, Houzet L, Yedavalli VS, et al. A genome-wide short hairpin RNA screening of Jurkat T-cells for human proteins contributing to productive HIV-1 replication. J Biol Chem, 2009, 284: 19463-19473.

23. Kok KH, Lei T, Jin DY. siRNA and shRNA screens advance key understanding of host factors required for HIV-1 replication. Retrovirology, 2009, 6: 78.

24. Park RJ, Wang T, Koundakjian D, et al. A genome-wide CRISPR screen identifies a restricted set of HIV host dependency factors. Nat Genet, 2017, 49: 193-203.

25. Marceau CD, Puschnik AS, Majzoub K, et al. Genetic dissection of Flaviviridae host factors through genome-scale CRISPR screens. Nature, 2016, 535: 159-163.

26. Savidis G, McDougall WM, Meraner P, et al. Identification of Zika virus and dengue virus dependency factors using functional genomics. Cell Rep, 2016, 16: 232-246.

27. Ciancanelli MJ, Abel L, Zhang SY, et al. Host genetics of severe influenza: from mouse Mx1 to human IRF7. Curr Opin Immunol, 2016, 38: 109-120.

28. Burlone ME, Budkowska A. Hepatitis C virus cell entry: role of lipoproteins and cellular receptors. J Gen Virol, 2009, 90: 1055-1070.

29. Miao Z, Xie Z, Miao J, et al. Regulated entry of hepatitis C virus into hepatocytes. Viruses, 2017, 9: E100.

30. Cruz-Oliveira C, Freire JM, Conceição TM, et al. Receptors and routes of dengue virus entry into the host cells. FEMS Microbiol Rev, 2015, 39: 155-170.

31. Hamel R, Dejarnac O, Wichit S, et al. Biology of Zika virus infection in human skin cells. J Virol, 2015, 89: 8880-8896.

32. Nowakowski TJ, Pollen AA, Di Lullo E, et al. Expression analysis highlights AXL as a candidate Zika virus entry receptor in neural stem cells. Cell Stem Cell, 2016, 18: 591-596.

33. Liu S, DeLalio LJ, Isakson BE, et al. AXL-mediated productive infection of human endothelial cells by Zika virus. Circ Res, 2016, 119: 1183-1189.

34. Meertens L, Labeau A, Dejarnac O, et al. Axl mediates ZIKA virus entry in human glial cells and modulates innate immune responses. Cell Rep, 2017, 18: 324-333.

35. Wells MF, Salick MR, Wiskow O, et al. Genetic ablation of AXL does not protect human neural progenitor cells and cerebral organoids from Zika virus infection. Cell Stem Cell, 2016, 19: 703-708.

36. Hastings AK, Yockey LJ, Jagger BW, et al. TAM receptors are not required for Zika virus infection in mice. Cell Rep, 2017, 19: 558-568.

37. Li F, Wang PR, Qu LB, et al. AXL is not essential for Zika virus infection in the mouse brain. Emerg Microbes Infect, 2017, 6: e16.

38. Carnec X, Meertens L, Dejarnac O, et al. The phosphatidylserine and phosphatidylethanolamine receptor CD300a binds dengue virus and enhances infection. J Virol, 2015, 90: 92-102.

39. Tisoncik JR, Korth MJ, Simmons CP, et al. Into the eye of the cytokine storm. Microbiol Mol Biol Rev, 2012, 76: 16-32.

40. Saito T, Owen DM, Jiang F, et al. Innate immunity induced by composition-dependent RIG-I recognition of hepatitis C virus RNA. Nature, 2008, 454: 523-527.

41. Nasirudeen AM, Wong HH, Thien P, et al. RIG-I, MDA5 and TLR3 synergistically play an important role in restriction of dengue virus infection. PLoS Negl Trop Dis, 2011, 5: e926.

42. Dang J, Tiwari SK, Lichinchi G, et al. Zika virus depletes neural progenitors in human cerebral organoids through activation of the innate immune receptor TLR3. Cell Stem Cell, 2016, 19: 258-265.

43. Aguirre S, Luthra P, Sanchez-Aparicio MT, et al. Dengue virus NS2B protein targets cGAS for degradation and prevents mitochondrial DNA sensing during infection. Nat Microbiol, 2017, 2: 17037.

44. Bayer A, Lennemann NJ, Ouyang Y, et al. Type Ⅲ interferons produced by human placental trophoblasts confer protection against Zika virus infection. Cell Host Microbe, 2016, 19: 705-712.

45. Chaudhary V, Yuen KS, Chan JFW, et al. Selective activation of type Ⅱ interferon signaling by Zika virus NS5 protein. J Virol, 2017, 91: e00163-17.

46. Morrison J, García-Sastre A. STAT2 signaling and dengue virus infection. JAKSTAT, 2014, 3: e27715.

47. Ho J, Pelzel C, Begitt A, et al. STAT2 is a pervasive cytokine regulator due to its inhibition of STAT1 in multiple signaling pathways. PLoS Biol, 2016, 14: e2000117.

48. Tisoncik JR, Korth MJ, Simmons CP, et al. Into the eye of the cytokine storm. Microbiol Mol Biol Rev, 2012, 76: 16-32.

49. Pingen M, Bryden SR, Pondeville E, et al. Host inflammatory response to mosquito bites enhances the severity of arbovirus infection. Immunity, 2016, 44: 1455-1469.

50. Danthi P. 2016. Viruses and the diversity of cell death. Annu Rev Virol, 2016, 3: 533-553.

51. Jordan TX, Randall G. Dengue virus activates the AMP kinase-mTOR axis to stimulate a proviral lipophagy. J Virol, 2017, 91: e02020-16.

52. Lennemann NJ, Coyne CB. Dengue and Zika viruses subvert reticulophagy by NS2B3-mediated cleavage of FAM134B. Autophagy, 2017, 13: 322-332.

53. Liang Q, Luo Z, Zeng J, et al. 2016. Zika virus NS4A and NS4B proteins deregulate Akt-mTOR signaling in human fetal neural stem cells to inhibit neurogenesis and induce autophagy. Cell Stem Cell, 2016, 19: 663-671.

54. Bollati M, Alvarez K, Assenberg R, et al. Structure and functionality in flavivirus NS-proteins: perspectives for drug design. Antiviral Res, 2010, 87: 125-148.

55. El Sahili A, Lescar J. Dengue virus non-structural protein 5. Viruses, 2017, 9: E91.

56. Best SM. The many faces of the flavivirus NS5 protein in antagonism of type I interferon signaling. J Virol, 2017, 91: e01970-16.

57. Grant A, Ponia SS, Tripathi S, et al. Zika virus targets human STAT2 to inhibit type I interferon signaling. Cell Host Microbe, 2016, 19: 882-890.

58. Kumar A, Hou S, Airo AM, et al. Zika virus inhibits type-I interferon production and downstream signaling. EMBO Rep, 2016, 17: 1766-1775.

59. Wu Y, Liu Q, Zhou J, et al. Zika virus evades interferon-mediated antiviral response through the co-operation of multiple nonstructural proteins in vitro. Cell Discov, 2017, 3: 17006.

60. Liu H, Zhang L, Sun J, et al. Endoplasmic reticulum protein SCAP inhibits dengue virus NS2B3 protease by suppressing its K27-linked polyubiquitylation. J Virol, 2017, 91: e02234-16.

61. Galani IE, Triantafyllia V, Eleminiadou EE, et al. Interferon-λmediates non-redundant front-line antiviral protection against influenza virus infection without compromising host fitness. Immunity, 2017, 46: 875-890.

62. Chan JFW, Chik KK, Yuan S, et al. Novel antiviral activity and mechanism of bromocriptine as a Zika virus NS2B-NS3 protease inhibitor. Antiviral Res, 2017, 141: 29-37.

第八章 寨卡病毒感染的动物模型

寨卡病毒可感染多种动物,如小鼠、豚鼠、地鼠和非人灵长类动物等。不同动物感染寨卡病毒后表现出的基本特征,也能模拟人感染寨卡病毒的一些临床表征。尽管如此,当前依然主要处于动物感染的研究阶段,缺乏十分理想的动物模型。确定引起传染病的病原体要满足 Koch 定律:能从患者中分离到病原体;能得到纯培养;在动物中能复制疾病;在感染的动物中能再分离到病原体。这些要素也成为建立感染性疾病动物模型的关键指标。

建立感染性疾病的动物模型是进行致病机制研究和抗体、疫苗、药物研发必不可少的条件。感染性疾病动物模型是以导致感染性疾病的病原感染动物为基础,或人工导入病原遗传物质,使动物发生和人类相同疾病、类似疾病、部分疾病改变或机体对病原产生反应,为疾病系统研究、比较医学研究以及抗病原药物和疫苗等研制、筛选和评价提供参考的模式动物。理想的动物模型是尽可能全面地模拟人类全部疾病表现,但实际上每种动物根据其种属、性别、年龄、遗传背景、解剖生理结构等差异,仅能部分模拟人类疾病临床表现、疾病过程、病理生理学变化、免疫学反应等疾病特征。根据动物自身的特点,建立多物种不同层次的动物模型才能最大限度满足不同研究需要。本章将根据不同物种模型和不同疾病模型分别进行阐述(图 8-1)。

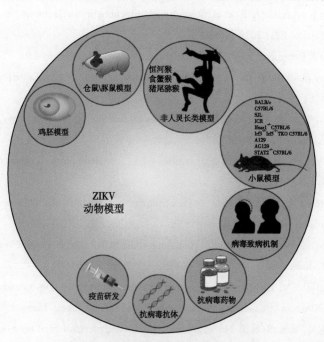

图 8-1 寨卡病毒动物模型种类及应用

第一节 寨卡病毒感染动物模型

一、野生型小鼠模型

1. BALB/c 小鼠   美国哈佛大学医学院的 Barouch DH 教授团队利用野生型 BALB/c 小鼠建立了寨卡病毒小鼠感染模型，并利用该模型评估了其研发的 DNA 疫苗（prM-Env）的保护效果[1]。研究团队通过静脉注射寨卡病毒（Brazil/ZKV2015 毒株）感染怀孕的雌鼠，比较了免疫组和对照组小鼠的发病率以及组织中寨卡病毒的滴度。结果显示，该 DNA 疫苗能够完全保护小鼠抵抗寨卡病毒感染。同时，被动保护试验结果表明该疫苗免疫后的血清免疫球蛋白也能够对小鼠起到保护作用。

2. C57BL/6 小鼠   中国科学院上海生命科学研究院神经科学研究所罗振革教授团队建立了野生型 C57BL/6 孕鼠的感染模型。研究人员发现将寨卡病毒通过静脉注射方式感染孕鼠后，病毒可以通过胎盘屏障感染胚胎期小鼠的大脑皮层神经母细胞，导致神经母细胞死亡以及脑皮层变薄。同时寨卡病毒感染会造成子代小鼠脑中基因表达网络的紊乱，其中包括很多小头畸形相关基因[2]。此外，耶鲁大学的 Iwasaki A 教授团队发现寨卡病毒能够在野生型 C57BL/6 雌性生殖道黏膜中高效复制，小鼠在孕早期通过阴道感染寨卡病毒会导致胎儿生长受限以及胎儿大脑感染寨卡病毒[3]。

3. SJL 小鼠   巴西圣保罗大学的 Beltrão-Braga PC 教授团队利用 SJL 小鼠建立了寨卡病毒的感染模型[4]。研究人员通过静脉注射寨卡病毒（Brazil/ZKV2015 毒株）感染孕鼠，并检测新生小鼠的感染情况。结果在新生小鼠的大脑以及脾脏中都检测到了寨卡病毒 RNA。同时，胎鼠出现了宫内生长受限，皮质变薄以及小头畸形症状。此外，研究人员还观察到寨卡病毒感染小鼠神经组织后还能诱导细胞凋亡和自噬。

4. ICR 小鼠   中国科学院遗传与发育生物学研究所的许执恒教授团队与军事医学科学院微生物流行病研究所的秦成峰教授团队合作利用 ICR 小鼠建立了寨卡病毒的感染模型[5]。研究人员通过在孕鼠的胎儿侧脑室直接注射寨卡病毒（SZ01 毒株）感染小鼠，然后观察了神经前体细胞（neural progenitor cell，NPC）感染情况以及大脑的发育情况。研究结果显示寨卡病毒能够感染不同的神经细胞，并在鼠脑中高效复制；寨卡病毒感染导致细胞周期停滞、凋亡以及抑制 NPC 增殖，进而造成皮层变薄和小头畸形。该研究结果为寨卡病毒感染导致小头畸形提供了直接证据。在该感染模型的基础上，该团队又进一步探索了抗体治疗预防小头畸形的可能性[6]。研究人员发现康复期血清中的中和性抗体在体外和体内能够有效抑制寨卡病毒的复制，具有良好的治疗效果，并能预防小头畸形的发生。

二、基因缺陷型小鼠模型

1. $Ifnar1^{-/-}$ C57BL/6   美国华盛顿大学的 Diamond MS 教授团队利用 I 型干扰素受体缺陷（$Ifnar1^{-/-}$）的 C57BL/6 小鼠建立了寨卡病毒的感染模型[7,8]。研究人员发现 $Ifnar1^{-/-}$ C57BL/6 对寨卡病毒高度易感，病死率高。在脑、脊髓和睾丸等组织中都能检测到高滴度的寨卡病毒，其中睾丸中的病毒载量最高[7]。同时，研究人员将 $Ifnar1^{-/-}$ C57BL/6 雌性小鼠与野生型雄性小鼠交配，其杂交产生的后代的免疫系统类似人类的胎儿[8]。研究人员在胚胎形成后 6.5 天或者 7.5 天后，经皮下注射使孕鼠感染寨卡病毒，发现寨卡病毒能够感染孕鼠母体和胎盘，导致胎盘功能不全、宫内发育迟缓以及破坏胎盘屏障从而感染发育中的胎儿。研究人员还在胎盘的滋养层细胞中检测到了寨卡病毒，这与寨卡病毒经胎盘感染胎儿的路径是一致的。利用该动物模型，美国范德堡大学的 Crowe JE 教授团队评价了寨卡病毒中和抗体在小鼠体内的保护效果[9]。动物实验结果显示该抗体能够显著降低雌性小鼠感染寨卡病毒后的病理反应、胎盘和胎儿的病毒感染率以及小鼠的病死率。同时该抗体还能够显著抑制母婴传播以及相关疾病的发生。

美国耶鲁大学的 Iwasaki A 教授团队也利用 I 型干扰素受体缺陷的 $Ifnar1^{-/-}$ C57BL/6 小鼠对寨卡病毒的性传播机制进行了研究[3]。结果显示，与野生型 C57BL/6 小鼠小鼠类似，寨卡病毒也能够在 $Ifnar1^{-/-}$ C57BL/6 小鼠生殖器黏膜中复制，并且其复制水平要显著高于前者。与野生型小鼠一样，I 型干扰素受体缺陷的小鼠在孕早期通过阴道感染寨卡病毒后能够导致胎儿生长受限以及胎儿大脑感染寨卡病毒[3]。

2. $Irf3^{-/-}Irf5^{-/-}Irf7^{-/-}$ TKO C57BL/6　美国华盛顿大学的 Diamond MS 教授团队利用 IRF3、IRF5 和 IRF7 缺陷的 C57BL/6 小鼠（IRF3$^{-/-}$IRF5$^{-/-}$IRF7$^{-/-}$ TKO C57BL/6）建立了寨卡病毒感染模型[7]。与 I 型干扰素受体缺陷 $Ifnar1^{-/-}$ C57BL/6 小鼠类似，该类几乎不产生 I 型干扰素的小鼠对寨卡病毒同样高度易感，感染后病死率高，感染以后会产生神经系统症状等。此外，研究结果还显示，通过静脉注射感染寨卡病毒时，IRF3$^{-/-}$IRF5$^{-/-}$IRF7$^{-/-}$ TKO 的小鼠比 $Ifnar1^{-/-}$ 的小鼠易感性更高，提示 IRF3 以及 I 型干扰素通路在限制寨卡病毒复制中的作用[7]。利用 IRF3$^{-/-}$IRF5$^{-/-}$IRF7$^{-/-}$ TKO 小鼠模型，美国霍华德休斯医学研究所的 Gleeson JG 教授团队研究了寨卡病毒感染对成年小鼠大脑神经干细胞的影响[10]。研究显示成年小鼠大脑有两个区域包含神经干细胞：前脑侧脑室下层区域和海马齿状回颗粒下层区域。研究人员发现通过静脉注射后，寨卡病毒能够感染成年小鼠的神经干细胞，诱导细胞死亡以及增殖减弱等。该结果表明寨卡病毒不仅能够感染胎儿的神经干细胞，还能够感染成人的神经干细胞。

3. A129　美国得克萨斯大学医学院的 Weaver SC 教授团队首次利用 A129 小鼠建立了寨卡病毒的感染模型[11]。该小鼠对寨卡病毒高度易感，同时，他们发现在 A129 小鼠中，寨卡病毒感染导致的疾病与小鼠年龄相关。3 周龄小鼠感染寨卡病毒后 7 天开始发病，而 11 周龄的小鼠感染后虽然也出现疾病症状、病毒血症以及体重减轻等，但是其在感染后 8 天就开始恢复。在该小鼠模型中，病毒血症在感染后 2 天达到高峰，在感染后第三天，小鼠开始出现神经系统疾病，表现为颤抖、瘫痪等，鼠脑中也能够检测到寨卡病毒。此外，研究人员在感染小鼠的睾丸组织中也可以检测到高滴度的寨卡病毒。Shi PY 教授团队利用反向遗传学技术构建并成功拯救获得了重组寨卡病毒毒株 FSS13025，进一步利用该小鼠模型比较了该重组病毒与野生型病毒在致病性方面的差异[12]。结果显示重组病毒在小鼠中的毒力要低于野生型病毒。

4. AG129　美国威斯康星大学的 Osorio JE 教授团队利用 AG129 小鼠建立了寨卡病毒感染模型[13]。该类小鼠对寨卡病毒高度易感，在感染病毒后 4~5 天出现体重减少、嗜睡以及弯腰驼背等症状，并在感染后 7~8 天内死亡。研究人员发现病毒可以感染多个组织，但只在大脑和肌肉中才产生严重的病理反应。美国得克萨斯大学医学院的 Weaver SC 教授团队也对 AG129 小鼠感染模型进行了研究[11]。他们发现与 A129 小鼠相比，AG129 小鼠感染之后在疾病严重程度、病毒分布等方面没有显著性差异。唯一不同的是，AG129 小鼠感染寨卡病毒之后其神经系统的症状较轻。与 Osorio JE 教授团队的结果不同的是，Weaver SC 教授团队发现 AG129 小鼠通过不同感染途径感染寨卡病毒后在 6 天内全部死亡；同时，Weaver SC 教授团队发现皮下注射感染其病毒血症高峰出现的时间在感染后第三天，比腹腔注射感染出现的时间晚一天。这种差异可能与两个团队使用的寨卡病毒毒株相关[11,13]。

美国华盛顿大学的 Apte RS 教授团队在寨卡病毒感染与眼部疾病的研究中也用到了该小鼠模型[14]。在该研究中，研究人员用感染寨卡病毒 7 天和 28 天后的小鼠眼泪和眼组织匀浆感染 AG129 小鼠，观察了该眼部来源的寨卡病毒的感染性。研究人员发现，寨卡病毒感染 7 天后的眼组织匀浆能够感染 AG129 小鼠。感染之后病毒的分布与亲本病毒感染后的情况一致，但是感染眼部来源的 AG129 小鼠出现的眼部疾病的严重程度要显著高于亲本病毒。通过二代测序，研究人员推测这可能与 NS2A 蛋白中的一个氨基酸突变有关。比利时鲁汶大学和美国犹他州立大学的两个研究团队利用 AG129 小鼠感染模型评价了两种药物对寨卡病毒抑制效果[15,16]。

5. STAT2$^{-/-}$ C57BL/6　美国西奈山伊坎医学院的 García-Sastre A 教授团队建立了 STAT2 缺失的小鼠感染模型[17]。在该研究中，研究人员发现 STAT2$^{-/-}$ 小鼠对寨卡病毒高度易感，感染以后寨卡病毒能够传播到中枢神经系统、生殖系统以及其他脏器，并出现神经系统疾病症状。利用该模型，研究人员又比较了不同年代分离的亚洲型和非洲型代表毒株的致病性差异。结果显示，非洲型寨卡病毒感染之后能够导致致死性的神经系统疾病，从出现严重神经系统症状到死亡的间隔时间较短；而亚洲型寨卡病毒感染之后其神经系统功能紊乱的症状持续时间较长，小鼠病死率低。与亚洲型寨卡病毒相比，非洲型病毒感染脑组织以后能够诱导更高水平的炎症细胞因子和淋巴细胞浸润相关的分子标志物，这可能与神经系统的疾病严重程度相关。

三、抗体或药物免疫抑制的小鼠模型

寨卡病毒通过 NS5 促进人源 STAT2（signal transducers and activators of transcription 2）转录因子的降解，从而拮抗 I 型干扰素介导的抗病毒免疫反应，但是 NS5 并不能促进鼠源 STAT2 的降解。由此可以解释在野生型小鼠感染模型中，寨卡病毒并不能建立良好的感染。在大部分小鼠感染模型中，通过基因敲除干扰素受体或抗体阻断 I 型干扰素信号转导通路可以使小鼠对寨卡病毒感染更敏感，建立良好的感染模型。

干扰素受体缺陷型小鼠对寨卡病毒高度易感，已经广泛应用于研究寨卡病毒感染及致病机制，但是由于免疫系统的缺陷，限制了这些动物模型在药物研究方面的应用。在使用单克隆或多克隆抗体靶向 I 型干扰素或 I 型干扰素受体的动物模型中，I 型干扰素信号通路只在病毒接种时被抗体阻断，而在病毒后续感染过程中，动物的免疫系统仍然是健全的，可以用于综合评价病毒感染的致病机制及评估药物的抗病毒作用。Smith 等利用针对 I 型干扰素受体亚基 1（FNAR-1 subunit）的单克隆抗体 MAb-5A3 阻断野生型 C57BL/6 小鼠的 I 型干扰素信号转导通路，再用皮下或腹腔注射感染小鼠，结果发现感染后的小鼠都出现体重下降、高病毒血症和严重的神经性疾病。不同的感染方式，小鼠的病死率不相同。通过皮下注射感染，小鼠的病死率约 40%；而腹膜内注射感染，小鼠的病死率可达到 100%[7]。利用同样的抗体阻断策略，Govero 等研究了野生型 C57BL/6 小鼠皮下注射感染寨卡病毒后引起的生殖系统病变，发现寨卡病毒感染雄性小鼠后在睾丸和附睾中可持续检测到寨卡病毒

RNA，并且引起睾丸炎症性损伤，睾丸尺寸显著变小，并伴随着睾丸酮和抑制素 B 的水平下降。在受感染的生殖系统中，寨卡病毒更容易感染精原细胞、初级精母细胞和 Sertoli 细胞，引起细胞坏死和输精管结构性破坏。在精子细胞中也能检测到寨卡病毒，精细胞数量减少同时活性降低，生殖能力明显下降[18]。

此外，通过药物处理抑制小鼠免疫反应，也能使小鼠对寨卡病毒更易感。Chan 等用地塞米松在感染前 3 天和感染后 9 天内持续处理野生型 BALB/c 小鼠，再用寨卡病毒波多黎各分离株（PRVABC59）腹腔注射，获得播散感染（disseminated infection）小鼠模型，小鼠表现出体重下降和病毒血症等症状，在脑、肾、睾丸和脾脏等组织器官中都可以检测到寨卡病毒 RNA 和病毒蛋白。在寨卡病毒感染 9 天后停止地塞米松处理，小鼠的体征快速恶化，在脑、肾、和睾丸等组织中伴随着炎症性损伤[19]。

四、非人灵长类动物模型

非人灵长类动物也被应用于研究寨卡病毒的生物学特征及致病机制，包括恒河猴、食蟹猴和猪尾猕猴[20-23]。

1. 恒河猴 Dudley 等建立了寨卡病毒感染的恒河猴模型。研究人员用寨卡病毒亚洲株（H/FP/2013）感染 8 只恒河猴，其中 2 只处于孕期。感染后 1 天即可在所有动物的血清中检测到病毒 RNA，病毒血症峰值出现在感染后 2~6 天。此外，在尿液、唾液和脑脊液等其他体液中也可以检测到病毒 RNA。病毒感染可引起恒河猴体重下降，在个别猴子的接种部位周围也可观察到轻微皮疹。值得注意的是，在未怀孕的猴子中，病毒血症最长持续 21 天；而在孕期的 2 只猴子中，一只病毒血症持续 39 天，另一只病毒血症持续达 57 天以上[20]。在人类孕期感染者中，延长的病毒血症期也有报道。Driggers 等报道在一名孕妇中，病毒 RNA 在怀孕 4~10 周期间可以在血清中被检测到，研究人员认为孕期病毒血症期的延长是由于病毒在胎儿中持续复制的结果[24]。Li 等用寨卡病毒广州分离株（GZ01/2016）皮下感染恒河猴，大部分被感染的猴子都表现出发热的症状，所有的动物都检测到病毒血症，平均持续时间 7 天左右，峰值出现时间在 2~5 天之间。在少数动物的尿液、唾液和泪液中，感染 2 周以后可以短暂性地检测到病毒 RNA。比如在 2 只猴子的泪液中，在感染后第 17 天检测到了病毒 RNA。研究人员在感染后第 5 天对其中 2 只猴子进行解剖，发现在中枢神经系统（包括大脑、小脑、脑干和脊髓）和其他内脏器官（包括肝、肾、脾脏、腮腺、大肠、小肠、盲肠、膀胱、睾丸、淋巴结、心脏和胃）中都能检测到病毒 RNA，其中在大肠、小肠、盲肠、脾脏和腮腺中的病毒 RNA 较高。在感染后第 10 天，除了在脊髓、脾脏、淋巴结、肝脏、肾脏、腮腺和胃中还能检测到少量病毒 RNA，大部分组织中的病毒都已经被清除。利用免疫组化方法，感染后第 5 天可以在大脑、小脑、脑干、肝和肾脏中检测到显著的病理性改变，比如在大脑和脑干中检测到血管套（vascular cuffing），在肝脏中检测到炎症细胞浸润。在肝脏中的病理性损伤可能与天冬氨酸转氨酶和丙氨酸转氨酶水平的升高相关。值得注意的是，肝脏病理性损伤在人类感染者中也有相关报道[25]。

2. 食蟹猴 Koide 等利用食蟹猴建立了寨卡病毒感染模型[23]。在 3 组食蟹猴（每组包括雌性和雄性猴各 1 只）中，研究人员分别用亚洲株 PRVABC59（波多黎各）和 FSS13025（柬埔寨）以及非洲株 IBH30656 进行感染，在感染后 60 天内持续观察临床表现，并检测体液（包括血清、唾液和尿液）和组织（睾丸和大脑）中的病毒滴度。在所有被感染的猴子中均检测到病毒血症，但 3 株病毒在病毒血症的持续时间上有所不同。PRVABC59 引起的病毒血症可以持续 10 天以上，峰值出现在感染后 2～3 天，在感染后第 30 天还能间断性地在血清中检测到病毒 RNA，为 $2.5×10^3$ 拷贝 /ml。在睾丸、尿液和唾液中可以检测到中等水平的病毒 RNA。相对地，FSS13025 引起的病毒血症持续时间只有 6 天，在睾丸中可以检测到病毒 RNA，但在尿液和唾液中检测不到。尽管检测到了反复性病毒血症，但其病毒 RNA 水平低于 PRVABC59 病毒株。值得注意的是，非洲株 IBH30656 在食蟹猴中不能建立有效的系统性感染[23]。Osuna 等用波多黎各分离株（GenBank accession no. KU501215）感染 8 只食蟹猴，分别在感染后 1 天、3 天、5 天和 7 天各处死 2 只猴子，在感染后第 3 天和第 5 天可以检测到病毒血症。在感染后 1 天，用 RNAscope 方法可以在腹股沟淋巴结组织中检测到病毒 RNA，在感染后第 3 天病毒 RNA 显著增加，而在第 5 天病毒 RNA 水平达到峰值，在感染后第 7 天病毒 RNA 开始显著下降或者开始被清除。用共聚焦显微镜观察发现寨卡病毒主要感染 CD163$^+$CD68$^+$ 髓系细胞和 MPO$^+$ 中性粒细胞，少量感染 CD163$^-$CD68$^-$DC-SIGN$^+$ 树突状细胞，而在 CD20$^+$ B 细胞和 CD3$^+$ T 细胞中未检测到病毒 RNA。除了淋巴组织，在中枢神经系统中也能检测到较高水平的病毒 RNA，主要感染的是小脑颗粒状神经元细胞。虽然在感染后第 7 天血清中的病毒 RNA 已经被清除，但是在多种组织（包括淋巴结和生殖系统）中仍然可以检测到较高水平的病毒 RNA[21]。

3. 猪尾猕猴（短尾猴）　Waldorf 等用寨卡病毒柬埔寨分离株（FSS13025）皮下注射感染一只怀孕 119 天（相当于人类孕期第 28 周）的猪尾猕猴，成功建立了寨卡病毒垂直传播的动物模型，并详细记录了被感染母猴的临床病理表现和胎猴的发育。结果发现寨卡病毒感染引起胎猴的大脑发育减慢，表现为白质发育不全和神经胶质增生，轴突和室管膜损伤。在胎盘绒毛膜和胎猴大脑及肝脏中可以检测到病毒 RNA，提示寨卡病毒跨越胎盘屏障实现了垂直传播，并造成胎猴的脑损伤。虽然寨卡病毒感染后母猴并未表现出明显的临床症状，但是分娩时在其脑、眼睛、脾脏和肝脏中都可以检测到病毒 RNA[26]。该模型可以用于研究寨卡病毒感染后胎儿发育过程中的病理变化。

五、其他动物模型

1. 豚鼠动物模型　Kumart 等报道用寨卡病毒亚洲株（PRVABC59）皮下注射感染 9 只豚鼠，在感染后第 2 天表现出没精打采、弓背、乍毛以及活动减少等特征，此外还有 8 只被感染的动物出现发热症状，但没有观察到体重减少的现象。在感染后第 2 和第 3 天，可以在大部分豚鼠血清中检测到病毒 RNA；而在第 5 天，所有存活的 3 只豚鼠的血清中均检测不到病毒 RNA。在感染后第 3 天，多种细胞因子水平显著增加，2 天后部分细胞因子水平进一步增加，但部分开始下降。在感染后第 2 天，在 2 只豚鼠的脾脏中检测到了病毒 RNA，但在感染后第 3 天和第 5 天在脾脏中均不能检测到病毒 RNA。而在脑组织中，在感染后第 2 天、第 3 天和第 5 天均可以检测到病毒 RNA[27]。

2. 仓鼠动物模型　Siddharthan 等用寨卡病毒马来西亚分离株感染 STAT2 基因敲除的仓鼠，建立了仓鼠感染模型[28]。通过腹股沟部位皮下感染仓鼠，在成年仓鼠实验组中，所有被感染的仓鼠都表现出体重下降的症状；在感染后 30 天观察期中，部分感染动物死亡，病死率与病毒感染剂量存在剂量依赖性。在另一组实验中，大部分被感染的动物在感染后 6 天处死，在这些动物的大脑、脊髓、脾脏、肾脏和睾丸中均可检测到病毒 RNA。在感染后 10

天处死的 2 只实验鼠中，只在睾丸、肾脏和脾脏中检测到病毒 RNA，其中在睾丸中检测到病毒 RNA 水平最高。在另一组实验中，对怀孕期 8.5 天的仓鼠皮下注射感染寨卡病毒，感染后 6 天，通过细胞培养和免疫组化可以在胎盘组织中检测到寨卡病毒。

3. 鸡胚动物模型　Goodfellow 建立了寨卡病毒感染的鸡胚模型。利用一株从埃及伊蚊中分离到毒株（MEX1-44）分别在胚胎发育 2.5 天（E2.5）和 5 天（E5）后羊膜下注射接种鸡胚。结果发现寨卡病毒在鸡胚中的感染比例与病毒接种量呈剂量依赖关系，在感染后第 3 天，大部分感染较高病毒剂量的鸡胚死亡，在较低感染病毒剂量的 3 组鸡胚中，鸡胚可以存活到胚胎发育 20 天（E20）。而在胚胎发育第 13 天（E13）接种寨卡病毒，没有观察到鸡胚死亡，在感染后第 7 天（E20）可以检测到病毒复制。在 E15 和 E20 时对感染的鸡胚进行核磁共振成像发现，鸡胚大脑发育畸形，脑皮质体积减小，脑室体积增加[29]。鸡胚感染模型可以作为鼠类及非人灵长类动物模型的一个补充动物模型，其优势在于容易获取，容易扩大实验规模。

第二节　寨卡病毒感染相关疾病的动物模型

一、小头畸形及胎儿异常动物模型

2015—2016 年在巴西暴发的寨卡病毒病疫情显示，胎儿异常及新生儿小头畸形与孕妇感染寨卡病毒有关[30]。此外，在怀有小头畸形胎儿的孕妇的羊水以及小头畸形新生儿的脑组织中可以检测到病毒 RNA[31]。截至 2017 年 3 月，全球 31 个国家或地区存在与寨卡病毒感染相关的新生儿小头畸形。研究人员先后利用怀孕的小鼠和非人灵长类建立了相应的动物模型[25, 30]。Miner 等用干扰素受体缺陷的 $Ifnar1^{-/-}$ C57BL/6 小鼠建立了小头畸形模型。将寨卡病毒 H/PF/2013 株在孕鼠胚胎期 6.5 天通过皮下注射方式感染孕鼠，导致胎盘感染、死胎、神经元细胞损伤以及胎鼠脑损伤[14]。通过皮下或者静脉注射的方式用寨卡病毒感染野生型 C57BL/6 小鼠，没有出现小头畸形、出生异常等症状，这可能与免疫系统的抑制作用有关。然而，通过静脉注射野生型 SJL 孕鼠可以观察到胎鼠生长受限，皮质畸形，胎鼠脑中皮质神经元减少以及胎鼠眼部异常[4]。另外有研究通过胎鼠颅内注射病毒的方式来检测寨卡病毒对于发育中胎鼠的影响。在胎鼠发育期 E13.5 将寨卡病毒直接注射到胎鼠的脑室内，结果在感染后 3～5 天，发现胎鼠的脑皮层变薄，皮质神经数量减少以及神经祖细胞和神经元的死亡[2, 5]。

非人灵长类模型由于其胎盘屏障和妊娠发育与人类更接近，因此是更好的动物模型。Waldorf 等利用怀孕猪尾猕猴成功建立了垂直传播的动物模型。在相当于人类怀孕 28 周的时间节点，通过皮下注射接种 FSS103025 毒株后进行持续监测，结果发现导致胎猴脑生长减缓，白质损伤，胶质增生以及轴索损伤。在胎盘的绒毛组织和胎鼠猴脑中均可以检测到 RNA，这说明病毒可以跨过胎盘屏障并入侵和损伤胎猴脑组织[26]。

二、性传播小鼠模型

寨卡病毒除了可以通过伊蚊叮咬传播，还可以通过性接触传播。目前已有多个国家和地区报道了通过性传播的寨卡病毒感染病例，包括阿根廷、加拿大、智利、秘鲁、美国、法国、德国、意大利、荷兰、葡萄牙、西班牙、英国和新西兰等。临床研究发现，寨卡病毒的性传播大部分是由男性传给女性，但是也有一些女性传给男性以及男性传给男性的报道[31-33]。

寨卡病毒 RNA 在睾丸和精液中持续存在可能是导致性传播的一个重要原因,而且在动物模型上也得到证实[18,34]。研究人员利用小鼠建立了寨卡病毒性传播的动物模型。Duggal 等利用干扰素受体基因缺陷的 AG129 鼠(Type Ⅰ and Ⅱ interferon receptor knock out)建立了寨卡病毒的性传播模型[35]。用寨卡病毒感染雄鼠后让其与正常的雌鼠进行交配,发现可以将寨卡病毒传播给雌鼠。数据显示大约有 73% 感染寨卡病毒的雄鼠将病毒传给雌鼠,而大约有 50% 的雌鼠感染寨卡病毒。在寨卡病毒感染后的 7～21 天之内,可以在雄鼠的精液中检测到具有感染性的寨卡病毒,而在雄鼠感染后 58 天依然可以检测到病毒 RNA。

一项临床研究发现即使寨卡病毒感染者血液和尿液中 RNA 被清除后 11 天,依然可以从女性子宫颈分泌物中检测到病毒 RNA[36],另外病例报告显示寨卡病毒 RNA 可以在女性感染者阴道中持续存在 11 周之久[37]。Yockey 等利用雌性野生型 C57BL/6 小鼠以及 IRF3 和 IRF7 基因缺陷鼠(*Irf3*−/− 和 *Irf7*−/−)建立雌性小鼠感染模型,结果发现小鼠阴道感染寨卡病毒后,病毒可以持续在野生型小鼠或者缺陷鼠的阴道黏膜上进行复制和增殖。在 *Irf3*−/− 和 *Irf7*−/− 小鼠感染模型中,阴道中病毒滴度与野生型小鼠相比更高[38]。阴道注射的方式可以模拟自然情况下精液感染情况,Tang 等发现寨卡病毒可以在 AG129 雌鼠的生殖道内持续复制增殖达 10 天之久[39]。此外,该研究还发现处于不同生理周期的雌鼠对寨卡病毒的敏感性有所不同。

三、雄性生殖系统感染动物模型

寨卡病毒 RNA 可以在精液中持续存在 188 天[40],而感染性的寨卡病毒颗粒可以在男性精液中存在至少 69 天[41],说明寨卡病毒在雄性生殖系统中能持续增殖,此外,血精和前列腺炎等症状在寨卡病毒感染的患者中也偶有发现,提示寨卡病毒感染对雄性生殖系统有着一定的影响。

Lazear 等利用Ⅰ型干扰素受体缺陷的小鼠(interferon α/β receptor knock out,*Ifnar1*−/−)首先建立了寨卡病毒的小鼠感染模型,发现寨卡病毒感染小鼠的睾丸组织中存在高滴度的寨卡病毒[7]。随后,研究人员利用小鼠模型对寨卡病毒感染对雄性生殖系统的影响进行了更加深入和系统的研究。Govero 等利用干扰素受体抗体处理的野生型 C57BL/6 小鼠,皮下注射感染经过鼠适应的非洲株寨卡病毒(Dakar 41519)来评估病毒对生殖系统的影响。结果发现寨卡病毒可以感染雄性生殖系统的多种细胞,包括精原细胞、精母细胞、成熟精子和睾丸支持细胞等,此外在睾丸和附睾中寨卡病毒可以持续感染数周以上。寨卡病毒感染组的睾丸组织和对照组相比明显缩小,睾丸附睾出现炎症反应,睾丸结构破坏,生精小管断裂,精子数与对照组小鼠相比明显减少。另外,对于精子发生十分重要的性激素睾酮和抑制素 B 的水平也显著降低[18]。与此同时,中国农业大学与中国科学院微生物研究所合作利用寨卡病毒中国分离株(SMGC-1)采用腹腔注射和睾丸原位注射的方式感染Ⅰ型干扰素缺陷鼠和野生型 C57BL/6 小鼠,建立了寨卡病毒感染雄性生殖系统的小鼠模型。结果显示,寨卡病毒对生殖系统的损伤会导致急性睾丸炎和附睾炎,睾丸和附睾组织明显萎缩,睾酮水平显著降低,生殖细胞死亡。在感染后 60 天依然可以在睾丸组织中检测到病毒 RNA。进一步研究发现,寨卡病毒特异的感染睾丸和附睾,但并不感染前列腺和精囊腺[34]。此外,Uraki 等利用 *Ifnar1*−/− 小鼠也建立了寨卡病毒感染生殖系统的模型,得出的结论与之前的研究一致[42]。虽然在小鼠模型中发现寨卡病毒可以引起睾丸萎缩,生殖细胞死亡,生理结构丧失等,但是在临床病例中并没有报道,只是发现寨卡病毒感染患者出现血精、排尿困难、

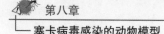
会阴痛等症状[31, 32]。

四、眼部感染动物模型

Sun 等发现可以从感染寨卡病毒患者的眼结膜液中检测到病毒 RNA，并从中分离到寨卡病毒[43]。Miner 等利用 I 型干扰素受体缺陷小鼠建立感染模型，发现其感染寨卡病毒后，会引起小鼠的结膜炎和葡萄膜炎；同时，除了在眼泪中可以检测到病毒 RNA，在角膜、虹膜、视神经以及视网膜神经上皮层均可以检测到病毒 RNA[14]。此外，在感染寨卡病毒的恒河猴的眼泪中也可以检测到病毒 RNA[44]。在小鼠和非人灵长类上的研究与之前对临床寨卡病毒感染患者的研究发现一致，证明干扰素受体缺陷的小鼠和恒河猴均可以作为研究寨卡病毒感染对眼睛影响的动物模型。

第三节 结　语

通过对多种动物感染的研究和比较发现，每种动物模型都有着各自的优势和缺点，一种模型并不能完全模拟人类疾病的全部发展过程或临床症状。如人的胎盘屏障为单层滋养层细胞组成，鼠的胎盘屏障由三层滋养层细胞组成；人的胎盘屏障 40 周左右发育完善，小鼠是 20 天左右。人与小鼠胎盘屏障结构，胎盘血液循环，包括胎盘屏障发育周期都存在差异，因此用小鼠模型直接研究人体孕期病原体垂直传播的途径还需要更多的数据进行比较医学分析，也更有参考价值。尽管有报道称在男性尿液和精液中检测到寨卡病毒 RNA，但是还没有明确的数据证实是否存在感染性的病毒颗粒。虽然小鼠实验证实病毒感染能够造成雄性生殖系统致畸，但是人和小鼠睾丸的大体结构、微观结构、功能和发育周期都存在明显的差异。

因此，我们需要掌握更多实验动物的生物特性、遗传背景、免疫反应、生理反应等多种基础知识，通过对多物种动物模型系统化的研究和分析，结合不同动物模型的研究结果才能更深入地了解这种古老的新发传染病的发病、致畸和传播机制，为相关防控对策的制定提供科学数据支撑。

（秦　川　毕玉海　鲍琳琳　杨　扬）

参 考 文 献

1. Larocca RA, Abbink P, Peron JP, et al. Vaccine protection against Zika virus from Brazil. Nature, 2016, 536: 474-478.

2. Wu K-Y, Zuo G-L, Li X-F, et al. Vertical transmission of Zika virus targeting the radial glial cells affects cortex development of offspring mice. Cell Res, 2016, 26: 645-654.

3. Yockey LJ, Varela L, Rakib T, et al. Vaginal exposure to Zika virus during pregnancy leads to fetalbraininfection. Cell, 2016, 166: 1247-1256.

4. Cugola FR, Fernandes IR, Russo FB, et al. The Brazilian Zika virus strain causes birth defects in experimental models. Nature, 2016, 534: 267-271.

5. Li C, Xu D, Ye Q, et al. Zika virus disrupts neural progenitor development and leads to microcephaly in mice. Cell Stem Cell, 2016, 19: 120-126.

6. Wang S, Hong S, Deng Y-Q, et al. Transfer of convalescent serum to pregnant mice prevents Zika virus

infection and microcephaly in offspring. Cell Res, 2017, 27: 158-160.

7. Lazear HM, Govero J, Smith AM, et al. A mouse model of Zika virus pathogenesis. Cell Host Microbe, 2016, 19: 720-730.

8. Miner Jonathan J, Cao B, Govero J, et al. Zika virus infection during pregnancy in mice causes placental damage and fetal demise. Cell, 2016, 165: 1081-1091.

9. Sapparapu G, Fernandez E, Kose N, et al. Neutralizing human antibodies prevent Zika virus replication and fetal disease in mice. Nature, 2016, 540: 443-447.

10. Li H, Saucedo-Cuevas L, Regla-Nava JA, et al. Zika virus infects neural progenitors in the adult mouse brain and alters proliferation. Cell Stem Cell, 2016, 19: 593-598.

11. Rossi SL, Tesh RB, Azar SR, et al. Characterization of a novel murine model to study Zika virus. Am J Trop Med Hyg, 2016, 94: 1362-1369.

12. Shan C, Xie X, Muruato AE, et al. An infectious cDNA clone of Zika virus to study viral virulence, Mosquito Transmission, and Antiviral Inhibitors. Cell Host Microbe, 2016, 19: 891-900.

13. Aliota MT, Caine EA, Walker EC, et al. Characterization of lethal Zika virus infection in AG129 mice. PLoS Negl Trop Dis, 2016, 10: e0004682.

14. Miner JJ, Sene A, Richner JM, et al. Zika virus infection in mice causes panuveitis with shedding of virus in tears. Cell Rep, 2016, 16: 3208-3218.

15. Julander JG, Siddharthan V, Evans J, et al. Efficacy of the broad-spectrum antiviral compound BCX4430 against Zika virus in cell culture and in a mouse model. Antivir Res, 2017, 137: 14-22.

16. Zmurko J, Marques RE, Schols D, et al. The viral polymerase inhibitor 7-deaza-2'-C-methyladenosine ss a potent inhibitor of In vitro Zika virus replication and delays disease progression in a robust mouse infection model. PLoS Negl Trop Dis, 2016, 10: e0004695.

17. Tripathi S, Balasubramaniam VR, Brown JA. A novel Zika virus mouse model reveals strain specific differences in virus pathogenesis and host inflammatory immune responses. PLoS Pathog, 2017, 13: e1006258.

18. Govero J, Esakky P, Scheaffer SM, et al. Zika virus infection damages the testes in mice. Nature, 2016, 540: 438-442.

19. Chan JF, Zhang AJ, Chan CC, et al. Zika virus infection in dexamethasone-immunosuppressed mice demonstrating disseminated infection with multi-organ involvement including orchitis effectively treated by recombinant type I interferons. EBioMedicine, 2016, 14: 112-122.

20. Dudley DM, Aliota MT, Mohr EL, et al. A rhesus macaque model of Asian-lineage Zika virus infection. Nature Commun, 2016, 7: 12204.

21. Osuna CE, Lim S-Y, Deleage C, et al. Zika viral dynamics and shedding in rhesus and cynomolgus macaques. Nat Med, 2016, 22: 1448-1455.

22. Aliota MT, Dudley DM, Newman CM, et al. Heterologous protection against Asian Zika virus challenge in Rhesus macaques. PLoS Negl Trop Dis, 2016, 10: e0005168.

23. Koide F, Goebel S, Snyder B, et al. Development of a Zika virus infection model in cynomolgus macaques. Front Microbiol, 2016, 7: 2028.

24. Driggers RW, Ho CY, Korhonen EM, et al. Zika virus infection with prolonged maternal viremia and fetal

brain abnormalities. New Engl J Med, 2016, 374 (22): 2142-2151.

25. Macnamara FN. Zika virus: A report on three cases of human infection during an epidemic of jaundice in nigeria. Trans R Soc Trop Med Hyg, 1954, 48 (2): 139-145.

26. Adams Waldorf KM, Stencel-Baerenwald JE, Kapur RP, et al. Fetal brain lesions after subcutaneous inoculation of Zika virus in a pregnant nonhuman primate. Nat Med, 2016, 22: 1256-1259.

27. Kumar M, Krause KK, Azouz F, et al. A guinea pig model of Zika virus infection. Virol J, 2017, 14 (1): 75.

28. Siddharthan V, Van Wettere AJ, Li R, et al. Zika virus infection of adult and fetal STAT2 knock-out hamsters. Virology, 2017, 507: 89-95.

29. Goodfellow FT, Tesla B, Simchick G, et al. Zika virus induced mortality and microcephaly in chicken embryos. Stem Cells Dev, 2016, 25: 1691-1697.

30. Mlakar J, Korva M, Tul N, et al. Zika virus associated with microcephaly. N Engl J Med, 2016, 374: 951-958.

31. Foy BD, Kobylinski KC, Chilson Foy JL, et al. Probable non-vector-borne transmission of Zika virus, Colorado, USA. Emerg Infect Dis, 2011, 17: 880-882.

32. Musso D, Roche C, Robin E, et al. Potential sexual transmission of Zika virus. Emerg Infect Dis, 2015, 21: 359-361.

33. Davidson A, Slavinski S, Komoto K, et al. Suspected female-to-male sexual transmission of Zika virus-New York City, 2016. MMWR Morb Mortal Wkly Rep, 2016, 65: 716-717.

34. Ma W, Li S, Ma S, et al. Zika virus vauses testis damage and leads to male infertility in mice. Cell, 2016, 167: 1511-1524.

35. Duggal NK, Ritter JM, Pestorius SE, et al. Frequent Zika virus sexual transmission and prolonged viral RNA shedding in an immunodeficient mouse model. Cell Rep, 2017, 18: 1751-1760.

36. Prisant N, Breurec S, Moriniere C, et al. Zika virus genital tract shedding in infected women of childbearing age. Clinical infectious diseases: an official publication of the Infectious Diseases Society of America, 2017, 64: 107-109.

37. Murray KO, Gorchakov R, Carlson AR, et al. Prolonged detection of Zika virus in vaginal secretions and whole blood. Emerg Infect Dis, 2017, 23: 99-101.

38. Yockey LJ, Varela L, Rakib T, et al. Vaginal exposure to Zika virus during pregnancy leads to fetal brain infection. Cell, 2016, 166: 1247-1256.

39. Tang WW, Young MP, Mamidi A, et al. A mouse model of Zika virus sexual transmission and vaginal viral replication. Cell Rep, 2016, 17: 3091-3098.

40. Nicastri E, Castilletti C, Liuzzi G, et al. Persistent detection of Zika virus RNA in semen for six months after symptom onset in a traveller returning from Haiti to Italy, February 2016. Euro surveill, 2016, 21 (32): 30314.

41. Arsuaga M, Bujalance SG, Diaz-Menendez M, et al. Probable sexual transmission of Zika virus from a vasectomised man. Lancet Infect Dis, 2016, 16: 1107.

42. Uraki R, Hwang J, Jurado KA, et al. Zika virus causes testicular atrophy. Sci Adv, 2017, 3: e1602899.

43. Sun J, Wu, Zhong H, et al. Presence of Zika virus in conjunctival fluid. JAMA ophthalmol, 2016, 134: 1330-1332.

44. Li XF, Dong HL, Huang XY, et al. Characterization of a 2016 clinical isolate of Zika virus in non-human primates. EBioMedicine, 2016, 12: 170-177.

第九章　寨卡病毒病的临床表现与病理

第一节　寨卡病毒病一般人群的临床表现

　　寨卡病毒病的潜伏期并不明确，目前一般认为是 3～12 天。人感染寨卡病毒后，仅 20%～25% 出现症状，且症状较轻，是一种自限性疾病，症状与登革热等一些其他虫媒病毒感染类似。最常见的症状为非特异性的流感样综合征，包括全身乏力、一过性发热（多为中低度发热）、皮疹（多为斑丘疹）伴皮肤瘙痒、关节炎或关节痛、非化脓性结膜炎；较少见的表现有眼眶后疼痛、头痛、肌肉疼痛、腹痛、腹泻、黏膜溃疡、水肿、恶心和呕吐。其他急性寨卡病毒感染的表现包括血性精液、听力障碍、血小板减少和皮下出血。这些症状通常在病毒血症时出现，持续 2～7 天，常在 1 周内自行缓解，但关节痛可能会持续长达 1 个月。预后良好，重症与死亡病例罕见。婴幼儿感染病例还可出现神经系统、眼部和听力等改变[1,2]。

　　受感染的孕妇与非孕妇在症状方面没有已知的差异。

　　孕妇感染寨卡病毒可能导致胎盘功能不全、胎儿宫内发育迟缓、胎死宫内和新生儿小头畸形等。

　　有与寨卡病毒感染相关的吉兰 - 巴雷综合征病例的报道，但二者之间的因果关系尚未确定。

第二节　寨卡病毒病对育龄女性的影响

一、寨卡病毒感染对妊娠的影响

　　目前孕妇感染寨卡病毒的数据非常有限。已观察到孕妇在孕期的任何阶段都有可能感染寨卡病毒，然而，并没有证据表明怀孕的妇女比其他人更容易感染寨卡病毒，或者病情更加严重[3]。

　　2015 年，伴随寨卡病毒疫情暴发，在巴西出现了大范围的新生儿缺陷。导致这种情况的最大嫌疑，就是寨卡病毒[4]。寨卡病毒和小头畸形的联系使得它的危险程度大大提升。小头畸形是指头的大小小于同性别、相同胎龄或实际年龄大小，可由各种病因引起，与智力障碍、生长发育迟缓和癫痫发作相关。获得性先天性小头畸形是与母亲寨卡病毒感染相关的一种类型，可能由于宫内感染损害胎儿脑发育而引起[5]。

　　越来越多的证据提示寨卡病毒胎儿综合征会导致类似于其他与先天遗传有关的病毒感染导致的畸形，并可能更严重[6]。寨卡病毒感染的典型表现包括多种缺陷：小头畸形、面部比例失调、角膜炎、肌张力亢进、反射亢进和易激惹。神经影像学方面的异常包括主要位于皮质下皮层过渡区和基底神经节的粗糙、无规律性的钙化，由于脑组织缺乏而导致的脑室扩大，以及无脑回畸形[7-10]。胎儿的生殖系统、心脏和消化系统也可能受到影响[11]。研究发现寨卡病毒可引起雄性小鼠睾丸炎，并导致不育等[12]。

先天寨卡病毒感染的婴儿出生时并不一定存在上述所有异常，有些先天性寨卡病毒感染的婴儿可能出生时并无小头畸形表现，但出生以后可能头部生长发育缓慢，形成后天小头畸形。

另外，虽然目前认为孕期感染寨卡病毒会增加胎/婴儿出现先天缺陷的可能性，但并不是每个感染寨卡病毒的孕妇的婴儿都有先天缺陷。目前尚不清楚围产期感染寨卡病毒的新生儿的临床表现。通过对蚊虫叮咬导致寨卡病毒感染的婴儿和儿童的观察发现，多数孩子无症状或仅有轻微症状，与成年人感染寨卡病毒的症状相类似。

寨卡病毒如何通过胎盘屏障感染胎儿目前尚不明确，研究发现[13]，寨卡病毒的母胎传播是通过感染胎盘巨噬细胞和滋养层细胞而产生的，胎盘巨噬细胞是寨卡病毒感染最重要的靶细胞。研究表明，脑组织中的放射状神经胶质细胞和星形胶质细胞相比神经元更容易感染寨卡病毒[14]。

证据表明，寨卡病毒可以突破血胎、血眼、血睾和血脑4道屏障；且具有亲神经性，除了有可能导致新生儿小头畸形，还可能引起一种自免疫疾病——吉兰-巴雷综合征[15]，患者会出现神经受损甚至瘫痪。

二、育龄女性及孕妇预防寨卡病毒感染的对策

尽管绝大多数寨卡病毒感染者症状轻微，但由于孕期感染寨卡病毒的潜在危害，育龄女性及孕妇应该尽可能避免感染寨卡病毒，应注意以下几个方面：

（一）做好个人防护，避免蚊虫叮咬

寨卡病毒主要传播方式是通过感染病毒的埃及伊蚊传播，因此预防寨卡病毒的最好方法就是避免蚊子叮咬。一方面，使用驱虫剂：环境保护署（EPA）注册驱虫剂已被证实安全而有效，妊娠和哺乳女性也可以安全使用[16]；需要注意的是，驱虫剂不应用于被衣服遮盖的皮肤，如同时用防晒霜，应将驱虫剂用于防晒霜外层。不建议使用未经EPA注册的驱虫剂。另一方面，加强对蚊虫的防护：可使用氯菊酯处理过的靴子，长袖衬衣、长裤，短袜，甚至帐篷。氯菊酯处理过的衣物经清洗多次对防蚊仍有效。不要将氯菊酯直接用于皮肤。此外，房间内外的蚊虫防护也非常重要，门窗应严密，室内尽量使用空调或用蚊帐等；蚊子易栖息于水槽下方，储藏室，家具下方或在洗衣间，每周应定期检查、打扫房间，清除卫生死角，清理积水等以防蚊虫繁衍。

（二）合理安排出行

寨卡病毒已经在许多国家传播，而且仍将继续蔓延，蔓延的趋势很难确定。妊娠女性或性伴侣是妊娠女性者，须避免到寨卡流行地区，应正确使用安全套，或在妊娠期间避免性行为；有妊娠计划者，如非必要，应尽量避免到寨卡病毒流行的地区。在制订出行计划之前，可在美国CDC网站（http://wwwnc.cdc.gov/travel/notices/.）查找寨卡流行区域的最新信息，并参考最新的旅游建议或指南。

CDC建议孕妇不要到寨卡病毒流行地区旅行[17]。如果孕期不得不去疫区或妊娠前8

周内去过疫区，应咨询医疗人员，旅途中严格执行防蚊措施，并预防寨卡病毒的性传播。机体感染寨卡病毒后，病毒会存在于血液或尿液中 2 周时间。最新的 CDC 临时指南推荐，无论是否有症状，去寨卡病毒流行地区的孕妇均应在返回 2 周内到医疗机构进行血清和尿液的寨卡病毒核酸检测，如有不适，应尽快咨询医生，在出现症状后的 2 周内检测寨卡病毒核酸；对居住在寨卡非流行区、有可疑暴露但无症状的孕妇，应在可疑暴露后的 2～12 周进行血清学筛查。发现 IgM 抗体阳性者，应尽快做核酸检测。如果出行归来感觉不适，须检查对照是否有寨卡病毒感染的其他表现，决定是否需要去做相应的检查；即使没有任何症状，仍应该密切防蚊 3 周，以免将寨卡病毒传播给其他人。在旅行中，应注意做好自身及家人的防蚊措施。尤其是已经怀孕、考虑怀孕或当性伴侣刚去过寨卡病毒流行地区者，在性行为中应注意保护自己。

（三）避免寨卡病毒性传播[18]

寨卡病毒可通过性行为传给性伴侣，包括阴道、肛交、口交和共用情趣玩具等。值得注意的是，寨卡病毒感染者在症状出现前、期间及症状结束后，甚至不出现任何症状者均有可能可将病毒传播给性伴侣。在性交过程中，每次、全程使用安全套（包括男用和女用安全套）可以有效减少寨卡病毒的性传播；在某些类型的口交（口 - 阴，口 - 肛）中，推荐使用口交膜；不共用性玩具也可以减少寨卡病毒在性伴侣间传播的风险。CDC 推荐妊娠女性节欲或正确使用安全套以消除或减少性传播的风险。

（四）生育计划与寨卡病毒防护

对于有妊娠计划的女性来说，除应做到上述的防护措施外，还应咨询医务人员，了解性伴侣感染寨卡病毒的可能性，以及妊娠期感染寨卡病毒之后潜在的风险。在可能发生寨卡病毒暴露的情况下（如近期疫区旅行或与寨卡感染性伴侣的性行为无安全套的防护），女性应等待至距末次可能暴露时间或症状出现后至少 8 周再考虑怀孕，而男性则应等待至少 6 个月。对于疫区居住或频繁来往疫区者，如检测寨卡病毒阳性，女性应在距症状出现 8 周时、男性应在距症状出现 6 个月后再考虑妊娠问题；如未检测或寨卡病毒阴性，妊娠计划应根据医生的建议结合自身情况来确定。事实上，2016 年 6 月 WHO 已提出建议[19]，在寨卡病毒传播地区生活的人们应考虑推迟怀孕，避免发生婴儿出生缺陷。目前认为，未孕状态下感染寨卡病毒的女性，只要寨卡病毒已经被清除，在未来的怀孕中不会有造成出生缺陷的风险。一经感染过寨卡病毒，以后不会再被感染。

（五）寨卡感染患者陪护

在陪护照料寨卡病毒感染患者时应采取保护措施：不要接触其血液或体液（尿液、粪便、呕吐物）或徒手接触沾有血液、体液的物体表面；护理后应立即用肥皂洗手；如衣服沾染了患者的血液或体液，要按照服装标签上指定的温度用洗衣粉和水清洗，但不必使用漂白剂。每天根据说明使用家用清洁剂清洁患者环境。如果物体表面有血液或其他体液应用家用清洁剂和消毒剂立即清洁。帮助患者坐起来或者行走不会导致寨卡病毒传播，但接触患者之前和之后一定要洗手。只要遵循了这些步骤，即使陪护人员处于妊娠期仍可以比较安全。

三、孕期寨卡病毒感染相关咨询与监护

妊娠女性的孕期管理流程参见图 9-1[20]。

1．居住在寨卡病毒流行地区的孕妇，无论是否有症状，一发现妊娠就应尽快向医生咨询寨卡病毒相关问题，在整个孕期均应进行密切的监测。早期妊娠及中孕期产前检查时应常规检查寨卡病毒 IgM 抗体，如果发现 IgM 抗体阳性，应进一步检测寨卡病毒核酸。实践中可以根据孕妇感染风险决定是否进行测试，但在化验结果的解读中需要注意检验结果出现假阳性和假阴性结果的可能性。血清 IgM 测试阴性不排除感染，因为母亲感染后可能需要几周才能变成阳性。除非有更多的实验室证据，否则，特别是在潜在暴露后不足 12 周的检测，即使血清学测试是阴性也建议继续系列超声检查。

2．如母体寨卡病毒检测阳性，除妊娠期常规检查外，应增加超声检查的频次，系列胎儿超声，并建议考虑羊膜穿刺术进行寨卡病毒逆转录聚合酶链反应（reverse-transcription polymerase chain reaction，RT-PCR）检测。如果确定小头畸形或颅内钙化，应重新检测寨卡病毒并进行寨卡病毒 RT-PCR 和胎儿遗传检测的羊膜穿刺术。超声检查是监测胎儿生长发育情况的有效手段，小头畸形最早可能在孕 18～20 周表现出来，但更多的是表现在中期妊娠末和晚期妊娠，在此阶段之前应每 3～4 周随访，暂不诊断[21]。在孕 18～20 周应超声检查进行胎儿形态学评估；如首次产前就诊处于中期妊娠，应立即做胎儿超声检查并评估孕龄；如首次就诊时间已超过孕 20 周，首次产检应尽快完善此项检查。如果寨卡病毒检测可疑不能确定，应按照阳性对待。

3．对于寨卡病毒检测阴性，超声未提示胎儿小头畸形或脑异常的孕妇，应继续接受常规的产前检查，建议每 3～4 周监测胎儿生长发育情况。尤其应特别注意胎儿的中枢神经系统。需要注意的是，除寨卡病毒外的其他宫内感染和遗传性疾病等都可能导致小头畸形，因此对于可疑小头畸形者应该进行适当的诊断，包括胎儿核型分析。

4．在孕 28～30 周应进行胎儿超声检查以确定有无胎儿畸形和（或）其他脑畸形，如有异常发现，应到专门的医疗机构再次进行详细的胎儿解剖学超声评估，确认先前的超声检查结果并进行前后对照。研究表明，通过超声诊断小头畸形的大部分胎儿在出生时并不会发生病理性小头畸形当头围在低于同孕龄均值 2～3 个标准差之间时，如果颅内解剖正常，须进行超声监测随访，但病理性小头畸形的可能性较低。即使为低于孕龄均值 3 个标准差，也只有约 60% 的婴儿在出生时有此诊断[22]。因此，在诊断胎儿小头畸形时，特别是这个诊断有可能提示需要某种可能会导致不良后果的干预措施时，需要特别谨慎。

5．对于受到寨卡病毒暴露的孕妇，包括居住在疫区或是到疫区旅游，或与患有 ZIKV 感染风险的男性接触，进行血液检测阳性或胎儿超声检查有异常发现的患者，均应在妊娠 15 周后进行羊膜穿刺术。需要注意的是，羊膜穿刺术前应与患者沟通羊膜穿刺相关的风险，告知孕妇羊膜穿刺术检测先天寨卡病毒感染的敏感性和特异性目前尚不确定。羊水的寨卡病毒 RT-PCR 检测结果阳性或阴性对婴儿和儿童结局的预测价值尚不清楚，且目前尚无针对寨卡病毒感染的抗病毒治疗。

6．医务人员应为孕产妇提供与之相关的详细信息，给予个体化的护理和咨询，尽量缓解孕妇的焦虑和心理压力。同时，应对相关脑部异常的可能性、严重性和预后等向孕妇及其伴侣进行充分解释和沟通，对孕妇对于妊娠所做的任何选择都应给予充分尊重[23]。

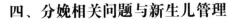
四、分娩相关问题与新生儿管理

（一）分娩相关问题

1. 分娩方式与寨卡病毒的母婴传播是否相关目前尚未见报道。寨卡病毒的传播发生在大约两周内，一名妇女在分娩时感染寨卡病毒，病毒在分娩时或前后传播给婴儿。当婴儿出现寨卡病毒感染时可能会出现一些症状，如斑疹、结膜炎、关节痛和发热。围生期新生儿感染寨卡病毒的情况目前尚不明确。

2. 先天性感染是在妊娠期间在宫内由母亲将寨卡病毒传给胎儿。如新生儿母亲分娩前2周内曾旅游或居住在疫区，或新生儿有2项或以上寨卡病毒感染的症状时要高度怀疑急性寨卡病毒病可能，需进行密切观察，评估可能的先天性感染和神经系统异常。儿科医生应回顾产前超声检查结果并确认孕妇寨卡病毒检测结果，对新生儿进行全面细致的体格检查，评估头围、身长、体重。此外还需进行常规听力筛查和其他一些必要的检查。目前对于婴儿和儿童中寨卡病毒病的远期结局的信息资料相对较少。对于母亲寨卡病毒检测阴性、没有小头畸形或颅内钙化证据的新生儿应进行常规护理[20,24,25]。

3. 母乳喂养问题　虽然在母乳中检测到寨卡病毒[25,26]，但目前尚无哺乳相关寨卡病毒感染的报道，无短期或长期新生儿感染结局的观察报道。目前 CDC 认为母乳喂养的益处超过寨卡病毒传播的理论风险，对于所有在怀孕期间感染寨卡病毒或者居住在疫区妇女，无论婴儿寨卡病毒检测结果如何，都应鼓励和支持她们进行母乳喂养。

（二）新生儿管理

1. CDC 建议对以下两类新生儿进行特殊检测：①在怀孕期间旅行或居住在具有寨卡传播区域的妇女出生的小头畸形或颅内钙化的婴儿；②母亲感染寨卡病毒阳性或检测结果不确定的婴儿[25]。多数情况下，应由儿科医生或新生儿学家提出检测建议。同时，胎盘和脐带应送组织病理学检查，寨卡病毒免疫组织化学染色以及固定和冷冻组织和脐带血清的寨卡病毒 RT-PCR 检查。

2. 长期随访　对母亲来讲，产后寨卡病毒感染方面的随访是没有必要的。由于病毒血症仅持续7天时间[27]，没有证据提示先前的寨卡病毒感染会增加将来妊娠的出生缺陷的风险。从已知的其他类似病毒的感染情况来看，一旦被寨卡病毒感染过，他/她或许不会发生再次病毒感染。

美国 CDC 推荐对于新生儿进行长期随访。产科医生应告知儿科医生或新生儿学家关于婴儿可能在子宫内发生潜在的寨卡病毒暴露，推荐新生儿立即进行测试。

五、尚未解决的问题

由于孕期寨卡病毒感染的潜在风险，美国 CDC 指出，对抗寨卡病毒的首要任务是保护孕妇和胎儿[28]。但迄今为止，关于寨卡病毒仍有许多问题尚不清楚，如：在寨卡病毒疫区孕妇寨卡病毒感染发生率；该病毒垂直传播发生率；感染胎儿出现先天缺陷如小头畸形或死亡或其他异常的概率；孕期或围产期病毒由母体传给胎儿的可能性；寨卡病毒可引起哪些其他潜在的健康问题；孕妇是否更容易出现寨卡病毒感染的症状；以及是否孕妇更容易出现吉兰-巴雷综合征，等等，均有待进一步的研究。

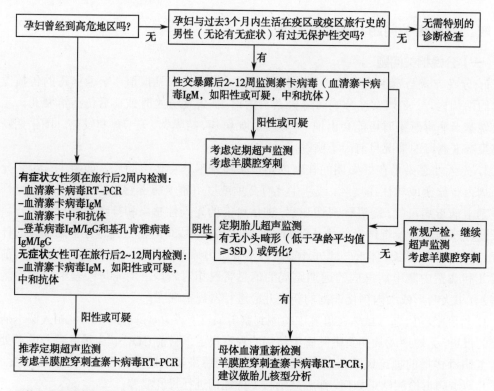

母体寨卡病毒感染的实验室证据可包括用RT–PCR检测出任何临床标本中的寨卡病毒RNA或寨卡病毒IgM阳性，和寨卡病毒中和抗体≥4倍登革病毒IgM/IgG和基孔肯雅病毒IgM/IgG滴度。如果寨卡病毒中和抗体滴度小于登革病毒中和抗体滴度的4倍，则认为测试结果不确定。

图9-1　妊娠女性的孕期管理流程[29]

第三节　寨卡病毒病并发症的表现

一、吉兰 - 巴雷综合征

吉兰 - 巴雷综合征是一种急性免疫相关脱髓鞘多发性神经炎，表现为肌无力等，危重病例可发生呼吸肌麻痹，需要呼吸机支持，甚至危及生命；有约 20% 的患者可遗留严重的残疾，病死率约为 5%；脑脊液常表现为蛋白增高，但细胞数可正常，已发现与一些细菌和病毒感染相关[30]。近来循证学依据发现寨卡病毒感染也可诱发吉兰 - 巴雷综合征。2013 年 10 月至 2014 年 3 月间，法属波利尼西亚发生大规模的寨卡病毒病疫情，有超过 32 000 人疑似寨卡病毒感染（当地总人口约 28 万）。Cao-Lormeau 等人注意到当地同时有大量吉兰 - 巴雷综合征的病例报道：在 2013 年 11 月至 2014 年 2 月的 4 个月间当地医院收治了 42 例吉兰 - 巴雷综合征患者；而之前的 4 年（2009—2012 年）总计仅有 21 例患者。研究者进行了一项病例对照研究，在平衡了年龄，性别等因素后，比较吉兰 - 巴雷综合征患者（42 例），不伴神经系统症状的急性寨卡病毒感染者（70 例），非发热住院患者（98 例）症状及实验室检查等结果，探索吉兰 - 巴雷综合征与寨卡病毒感染的相关性。研究发现 42 例吉兰 - 巴雷综合征患者中 41 例（98%）寨卡病毒抗体阳性（IgM 或 IgG）；42 例患者血清寨卡病毒中和抗体均为阳性（100%），而对照组中仅 56% 为阳性（$P<0.0001$）。39 例（93%）吉兰 - 巴雷综合征患者寨卡病毒 IgM 抗体阳性，其中 37 例在出现神经系统症状之前（中位时间 6 天内），有短暂的不适，提示近期可能有寨卡病毒感染；其中 12 例（29%）需要呼吸机辅助呼吸，没有死亡病例报道。这些患者的血清中没有检测到空肠弯曲菌、HIV、巨细胞病毒、EB 病毒和单纯疱疹病毒 1 型和 2 型等相应抗体。这些吉兰 - 巴雷综合征患者均表现为急性运动轴索型神经病（AMAN 型），即为纯运动障碍型，无感觉障碍，缺乏典型的抗神经节苷抗体，较典型的吉兰 - 巴雷综合征恢复快。由于近期寨卡病毒疫情有全球扩散的趋势，且伴有呼吸机麻痹的危重吉兰 - 巴雷综合征患者需要呼吸机的支持，因而在疫区应当准备足够的重症监护病房及相应的救治措施以应对寨卡病毒相关的吉兰 - 巴雷综合征的发生[31]。

二、小头畸形

小头畸形是 2015 年巴西寨卡病毒病疫情暴发后广为人知的寨卡病毒感染特征性并发症，指头部远小于其他同龄和同性婴儿头部的新生儿畸形，可伴有不自主摇动、癫痫发作、易怒、脑干功能障碍（例如吞咽问题）、肢体挛缩、听力和视力异常以及脑部异常等。目前将与妊娠期间胎儿暴露于寨卡病毒有关的各种先天性异常统称为"先天性寨卡病毒综合征"[32]。自 2015 年起寨卡病毒病疫情在中南美和加勒比地区暴发，同时发现孕妇在孕期感染后，婴儿出生后胎儿小头畸形的发生率显著增加。Mlakar J 等人报道寨卡病毒感染可能与小头畸形的发生相关。一名生活在巴西的孕妇在怀孕的 3 月末出现发热伴皮疹等疑似寨卡病毒感染症状，在随后的第 29 周产科随访时超声检查发现胎脑发育异常，符合小头畸形诊断。孕妇最终选择了终止妊娠，在征得同意后研究人员对胎儿进行了尸检，病理结果发现胎儿颅脑表现为典型的小头畸形：几乎无脑回，伴有脑积水，以及皮层和皮层下白质多处营养不良性钙化[10]。当母体的寨卡病毒感染发生于胚胎发育期时，出生后胎儿均可观察到少见的小头畸形和其他的脑异常[33]；同时有强烈的生物学证据支持，胎儿的脑组织中检测到了完整的寨卡病毒基因组[10]均提示寨卡病毒感染可导致小头畸形在内的产科的不良预后。但尚有很多的问题有待解决，包括寨卡病毒感染导致小头畸形等脑发育异常的机制；孕妇感染寨卡病毒胎儿发生小头畸形的相对和绝对危险度；寨卡病毒母婴垂直传播的出生缺陷种类；母体寨卡病毒感染后发生后遗症的可能性；胎龄外影响寨卡病毒感染预后的因素[34]；这些问题有助于提高应对寨卡病毒威胁的能力[33]。

总之，寨卡病毒感染可引起严重的神经系统并发症，如吉兰 - 巴雷综合征；以及神经系统发育异常包括小头畸形、流产、婴儿发育不良等。因而在疫区应当准备足够的重症监护病房及相应的救治措施；并对特定的人群如孕妇开展产前血清学监测，加强胎儿的神经系统畸形筛查，以应对寨卡病毒的威胁。

第四节　寨卡病毒病发病机制

寨卡病毒感染的发病机制尚不清楚。理论上讲，寨卡病毒透过胎盘屏障（血胎屏障），诱发神经细胞死亡、抑制脑组织发育，并最终导致了胎儿小头畸形的发生[35]。目前虽有众多关于寨卡病毒病的研究，但具体的发病机制仍需要继续深入探索。以下是现有研究的一些发现：寨卡病毒通过感染真皮树突状细胞（朗格汉斯细胞）进而由循环系统播散而感染不同的器官[36]。对于母胎传播，寨卡病毒可能是通过感染胎盘巨噬细胞和细胞滋养层细胞而透过胎盘屏障最终造成了胎儿感染[37]。分布于巨噬细胞表面的受体，如，DC-SIGN、AXL、热休克蛋白等都是寨卡病毒感染巨噬细胞重要受体[13, 36, 38]。属于吞噬细胞受体 TAM 家族的 AXL 蛋白，它在处于发育阶段的人类脑细胞中（包括放射状胶质细胞、星形细胞、内皮细胞和小胶质细胞）居于高表达水平[38]，而表达 AXL 的这些细胞尤其容易被寨卡病毒感染。这就会导致寨卡病毒感染神经元及其相关细胞。有研究发现[39]，小鼠胚胎脑组织中的寨卡病毒主要是在神经前体细胞中进行复制。寨卡病毒感染会导致与神经前体细胞之免疫应答、细胞周期、分化以及凋亡等相关基因调控的改变，进而导致神经系统异常发育。另有体外细胞研究发现[40]，寨卡病毒同样可以感染人类的神经前体细胞，导致人类神经前体细胞的细胞周期、转录以及凋亡途径等的失调。还有研究[41]发现，寨卡病毒导致的小头畸形还可能通过诱导维甲酸依赖基因失调，进而影响到神经管的形成，最终导致神经畸变。

第五节 寨卡病毒病病理

一、神经系统病理改变

1. 小头畸形 巴西卫生部的统计数据足以证明寨卡病毒与新生儿小头畸形有关，并与妊娠早期感染相吻合，根据 WHO 定义，当新生儿头部的枕骨周径较相同年龄和性别的新生儿低于均值 2 个标准差时即诊断为小头畸形[42, 43]，而巴西统计新生儿数据的部门出生信息系统则以低于均值 3 个标准差为诊断标准[42, 44]。小头畸形预示神经系统发育不良，巴西对寨卡病毒感染相关 3 例致死患儿尸检发现中枢神经系统检查显示无脑回，前脑无叶无裂畸形，脑室增宽，侧脑室积水，小脑发育不全。长期预后取决于脑部结构存在的异常程度，可能会出现癫痫、行为异常、脑瘫、发育迟缓、运动和智力障碍等[45]。

2. 脑实质病变 巴西对寨卡病毒感染相关 3 例致死患儿尸检显微镜下见脑萎缩伴弥漫性神经胶质细胞增多，显著的皮层下带状钙化，实质组织散在的钙化，甚至钙化分布于整个大脑皮层（图 9-2）。小胶质结节增生，神经元和神经胶质细胞变性和坏死。免疫组化显示病毒抗原主要出现在退化的神经胶质细胞内和微小钙化灶区域旁寨卡病毒阳性（图 9-3）。RT-PCR 试验仅在脑组织中寨卡病毒显示阳性，序列分析显示与 2015 年在巴西分离的寨卡病毒有 99%～100% 的一致性，登革病毒 RT-PCR 试验阴性[45]。

3. 吉兰 - 巴雷综合征 吉兰 - 巴雷综合征是常见的脊神经和周围神经的脱髓鞘疾病，又称急性特发性多神经炎或对称性多神经根炎（acute inflammatory demyelinating polyneurithy，AIDP）。多数患者发病前有巨细胞病毒、EB 病毒、HBV、HIV 或支原体等感染，但少数病例的病因不明，本病发病机制尚不清楚，可能与免疫损伤有关。脑脊液检查，出现典型的蛋白质增加而细胞数正常，又称蛋白细胞分离现象。以患者血清注射于动物神经可产生静脉周围脱髓鞘病变。目前寨卡病毒感染引起吉兰 - 巴雷综合征的发病机制仍不明确。当寨卡病毒清除后，患者肌无力症状得到缓解，提示应关注寨卡病毒感染引发的吉兰 - 巴雷综合征。临床上表现为进行性上升性对称性麻痹、四肢软瘫，以及不同程度的感觉障碍。患者呈急性或亚急性临床经过，多数可完全恢复，少数严重者可引起致死性呼吸麻痹和双侧面瘫[31, 46, 47]。

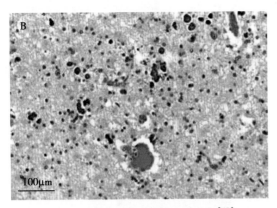

图 9-2　钙化分布于整个大脑皮层[45]

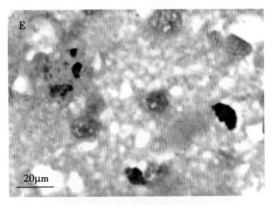

图 9-3　高倍镜下退化的神经细胞内免疫组化显示的寨卡病毒(红色亮点)[45]

　　吉兰 - 巴雷综合征典型的病理改变为血管周围的炎性细胞浸润,合并有节段性脱髓鞘,以及不同程度的华勒变性。在镜下可见周围神经节段性脱髓鞘和血管周围淋巴细胞、巨噬细胞浸润和形成血管鞘,严重病例可见多形核细胞浸润,病变见于脑神经,脊神经前、后根,后根神经节及周围神经等,运动及感觉神经同样受损,交感神经链及神经节也可受累,不同病例受损神经不同可能是 GBS 症状及电生理类型多样性的原因。

　　4. 脊髓炎　在瓜德普罗岛的 1 例十几岁的女孩,于感染寨卡病毒 7 天后出现了急性脊髓炎的症状。脊髓 MRI 显示延髓和颈髓的部位出现了扩大的强化病灶。在出现神经系统症状的第 2 天,即出现临床症状的第 9 天,通过 RT-PCR 方法在血清、尿液和脑脊液中检测到了寨卡病毒 RNA。在脑脊液中发现寨卡病毒,进一步验证了寨卡病毒是嗜神经性病毒的假设。主要病理改变为髓鞘肿胀、脱失、周围淋巴细胞显著增生、轴索变性、血管周围炎症细胞浸润。胸髓最常受累,以病损水平以下肢体瘫痪、传导束性感觉障碍和尿便障碍为临床特征[48]。

　　5. 脑膜脑炎　近日有研究[49]报道了 1 例 81 岁老年男性在感染寨卡病毒后出现脑膜脑炎。他从苏格兰回来 10 天后出现发热和昏迷。头颅 MRI 提示脑膜脑炎。通过 RT-PCR 和生物培养方法检测到寨卡病毒。所有这些发现均支持寨卡病毒相关性脑膜脑炎的诊断。

　　6. 视力损害　在巴西的巴伊亚 2016 年发现 29 例小头畸形新生儿视觉缺陷的病例报道中,23 名妈妈在怀孕期间曾有疑似寨卡病毒感染的症状,29 例小头畸形患儿中的 10 例(34.5%)婴儿发现有视力缺陷。这 10 例患儿中有 7 例是双侧视力损害。最常见的病理改变是视网膜局限性色素黄斑和脉络膜视网膜萎缩,患儿视网膜黄斑区发现瘢痕。这一发现提醒感染寨卡病毒的新生儿也可能会引起严重的视力问题,所有有疑似寨卡病毒感染症状的妈妈生出的孩子均应该进行视力的检查[50]。因此,在评估新生儿出生时是否有寨卡病毒感染,不能单纯依靠是否出现了小头畸形,也应关注视力损害的问题[22]。

二、胎盘组织病理改变

　　文献报道了巴西寨卡病毒感染流产胎儿的胎盘组织显示致密和异构的绒毛膜钙化、硬化、水肿,绒毛间纤维素沉积增多,绒毛间灶片状淋巴细胞浸润,所谓绒毛间质炎(图 9-4,图 9-5)[45]。

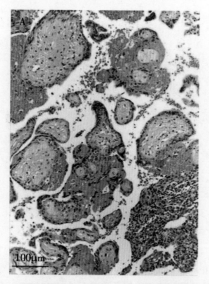 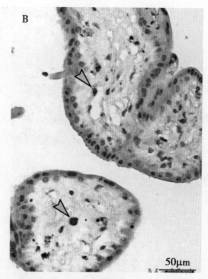

图 9-4 低倍镜下 11 周胎盘出现大量慢性绒毛间质炎和纤维蛋白沉积[45]　　图 9-5 霍夫鲍尔细胞（巨噬细胞）与绒毛膜绒毛核碎片中（箭头）免疫组化显示寨卡病毒阳性[45]

三、其他病理改变

研究报道寨卡病毒感染患者约 20% 出现症状且轻微，称为寨卡热[51,52]。主要临床表现为发热、头痛、咽喉痛、皮疹、肌肉痛、眼痛、水肿、腹泻等，症状持续 2～7 天可缓解，一般预后良好。发生机制主要由于病毒血症导致的免疫反应，其病理改变中枢神经系统、肌肉、眼睑、胃肠道、咽喉部等部位血管充血，炎性渗出。皮疹内小血管内皮细胞肿胀，血管周围水肿及炎细胞浸润。

（卢洪洲）

参 考 文 献

1. 中华人民共和国国家卫生和计划生育委员会. 寨卡病毒病诊疗方案（2016 年第 2 版）. http://www.nhfpc. gov.cn/yzygj/s3593g/201603/caf676bda9db4c94950126f9cb126b96.shtml（accessed 30-03 2016）.

2. Song BH，Yun SI，Woolley M，et al. Zika virus: History，epidemiology，transmission，and clinical presentation. Journal of neuroimmunology，2017，308：50-64.

3. Petersen EE，Staples JE，Meaney-Delman D，et al. Interim guidelines for pregnant women during a Zika virus outbreak--United States，2016. MMWR-Morbid Mortal W，2016，65（2）：30-33.

4. Cauchemez S，Besnard M，Bompard P，et al. Association between Zika virus and microcephaly in French Polynesia，2013-15: a retrospective study. Lancet，2016，387（10033）：2125-2132.

5. Krauer F，Riesen M，Reveiz L，et al. Zika virus infection as a cause of Congenital Brain Abnormalities and Guillain-Barre Syndrome: Systematic Review. PLoS Med，2017，14（1）：e1002203.

6. Wu J，Huang DY，Ma JT，et al. Available evidence of association between Zika virus and microcephaly. Chinese Med J，2016，129（19）：2347-2356.

7. Miranda-Filho Dde B，Martelli CM，Ximenes RA，et al. Initial description of the presumed congenital Zika

syndrome. Am J Public Health, 2016, 106（4）: 598-600.

8.　Cavalheiro S, Lopez A, Serra S, et al. Microcephaly and Zika virus: neonatal neuroradiological aspects. Child's nervous system: ChNS: official journal of the International Society for Pediatric Neurosurgery, 2016, 32（6）: 1057-1060.

9.　Driggers RW, Ho CY, Korhonen EM, et al. Zika virus infection with prolonged maternal viremia and fetal brain abnormalities. New Engl J Med, 2016, 374（22）: 2142-2151.

10.　Mlakar J, Korva M, Tul N, et al. Zika virus associated with microcephaly. New Engl J Med, 2016, 374（10）: 951-958.

11.　Costello A, Dua T, Duran P, et al. Defining the syndrome associated with congenital Zika virus infection. B World Health Organ, 2016, 94（6）: 406-406A.

12.　Ma W, Li S, Ma S, et al. Zika virus causes testis damage and leads to male Infertility in Mice. Cell, 2016, 167（6）: 1511-1524 e10.

13.　Olagnier D, Muscolini M, Coyne CB, Diamond MS, Hiscott J. Mechanisms of Zika virus infection and neuropathogenesis. DNA Cell Biol, 2016, 35（8）: 367-372.

14.　Retallack H, Di Lullo E, Arias C, et al. Zika virus cell tropism in the developing human brain and inhibition by azithromycin. P Natl Acad Sci USA, 2016, 113（50）: 14408-14413.

15.　World Health Organization. Zika situation report. Zika virus, Microcephaly and Guillain-Barré syndrome. 2017. http://apps.who.int/iris/bitstream/10665/254714/1/Zikasitrep10Mar17-eng.pdf?ua=1（accessed 10 March 2017）.

16.　Stadtlander CT. CDC Health Information for International Travel 2016. Am J Trop Med Hyg, 2016, 95（5）: 1219-1220.

17.　Oduyebo T, Polen KD, Walke HT, et al. Update: Interim Guidance for Health Care Providers Caring for Pregnant Women with Possible Zika Virus Exposure-United States（Including U.S. Territories）, July 2017. MMWR-Morbid Mortal W, 2017, 66（29）: 781-793.

18.　Oster AM, Brooks JT, Stryker JE, et al. Interim Guidelines for Prevention of Sexual Transmission of Zika Virus-United States, 2016. MMWR-Morbid Mortal W, 2016, 65（5）: 120-121.

19.　World Health Organization. Pregnancy management in the context of Zika virus infection. 2016. http://www.who.int/csr/resources/publications/Zika/pregnancy-management/en/（accessed 13 May 2016）.

20.　Oduyebo T, Petersen EE, Rasmussen SA, et al. Update: Interim Guidelines for Health Care Providers Caring for Pregnant Women and Women of Reproductive Age with Possible Zika Virus Exposure-United States, 2016. MMWR-Morbid Mortal W, 2016, 65（5）: 122-127.

21.　Bromley B, Benacerraf BR. Difficulties in the prenatal diagnosis of microcephaly. J Ultras Med: official journal of the American Institute of Ultrasound in Medicine, 1995, 14（4）: 303-306.

22.　Ventura CV, Maia M, Dias N, et al, Jr. Zika: neurological and ocular findings in infant without microcephaly. Lancet, 2016, 387（10037）: 2502.

23.　Guo F, Norton AR, Fuchs EL, et al. Provider-patient communication about Zika during prenatal visits. Prev Med Rep, 2017, 7: 26-29.

24.　Russell K, Oliver SE, Lewis L, et al. Update: Interim Guidance for the Evaluation and Management of Infants with Possible Congenital Zika Virus Infection-United States, August 2016. MMWR-Morbid Mortal

W，2016，65（33）：870-878.

25. Staples JE，Dziuban EJ，Fischer M，et al. Interim Guidelines for the Evaluation and Testing of Infants with Possible Congenital Zika Virus Infection-United States，2016. MMWR-Morbid Mortal W，2016，65（3）：63-67.

26. Bhatnagar J，Rabeneck DB，Martines RB，et al. Zika virus RNA replication and persistence in brain and placental tissue. Emerg Infect Dis，2017，23（3）：405-414.

27. Lanciotti RS，Kosoy OL，Laven JJ，et al. Genetic and serologic properties of Zika virus associated with an epidemic，Yap State，Micronesia，2007. Emerg Infect Dis，2008，14（8）：1232-1239.

28. CenterforDisease，CenterandPrevention. Key messages-Zika virus disease. https://www.cdc.gov/Zika/pdfs/Zika-key-messages.pdf（accessed September 18 2017）.

29. Musso D，Roche C，Robin E，Nhan T，Teissier A，Cao-Lormeau VM. Potential sexual transmission of Zika virus. Emerging infectious diseases，2015，21（2）：359-361.

30. Yuki N，Hartung HP. Guillain-Barre syndrome. New Engl J Med，2012，366（24）：2294-2304.

31. Cao-Lormeau VM，Blake A，Mons S，et al. Guillain-Barre syndrome outbreak associated with Zika virus infection in French Polynesia：a case-control study. Lancet，2016，387（10027）：1531-1539.

32. World Health Organization. Knowledge，attitudes and practice surveys：Zika virus disease and potential complications：resource pack. 2016. http://www.who.int/csr/resources/publications/Zika/kap-surveys/en/（accessed 24 March 2016）.

33. Rasmussen SA，Jamieson DJ，Honein MA，et al. Zika virus and birth defects--reviewing the evidence for causality. New Engl J Med，2016，374（20）：1981-1987.

34. Grassi M，Bandeira A，Gois L，et al. A brief review on Zika virus infection. Braz J Med Human Health，2016，4（2）：57-62.

35. Wang JZ，Guo XH，Xu DG. Anatomical，animal，and cellular evidence for Zika-induced pathogenesis of fetal microcephaly. Brain Dev，2017，39（4）：294-297.

36. Hamel R，Dejarnac O，Wichit S，et al. Biology of Zika virus infection in human skin cells. J Virol，2015，89（17）：8880-8896.

37. Quicke KM，Bowen JR，Johnson EL，et al. Zika virus infects human placental macrophages. Cell Host Microbe，2016，20（1）：83-90.

38. Nowakowski TJ，Pollen AA，Di Lullo E，Sandoval-Espinosa C，Bershteyn M，Kriegstein AR. Expression analysis highlights AXL as a candidate Zika virus entry receptor in neural stem cells. Cell Stem Cell，2016，18（5）：591-596.

39. Li C，Xu D，Ye Q，et al. Zika virus disrupts neural progenitor development and leads to microcephaly in mice. Cell Stem Cell，2016，19（1）：120-126.

40. Tang H，Hammack C，Ogden SC，et al. Zika virus infects human cortical neural progenitors and attenuates their growth. Cell Stem Cell，2016，18（5）：587-590.

41. Kumar A，Singh HN，Pareek V，et al. A possible mechanism of Zika virus associated microcephaly：imperative role of retinoic acid response element（RARE）consensus sequence repeats in the viral genome. Frontiers in human neuroscience，2016，10：403.

42. Perumal N，Gaffey MF，Bassani DG，Roth DE. WHO Child Growth Standards are often incorrectly applied

to children born preterm in epidemiologic research. J Nutr, 2015, 145 (11): 2429-2439.

43. Schuler-Faccini L, Ribeiro EM, Feitosa IM, et al. Possible association between Zika virus infection and microcephaly-Brazil, 2015. MMWR-Morbid Mortal W, 2016, 65 (3): 59-62.

44. Araujo LM, Ferreira ML, Nascimento OJ. Guillain-Barre syndrome associated with the Zika virus outbreak in Brazil. Arquivos de neuro-psiquiatria, 2016, 74 (3): 253-255.

45. Martines RB, Bhatnagar J, de Oliveira Ramos AM, et al. Pathology of congenital Zika syndrome in Brazil: a case series. Lancet, 2016, 388 (10047): 898-904.

46. European Cerntre for Disease Prenvation and Control. Rapid risk assessment: Zika virus disease epidemic: potential association with microcephaly and Guillain-Barré syndrome-6th update, 23 May 2016. https://ecdc. europa.eu/en/publications-data/rapid-risk-assessment-Zika-virus-disease-epidemic-potential-association-3 (accessed 23 May 2016).

47. European Cerntre for Disease Prenvation and Control. Rapaid risk assessment: Zika virus epidemic in the Americas: potential association with microcephaly and Guillain-Barré syndrome-4th update. 2015. https://ecdc.europa.eu/en/publications-data/rapid-risk-assessment-Zika-virus-epidemic-americas-potential-association (accessed 10 December 2015).

48. Mecharles S, Herrmann C, Poullain P, et al. Acute myelitis due to Zika virus infection. Lancet, 2016, 387 (10026): 1481.

49. Carteaux G, Maquart M, Bedet A, et al. Zika virus associated with meningoencephalitis. New Engl J Med, 2016, 374 (16): 1595-1596.

50. de Paula Freitas B, de Oliveira Dias JR, Prazeres J, et al. Ocular findings in infants with microcephaly associated with presumed Zika virus congenital infection in Salvador, Brazil. JAMA ophthalmol, 2016.

51. 范长燕, 蒋雨平, 胡玲玲, 等. 寨卡病毒感染引发神经系统表现的研究进展. 中国临床神经科学, 2016, 24 (5): 535-540.

52. Duffy MR, Chen TH, Hancock WT, et al. Zika virus outbreak on Yap Island, Federated States of Micronesia. New Engl J Med, 2009, 360 (24): 2536-2543.

第十章 寨卡病毒与小头畸形

随着对寨卡病毒病疫情的调查,越来越多的证据表明寨卡病毒感染与胎儿或新生儿小头畸形之间存有关联。2016 年 2 月 1 日,WHO 宣布寨卡病毒病疫情已经成为了"国际关注的突发公共卫生事件"[1]。本章将着重介绍寨卡病毒与小头畸形的关系及研究进展。

第一节 小 头 畸 形

小头畸形(microcephaly)作为一种比较罕见的大脑疾病,是由于大脑神经系统发育障碍导致的,发病率在 2~12/ 万人[2]。出生后头围测量是诊断小头畸形最常用的方式之一。临床标准是患者的头围相对于其同年龄与性别的平均值明显小 3 个标准差以上[2]。在孕 28周左右即可应用超声波技术、核磁共振扫描发现患儿头围测量值及脑容量低于正常同龄胎儿。小头畸形的主要表现是脑的重量明显轻于正常,脑回过小或根本无脑回,大脑的发育明显迟缓,甚至在婴儿第 3~5 个月时就停止发育,最后导致患儿的头顶变得小而尖、鼻梁凹陷、耳大、下额后缩、前额狭小并且头围明显小于正常婴儿,最大的头围不足 43cm。小头畸形患儿大脑发育障碍常常伴有不同程度的智力低下,有的患儿还会出现癫痫、运动障碍、语言障碍及行为异常[3]。

造成小头畸形的原因有很多,可以大致分成两类:一类是遗传因素引起的,即染色体或基因突变导致的。目前发现的与常染色体隐性遗传原发性小头畸形(MCPH)有关的 18 个基因(MCPH1-18)大都定位在有丝分裂装置如中心体或纺锤体上[4, 5]。主要是通过干扰中心体或纺锤体形成,影响细胞周期及 DNA 复制等过程而影响神经前体细胞的增殖、分化和凋亡等过程。全世界范围内,超过 50% 的 MCPH 患者是由于 *ASPM*(*MCPH5*)和 *WDR62*(*MCPH2*)基因突变造成的[2]。另一类是环境因素引起的,即胎儿在妊娠早期受到各种有害因素影响(营养不良、中毒及物理化学影响)或子宫感染(弓形虫病、风疹、疱疹、梅毒、巨细胞病毒及人免疫缺陷病毒)引起的。

第二节 大 脑 皮 层

大脑是人体最重要的器官,同时也是最复杂的器官。神经元是大脑的基本功能单位,人的大脑有超过 860 亿个神经元。神经元通过神经突触形成庞大而复杂的神经网络,控制其他器官或系统的正常功能。脑发育和功能异常导致的神经疾病,如智力低下、自闭症和精神疾病等,是威胁人类健康的常见疾病。这些疾病给家庭和社会带来巨大的心理和经济负担。

　　大脑皮层（cerebral cortex）是哺乳动物，特别是人类具有高级认知功能的物质基础，大脑皮层有序的结构及其所搭建的特殊神经回路是复杂神经运算与情感控制的主要场所。人的大脑主要由大脑皮质构成，小头畸形个体大脑皮质明显变薄且大部分发育不良[3]。在大脑皮层发育过程中，神经元的组织和连接依赖于两个非常重要的早期发育事件：①神经前体细胞（neural progenitor cell，NPC）的增殖和分化产生足够多的神经元；②神经元迁移到皮层的特定位置并建立有功能的突触连接。神经前体细胞经过对称性细胞分裂积累大量的细胞，形成了神经发生的细胞池[6]。神经前体细胞的增殖主要发生在脑室区（ventricular zone，VZ）和亚脑室区（subventricular zone，SVZ）。干扰细胞对称性分裂使神经前体细胞的增殖速率降低，后续产生的神经元随之减少[7-9]，最终导致小于正常的大脑，即小头畸形。在亚脑室区和中间区（intermediate zone，IZ），新生神经元的成熟历经多个过程，首先前体细胞分化成变成多极细胞，随后转变成迁移的双极细胞，沿着辐射状排列的胶质纤维（glia fiber）迁移到皮层区（cortical plate，CP），最终在皮层区成熟，形成神经网络（图10-1）。哺乳动物的大脑皮层发育是一个精确调控的过程，包括神经干（前体）细胞自我更新、增殖、分化、神经元迁移和成熟（轴突与树突形成）[9，10]。这些环节中的任何异常都有可能导致大脑发育紊乱，例如小头畸形、精神分裂症和孤独症等。

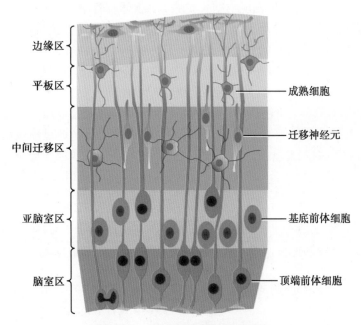

图10-1　大脑皮层早期发育过程

注：在大脑皮层早期发育过程中，脑室区神经前体细胞经过分裂产生大量神经前体细胞；一部分神经前体细胞在亚脑室区分化成基底神经前体细胞；神经细胞在中间迁移区极化形成双极并沿辐射状胶质细胞迁移到平板区。平板区神经元进一步分化长出树突和轴突并形成有功能的突触

第三节　寨卡病毒导致小头畸形的临床证据

寨卡病毒感染可能会导致新生儿小头畸形。寨卡病毒在巴西暴发期间，患有小头畸形的婴儿显著增多，数量为往年的 20 多倍，而这些婴儿的母亲大多感染了寨卡病毒。这一发现不禁让人们将寨卡病毒感染与小头畸形联系起来，但是寨卡病毒感染是否会导致小头畸形在 2016 年 5 月以前还没有直接的证据[11]。

寨卡病毒对孕妇及胎儿的影响最早通过个别病例的研究或观察得到了一些零星的数据[12]（表 10-1）。早在 2014 年，有研究人员对两名到医院生产的母亲和其新生儿的血液进行病毒检测。通过 RT-PCR 方法发现两名母亲和新生儿的血清均能检测到寨卡病毒基因，但该研究不能验证寨卡病毒是否会通过胎盘传播，因为在两位母亲的乳汁中也检测到了寨卡病毒基因[13]。该结果暗示，寨卡病毒也可能会通过乳汁传播。直到 2016 年 2 月巴西研究人员等对两位来自巴西帕拉伊巴、出现过寨卡病毒感染症状的怀孕妇女进行产前超声检查时，发现她们的胎儿均患有小头畸形，并在其羊水中检测到了寨卡病毒基因组序列，说明寨卡病毒可以穿越胎盘屏障并引发胎儿脑部疾病[14]。紧接着 Vasco Araga 及他的同事对 23 个巴西疫区出生的小头畸形婴儿进行了细致的研究。CT（电子计算机断层扫描）和 MRI（磁共振成像）检测发现大部分婴儿都有非常严重的脑损伤包括大脑皮质钙化、脑回结构简单化和脑回畸形[15]。还有一些婴儿表现出脑室扩大、胼胝体发育不良、髓鞘化延迟及小脑和脑干发育不全等症状。其中 7 个婴儿的脑脊液中还检测出寨卡病毒免疫球蛋白（IgM）抗体，为寨卡病毒感染与脑发育疾病的相关性提供了有力证据[15]。在寨卡病毒暴发期间，疫区的孕妇属于高危人群。一名怀孕期间在纳塔尔（巴西）工作的欧洲妇女发现胎儿发育异常后自愿终止妊娠。研究人员对流产小头畸形胎儿进行尸检及切片观察，发现流产儿大脑明显变小并且有严重的脑发育异常，包括：几乎无脑回、脑积水、皮质及皮质下白质多处钙化。通过苏木精 - 伊红染色发现大脑皮质位移，轴突和树突严重受损。通过免疫组化标记发现星型胶质细胞和小胶质细胞大量被激活，免疫荧光染色发现病毒颗粒主要位于脑组织神经细胞的细胞质中[16]。

表 10-1　寨卡病毒感染导致小头畸形的临床证据

地区	病毒检测阳性	临床表现	参考文献
巴西，法属玻利尼西亚	母亲和新生儿血清	母亲表现出温和的痒症，没有发热，生产一个健康新生儿	[13]
巴西，帕拉伊巴	羊水和母亲血清	胎儿表现出小头畸形	[14]
巴西，伯南布哥	脑脊液	新生儿皮质钙化发育不全，脑室扩大和白质异常	[15]
巴西	神经元	胎儿表现出小头畸形和脑钙化	[16]
巴西	胶质细胞和神经元	小头畸形和严重的关节弯曲	[17]
美国	血清和脑脊液	无脑回、弥散性钙化、脑水肿和小脑发育不全	[21]
墨西哥、瓜地马拉和伯利兹	母亲血清和胎儿大脑	大脑皮层变薄、第三脑室扩大并且透明隔间腔（CSP）明显缺失	[22]

根据巴西卫生当局的初步分析和调查，怀孕前 6 个月，尤其是前 3 个月（器官发生期）感染寨卡病毒，其后代小头畸形或其他先天性缺陷的发病率最高。这暗示着寨卡病毒与风疹或巨细胞病毒相似，在妊娠早期感染会导致更严重的神经系统疾病。最近，经 RT-PCR 检测，5 例巴西先天性寨卡病毒感染病例均为寨卡病毒 RNA 阳性，进一步分析发现这些病毒序列与 2015 年在巴西分离的寨卡病毒毒株高度一致。对其中 2 例自然流产的胎盘检测发现寨卡病毒抗原出现在妊娠前 3 个月的胎盘绒毛膜。另外 3 例死亡的小头畸形患儿组织学检测结构显示，病毒抗原定位在胶质细胞及神经元中，并与脑微小钙化相关。这些发现有力地支持了寨卡病毒感染与先天性缺陷疾病如小头畸形、关节挛缩症和自发性流产等相关性[17]。最近，还有报道发现在单绒毛膜双羊膜囊双胞胎中寨卡病毒同时感染两个胎儿并引起神经系统异常[18]。

寨卡病毒感染除了引起多种脑部疾病，也会引发严重的眼部疾病。在对巴西疫区出生的 3 名小头畸形患儿检查发现这些婴儿除了脑钙化，还有眼部出现单侧黄斑病变，其中一名婴儿出现了严重的黄斑萎缩[19]。

Cesar G Victora 等研究人员对在 2015 年 2 月到 2015 年 10 月出生的 1501 例疑似小头畸形新生儿的临床症状、身体测量和生存情况进行了调查和描述。该研究调查发现很多确诊和疑似寨卡病毒感染的病例都有正常的头围，而且母亲不一定会发生皮疹[20]。因此，寨卡病毒感染并不是一定会引起小头畸形，婴儿头围大小只是与寨卡病毒感染有相关性。寨卡病毒也可以感染人外周神经系统并引起疾病包括吉兰 - 巴雷综合征等。另外，寨卡病毒感染不仅会引起小头畸形，还会引发很多其他先天性中枢神经系统畸形和其他器官异常，应该同时加以仔细诊断[17]。

第四节　寨卡病毒感染的体外研究

流行病学调查发现寨卡病毒和新生儿小头畸形密切相关，但始终没有科学证据支持。为了证实寨卡病毒感染是否会导致新生儿小头畸形，全球各地的科学家纷纷着手于这一病毒的研究。

为了研究病毒对脑发育造成的影响，美国约翰•霍普金斯大学和佛罗里达州立大学的研究人员，利用诱导多能干细胞（induced pluripotent stem cells，iPSC）在培养皿中培育了未成熟的脑细胞—人类大脑皮层神经前体细胞（human neural progenitor cells，hNPCs）。研究结果发现寨卡病毒非常容易感染这些神经前体细胞，而且病毒能利用宿主细胞进行自我复制[23]（图 10-2），被感染的细胞生长变慢且大量死亡。通过转录组学分析发现寨卡病毒感染导致细胞周期相关基因显著下调，而与转录、蛋白转运及分解代谢相关的基因显著上调。这是寨卡病毒感染导致体外培养神经元死亡的第一个直接证据。

在另一项研究中，Patricia Garcez 等发现寨卡病毒能够干扰另一种神经干细胞类型的生长[24]。把人 iPSC 分化为神经干细胞，然后进一步分化可形成复杂的三维结构：神经球和微型版本的三维大脑类器官。寨卡病毒能感染由人 iPSC 分化产生的神经干细胞、神经球和大脑类器官并诱导细胞死亡。寨卡病毒感染导致大部分神经球死亡，仅剩下少数形态异常的神经球，其生长受到抑制。另外，寨卡病毒感染导致大脑类器官畸形，同时大脑类器官的生长速率降低了 40%（图 10-2）。研究人员将这些结果与登革 2 型病毒进行了比较。虽然登革

2 型病毒与寨卡病毒一样也感染神经干细胞、神经球或大脑类器官，但是并未表现出对感染细胞的损伤。该研究表明寨卡病毒可能特异性地影响脑发育过程中的神经发生。

与此同时，来自约翰霍普金斯大学医学院的研究团队发表了更系统的研究成果。他们开发了一种利用微型旋转生物反应器——SpinΩ 批量生产脑区特异性类器官的技术[25]。这些类器官表现出了许多人脑发育的重要特征如具有明显的神经分区、表达神经发生相关基因，以及最重要的一点，可以形成类似人脑所特有的 oSVZ 区的外放射状胶质细胞层。同时这些微型生物反应器可用于生成 3 种类型的脑区特异性类器官（前脑、中脑和下丘脑），它们可以存活及生长达 100 天。这一时间跨度允许研究人员模拟在妊娠极早期和中期进行寨卡病毒感染。将寨卡病毒暴露在前脑类器官中，发现病毒尽管也感染一些神经元，但更偏好感染神经干细胞。寨卡病毒感染导致类器官细胞增殖减少、凋亡增加及神经元层显著变薄。因此，三维实验进一步验证了以往的研究：寨卡病毒易感染神经干细胞，支持了在怀孕的前 3～6 个月感染寨卡病毒最易于导致先天性神经系统疾病这一临床发现。这些结果进一步为寨卡病毒感染与小头畸形的相关性提供了强有力的间接证据。

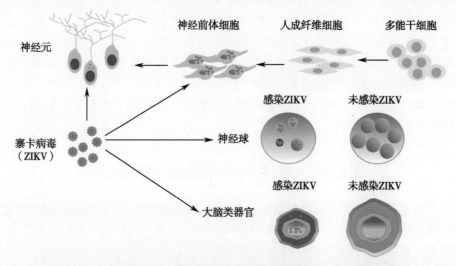

图 10-2　寨卡病毒感染并影响神经前体细胞、神经球及大脑类器官的发育

注：寨卡病毒（ZIKV）很容易感染人神经前体细胞并在前体细胞中复制增殖。病毒感染导致神经前体细胞细胞周期及基因调控紊乱引起细胞凋亡。寨卡病毒也能感染成熟的神经细胞，只是感染效率相对较低。寨卡病毒感染培养的神经球使神经球生长受抑制，有部分神经球死亡。寨卡病毒感染导致大脑类器官畸形，并让大脑类器官的生长速率降低

第五节　寨卡病毒感染导致小头畸形动物模型的建立

寨卡病毒在全世界范围广泛流行并导致了不可预料的严重后果，包括小头畸形和吉兰 - 巴雷综合征以及出生缺陷等。这些问题的出现强调了建立模拟寨卡病毒感染的动物模型的迫切性。在过去几十年中，也有利用小鼠研究寨卡病毒感染的报道，但小鼠并不是寨卡病毒的天然宿主，通常对这种病毒并不敏感，在注射病毒后的第一天，大部分病毒就被清除。

我国科学家许执恒和秦成峰研究组合作，通过将寨卡病毒直接注射到胎鼠的侧脑室中

建立了一个动物感染模型，发现寨卡病毒会在胎鼠的脑中大量复制，且主要侵染神经前体细胞并影响其增殖，导致了小头畸形的表型。该研究率先证实了寨卡病毒感染会直接导致小头畸形[26]。他们首先从中国输入性寨卡病毒感染病例的血液中分离到寨卡病毒毒株，之后通过玻璃纤维针将少量的寨卡病毒直接注射入孕鼠的子宫或发育早期的胎鼠的侧脑室中，结果发现，这些胚胎都胎死腹中并流产（未发表结果）。随后研究人员尝试将极少量寨卡病毒注射入发育中期（胚胎期13.5天，E13.5）的胎鼠的侧脑室中，发现寨卡病毒可以在胚胎脑中快速复制。感染3天后，病毒就增加了300多倍（图10-3）。寨卡病毒感染5天后，胎鼠大脑与对照相比明显变小。切片及尼氏染色显示，感染病毒的小鼠大脑分层基本正常，但大脑皮层明显变薄，并有脑室扩大的表型，与临床发现的寨卡病毒感染导致的小头畸形类似。

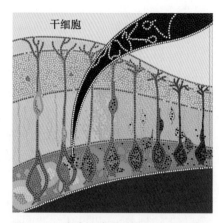

图10-3　寨卡病毒感染神经前体细胞并导致小头畸形

注：寨卡病毒主要感染大脑神经前体细胞，并在神经前体细胞中大量复制，导致神经前体细胞增殖分化异常，同时引起神经元大量死亡，最终造成小头畸形

研究人员进一步进行了不同分子标记物的免疫染色，发现寨卡病毒主要侵染神经前体或干细胞，尽管有少数神经元也会被侵染。寨卡病毒感染造成神经前体细胞增殖与分化异常，以及大量神经元凋亡，最终导致小鼠大脑皮层变薄及小头畸形（图10-2）。通过全基因组表达谱分析发现，大量与免疫、代谢及细胞凋亡相关基因显著上调，而一些细胞增殖、分化、迁移及器官发生相关基因则显著下调。值得一提的是，寨卡病毒感染还会引起一些小头畸形相关基因显著下调包括 *ASPM*、*CASC5*、*CENPF*、*MCPH1*、*RBBP8* 和 *STIL* 等。这些结果提示，寨卡病毒感染导致小头畸形的原因是复杂多样的。

与此同时，中国科学家罗振革和秦成峰研究组也通过类似的方法，将寨卡病毒注射到胎鼠脑侧室中观察病毒的分布，结果发现寨卡病毒在端脑背侧的脑室区信号最强烈。免疫荧光染色等实验表明放射状胶质细胞是寨卡病毒的主要靶标。另外他们通过腹腔注射直接将寨卡病毒注射到孕鼠腹腔，3天后通过 RT-PCR 方法在胎盘检测到了寨卡病毒基因。免疫组织化学染色发现胎鼠大脑皮层 VZ 区有大量病毒表达。该研究表明寨卡病毒可以穿越胎盘屏障（placental barrier）进一步感染胎儿。寨卡病毒通过感染放射状胶质细胞，直接或者间接引起神经前体细胞的数量减少，导致胎鼠大脑发育缺陷和小头畸形[27]。与另一批科学家的发现类似，他们也发现许多小头畸形相关基因显著下调。这两组科学家的研究成果首次证实寨卡病毒感染会直接导致小头畸形。

在非常相近的一项研究中，Michael Diamond 研究组发现，干扰素受体缺陷小鼠，即 A129 小鼠很容易被寨卡病毒感染，并导致严重的脑部病变，但在内脏器官中病变不明显[28]。他们发现干扰素信号缺陷小鼠感染寨卡病毒后会表现出严重的神经系统疾病，并且寨卡病毒在小鼠脑、脊髓和睾丸中大量存在[29]。

滋养层是胎儿抵抗来自母体血液物质的第一道防线，寨卡病毒侵入胎儿体内首先要穿过滋养层细胞。一个由病毒学家和生殖科学家组成的合作团队研究了从人足月的胎盘中分离出的细胞，发现寨卡病毒并不感染滋养层细胞。科学家建立了两种小鼠模型来研究母体感染寨卡病毒对胚胎的影响[30]。一种是免疫系统缺陷孕鼠模型：即Ⅰ型干扰素缺陷小鼠和野生型小鼠杂交产生杂合的胚胎。在小鼠受孕一周后对其进行寨卡病毒感染，紧接着6～9天后检测孕鼠胎盘和胎鼠体内的病毒表达水平。在孕鼠胎盘滋养层细胞中都检测到寨卡病毒的存在。寨卡病毒会随母体的血液通过胎盘进入到胎鼠体内，并且侵染胎鼠发育中的大脑（图10-4）。寨卡病毒的感染会导致大部分胚胎死亡，仅剩余少数异常胚胎显著小于正常胚胎的。另外，母体胎盘也严重萎缩受损。受损的胎盘不能为发育中的胚胎提供足够的营养和氧气，从而导致胎儿发育迟缓以及流产。这一动物模型可能部分地反映了人类机体感染寨卡病毒后的表现。另一种是腹腔注射免疫抑制性抗体的孕鼠模型。他们同样发现寨卡病毒倾向于感染胎盘，胎盘中的病毒水平比血液中高1000倍。

　　Patricia Beltrão-Braga 等利用巴西寨卡病毒感染 SJL（一种近交系免疫系统受损伤）小鼠，发现寨卡病毒能够穿越胎盘并感染小鼠胚胎[31]。先天感染寨卡病毒的新生小鼠的头部显著变小，机体生长也更为迟缓。除此之外，这些新生小鼠也出现了其他异常症状，包括眼睛问题和细胞持续死亡等。

　　最近，科学家发现非人灵长类动物猕猴也易于感染寨卡病毒（图10-4）。接种病毒1天后，寨卡病毒 RNA 可以在猕猴的唾液、尿液、泪液及脑脊液中检测到[32]。病毒感染5天后，可以在不同器官中检测到寨卡病毒，包括中枢神经系统（大脑、小脑、脑干和脊髓）和内脏器官（肝脏、肾脏、心脏、胰腺、胃和肠道等）[33]。组织病理学检测发现大脑和脑干血管聚集、炎性细胞浸润肝脏和脾脏及出血等病理症状。

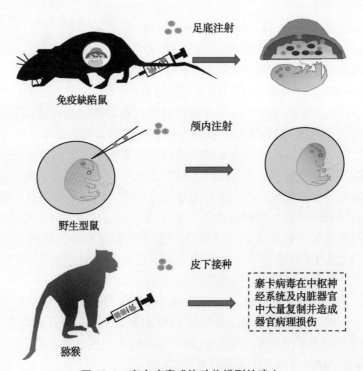

足底注射

免疫缺陷鼠

颅内注射

野生型鼠

皮下接种

寨卡病毒在中枢神经系统及内脏器官中大量复制并造成器官病理损伤

猕猴

图10-4　寨卡病毒感染动物模型的建立

注：将寨卡病毒注射到孕鼠足底皮下，几天后寨卡病毒在血液中扩散，并感染胎盘和胎鼠，导致胎盘及胎鼠发育不正常甚至死亡。直接将寨卡病毒注射到胎鼠大脑导致病毒在脑内大量复制并引发小鼠小头畸形。将寨卡病毒接种到非人灵长类动物猕猴，1天后寨卡病毒 RNA 可以在唾液、尿液及脑脊液中检测到

第六节　寨卡病毒感染导致小头畸形的分子细胞学机制

寨卡病毒感染导致小头畸形的动物模型的建立为进一步研究寨卡病毒的致病机制和相关治疗奠定了良好的基础。不管是体外培养的神经干细胞、神经球或类器官模型以及哺乳动物小鼠模型的研究结果，都表明寨卡病毒偏好感染神经干细胞并引起神经干细胞增殖异常，以及神经元的大量死亡。

Arnold Kriegstein 等通过单细胞表达分析的方法发现一种潜在的病毒入侵受体 AXL 在发育期大脑的神经前体细胞及其他多种细胞（包括放射状胶质细胞、星型胶质细胞、内皮细胞及小胶质细胞）中大量表达，但在神经元和中间神经元中表达量相对较低。此外，视网膜的干细胞也表达 AXL，这与寨卡病毒感染导致胎儿眼部疾病是相符的[34]。免疫组织化学染色结果显示 AXL 在神经干细胞与脑脊髓液接触的区域聚集，这一独特的表达特征为病毒接触并侵染脆弱的宿主细胞提供了一种简便的途径。另有研究团队发现寨卡病毒相比其他虫媒黄病毒（登革病毒和西尼罗病毒）能更有效地穿越胎盘屏障。相对于其他虫媒黄病毒，寨卡病毒更易于结合 AXL 的配体 Gas6，从而更有效地利用 AXL 侵染胎儿血管内皮细胞[35]。还有研究表明 AXL 对于寨卡病毒感染脐静脉内皮细胞是必需的。利用小分子抑制剂抑制 AXL 激酶活性可以大大降低寨卡病毒感染内皮细胞的效率[36]。

虽然众多证据表明，神经干细胞表达 AXL 是寨卡病毒导致小头畸形的重要机制，但是 AXL 并不是与寨卡病毒感染相关的唯一受体。Kevin Eggan 等利用敲除 AXL 的干细胞系和类器官来研究 AXL 在寨卡病毒感染神经干细胞中的作用。发现敲除 AXL 并不能降低寨卡病毒对神经干细胞的侵染效率，以及寨卡病毒引起的细胞凋亡[37]。Rajendra Apte 等分别检测了野生型、AXL 敲除小鼠、MERKT 敲除小鼠及两者双敲除小鼠不同组织中寨卡病毒 RNA 水平，结果发现感染 6 天后，这些小鼠血清、脾脏、脑及眼睛中寨卡病毒 RNA 水平非常相似，说明 AXL 和 MERTK 等 TAM 受体对于寨卡病毒感染眼睛及其他组织不是完全必需的[38]。近来也有研究通过将病毒直接注射到 AXL 敲除小鼠和野生型对照小鼠脑内发现 AXL 缺失并不影响寨卡病毒感染小鼠[39]，许执恒和秦成峰团队未发表结果也得出了相似结论。

母体妊娠期间免疫系统在胎儿发育早期的关键时期发挥重要作用。有研究表明寨卡病毒感染人类脑器官及小鼠神经球后自身免疫受体 TLR3 表达上升[40]。抑制 TLR3 受体可以减轻寨卡病毒感染导致的神经球增殖异常和细胞凋亡，说明 TLR3 的活性与寨卡病毒感染存在相关性，具体机制还需进一步研究。

寨卡病毒感染会引起一系列的小头畸形相关基因包括 CDK5RAP2、ASPM 和 CENPJ 等表达明显降低。小头畸形相关蛋白大都定位在中心体或纺锤体上并调控中心体或纺锤体的形成。Jay Gopalakrishnan 等通过免疫染色的方法分析发现寨卡病毒感染会降低一些中心体相关蛋白（Cep152、PCNT、CENPJ 和 CEP164）的表达。通过扫描电镜观察发现寨卡病毒感染细胞中心体结构异常。另外，他们还分析了类脑组织中神经前体细胞的分裂方向。寨卡病毒感染引起类脑组织 VZ 区神经前体细胞分裂方向发生改变[41]。Pierre Gonczy 研究团队利用 HeLa 细胞、视网膜色素上皮细胞及脑源性神经胶质细胞研究了寨卡病毒感染对中心体和纺锤体的影响，发现寨卡病毒感染导致双极纺锤体导向发生改变，并造成多极纺锤体

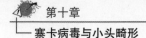
的形成[42]。

　　寨卡病毒结构的解析为帮助人们进一步了解寨卡病毒致病机制提供了线索。寨卡病毒共编码 10 种蛋白，其中非结构蛋白 NS1 是病毒唯一分泌并与宿主相互作用的重要蛋白，在病毒复制、病理及免疫逃逸中起着关键作用[43]。寨卡病毒感染还会影响神经前体细胞的细胞连接。寨卡病毒编码的 NS2A 蛋白通过降解神经前体细胞中的细胞连接蛋白（beta-catenin，-cadherin 及 ZO-1 等）从而影响神经前体细胞正常形成[44]。

第七节　小　　结

　　寨卡病毒在巴西等美洲国家暴发的同时导致这些地区小头畸形新生儿的剧增，从此拉开了寨卡病毒感染与小头畸形相关性研究的序幕。从最初的临床发现到至今多种动物模型的建立，已经证实孕期感染寨卡病毒会导致严重的新生儿小头畸形。寨卡病毒感染导致小头畸形的致病机制已成为目前的研究热点，与此同时筛选一些有效预防或治疗寨卡病毒感染的抗体药物和疫苗也是迫在眉睫的关键问题。寨卡病毒从母体进入胎儿要穿越胎盘屏障，一些病毒受体在其中发挥了重要作用。但这些潜在受体，包括 AXL、TLR3 及 MERKT 等，是否在其中发挥的关键作用还有待进一步确定。中心体结构异常在基因突变引起的小头畸形模型中非常常见。初步研究表明寨卡病毒感染也会导致体外培养细胞或组织细胞内中心体形成异常或结构发生改变。在动物模型体内分析寨卡病毒感染对中心体或纺锤体的影响，将为致病机制的研究提供有利线索。寨卡病毒感染会引起细胞周期紊乱及细胞凋亡大量增加。有研究表明寨卡病毒感染会导致 P53 及其下游基因激活从而引发细胞凋亡[45]。细胞自噬分子的失调也会导致寨卡病毒复制增加[46]。研究寨卡病毒感染导致细胞凋亡的机制及如何减弱细胞凋亡和自噬也将为寨卡病毒的预防和治疗提供理论基础[47]。

　　与其他黄病毒相比，寨卡病毒最显著的特征是其与小头畸形及其他神经系统疾病极其密切的相关性。寨卡病毒自 1947 年发现以来已经存在近 70 年[48]，为何最近才导致小头畸形婴儿的大量出现，一种假设是寨卡病毒毒株发生了非同义突变。研究人员通过比较南美株与亚洲型柬埔寨毒株毒力，发现亚洲型寨卡病毒非结构蛋白 NS1 上的一个氨基酸位点突变导致 NS1 蛋白的分泌能力增强，使得病毒可以更高效的感染蚊虫并导致蚊虫的病毒感染率大幅上升，可能是造成寨卡病毒的大范围流行的原因[49]。另外一些科学家发现寨卡病毒结构蛋白 prM 上的一个点突变使病毒在胎鼠脑内复制能力增强，并导致更明显的小头畸形，解释了寨卡病毒靶向神经前体细胞导致小头畸形的分子机制，为寨卡病毒病疫情中小头畸形病例的突然出现及病毒的快速演化之谜提供了直接证据[50]。

（徐　丹　许执恒）

参 考 文 献

1.　Heymann DL，Hodgson A，Sall AA，et al. Zika virus and microcephaly：why is this situation a PHEIC？Lancet，2016，387（10020）：719-721.

2.　Mahmood S，Ahmad W，Hassan MJ. Autosomal recessive primary microcephaly（MCPH）：clinical manifestations，genetic heterogeneity and mutation continuum. Orphanet J Rare Dis，2011，6.

3.　Wollnik B. A common mechanism for microcephaly. Nat Genet，2010，42（11）：923-924.

4. Kadir R, Harel T, Markus B, et al. ALFY-controlled DVL3 autophagy regulates Wnt signaling, determining human brain size. Plos One, 2016, 11（3）.

5. Faheem M, Naseer MI, Rasool M, et al. Molecular genetics of human primary microcephaly: an overview. BMC medical genomics, 2015, 8 Suppl 1: S4.

6. Noctor SC, V M-C, Ivic L, et al. Cortical neurons arise in symmetric and asymmetric division zones and migrate through specific phases. Nat Neurosci, 2004, 7（2）: 136-144.

7. Knoblich JA. Mechanisms of asymmetric stem cell division. Cell, 2008, 132（4）: 583-597.

8. Wang X, Lui JH, Kriegstein AR. Orienting fate: spatial regulation of neurogenic divisions. Neuron, 2011, 72（2）: 191-193.

9. Zhong W, Chia W. Neurogenesis and asymmetric cell division. Curr Opin Neurobiol, 2008, 18（1）: 4-11.

10. Kriegstein A, Noctor S, Martinez-Cerdeno V. Patterns of neural stem and progenitor cell division may underlie evolutionary cortical expansion. Nat Rev Neurosci, 2006, 7（11）: 883-890.

11. Kruger RP. Zika Virus on the Move. Cell, 2016, 164（4）: 585-587.

12. Baptista T, Quaghebeur G, Alarcon A. Neuroimaging findings of babies with microcephaly and presumed congenital Zika virus infection. Bmj, 2016, 353: i2194.

13. Besnard M, Lastere S, Teissier A, et al. Evidence of perinatal transmission of Zika virus, French Polynesia, December 2013 and February 2014. Euro surveillance: bulletin Europeen sur les maladies transmissibles = European communicable disease bulletin, 2014, 19（13）.

14. Calvet G, Aguiar RS, Melo ASO, et al. Detection and sequencing of Zika virus from amniotic fluid of fetuses with microcephaly in Brazil: a case study. Lancet Infect Dis, 2016, 16（6）: 653-660.

15. Hazin AN, Poretti A, Martelli CMT, et al. Computed tomographic findings in microcephaly associated with Zika virus. New Engl J Med, 2016, 374（22）: 2193-2195.

16. Mlakar J, Korva M, Tul N, et al. Zika virus associated with microcephaly. New Engl J Med, 2016, 374（10）: 951-958.

17. Martines RB, Bhatnagar J, Ramos AMD, et al. Pathology of congenital Zika syndrome in Brazil: a case series. Lancet, 2016, 388（10047）: 898-904.

18. Santos VS, Oliveira SJG, Gurgel RQ, et al. Case Report: Microcephaly in Twins due to the Zika Virus. Am J Trop Med Hyg, 2017, 97（1）: 151-154.

19. Freitas BD, Dias JRD, Prazeres J, et al. Ocular findings in infants with microcephaly associated with presumed Zika virus congenital infection in Salvador, Brazil. Jama Ophthalmol, 2016, 134（5）: 529-535.

20. Franca GVA, Schuler-Faccini L, Oliveira WK, et al. Congenital Zika virus syndrome in Brazil: a case series of the first 1501 livebirths with complete investigation. Lancet, 2016, 388（10047）: 891-897.

21. Culjat M, Darling SE, Nerurkar VR, et al. Clinical and imaging findings in an infant with Zika embryopathy. Clin Infect Dis, 2016, 63（6）: 805-811.

22. Driggers RW, Ho CY, Korhonen EM, et al. Zika virus infection with prolonged maternal viremia and fetal brain abnormalities. New Engl J Med, 2016, 374（22）: 2142-2151.

23. Tang HL, Hammack C, Ogden SC, et al. Zika virus infects human cortical neural progenitors and attenuates their growth. Cell Stem Cell, 2016, 18（5）: 587-590.

24. Garcez PP, Loiola EC, Da Costa RM, et al. Zika virus impairs growth in human neurospheres and brain

organoids. Science, 2016, 352 (6287): 816-818.

25. Qian XY, Nguyen HN, Song MM, et al. Brain-region-specific organoids using mini-bioreactors for modeling ZIKV exposure. Cell, 2016, 165 (5): 1238-1254.

26. Li C, Xu D, Ye Q, et al. Zika virus disrupts neural progenitor development and leads to microcephaly in mice. Cell Stem Cell, 2016, 19 (1): 120-6.

27. Wu KY, Zuo GL, Li XF, et al. Vertical transmission of Zika virus targeting the radial glial cells affects cortex development of offspring mice. Cell Res, 2016, 26 (6): 645-654.

28. Aliota MT, Caine EA, Walker EC, et al. Characterization of lethal Zika virus infection in AG129 mice. Plos Neglect Trop D, 2016, 10 (4): e0004682.

29. Lazear HM, Govero J, Smith AM, et al. A mouse model of Zika virus pathogenesis. Cell Host Microbe, 2016, 19 (5): 720-730.

30. Miner JJ, Cao B, Govero J, et al. Zika virus infection during pregnancy in mice causes placental damage and fetal demise. Cell, 2016, 165 (5): 1080-1090.

31. Cugola FR, Fernandes IR, Russo FB, et al. The Brazilian Zika virus strain causes birth defects in experimental models. Nature, 2016, 534 (7606): 267-271.

32. Dudley DM, Aliota MT, Mohr EL, et al. A rhesus macaque model of Asian-lineage Zika virus infection. Nat Commun, 2016, 7: 12204.

33. Hirsch AJ, Smith JL, Haese NN, et al. Zika Virus infection of rhesus macaques leads to viral persistence in multiple tissues. PLoS Pathog, 2017, 13 (3): e1006219.

34. Nowakowski TJ, Pollen AA, Di Lullo E, et al. Expression analysis highlights AXL as a candidate Zika virus entry receptor in neural stem cells. Cell Stem Cell, 2016, 18 (5): 591-596.

35. Meertens L, Labeau A, Dejarnac O, et al. Axl mediates ZIKA virus entry in human glial cells and modulates innate immune responses. Cell Rep, 2017, 18 (2): 324-333.

36. Richard AS, Shim BS, Kwon YC, et al. AXL-dependent infection of human fetal endothelial cells distinguishes Zika virus from other pathogenic flaviviruses. P Natl Acad Sci Usa, 2017, 114 (8): 2024-2029.

37. Wells MF, Salick MR, Wiskow O, et al. Genetic ablation of AXL does not protect human neural progenitor cells and cerebral organoids from Zika virus infection. Cell Stem Cell, 2016, 19 (6): 703-708.

38. Miner JJ, Sene A, Richner JM, et al. Zika virus infection in mice causes panuveitis with shedding of virus in tears. Cell Rep, 2016, 16 (12): 3208-3218.

39. Li F, Wang PR, Qu LB, et al. AXL is not essential for Zika virus infection in the mouse brain. Emerg Microbes Infec, 2017, 6 (3): e16.

40. Dang J, Tiwari SK, Lichinchi G, et al. Zika virus depletes neural progenitors in human cerebral organoids through activation of the innate immune receptor TLR3. Cell Stem Cell, 2016, 19 (2): 258-265.

41. Gabriel E, Ramani A, Karow U, et al. Recent Zika virus isolates induce premature differentiation of neural progenitors in human brain organoids. Cell Stem Cell, 2017, 20 (3): 397-406.

42. Wolf B, Diop F, Ferraris P, et al. Zika virus causes supernumerary foci with centriolar proteins and impaired spindle positioning. Open Biol, 2017, 7 (1): 160231.

43. Xu X, Song H, Qi J, et al. Contribution of intertwined loop to membrane association revealed by Zika virus full-length NS1 structure. EMBO J, 2016, 35 (20): 2170-2178.

44. Yoon KJ，Song G，Qian X，et al. Zika-virus-encoded NS2A disrupts mammalian cortical neurogenesis by degrading adherens junction proteins. Cell Stem Cell，2017，21（3）：349-358.

45. El Ghouzzi V，Bianchi FT，Molineris I，et al. ZIKA virus elicits P53 activation and genotoxic stress in human neural progenitors similar to mutations involved in severe forms of genetic microcephaly and p53. Cell Death Dis，2016，7（10）：e2440.

46. Zhang ZW，Li ZL，Yuan S. The role of secretory autophagy in Zika virus transfer through the placental barrier. Front Cell Infect Mi，2017，6：206.

47. Liang Q，Luo Z，Zeng J，et al. Zika virus NS4A and NS4B proteins deregulate Akt-mTOR signaling in human fetal neural stem cells to inhibit neurogenesis and induce autophagy. Cell Stem Cell，2016，19（5）：663-671.

48. Dick GW，Kitchen SF，Haddow AJ. Zika virus. I. Isolations and serological specificity. T Roy Soc Trop Med H，1952，46（5）：509-520.

49. Liu Y，Liu J，Du S，et al. Evolutionary enhancement of Zika virus infectivity in Aedes aegypti mosquitoes. Nature，2017，545（7655）：482-486.

50. Yuan L，Huang XY，Liu ZY，et al. A single mutation in the prM protein of Zika virus contributes to fetal microcephaly. Science，2017，358（6365）：933-936.

第十一章 非寨卡病毒引起的小头畸形

第一节 小头畸形简介

小头畸形可以分为原发性小头畸形（primary microcephaly）和继发性小头畸形（secondary microcephaly）。其中原发性小头畸形发生于妊娠期在出生时即可以表现出来，而继发性小头畸形则是在胎儿出生后逐渐形成[1]。这种划分方法的主要依据是原发性小头畸形通常是一种静态的发育异常；而继发性小头畸形则是后天的神经系统逐渐变性的过程[2,3]。许多遗传和非遗传因素都可以导致原发性小头畸形。遗传因素可以分为常染色体显性、隐形基因和 X 染色体偶联基因导致的小头畸形。而非遗传因素包括胎儿先天感染弓形虫、巨细胞病毒、单纯疱疹病毒、风疹病毒等，母亲在妊娠期间过度饮酒，Rubenstein Taybi 综合征等，这些非遗传因素在分析遗传因素导致的小头畸形之前都应该被排除[4]。

大多数遗传因素导致的小头畸形都是常染体隐性遗传的。原发性常染色体隐性遗传小头畸形（autosomal recessive primary microcephaly）简称为 MCPH。Jackson[5]和 Roberts[6]最早在他们的研究中定义了 MCPH 的临床特征：表现出低于同年龄和性别平均值 2～4 个标准差（SD）的小头畸形；智力缺陷，但没有诸如痉挛、癫痫及逐渐的认知减退等神经疾病；具有正常的身高、体重和面貌，且脑扫描和染色体分析结果正常。之后通过对大量新发现的 MCPH 相关基因的基因型及表型的研究发现，原始的 MCPH 诊断标准需要进一步完善。在原始的 MCPH 定义中排除了癫痫，身材矮小及异常的细胞生成等特征，但是这些特征在一些 MCPH 患者中也有报道。在一些 MCPH 突变体患者中还进行了特定的基因型 - 表型相关性分析。虽然没有小头那么明显[7,8]，但这些个体也会表现出身材矮小。另外，在一个 MCPH 家族的个体中发现了少数的侧脑室周围神经元异位迁移（即部分神经元位于脑中异常的位置）[8]。而脑室周围的神经元异位迁移在最早确定 MCPH 的家族中并没有报道，因此他们的发生率有多高并不知道[9]。目前关于 MCPH 的诊断标准如下[10]：

1. 具有先天性小头畸形，头围（HC）至少低于同年龄和性别平均值 2 个标准差；

2. 智力缺陷，但没有诸如痉挛及逐渐的认知减退等神经疾病；

3. 大多数患有 MCPH 突变的患者具有正常的身高、体重、面貌且染色体分析及脑扫描结果正常。而一些患有 MCPH 突变的人，可能身高矮小，但是不会像头围减小的那么明显。一些 MCPH 患者的核磁共振（NMR）扫描结果可能会出现脑室周围神经元异常迁移。

第二节　原发性小头畸形的遗传因素

一、MCPH 相关基因简介

在发现 MCPH 相关基因之前，常染色体隐性遗传小头畸形在日本的发生率为 1/30 000，在荷兰的发生率为 1/250 000，苏格兰的发生率为 1/2 000 000[11-13]。最近大量的研究显示，MCPH 在白种人中的发病率要远小于在亚洲人和阿拉伯人这些近亲结婚率较高的人群中的发病率。例如，英国约克郡白人中 MCPH 的发病率大约为 1/1 000 000，而在巴基斯坦北部人群中 MCPH 的发病率约为 1/10 000。

由于 MCPH 表现出了多样的临床表型，因此，MCPH 被认为具有遗传异质性[4]。到目前为止，至少有 18 个遗传位点（MCPH1-MCPH18；表 11-1）已经被确定[6, 9, 14-17]。每一个隐性遗传位点最初都是通过同结合性定位的方法在一个大的有血缘关系的家族中检测到的，运用散布在人类基因组中的大约 400 个多态性常染色体微卫星标记[18, 19]。而现在主要用全基因组和全外显子测序的方法发现 *MCPH* 基因。

MCPH 遗传多样性的研究主要是在巴基斯坦北部的人群中开展的，多数遗传位点都是在巴基斯坦北部的家庭中发现的，且其中有两个位点（MCPH1 和 MCPH3）是这一人群所特有的。MCPH5 被认为是最普遍的位点，与约一半的家庭具有相关性（24/56 家庭）[6]。而 MCPH2 与 10 个家庭（14%）具有相关性；MCPH1 和 MCPH3 各与两个家庭具有相关性（4%），而在巴基斯坦的人群研究中并未发现 MCPH4 相关性。MCPH4 由 Jamieson 等人在一个有血缘关系的土耳其家族中发现[20]。MCPH6 在随后的研究中被证实与许多巴基斯坦北部的家庭相关。更多的 MCPH 遗传位点还有待被发现，因为在目前的研究中有部分巴基斯坦北部家庭和印度家庭并未发现与目前已知位点的相关性[6, 21]。

研究者们运用图位克隆及全基因组或外显子测序技术确定了 *MCPH1-MCPH18*[5, 10, 22-25] 等的致病基因的遗传位点（表 11-1[17]）：

表 11-1　原发性常染色体隐性遗传小头畸形（MCPH）的致病基因[17]

MCPH 位点	OMIM	基因定位	代表基因	蛋白
MCPH1	#251200	8p23.1	*Microcephalin*	小头畸形基因
MCPH2	#604317	19q13.12	*WDR62*	WD 重复包含蛋白 62
MCPH3	#604804	9q33.2	*CDK5RAP2*	细胞周期依赖的激酶 5 调节亚基相关蛋白 2
MCPH4	#604321	15q15.1	*CASC5*	癌症易感候选蛋白 5
MCPH5	#608716	1q31.3	*ASPM*	异常纺锤体样小头畸形相关蛋白
MCPH6	#609279	13q12.2	*CENP J*	着丝粒蛋白 J
MCPH7	#612703	1q33	*STIL*	SCL/TAL1- 打断位点蛋白
MCPH8	#614673	4q12	*CEP135*	中心体蛋白 135
MCPH9	#614852	15q21.1	*CEP152*	中心体蛋白 152
MCPH10	#615095	20q13.12	*ZNF335*	锌指蛋白 335
MCPH11	#615414	12q13.31	*PHC1*	多同源异型样 1 蛋白
MCPH12	#616080	7q21.1	*CDK6*	细胞周期依赖的蛋白激酶 6

续表

MCPH 位点	OMIM	基因定位	代表基因	蛋白
MCPH13	#616051	4q24	*CENP E*	着丝粒蛋白 E
MCPH14	#616402	1p21.2	*SASS6*	SAS-6 着丝粒组装蛋白
MCPH15	#616486	1p34.2	*MFSD2A*	主要促进超家族结构域包含蛋白 2A
MCPH16	#616681	12q24.33	*ANKLE2*	锚蛋白重复及 LEM 结构域包含蛋白 2
MCPH17	#617090	12q24.23	*CIT*	Citron rho- 作用丝氨酸 / 苏氨酸蛋白激酶
MCPH18	#617520	4q21.23	*WDYF3*	WD 重复及 FYVE 结构域包含蛋白 3

（一）MCPH1-Microcephalin

通过运用微卫星标记的祖先单体型分析，Jackson 和同事们在开始筛选候选基因之前，将 MCPH1 区域从 13cM 精简到了 2.1Mb。在巴基斯坦北部的两个有血缘关系的家庭中，单个的纯合 74C → G（S25X）无义突变在一个被称为"*Microcephalin*"的非典型基因的第二个外显子中被确定，而该基因具有 2505 个核苷酸，14 个外显子[5]。这一突变在不同家庭之间是严格隔离的，且在 1200 个对照个体的染色体等位基因中是不存在的。*Microcephalin* 在胎儿的脑、肝和肾组织中有相似高水平的表达，而在胎儿的其他组织及成体的组织中仅有较低水平的表达。小鼠胚胎期 mRNA 原位杂交实验的结果确定了 *Microcephalin* 在神经发生时期前脑中的表达位置。

Microcephalin 蛋白由 835 个氨基酸残基构成，包含 3 个 BRCA1-C 末端结构域。S25X 蛋白 - 截短突变发生在第一个结构域。其他包含 BRCT 结构域的蛋白在细胞周期控制和 DNA 修复中发挥作用[26,27]，且丢失 DNA 修复相关基因可以导致神经发生过程中的细胞凋亡[28]。这使得 Jackson 及其同事推测 Microcephalin 可能在 DNA 修复及细胞周期调控中发挥作用，并且 MCPH1 的表型可能是由于神经前体细胞中正常的细胞周期调控被扰乱而导致的[29]。在患有小头畸形并伴有生长阻滞、智力缺陷等表型的家庭的兄弟姐妹中发现了一种新的常染色体隐性遗传病，该病以染色体早熟凝集（PCC）为特点[7]。患者的细胞样品中存在极高比例的分裂前期样细胞（7%～17%），暗示了染色体凝集开始于较早的时期。研究发现这种疾病是由 Microcephalin 的 427 位氨基酸突变导致的[8]。通过实验缺失 Microcephalin 蛋白还可以降低 BRCA1 和检验点激酶 1 的水平，减弱辐射诱导的 S 期及 G2/S 期细胞周期检验点的活动[27]。因此，MCPH1 可能就是由于神经发生过程中细胞周期被扰乱而导致的。

（二）MCPH2-WDR62

WDR62 基因包含 32 个外显子，并编码一个包含 1532 个氨基酸的蛋白。由于发生在第 3 个编码区域的选择性剪切，它同时还编码一个包含 1518 个氨基酸的蛋白质。研究表明，WDR62 是一种中心体蛋白同时又是一种核蛋白，且它在细胞中的定位取决于细胞类型和所处的细胞周期。由于核蛋白均具有核定位序列（NLSs），研究人员运用生物信息学分析的方法探究了 WDR62 是否包含 NLS 序列，结果预测到了两个重叠的双边 NLS。在小鼠大脑的神经上皮中，WDR62 在神经发生的早期至晚期均有表达。

WDR62 突变的患者表现出了一系列的小头畸形之外的神经系统疾病，例如皮层增厚、多小脑回症、脑回简单化、巨脑回畸形、皮层发育不良、脑裂畸形、胼胝体异常等[30-32]。然

而，就单个患有 *WDR62* 突变的患者而言，并不一定会表现出所有这些临床病症。例如 Bilguvar 等人报道的 9 个患者均患有皮层增厚和巨脑回畸形等病症，而仅其中一个人表现出了脑裂畸形异常[30]。有趣的是，携带 *ASPM* 突变的 MCPH 患者也被报道患有其他的脑异常疾病如脑室扩大，胼胝体部分发育不全，小脑发育不全及单侧多小脑回症等[33]。因此，MCPH 基因突变不仅可以引起小头畸形，还可以导致一系列的神经系统疾病。

（三）MCPH3-CDK5RAP2

对患有 MCPH 的巴基斯坦北部家庭的微卫星筛选将 *MCPH3* 遗传位点从 12cM 缩短到 2.2Mb[10, 15]。细胞周期依赖性蛋白激酶 5 调节相关蛋白 2（*CDK5RAP2*）是一个包含 34 个外显子的致病基因。对这个家庭中 *CDK5RAP2* 基因进行测序发现了两个突变，纯合的 243TrA（S81X）无义突变和位于正常剪接体序列 IVS26-15ArG（E385fsX4）之前 15bp 的内源性突变。这两种突变并未在 1380 个对照个体的等位基因中发现。发生于正常剪接体序列之前 15bp 的内源性突变导致在外显子 27 处形成了一个新的、超级的剪接 - 受体位点，进而导致了终止密码子到达之前 4 个氨基酸的异位。*Cdk5rap2* 在小鼠中的基因表达结果显示，该基因在脑和脊髓中的表达水平最高，尤其是大脑额叶皮层的神经上皮[10]。人类 CDK5RAP2 也是中心体蛋白，在细胞周期的间期位于中心体，而在分裂期则迁移到了纺锤体极[10, 34]。

（四）MCPH5-ASPM

导致 MCPH 的最普遍病因就是发生在 MCPH5 位点的纯合突变 - 异常纺锤体样小头畸形相关基因（ASPM）[21, 24, 35-37]；*ASPM* 是一个含有 28 个外显子和 10.4kb ORF（开放阅读框）的大基因，它的名字源于果蝇异常纺锤体基因（*Drosophila* gene *abnormal spindles.*），简称为 *asp* 基因。24 个已经公布的 *ASPM* 突变包括无义突变，缺失 1-7 个碱基对，一个异位断点，以及剪接体位点突变等[21, 24, 35, 36]。这些突变随机散布在 ASPM 基因中且预测均可以产生包含有 116 个氨基酸（R117X）至 3357 个氨基酸（*K3328fsX29*）的截短蛋白。目前尚未发现基因中的突变位点和小头畸形及智力障碍发病程度的相关性[24, 35]。对小鼠脑中 *ASPM* mRNA 胚胎期表达模式的研究结果显示，ASPM 主要在有活跃神经发生的神经上皮区域表达[24]。出生后，随着皮层中神经发生过程的终结和胶质细胞发生的上调，ASPM 的表达显著下降。这一表达模式暗示 ASPM 参与神经元而非胶质细胞的产生过程。人类 *ASPM* 基因有 3477 个氨基酸，生物信息学分析显示该蛋白包含一个氨基酸末端微管结合结构域[38]，至少一个钙调蛋白同源结构域，74 个异亮氨酸（IQ）结构域及一个未知功能的羧基末端[24, 39]。*Asp* 为 *ASPM* 在果蝇中的同源基因，是组织并捆绑微管于纺锤体极所必需的。*Asp* 被证实在有丝分裂和减数分裂形成正常的纺锤体的过程中是必不可少的[40-44]。ASPM 的具体功能在后面会有详细叙述。

在 MCPH5 位点可能还存在引发 MCPH 发生的其他基因，因为在 5 个约旦和荷兰家庭的位点定位研究发现，这 5 个家庭与 MCPH5 遗传位点相关但却并不是包含 *ASPM* 的位点[45]。

（五）MCPH6-CENPJ

通过运用一种新型的在多态性微卫星标记方法，6Mb 的 *MCPH6* 位点被缩短到 3.1Mb，且筛选出一种特定的候选基因 - 着丝粒相关蛋白 J（*CENPJ*）也可以被称为 *CPAP*（中心体蛋白 4.1 相关蛋白）。在 *CENPJ* 基因中确定了两个纯合突变：发生于外显子 2 的移码突变 17delC 和发生于外显子 16 的错义突变 3704ArT（E1235V）。3704ArT 突变是目前唯一的不会导致蛋白质翻译提前终止的 MCPH6 相关突变。E1235V 突变发生于一个高度保守的 Tcp10 结合区域,该区域参与与 4.1R-135 蛋白的结合,但是它是如何导致等位基因功能丧失的目前尚不清楚[46]。

（六）MCPH7-STIL

通过对 35 个患有 MCPH 的印度家庭的研究确定了发生于这些家庭中 *STIL* 基因的 3 种突变:导致成熟前终止的无义突变和缺失突变[25];以及影响剪切位点的突变。*STIL* 这些突变与之前报道的 *MCPH* 基因的突变一样,都是蛋白 - 截短突变[5, 21, 24, 35, 47, 48],暗示这些基因功能的丧失可能会导致 MCPH。*STIL* 是一个在胚胎发育早期的分裂细胞中普遍表达的早期应答基因[49, 50]。*STIL* 基因包含 18 个外显子,人类和小鼠 *STIL* 蛋白在氨基酸水平上有 73% 的一致性[51]。RT-PCR 显示 *STIL* 在人类的胚胎组织中表达,这在一个妊娠 16 周流产的胎儿的脑中得到了证实。人类的大脑皮层的发育起始于脑室壁区域神经前体细胞的增殖。神经元的显著增多发生于胚胎期 4～5 月时,且大部分神经元通过胶质细胞的引导在妊娠期 24 周时即可以到达它们的目标位置[52]。因此,*STIL* 在胎儿 16 周脑中的表达就暗示了其在神经细胞增殖中的作用。另外,在小鼠胚胎期 14.5 天的 RNA 原位杂交结果显示,*STIL* 与其他 MCPH 基因一样,也在发育中的大脑皮层中表达[53]。

（七）MCPH9-CEP152

通过对来自于加拿大东部的 MCPH 患者进行遗传纯合性分析,确定了 MCPH9 的致病基因即 *CEP152*。*CEP152* 基因存在两种突变,受试的 3 个患者是这两种突变的纯合体或者是两种突变的杂合体。其中一种突变是在一个高度保守的区域发生了谷氨酰胺向脯氨酸的非保守突变,这种突变被认为具有致病性[54]。第二种突变是一种蛋白截短突变,使得编码区域缺失一个大的 C 末端。CEP152 蛋白最初被发现是哺乳动物中心体的一个组分[55, 56],*CEP152* 可能是果蝇 *asterless* 基因在哺乳动物中的同源基因。*asterless* 基因在细胞分裂和发育中的作用被广泛研究[57, 58],*asterless* 基因突变导致了果蝇胚胎期神经发生的停滞,或者雄性果蝇不育。*asterless* 基因的蛋白产物定位于中心粒上[57],这与人类细胞 *CEP152* 基因的定位是一致的。敲低斑马鱼中 *CEP152* 的同源基因导致了卷尾的表型,反映出典型的中心粒及纤毛缺陷[58]。这些研究进一步证实了 *CEP152* 基因在细胞分裂中的作用,这与其他 *MCPH* 基因的作用是一致的。

二、MCPH 基因导致小头畸形的细胞和分子机制

小头畸形疾病的细胞生物学机制尚不清楚。大多数研究表明神经干细胞池的耗损会导致结构正常但缩小的脑部[59, 60]。在发育过程中,神经上皮中的神经干细胞和前体细胞通过其自身的对称分裂迅速扩大更新自身,该步骤对于产生足够大的神经干细胞池至关重要,这些干细胞再通过不对称分裂产生一个具有增殖能力的子细胞和一个具有分化能力的子细胞。具有分化能力的子细胞分化成神经元形成各皮质层[60]。神经干细胞和前体细胞会随着时间的推移平衡这两种分裂方式,以保证神经环路形成所需的各种类型的神经元,而且还可以及时地让细胞跳出细胞周期。所以神经元的数量取决于神经干细胞和前体细胞的增殖潜能、谱系分布、对称分裂和不对称分裂的比例及其细胞周期的长短。如果轻度损伤干细胞的分裂,对称分裂的比例就会减少,产生的神经元总数也缩小[59, 60]。另一方面,改变细胞周期的长度,特别是 G1 期,会将神经前体细胞从增殖状态调整到分化状态。出生时的大

脑大小不仅由神经发生期间细胞增殖决定，还与细胞死亡速率相关。而细胞死亡是由紊乱的细胞周期和缺陷的 DNA 损伤应答诱导产生的，因此神经前体细胞不正常分裂和 DNA 修复障碍也会决定皮层区域的神经细胞数量。

在上文中提到，MCPH 的突变目前被鉴定出来有 18 个基因，它们编码的蛋白大都是涉及细胞周期调控或中心体（中心体在细胞有丝分裂中起重要作用，负责纺锤体的组装）上的蛋白（图 11-1）。一直以来研究人员都在对 MCPH 蛋白功能进行探究，以前的研究表明 ASPM 负责纺锤体的组装，CDK5RAP2 和 CENPJ 调控微管蛋白动态变化，MCPH1 参与修复 DNA 损伤。现在新的功能和联系不断被发现，为了解 MCPH 蛋白如何影响神经发生提供了有力证据。

（一）MCPH1：一个一分为二的蛋白

在黑腹果蝇、鸡细胞系、小头畸形患者细胞系中缺失 MCPH1 蛋白会导致一系列的细胞和分子过程改变，包括募集到中心体上的蛋白减少，形成不正常的纺锤体，染色体分离和胞质分裂异常，细胞周期改变及 DNA 损伤修复功能缺失等[61-73]。研究表明多条信号通路和生物学过程需要 MCPH1。MCPH1 包含 3 个 BRCT 结构域（BRCT1-3），分别控制不同功能。N 末端 BRCT1 结构域主要调控中心体和细胞周期。在辐射损伤的鸡细胞 DT-40 中，BRCT1 是 MCPH1 在中心体上表达所必要的，这是一条独立的修复 DNA 损伤的信号通路。在没有 DNA 损伤的细胞中，MCPH1 在整个细胞周期中也在中心体表达[64]。

研究人员在患者的淋巴样干细胞中发现，如果 MCPH1 不表达会导致中心体上的中心粒周围蛋白（PCNT）减少，缺少这两个蛋白中的任意一个都会导致募集到中心体的 γ 微管蛋白减少。MCPH1 和 PCNT 还一起募集 Chk1 激酶到中心体，而且通过抑制 Cdk1 激酶的酪氨酸 15 和 Cdc25B 激酶的丝氨酸 230 磷酸化，来阻止细胞进入细胞周期。MCPH1 缺失就会使抑制作用减弱，导致不成熟的有丝分裂，结果导致染色体早熟凝集（PCC）[70,73]。研究发现黑腹果蝇的 MCPH1 同源基因突变也会使 Cdk1 的酪氨酸 15 位磷酸化减少[61]。因此，MCPH1 不表达使得抑制有丝分裂开始的信号缺失，导致染色体早熟凝集（PCC 信号激活）。

MCPH1 的 C 端结构域，BRCT2 和 BRCT3，都在 DNA 损伤修复中发挥作用，因此 MCPH1 参与 DNA 损伤的很多阶段[63,65]。MCPH1 的 BRCT2 和 BRCT3 特异性的结合磷酸化的 γH2AX，γH2AX 是第一个被募集的蛋白。MCPH1 也会募集其他 DNA 修复蛋白，它位于 ATM（ataxia telangiectasia mutated）和 Rad3 相关的（ATM/ATR）信号通路上游，如 Rad51、BRCA2、53BP1、MDC1（mediator of DNA-damage checkpoint1）、磷酸化的 ATM、磷酸化的 NBS1、RPA（replication protein A）和 Rad17 等[63,64,66,71]。

有研究表明 MCPH1 还可以控制参与 DNA 损伤修复基因的转录。用模拟辐射的药物处理未受辐射的细胞，MCPH1 和 E2F 转录因子 1（E2F1）的相互作用会增强。它们的结合需要 MCPH1 的 BRCT2 和 BRCT3 结构域，并且 MCPH1 和 E2F1 蛋白在 BRCA2、CHK1、p73 和 caspase7 的启动子附近表达。DNA 损伤修复基因 TOPBP1[topoisomerase（DNA）Ⅱ binding protein 1]，RAD51，DDB2（damage-specific DNA binding protein 2）也和 MCPH1 相关[68]。有研究表明，MCPH1 的 BRCT1 结构域可能也参与 DNA 的损伤修复，它与 SWI-SNF（switch/sucrose nonfermentable）核染色质重构复合体相互作用来控制核染色质的松弛。这种核染色质的构象变化会使 DNA 损伤修复蛋白附着在 DNA 上来调控修复效率和细胞存活[72]。

综上所述，MCPH1 的功能可以分为 N 端 BRCT1 结构域在细胞周期或中心体中的调控功能，以及 BRCT2 和 BRCT3 结构域调控的 DNA 损伤修复功能。由于细胞周期的长度和 DNA 损伤修复应答均影响神经发生，因此 MCPH1 的哪个功能对于神经发生起关键作用还不是很清楚。

在果蝇的 *mcph1* 突变体中，中心体和核周期不协调，导致染色体早熟凝集，DNA 还没复制就已经进入有丝分裂，使得基因不稳定，阻碍胚胎发育[61, 62]。*mcph1* 敲除的成年果蝇脑的大小正常，但蘑菇体结构有缺陷，暗示了 MCPH1 在脑发育中的进化保守作用[62]。MCPH1 突变导致的小头畸形可能是由于 MCPH1 的中心体功能异常影响了神经发生过程中神经干细胞增殖，细胞对称性分裂的比例降低所导致的。

（二）ASPM：纺锤体的组装者

在已知 MCPH 蛋白中，ASPM 在神经发生中的功能相对比较清楚。ASPM mRNA 在大脑皮层的 VZ（ventricular zone）表达，尤其表达于正在分裂的神经前体细胞中。ASPM 在早期的神经发生中表达量最高，之后随着神经发生的进行逐渐减少。ASPM 蛋白在有丝分裂中产生的纺锤体的极点上表达，但不与 γ 微管蛋白共定位[74, 75]。利用一种特异在神经前体细胞中表达 GFP 的小鼠模型，可以观察到在前体细胞中 ASPM 的量相对于正在增殖的前体细胞是减少的。然而，在神经上皮中用 RNAi 的方法敲低 ASPM 的表达并不影响细胞周期的进程或者阻滞有丝分裂。ASPM 只在有丝分裂末期离开中心体。缺失 ASPM 会导致增殖的神经前体细胞分裂平面改变，导致大约 50% 的细胞不对称分裂，从而使初期神经元的数量变多。表明 ASPM 的缺失会使神经元的数量变多而神经前体细胞的数量减少，导致提前分化产生，最终导致小头畸形。

有趣的是，秀丽隐杆线虫的同源基因 *aspm-1* 具有相似的功能，它也可以控制减数分裂面的角度，但相对于其他动物，它在早期减数分裂中可有可无。钙调蛋白 CMD-1 募集 ASPM-1，它们一起招募 LIN-5，在减数分裂和有丝分裂纺锤体极点处形成复合体。Aspm-1 或 cmd-1 的表达量敲低会影响染色体分离及纺锤体定位，从而使第一次减数分裂和第二次减数分裂发生障碍。纺锤体重新定位是不依赖 ASPM-1-CMD-1-LIN-5 复合体的，但它一旦重新定位，就需要旋转 90 度，然而在 aspm-1，cmd-1 或 lin-5 表达量被敲低的动物模型中，这种旋转是缺失的。进一步的实验表明 ASPM-1-CMD-1-LIN-5 控制纺锤体是通过召集动力蛋白完成的。然而，在 ASPM-1 敲除后，细胞的纺锤体变得杂乱无章，说明 ASPM-1 负责纺锤体的组装[76]。

一般来讲，ASPM 的表达与增殖相关，并且在前体细胞表达量最高。体外培养的小鼠神经球，一旦开始分化，ASPM 就会减少。ASPM 的表达量被敲低会严重降低神经球细胞的增殖能力，因此 ASPM 对于维持前体细胞的增殖力相当重要[77]。与此相似，ASPM 在胚胎组织和癌细胞中的表达量均很高，但在成体组织中的表达则相对较低[78]。ASPM 可能也参与成体神经发生，研究表明刺激成体大鼠海马的神经前体细胞增殖，也会使 ASPM 的表达量增加[79]。因此，ASPM 在神经前体细胞中高表达，并控制纺锤体的形成和定位。在小鼠的神经发生过程中，它直接与神经上皮前体细胞的分化相关。ASPM 突变使得神经前体细胞的总数量减少，这可能是小头畸形患者神经元数量变少的原因。

（三）CENP J：负责中心粒的生长

CENPJ，也被称为 CPAP，是一个着丝粒蛋白。果蝇的同源基因为 *dSAS-4*，缺失 SAS-4

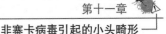
导致中心粒缺失。尽管 dSAS-4 敲除的果蝇可以存活到成年，但是它们的协调能力弱，生存能力也低[80]。SAS-4 也在精子形成中起作用，缺失 SAS-4 的突变体没有中心粒，不能形成正常的纺锤体导致染色体分离出错[81]。在早期胚胎的形成中也需要 SAS-4[82]。

在线虫中 SAS-4 的动态研究显示 SAS-4 在中心粒发生过程中也发挥功能。在 S 期，SAS-4：GFP 融合蛋白大部分在中心粒表达，少部分分布于中性粒外周物质（PCM）和细胞质。中心粒和 PCM 中的 SAS-4 会维持动态平衡，直到微管结合到中心粒上，SAS-4 才会达到稳定，这种稳态维持需要 γ 微管蛋白和其他微管蛋白的参与[83]。

研究表明，CENPJ 具有结合微管的结构域（MBD）和微管不稳定域（MDD）[84]。MDD在第 311 位到第 422 位氨基酸之间[85,86]且在果蝇 dSAS-4 中是保守的。MDD 结构域蛋白与微管蛋白以 1：1 的比例结合形成不可聚合的复合物，并形成干扰微管蛋白纵向分子间相互作用的紧密连接[86]，使其不能与其他微管蛋白聚合。

CENPJ 是中心粒发生所必需的 4 种高度保守蛋白质之一。研究显示，过量表达 CENPJ会导致 S 期开始形成且在 G2 和 M 期迅速延长细长的"丝状物"。该"丝状物"中含有乙酰化微管蛋白，聚合的谷氨酰微管蛋白（均为稳定的微管）以及中心粒蛋白（包括 Cep135，Centrins 及 Centrobin）[87,88]。中心粒和原中心粒均有丝状物的发生，尽管近侧中心粒结构看起来是正常的，但远端被扭曲，形成不完全的微管和随机定位的附属物。尽管如此，它们依旧可以招募 PCM，导致形成额外的原中心粒，最终形成多极纺锤体，干扰有丝分裂。有趣的是，有两项研究均证明 Cep110 可以在 CENPJ 调节中心粒长度增长过程中起拮抗作用[87,88]。还有一个研究组观察到在有丝分裂结束和 G1 开始时会发生蛋白酶体介导的 CENPJ蛋白水平下调，并确定了 APC / CCdh1 降解复合物在 CENPJ 中所识别的元件[88]。因此，CENPJ 是一个控制中心粒长度的关键因子，可能在中心粒微管的招募中发挥作用。蛋白酶体降解可以防止下一个细胞周期中 CENPJ 的过量积累，形成过剩的中心体。而中心粒缺失会导致纺锤体变形和 DNA 分离缺陷。CENPJ 缺失可能通过干扰中心体成熟以及星状微管组装而影响纺锤体的正确定位，进而使细胞分裂面改变，最终导致与 ASPM 相似的小头畸形表型。然而，这种假设还有待进一步证明。

CENPJ 敲除的小鼠大约在胚胎期 8.5 天死亡。而在胚胎期 10～11 天特异性地在神经前体细胞中敲除 CENPJ，突变体表现出了明显的脑小表型。该研究表明 CENPJ 缺失会延长细胞周期，使得 P53 蛋白的表达量增加，细胞凋亡上调，说明细胞凋亡可能也是导致脑小的原因之一[89]。

（四）CDK5RAP2：中心体的系绳和 PCM 的建造者

CDK5RAP2，也被称为 Cep215，之前研究表明与 γ 微管蛋白环状复合体（γ-TURC）相关，参与微管在中心体成核。最近也有文献表明 CDK5RAP2 与 γ-TURC 直接作用，过量表达 CDK5RAP2 的 γ-TURC 结合区域会导致细胞间期微管径向排布紊乱而不能聚集成核，使得纺锤体极的星形微管大量减少，同时 γ- 微管蛋白聚集也减少。尽管如此，有丝分裂和纺锤体的检验点似乎并不受影响。而过表达 CDK5RAP2 的全长会使一些蛋白如 PCNT、γ- 微管蛋白、Cep250 及其他的微管蛋白等聚集到中心体和细胞质，并且可以使微管在中心粒缺失的情况下聚集成核。在整个细胞周期中 CDK5RAP2 均表达于中心体，免疫组织显色显示CDK5RAP2 位于中心粒和中心粒附着物上[90]。

CDK5RAP2 是少数几个中心体连接所需蛋白之一[91]，敲低其表达导致中心体 PCNT 减少及中心体分裂。CDK5RAP2 在中心体的表达部分地依赖于 PCNT。有趣的是,有研究发现当 Plk1(polo like kinase 1)被抑制时,CDK5RAP2 和 PCNT 在中心体的积累会停止[92]。

Centrosomin(*cnn*)是 CDK5RAP2 在果蝇中的同源基因,研究发现果蝇中心粒需要 *cnn* 来形成稳定的连接,以召集中心体成熟过程中所需的 PCM 和有丝分裂过程中由中心体产生的星型微管。缺失 CNN,中心粒就会慢慢脱离 PCM 并随机迁移到细胞质中[93]。因此,CDK5RAP2 的果蝇同源蛋白 CNN 可以控制中心体成熟,招募并且加固 PCM 聚集到中心粒,同时也可能控制中心体的连接。一旦缺失 CNN,中心体就不能成熟,无法有效地组装微管,进而影响细胞分裂。相似的缺陷若发生在神经上皮的神经前体细胞中会导致纺锤体组装出错,从而影响整个大脑皮层的发育。

(五)STIL:一种新的 MCPH 蛋白,相似但不相同

STIL 在小鼠所有器官中均表达,但在骨髓,胸腺和脾脏中的表达量最高,在造血和红白血病小鼠细胞系的终末分化时下调[93]。敲除 STIL 的小鼠在胚胎期 10.5 天致死。在胚胎期 7.5~8.5 天之间,敲除 STIL 的胚胎相对较小,表现为心包肿胀,中线神经管缺陷,神经管闭合和脑畸形。因为 Shh(Sonic Hedgehog)信号通路被阻断,所以胚胎左右不对称,大量的凋亡导致神经褶和体节中的细胞数量减少[94]。

Cassiopeia(*csp*)是 *STIL* 在斑马鱼中的同源基因。*csp* 功能缺失型突变是胚胎致死的。*csp* 突变导致分裂细胞增加,出现单极纺锤体,染色体排列紊乱,以及纺锤体两极的区域扩大。除此之外,γ 微管蛋白的染色结果显示 *csp* 突变还会导致一个甚至两个极点频繁丢失[50]。

内源性 STIL 蛋白的表达只能在处于细胞中期的 Hela 细胞中检测到,它位于纺锤体极点的中心粒周围,与 ASPM 的表达相似。而在细胞周期的末期则不能检测到 STIL 表达。用 siRNA 干扰 Hela 细胞中 STIL 表达,会导致细胞只有一个极点和纺锤体组装缺陷,甚至会导致中心体不在纺锤体的极点,且不能募集动力蛋白。因此,与 *ASPM/asp* 的功能相似,*STIL/csp* 也负责纺锤体的组装[95]。STIL 还可以调控纺锤体的检验点和 Hedgehog 信号通路。但具有 STIL 突变的患者在 Hedgehog 信号中没有明显的发育缺陷,因此该作用可能不保守。

除了 STIL 在中心粒周围的蛋白区域内表达外,很多 MCPH 蛋白都在中心体高表达。尽管 MCPH 蛋白以不同的途径发挥作用,但影响神经元产生的细胞机制相似。缺失 MCPH1 导致细胞周期 G1 期变短,细胞提前进入有丝分裂 M 期,这意味着中心体在分裂开始前没有足够的时间来成熟。CDK5RAP2 及 CENPJ 直接影响中心体成熟(在 CENPJ 缺失的情况下,中心粒不再能形成),未成熟的中心体累积较少的 PCM,并且仅产生极少量的星状微管。由于星状微管接触细胞膜,并提供指导分裂期间纺锤体定位方向的信息,因此星状微管对于细胞分裂是至关重要的。相比之下,ASPM 和 STIL 则主要作用于有丝分裂纺锤体的极点,ASPM 直接调节纺锤体的定位,推测 STIL 可能也有类似的作用。在神经前体细胞中,纺锤体的定位被严格控制,以确保对称分裂期间顶端质膜的二等分。任何 MCPH 蛋白的缺失或突变都会或多或少地改变纺锤体的定向,使得不对称分裂比例升高而对称分裂的比例随之降低。高比例的不对称分裂导致神经前体细胞的数量大幅减少,限制了可以产生神经元的总数量,最终导致小头畸形。

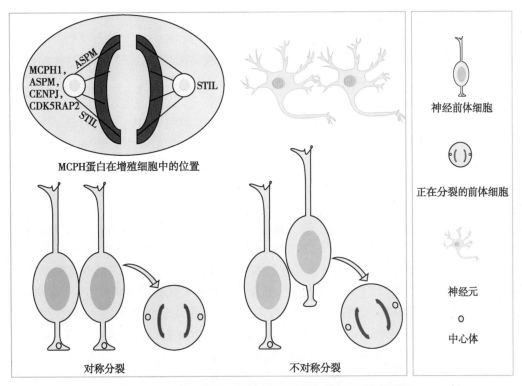

神经前体细胞

正在分裂的前体细胞

神经元

中心体

对称分裂　　　　　　　不对称分裂

图 11-1　MCPH 蛋白在神经前体细胞增殖中的作用模式图

第三节　原发性小头畸形的非遗传因素

除了导致原发性小头畸形的遗传因素（MCPH 基因等），许多非遗传因素也可以导致原发性小头畸形，如胎儿先天感染弓形虫、巨细胞病毒、单纯疱疹病毒、风疹病毒等，母亲在妊娠期间过度饮酒，Rubenstein Taybi 综合征等。另外，自寨卡病毒在巴西等国家大规模暴发以来，大量的研究证实母体在妊娠期感染寨卡病毒也会使新生儿出现小头畸形的表型。这些非遗传因素同样会影响胎儿的发育并导致一些严重的先天性疾病，因此也应该被高度重视。由于寨卡病毒感染导致小头畸形的部分会有专门的章节介绍，本节主要关注了先天感染弓形虫、巨细胞病毒、单纯疱疹病毒、风疹病毒等非遗传因素对胎儿发育，尤其是小头畸形的影响。

一、巨细胞病毒

在美国，巨细胞病毒（cytomegalovirus，CMV）是导致先天感染最普遍的原因，孕期 CMV 感染率约为 0.5%。同时，CMV 还是导致感觉神经听力丧失及智力障碍的首要因素[96, 97]。与寨卡病毒感染一致，母体妊娠期感染 CMV 一般没有或仅有轻微症状[96]。但若初次感染发生在妊娠期的第一期和第二期而非第三期，则发生严重先天性 CMV 感染的概率则大大增加[96]。母体孕期 CMV 感染导致 30% 的新生儿先天感染 CMV，且 15% 的新生儿表现出了明显的临床症状，其中有 50% 的为小头畸形患儿[97-99]。先天 CMV 感染主要的临床症状包括中枢神经系统异常（小头畸形伴随颅骨钙化，脑萎缩及神经发育异常）[100]，子宫内生长阻滞[99]，眼睛发育异常（脉络膜视网膜炎、视网膜萎缩、小眼症）[101,102]，转移性组织损伤（血小板减少、出血、紫癜、肝脾肿大、黄疸及高胆红素血）[96]及感觉神经听力丧失[103]等。值得注意的是，CMV会在母婴传播感染的新生儿的尿液中存留很长的时间[104]。

对于免疫力完善的非怀孕个体，绝大多数的CMV感染是不表现出临床症状的。尽管感染CMV后宿主个体会启动强烈的免疫反应，但是一旦感染CMV，该病毒就不会从体内清除而引起持续的无症状感染[105]。然而，对于免疫缺陷的胎儿和成人，感染CMV可能会导致该病毒在体内不受控制的繁殖及扩散，最终导致器官损伤甚至死亡[106]。CMV是一种可以进行性传播的病原体[107]，除此之外，CMV还可以通过唾液传播，特别是对于幼儿园中的孩子[108]。

CMV能够通过下调多能干细胞特异性标志物如Sox2和Nestin的表达水平而改变神经前体细胞和神经元的命运[109,110]。感染CMV会抑制或延迟神经元分化[111-113]或者导致神经元发生成熟前分化[109]。CMV感染导致神经系统发育异常的分子机制可以简单概括为：巨细胞病毒感染人神经干细胞及人胚胎脑片后导致过氧化物酶体增殖因子-激活受体γ（PPARγ）的表达水平增高。仅仅单独激活PPARγ足以显著削弱神经元分化，而使用PPARγ抑制剂能够恢复正常的神经元分化。另外，在先天感染巨细胞病毒的胎儿的脑中检测到了PPARγ的表达[113]。这些均支持巨细胞病毒通过PPARγ的作用而导致先天脑疾病。

二、风疹病毒

风疹病毒（rubella virus）通过呼吸道分泌物进行传播。成人和儿童感染风疹病毒会出现明显的临床症状，这些症状多是较轻微的自身限制性的。风疹病毒疾病在血清阴性个体中尤其显著，表现为同质黄斑皮疹、发热、咽炎、关节痛、腺病及普遍的耳廓后淋巴结肿大[114]。除此之外，风疹病毒还被证实可以导致看似正常的个体患上脑炎[115]。在风疹病毒疫苗出现之前，风疹疾病广泛流行，随之出现了大量患有先天性疾病的新生儿。风疹病毒感染并不会发生于血清阳性的个体，因此，先天性风疹是母体孕期感染风疹病毒的表现[114]。

先天性风疹症状最早由Greg在1941年发现[116]。Greg最初的研究主要关注了新生儿先天性白内障、小眼症、先天性心脏缺陷与母体妊娠早期感染风疹病毒之间的相关性。在Miller等人的报道中，在最开始的12周胎儿先天风疹感染发生的概率约为80%，13~14周约为54%，而在妊娠第二期结束时为约25%[99]。妊娠期最初12周母体感染风疹病毒会导致所有胎儿出现明显的感染症状甚至流产，妊娠期13~16周感染会导致大约35%的胎儿出现明显的感染症状。而若风疹病毒感染发生于妊娠期16周之后则不会导致胎儿出现先天性感染症状[99,117,118]。尽管极少数情况下，新生儿先天性风疹病毒感染在早期不会表现出明显的症状，但在其发育晚期仍会出现一些症状，如皮肤红斑等[101]。目前已经证实，先天性风疹感染导致听力丧失的发生率为90%，心脏畸形为50%，智力发育阻滞为40%，小头畸形为10%，白内障及其他眼发育异常为40%[101,114]。除此之外，先天性风疹感染还会导致紫癜，瘀斑，黄疸，骨损伤及肺炎等。与寨卡病毒和CMV一致，临床症状显著或无症状的母体妊娠期感染均可以导致先天性风疹感染，但是大多数的母体感染导致的先天性感染都是有临床症状的。目前普遍认为，胎儿感染风疹病毒是母体感染的直接反映。母体感染后，胎盘随之被感染，之后通过胎盘胎儿组织也相继感染，最终导致感染器官严重的组织损伤[114, 119, 120]。先天感染会导致风疹病毒和 CMV 在新生儿体内存留几年之久[115, 121]。

目前关于风疹病毒导致小头畸形的机制还不是很清楚。绝大多数胚胎组织均可以感染风疹病毒[122, 123]，且脑血管感染风疹后会严重退化[123-125]。这些发现暗示神经退化可能是风疹病毒导致人类小头畸形的机制。尽管在培养的人神经细胞中还未被证实，间接证据表明风疹病毒感染可以减慢细胞分裂的速率[126]，这可能也是风疹病毒导致小头畸形的机制之一。

三、单纯疱疹病毒

新生儿单纯疱疹病毒（herpes simplex virus，HSV）感染主要发生于 3 个不同的时间点：妊娠期感染（子宫内感染），围产期感染及出生后感染。绝大多数（85%）的婴幼儿是在分娩过程中感染 HSV 的，也就是围产期感染。另外，大约有 10% 的婴幼儿是出生后感染 HSV 的（例如 HSV 携带者亲吻婴儿，乳腺疾病导致的 HSV 传播，疱疹性瘭疽暴露等）。最后 5% 的婴幼儿是在子宫内感染 HSV 的。因此，尽管其他的病原体大多是母体感染后通过胎盘感染胎儿的，HSV 主要是在分娩过程中胎儿已经过被 HSV 感染的母体产道时感染的[127]。

婴幼儿围产期及出生后感染 HSV 的临床表现主要有：①转移性疾病，主要涉及一些内脏器官，如肺、肝、肾上腺、皮肤、眼睛及脑等；② CNS 疾病，有或者无皮肤损伤；③局限于皮肤、眼睛及嘴的疾病（SEM 疾病）[128-131]。子宫内 HSV 感染的发生率大约为 1/300 000，尽管发生率较低，但是却可以导致严重的胎儿先天性疾病[132]。胎儿子宫内感染 HSV 一般会出现如下的临床症状：皮肤损伤（瘢痕形成、活动性病变、过低或过高的色素沉积、皮肤再生不良、黄斑皮疹等）；眼球发育不良（小眼症、视网膜发育不良、脉络膜视网膜炎）及神经系统疾病（小头畸形、脑软化、水脑畸形及颅骨钙化等）[133-136]。大约有 1/3 感染 HSV 的患儿均表现出了神经系统疾病[137]。这些神经异常的临床表现主要有癫痫（病灶性的或者整体性的）、嗜睡症、易怒、颤抖、体温不稳定及前囟隆起等。这些临床表现主要在出生后 16～19 天显现出来[127]。对于具有 CNS 异常的婴幼儿而言，脑损伤逐渐加重是导致死亡的主要原因[127]。新生儿 HSV 感染通常会涉及多个脑区，而非像 HSV 脑炎一样仅侵染颞叶皮层[127]。

HSV 可以侵染多种脑细胞类型，如体外诱导的多能干细胞，人胚胎干细胞来源的神经干细胞，培养的星形胶质细胞以及体外培养的小鼠脑片等，但是关于 HSV 感染是如何导致小头畸形的还不是很清楚。HSV 感染的器官包括脑，在尸检时发现了大面积的组织坏死。体外及动物实验表明，HSV 可能首先诱发一个刺激神经干细胞增殖的免疫反应，之后 CD48 T 细胞渗漏到脑组织中激活了 γ 干扰素继而限制了细胞增殖。人先天脑感染 HSV 可能通过相似的免疫反应机制导致的小头畸形，但是仍需要进一步的验证。

四、弓形虫

弓形虫病（*Toxoplasma gondii*）在美国的发病率为每 10 000 个新生儿中 0.8～20 个患儿[138]。先天弓形虫感染大多是母体妊娠期或怀孕前较短的时间内感染弓形虫所导致的[139, 140]。对于免疫力完善且非怀孕的个体，约有 80% 的个体感染弓形虫不会表现出明显的临床症状[138]，而另外的 20% 个体则会出现淋巴结病及疲惫等症状，极少数严重的个体会出现心肌炎，多肌炎等症状[141]。研究表明，母体感染弓形虫是通过胎盘传染给胎儿的，从而导致了新生儿先天感染[138]。尽管大多数母体感染弓形虫后没有明显的临床症状，但仍会传染给胎儿[141]。妊娠第三期感染所占比例约为 65%，而第一期和第二期的比例约为 35%[138]。尽管母体感染主要发生于妊娠第三期，但发生于妊娠第一期和第二期的母体感染更容易导致新生儿明显的先天性临床症状，如中枢神经系统异常[141]。

大约 75% 的先天感染弓形虫的新生儿不会表现出明显的临床症状，这可能与母体感染弓形虫的时间相关[138]。而有些先天感染弓形虫的新生儿则表现出了严重的临床病症，包括发育迟缓、颅骨钙化、癫痫、脑积水、脉络膜视网膜炎、小头畸形、贫血及黄疸等[142]。5%～15% 的先天感染的新生儿均表现出了小头畸形，且有 1%～2% 的患儿表现出了小眼症。值得注意的是，感染弓形虫的新生儿在出生时并不会表现出小头畸形，而在出生后 12～24 月期间逐渐显现出来[142]。因此，能够控制病原体对 CNS 的持续损伤是治疗方法应该重点关注的。

第四节 小 结

导致原发性小头畸形的诸多因素可以大体分为遗传因素和非遗传因素，其中遗传因素主要是小头畸形相关基因，如 MCPH 相关基因的突变或缺失等。目前的研究证实 MCPH 是一种神经系统发育异常导致的原发性疾病，主要与神经发生过程中神经前体细胞的分裂相关。而神经元迁移、凋亡及功能的异常并不是导致 MCPH 的主要原因。胎儿神经系统中的神经元都是由正在发育的脑中的神经前体细胞产生的，而神经前体细胞位于神经上皮中[143]。新产生的神经元从神经上皮中的前体细胞分化、迁移出来并定位于一个可以形成功能突触联系的位置。神经前体细胞可以进行两种特定形式的分裂活动。第一种分裂为对称性分裂，通过对称分裂可以增加神经前体细胞的数量，即每一个前体细胞通过对称分裂可以产生两个看起来完全一致的神经前体细胞的子细胞[144, 145]。之后，前体细胞会进行有限次数的不对称分裂产生一个神经元和一个新的前体细胞。对称分裂以 2^n 的倍数增加前体细胞的数量；而不对称分裂仅产生 n 个前体细胞和 n 个神经元（其中 n 为分裂的次数）。由于在发育过程中这两种细胞分裂方式发生的时间和空间可能对于最终形成的神经元数量至关重要，因此其时空调控机制的改变可能会导致神经系统疾病，例如小头畸形[146]。除此之外，该机制可以解释不同种属之间脑组织大小的差异[147]。在哺乳动物中，实验证实了神经前体细胞对称分裂次数的显著增多导致了脑的显著增大[148, 149]。

动物之间脑大小的差异主要来源于动物个体大小的差异。在哺乳动物中，大约 90% 的动物脑重量的差异都可以通过动物体重的差异来解释[150]。而偏离这种脑重和体重关系的动物引起了人们的重点关注。如果某种动物的脑重远大于由其体重推测的脑重值，通常解释为这些物种的对环境的适应[145]。没有其他任何一种物种的大脑可以像人类大脑那样发达。人类的脑重约为其体重推测脑重值的 5 倍，有一种类人猿的脑重约为其体重推测脑重值的 3 倍。灵长类中的其他动物也表现出了脑组织的显著增大[151, 152]。值得注意的是，海豚和某些鲸鱼的脑要比除人类之外任何一种灵长类动物的脑都要发达[152]。化石研究表明人脑在进化过程中增大了若干倍，这一过程开始于 2 000 000 年前，且可能在大约 500 000 年前进化到了目前的水平[153]。有趣的是，在人类进化过程中也会有脑大小随进化过程而减小的情况发生，例如，最近新发现的一个种族——佛罗勒斯人（*Homo florensis*），他们生存于 18 000 年前的印尼佛罗勒斯岛，可能由其祖先直立人进化而来，但是他们的脑却要显著小于直立人的脑[154, 155]。

从进化的角度讲，MCPH 是一个很有趣的疾病，因为它特异性地影响了脑重和体重的比值，且人类患者的脑大小与黑猩猩和大猩猩的脑大小差不多[5, 24]。更有趣的是，MCPH 基因，正如上面讨论的那样，可能在神经前体细胞的细胞分裂过程中发挥作用，而目前的研究推测正是这一过程影响了脑的进化进程[147]。

一些非遗传因素如胎儿先天感染巨细胞病毒、单纯疱疹病毒、弓形虫、风疹病毒等也会导致严重的新生儿小头畸形表型。这些具有感染性的病原体对于成年人及胎儿的侵染均具有嗜神经性，可以通过多种途径进入中枢神经系统。一旦进入中枢神经系统，这些病原体可以侵染多种类型的细胞，包括神经元及神经前体细胞等。它们可能通过影响神经前体细胞的增殖，神经元的迁移及凋亡等而使皮层中的神经元数量减少最终导致小头畸形。与遗传因素导致的小头畸形不同，这些病原体可以通过药理学干预等来减轻其对胎儿发育的影响。因此，目前还需要更多的临床治疗措施来减轻多种病原体导致的小头畸形等多种先天疾病。

（时颖超　丁文玉　王晓群）

参 考 文 献

1. Woods CG. Human microcephaly. Curr Opin Neurobiol, 2004, 14（1）: 112-117.

2. Qazi QH, Reed TE. A problem in diagnosis of primary versus secondary microcephaly. Clin Genet, 1973, 4（1）: 46-52.

3. Dobyns WB. Primary microcephaly: new approaches for an old disorder. Am J Med Genet, 2002, 112（4）: 315-317.

4. Cowie V. The genetics and sub-classification of microcephaly. J Ment Defic Res, 1960, 4: 42-47.

5. Jackson AP, Eastwood H, Bell SM, et al. Identification of microcephalin, a protein implicated in determining the size of the human brain. Am J Hum Genet, 2002, 71（1）: 136-142.

6. Roberts E, Hampshire DJ, Pattison L, et al. Autosomal recessive primary microcephaly: an analysis of locus heterogeneity and phenotypic variation. J Med Genet, 2002, 39（10）: 718-721.

7. Neitzel H, Neumann LM, Schindler D, et al. Premature chromosome condensation in humans associated with microcephaly and mental retardation: a novel autosomal recessive condition. Am J Hum Genet, 2002, 70（4）: 1015-1022.

8. Trimborn M, Bell SM, Felix C, et al. Mutations in microcephalin cause aberrant regulation of chromosome condensation. Am J Hum Genet, 2004, 75（2）: 261-266.

9. Jackson AP, McHale DP, Campbell DA, et al. Primary autosomal recessive microcephaly（MCPH1）maps to chromosome 8p22-pter. Am J Hum Genet, 1998, 63（2）: 541-546.

10. Woods CG, Bond J, Enard W. Autosomal recessive primary microcephaly（MCPH）: a review of clinical, molecular, and evolutionary findings. Am J Hum Genet, 2005, 76（5）: 717-728.

11. Komai T, Kishimoto K, Ozaki Y. Genetic study of microcephaly based on Japanese material. Am J Hum Genet, 1955, 7（1）: 51-65.

12. Van Den Bosch J. Microcephaly in the Netherlands: a clinical and genetical study. Ann Hum Genet, 1959, 23（2）: 91-116.

13. Tolmie JL, McNay M, Stephenson JB, et al. Microcephaly: genetic counselling and antenatal diagnosis after the birth of an affected child. Am J Med Genet, 1987, 27（3）: 583-594.

14. Jamieson CR, Fryns JP, Jacobs J, et al. Primary autosomal recessive microcephaly: MCPH5 maps to 1q25-q32. Am J Hum Genet, 2000, 67(6): 1575-1577.

15. Moynihan L, Jackson AP, Roberts E, et al. A third novel locus for primary autosomal recessive microcephaly maps to chromosome 9q34. Am J Hum Genet, 2000, 66(2): 724-727.

16. Pattison L, Crow YJ, Deeble VJ, et al. A fifth locus for primary autosomal recessive microcephaly maps to chromosome 1q31. Am J Hum Genet, 2000, 67(6): 1578-1580.

17. Kaindl AM. Autosomal recessive primary microcephalies (MCPH). Eur J Paediatr Neurol, 2014, 18(4): 547-548.

18. Lander ES, Botstein D. Homozygosity mapping: a way to map human recessive traits with the DNA of inbred children. Science, 1987, 236(4808): 1567-1570.

19. Mueller RF, Bishop DT. Autozygosity mapping, complex consanguinity, and autosomal recessive disorders. J Med Genet, 1993, 30(9): 798-799.

20. Jamieson CR, Govaerts C, Abramowicz MJ. Primary autosomal recessive microcephaly: homozygosity mapping of MCPH4 to chromosome 15. Am J Hum Genet, 1999, 65(5): 1465-1469.

21. Kumar A, Blanton SH, Babu M, et al. Genetic analysis of primary microcephaly in Indian families: novel ASPM mutations. Clin Genet, 2004, 66(4): 341-348.

22. Verloes A, Drunat S, Gressens P, et al. Primary autosomal recessive microcephalies and seckel syndrome spectrum disorders. In: Adam MP, Ardinger HH, Pagon RA, et al., eds. GeneReviews(R). Seattle (WA); 1993.

23. Bhat V, Girimaji SC, Mohan G, et al. Mutations in WDR62, encoding a centrosomal and nuclear protein, in Indian primary microcephaly families with cortical malformations. Clin Genet, 2011, 80(6): 532-540.

24. Bond J, Roberts E, Mochida GH, et al. ASPM is a major determinant of cerebral cortical size. Nat Genet, 2002, 32(2): 316-320.

25. Kumar A, Girimaji SC, Duvvari MR, et al. Mutations in STIL, encoding a pericentriolar and centrosomal protein, cause primary microcephaly. Am J Hum Genet, 2009, 84(2): 286-290.

26. Huyton T, Bates PA, Zhang X, et al. The BRCA1 C-terminal domain: structure and function. Mutat Res, 2000, 460(3-4): 319-332.

27. Xu X, Lee J, Stern DF. Microcephalin is a DNA damage response protein involved in regulation of CHK1 and BRCA1. J Biol Chem, 2004, 279(33): 34091-34094.

28. Mochida GH, Walsh CA. Molecular genetics of human microcephaly. Curr Opin Neurol, 2001, 14(2): 151-156.

29. Jackson A, Eastwood H, Bell SM, et al. Identification of microcephalin, a protein implicated in determining the size of the human brain. J Med Genet, 2002, 39: S26-S26.

30. Bilguvar K, Ozturk AK, Louvi A, et al. Whole-exome sequencing identifies recessive WDR62 mutations in severe brain malformations. Nature, 2010, 467(7312): 207-210.

31. Nicholas AK, Khurshid M, Desir J, et al. WDR62 is associated with the spindle pole and is mutated in human microcephaly. Nat Genet, 2010, 42(11): 1010-1014.

32. Yu TW, Mochida GH, Tischfield DJ, et al. Mutations in WDR62, encoding a centrosome-associated protein, cause microcephaly with simplified gyri and abnormal cortical architecture. Nat Genet, 2010, 42(11): 1015-1020.

33. Passemard S, Titomanlio L, Elmaleh M, et al. Expanding the clinical and neuroradiologic phenotype of

primary microcephaly due to ASPM mutations. Neurology, 2009, 73 (12): 962-969.

34. Hung LY, Tang CJ, Tang TK. Protein 4.1 R-135 interacts with a novel centrosomal protein (CPAP) which is associated with the gamma-tubulin complex. Mol Cell Biol, 2000, 20 (20): 7813-7825.

35. Bond J, Scott S, Hampshire DJ, et al. Protein-truncating mutations in ASPM cause variable reduction in brain size. Am J Hum Genet, 2003, 73 (5): 1170-1177.

36. Pichon B, Vankerckhove S, Bourrouillou G, et al. A translocation breakpoint disrupts the ASPM gene in a patient with primary microcephaly. Eur J Hum Genet, 2004, 12 (5): 419-421.

37. Shen J, Eyaid W, Mochida GH, et al. ASPM mutations identified in patients with primary microcephaly and seizures. J Med Genet, 2005, 42 (9): 725-729.

38. Saunders RD, Avides MC, Howard T, et al. The Drosophila gene abnormal spindle encodes a novel microtubule-associated protein that associates with the polar regions of the mitotic spindle. J Cell Biol, 1997, 137 (4): 881-890.

39. Cartegni L, Chew SL, Krainer AR. Listening to silence and understanding nonsense: exonic mutations that affect splicing. Nat Rev Genet, 2002, 3 (4): 285-298.

40. Ripoll P, Pimpinelli S, Valdivia MM, et al. A cell division mutant of Drosophila with a functionally abnormal spindle. Cell, 1985, 41 (3): 907-912.

41. Gonzalez C, Saunders RD, Casal J, et al. Mutations at the asp locus of Drosophila lead to multiple free centrosomes in syncytial embryos, but restrict centrosome duplication in larval neuroblasts. J Cell Sci, 1990, 96 (Pt 4): 605-616.

42. do Carmo Avides M, Tavares A, Glover DM. Polo kinase and Asp are needed to promote the mitotic organizing activity of centrosomes. Nat Cell Biol, 2001, 3 (4): 421-424.

43. Wakefield JG, Bonaccorsi S, Gatti M. The drosophila protein asp is involved in microtubule organization during spindle formation and cytokinesis. J Cell Biol, 2001, 153 (4): 637-648.

44. Riparbelli MG, Callaini G, Glover DM, et al. A requirement for the Abnormal Spindle protein to organise microtubules of the central spindle for cytokinesis in Drosophila. J Cell Sci, 2002, 115 (Pt 5): 913-922.

45. Wallerman O, Van Eeghen A, Ten Kate LP, et al. Evidence for a second gene for primary microcephaly at MCPH5 on chromosome 1. Hereditas, 2003, 139 (1): 64-67.

46. Hung LY, Chen HL, Chang CW, et al. Identification of a novel microtubule-destabilizing motif in CPAP that binds to tubulin heterodimers and inhibits microtubule assembly. Mol Biol Cell, 2004, 15 (6): 2697-2706.

47. Bond J, Roberts E, Springell K, et al. A centrosomal mechanism involving CDK5RAP2 and CENPJ controls brain size. Nat Genet, 2005, 37 (4): 353-355.

48. Gul A, Hassan MJ, Mahmood S, et al. Genetic studies of autosomal recessive primary microcephaly in 33 Pakistani families: Novel sequence variants in ASPM gene. Neurogenetics, 2006, 7 (2): 105-110.

49. Izraeli S, Colaizzo-Anas T, Bertness VL, et al. Expression of the SIL gene is correlated with growth induction and cellular proliferation. Cell Growth Differ, 1997, 8 (11): 1171-1179.

50. Izraeli S, Lowe LA, Bertness VL, et al. The SIL gene is required for mouse embryonic axial development and left-right specification. Nature, 1999, 399 (6737): 691-694.

51. Karkera JD, Izraeli S, Roessler E, et al. The genomic structure, chromosomal localization, and analysis of SIL as a candidate gene for holoprosencephaly. Cytogenet Genome Res, 2002, 97 (1-2): 62-67.

52. Gardiner M. Molecular genetics of infantile nervous system channelopathies. Early Hum Dev, 2006, 82 (12): 775-779.

53. Smith CM, Finger JH, Hayamizu TF, et al. The mouse gene expression database (GXD): 2007 update. Nucleic Acids Res, 2007, 35 (Database issue): D618-623.

54. Guernsey DL, Jiang H, Hussin J, et al. Mutations in centrosomal protein CEP152 in primary microcephaly families linked to MCPH4. Am J Hum Genet, 2010, 87 (1): 40-51.

55. Nogales-Cadenas R, Abascal F, Diez-Perez J, et al. CentrosomeDB: a human centrosomal proteins database. Nucleic Acids Res, 2009, 37 (Database issue): D175-180.

56. Andersen JS, Wilkinson CJ, Mayor T, et al. Proteomic characterization of the human centrosome by protein correlation profiling. Nature, 2003, 426 (6966): 570-574.

57. Varmark H, Llamazares S, Rebollo E, et al. Asterless is a centriolar protein required for centrosome function and embryo development in Drosophila. Curr Biol, 2007, 17 (20): 1735-1745.

58. Blachon S, Gopalakrishnan J, Omori Y, et al. Drosophila asterless and vertebrate Cep152 Are orthologs essential for centriole duplication. Genetics, 2008, 180 (4): 2081-2094.

59. Thornton GK, Woods CG. Primary microcephaly: do all roads lead to Rome? Trends Genet, 2009, 25 (11): 501-510.

60. Alcantara D, O'Driscoll M. Congenital microcephaly. Am J Med Genet C Semin Med Genet, 2014, 166C (2): 124-139.

61. Brunk K, Vernay B, Griffith E, et al. Microcephalin coordinates mitosis in the syncytial Drosophila embryo. J Cell Sci, 2007, 120 (Pt 20): 3578-3588.

62. Rickmyre JL, Dasgupta S, Ooi DL, et al. The Drosophila homolog of MCPH1, a human microcephaly gene, is required for genomic stability in the early embryo. J Cell Sci, 2007, 120 (Pt 20): 3565-3577.

63. Wood JL, Singh N, Mer G, et al. MCPH1 functions in an H2AX-dependent but MDC1-independent pathway in response to DNA damage. J Biol Chem, 2007, 282 (48): 35416-35423.

64. Wood JL, Liang Y, Li K, et al. Microcephalin/MCPH1 associates with the Condensin II complex to function in homologous recombination repair. J Biol Chem, 2008, 283 (43): 29586-29592.

65. Jeffers LJ, Coull BJ, Stack SJ, et al. Distinct BRCT domains in Mcph1/Brit1 mediate ionizing radiation-induced focus formation and centrosomal localization. Oncogene, 2008, 27 (1): 139-144.

66. Rai R, Dai H, Multani AS, et al. BRIT1 regulates early DNA damage response, chromosomal integrity, and cancer. Cancer Cell, 2006, 10 (2): 145-157.

67. Rai R, Phadnis A, Haralkar S, et al. Differential regulation of centrosome integrity by DNA damage response proteins. Cell Cycle, 2008, 7 (14): 2225-2233.

68. Yang SZ, Lin FT, Lin WC. MCPH1/BRIT1 cooperates with E2F1 in the activation of checkpoint, DNA repair and apoptosis. EMBO Rep, 2008, 9 (9): 907-915.

69. Kim H, Lee OH, Xin H, et al. TRF2 functions as a protein hub and regulates telomere maintenance by recognizing specific peptide motifs. Nat Struct Mol Biol, 2009, 16 (4): 372-379.

70. Tibelius A, Marhold J, Zentgraf H, et al. Microcephalin and pericentrin regulate mitotic entry via centrosome-associated Chk1. J Cell Biol, 2009, 185 (7): 1149-1157.

71. Wu X, Mondal G, Wang X, et al. Microcephalin regulates BRCA2 and Rad51-associated DNA double-

strand break repair. Cancer Res, 2009, 69 (13): 5531-5536.

72. Peng G, Yim EK, Dai H, et al. BRIT1/MCPH1 links chromatin remodelling to DNA damage response. Nat Cell Biol, 2009, 11 (7): 865-872.

73. Alderton GK, Galbiati L, Griffith E, et al. Regulation of mitotic entry by microcephalin and its overlap with ATR signalling. Nat Cell Biol, 2006, 8 (7): 725-733.

74. Cox J, Jackson AP, Bond J, et al. What primary microcephaly can tell us about brain growth. Trends Mol Med, 2006, 12 (8): 358-366.

75. Fish JL, Kosodo Y, Enard W, et al. Aspm specifically maintains symmetric proliferative divisions of neuroepithelial cells. Proc Natl Acad Sci U S A, 2006, 103 (27): 10438-10443.

76. van der Voet M, Berends CW, Perreault A, et al. NuMA-related LIN-5, ASPM-1, calmodulin and dynein promote meiotic spindle rotation independently of cortical LIN-5/GPR/Galpha. Nat Cell Biol, 2009, 11 (3): 269-277.

77. Horvath S, Zhang B, Carlson M, et al. Analysis of oncogenic signaling networks in glioblastoma identifies ASPM as a molecular target. Proc Natl Acad Sci U S A, 2006, 103 (46): 17402-17407.

78. Lin SY, Pan HW, Liu SH, et al. ASPM is a novel marker for vascular invasion, early recurrence, and poor prognosis of hepatocellular carcinoma. Clin Cancer Res, 2008, 14 (15): 4814-4820.

79. Gurok U, Loebbert RW, Meyer AH, et al. Laser capture microdissection and microarray analysis of dividing neural progenitor cells from the adult rat hippocampus. Eur J Neurosci, 2007, 26 (5): 1079-1090.

80. Basto R, Lau J, Vinogradova T, et al. Flies without centrioles. Cell, 2006, 125 (7): 1375-1386.

81. Rodrigues-Martins A, Riparbelli M, Callaini G, et al. From centriole biogenesis to cellular function-Centrioles are essential for cell division at critical developmental stages. Cell Cycle, 2008, 7 (1): 11-16.

82. Stevens NR, Raposo AASF, Basto R, et al. From stem cell to embryo without Centrioles. Curr Biol, 2007, 17 (17): 1498-1503.

83. Dammermann A, Maddox PS, Desai A, et al. SAS-4 is recruited to a dynamic structure in newly forming centrioles that is stabilized by the gamma-tubulin-mediated addition of centriolar microtubules. J Cell Biol, 2008, 180 (4): 771-785.

84. Hung LY, Chen HL, Chang CW, et al. Identification of a novel microtubule-destabilizing motif in CPAP that binds to tubulin heterodimers and inhibits microtubule assembly. Mol Biol Cell, 2004, 15 (6): 2697-2706.

85. Cormier A, Clement MJ, Knossow M, et al. The PN2-3 domain of centrosomal P4.1-associated protein implements a novel mechanism for tubulin sequestration. J Biol Chem, 2009, 284 (11): 6909-6917.

86. Hsu WB, Hung LY, Tang CJ, et al. Functional characterization of the microtubule-binding-and-destabilizing domains of CPAP and d-SAS-4. Exp Cell Res, 2008, 314 (14): 2591-2602.

87. Kohlmaier G, Loncarek J, Meng X, et al. Overly Lona centrioles and defective cell division upon excess of the SAS-4-related protein CPAP. Curr Biol, 2009, 19 (12): 1012-1018.

88. Tang CJC, Fu RH, Wu KS, et al. CPAP is a cell-cycle regulated protein that controls centriole length. Nat Cell Biol, 2009, 11 (7): 825-U103.

89. Insolera R, Bazzi H, Shao W, et al. Cortical neurogenesis in the absence of centrioles. Nat Neurosci, 2014, 17 (11): 1528-1535.

90. Fong KW, Choi YK, Rattner JB, et al. CDK5RAP2 is a pericentriolar protein that functions in centrosomal attachment of the gamma-tubulin ring complex. Mol Biol Cell, 2008, 19 (1): 115-125.

91. Graser S, Stierhof YD, Nigg EA. Cep68 and Cep215（Cdk5rap2）are required for centrosome cohesion. J Cell Sci, 2007, 120（24）: 4321-4331.

92. Haren L, Stearns T, Luders J. Plk1-dependent recruitment of gamma-tubulin complexes to mitotic centrosomes involves multiple PCM components. Plos One, 2009, 4（6）.

93. Lucas EP, Raff JW. Maintaining the proper connection between the centrioles and the pericentriolar matrix requires Drosophila Centrosomin. J Cell Biol, 2007, 178（5）: 725-732.

94. CollazoGarcia N, Scherer P, Aplan PD. Cloning and characterization of a murine SIL gene. Genomics, 1995, 30（3）: 506-513.

95. Pfaff KL, Straub CT, Chiang K, et al. The zebra fish cassiopeia mutant reveals that SIL is required for mitotic spindle organization. Mol Cell Biol, 2007, 27（16）: 5887-5897.

96. Boppana SB, Ross SA, Fowler KB. Congenital cytomegalovirus infection: clinical outcome. Clin Infect Dis, 2013, 57 Suppl 4: S178-181.

97. Britt WJ. Congenital Human Cytomegalovirus Infection and the Enigma of Maternal Immunity. J Virol, 2017, 91（15）.

98. Boppana SB, Rivera LB, Fowler KB, et al. Intrauterine transmission of cytomegalovirus to infants of women with preconceptional immunity. N Engl J Med, 2001, 344（18）: 1366-1371.

99. Boppana SB, Pass RF, Britt WJ, et al. Symptomatic congenital cytomegalovirus infection: neonatal morbidity and mortality. Pediatr Infect Dis J, 1992, 11（2）: 93-99.

100. Boppana SB, Fowler KB, Britt WJ, et al. Symptomatic congenital cytomegalovirus infection in infants born to mothers with preexisting immunity to cytomegalovirus. Pediatrics, 1999, 104（1 Pt 1）: 55-60.

101. Frenkel LD, Keys MP, Hefferen SJ, et al. Unusual eye abnormalities associated with congenital cytomegalovirus infection. Pediatrics, 1980, 66（5）: 763-766.

102. Anderson KS, Amos CS, Boppana S, et al. Ocular abnormalities in congenital cytomegalovirus infection. J Am Optom Assoc, 1996, 67（5）: 273-278.

103. Yamamoto AY, Mussipinhata MM, Isaac ML, et al. Congenital cytomegalovirus infection as a cause of sensorineural hearing loss in a highly immune population. Pediatr Infect Dis J, 2011, 30（12）: 1043.

104. Burny W, Liesnard C, Donner C, et al. Epidemiology, pathogenesis and prevention of congenital cytomegalovirus infection. Expert Rev Anti Infect Ther, 2004, 2（6）: 881-894.

105. La Rosa C, Diamond DJ. The immune response to human CMV. Future Virol, 2012, 7（3）: 279-293.

106. Ludlow M, Kortekaas J, Herden C, et al. Neurotropic virus infections as the cause of immediate and delayed neuropathology. Acta Neuropathologica, 2016, 131（2）: 159-184.

107. Ho M. The history of cytomegalovirus and its diseases. Med Microbiol Immunol, 2008, 197（2）: 65-73.

108. Numazaki Y, Yano N, Morizuka T, et al. Primary infection with human cytomegalovirus: virus isolation from healthy infants and pregnant women. Am J Epidemiol, 1970, 91（4）: 410-417.

109. Luo MH, Hannemann H, Kulkarni AS, et al. Human cytomegalovirus infection causes premature and abnormal differentiation of human neural progenitor cells. J Virol, 2010, 84（7）: 3528-3541.

110. Li XJ, Liu XJ, Yang B, et al. Human cytomegalovirus infection dysregulates the localization and stability of NICD1 and Jag1 in neural progenitor cells. J Virol, 2015, 89（13）: 6792-6804.

111. Odeberg J, Wolmer N, Falci S, et al. Human cytomegalovirus inhibits neuronal differentiation and induces

apoptosis in human neural precursor cells. J Virol, 2006, 80(18): 8929-8939.

112. D'Aiuto L, Di Maio R, Heath B, et al. Human induced pluripotent stem cell-derived models to investigate human cytomegalovirus infection in neural cells. PLoS One, 2012, 7(11): e49700.

113. Rolland M, Li X, Sellier Y, et al. PPARγ is activated during congenital cytomegalovirus infection and inhibits neuronogenesis from human neural stem cells. PLoS Pathog, 2016, 12(4): e1005547.

114. Dudgeon JA. Maternal rubella and its effect on the foetus. Arch Dis Child, 1967, 42(222): 110-125.

115. Frenkel LD, Bellanti JA. Immunology of Measles, Mumps, and Rubella Viruses. New York: Springer US, 1982.

116. Gregg MA. Congenital Cataract Following German Measles in the Mother. Berlin: Springer Netherlands, 1941.

117. Miller E, Cradockwatson JE, Pollock TM. Consequences of confirmed maternal rubella at successive stages of pregnancy. Lancet, 1982, 2(8302): 781.

118. Nahmias, AndréJ. Immunology of Human Infection Part II: Viruses and Parasites; Immunodiagnosis and Prevention of Infectious Diseases. Berlin: Springer, 1982

119. Adams Waldorf KM, Mcadams RM. Influence of infection during pregnancy on fetal development. Reproduction, 2013, 146(5): R151.

120. Alford CA, Jr., Neva FA, Weller TH. Virologic and serologic ttudies on human products of conception after maternal rubella. N Engl J Med, 1964, 271: 1275-1281.

121. Frenkel LD, Keys MP, Hefferen SJ, et al. Unusual eye abnormalities associated with congenital cytomegalovirus infection. Pediatrics, 1980, 66(5): 763-766.

122. Lazar M, Perelygina L, Martines R, et al. Immunolocalization and distribution of rubella antigen in fatal congenital rubella syndrome. EBioMedicine, 2016, 3: 86-92.

123. Nguyen TV, Pham VH, Abe K. Pathogenesis of congenital rubella virus infection in human fetuses: viral infection in the ciliary body could play an important role in cataractogenesis. Ebiomedicine, 2015, 2(1): 59-63.

124. Rorke LB, Fabiyi A, Elizan TS, et al. Experimental cerebrovascular lesions in congenital and neonatal rubella-virus infections of ferrets. Lancet, 1968, 2(7560): 153-154.

125. Töndury G, Smith DW. Fetal rubella pathology. J Pediatr, 1966, 68(6): 867.

126. Webster WS. Teratogen update: congenital rubella. Birth Defects Research Part A Clinical & Molecular Teratology, 1998, 58(1): 13.

127. Kimberlin DW. Herpes simplex virus infections in neonates and early childhood. Semin Pediatr Infect Dis, 2005, 16(4): 271-281.

128. Whitley RJ, Nahmias AJ, Soong SJ, et al. Vidarabine therapy of neonatal herpes simplex virus infection. Pediatrics, 1980, 66(4): 495-501.

129. Whitley R, Arvin A, Prober C, et al. A controlled trial comparing vidarabine with acyclovir in neonatal herpes simplex virus infection. Infectious Diseases Collaborative Antiviral Study Group. N Engl J Med, 1991, 324(7): 444-449.

130. Kimberlin DW, Lin CY, Jacobs RF, et al. Safety and efficacy of high-dose intravenous acyclovir in the management of neonatal herpes simplex virus infections. Pediatrics, 2001, 108(2): 230-238.

131. Kimberlin DW, Lin CY, Jacobs RF, et al. Natural history of neonatal herpes simplex virus infections in the acyclovir era. Pediatrics, 2001, 108(2): 223-229.

132. Baldwin S, Whitley RJ. Intrauterine herpes simplex virus infection. Teratology, 1989, 39(1): 1-10.

133. Florman AL, Gershon AA, Blackett PR, et al. Intrauterine infection with herpes simplex virus. Resultant congenital malformations. JAMA, 1973, 225(2): 129-132.

134. Hutto C, Arvin A, Jacobs R, et al. Intrauterine herpes simplex virus infections. J Pediatr, 1987, 110(1): 97-101.

135. Karesh JW, Kapur S, MacDonald M. Herpes simplex virus and congenital malformations. South Med J, 1983, 76(12): 1561-1563.

136. Monif GR, Kellner KR, Donnelly WH, Jr. Congenital herpes simplex type II infection. Am J Obstet Gynecol, 1985, 152(8): 1000-1002.

137. Whitley RJ, Corey L, Arvin A, et al. Changing presentation of herpes simplex virus infection in neonates. J Infect Dis, 1988, 158(1): 109-116.

138. McAuley JB. Congenital Toxoplasmosis. J Pediatric Infect Dis Soc, 2014, 3 Suppl 1: S30-35.

139. Desmonts G. Chapter 31-Toxoplasmosis: 2011.

140. Lissauer D, Choudhary M, Pachnio A, et al. Cytomegalovirus sero positivity dramatically alters the maternal CD8+ T cell repertoire and leads to the accumulation of highly differentiated memory cells during human pregnancy. Hum Reprod, 2011, 26(12): 3355-3365.

141. Weiss LM, Dubey JP. Toxoplasmosis: a history of clinical observations. Int J Parasitol, 2009, 39(8): 895-901.

142. Frenkel LD, Gomez F, Sabahi F. The pathogenesis of microcephaly resulting from congenital infections: why is my baby's head so small? Eur J Clin Microbiol, 2017, (5).

143. Brand S, Rakic P. Genesis of the primate neostriatum: [3H]thymidine autoradiographic analysis of the time of neuron origin in the rhesus monkey. Neuroscience, 1979, 4(6): 767-778.

144. Doe CQ, Bowerman B. Asymmetric cell division: fly neuroblast meets worm zygote. Curr Opin Cell Biol, 2001, 13(1): 68-75.

145. Harvey PH, Krebs JR. Comparing brains. Science, 1990, 249(4965): 140-146.

146. Rakic P. Specification of cerebral cortical areas. Science, 1988, 241(4862): 170-176.

147. Rakic P. A small step for the cell, a giant leap for mankind: a hypothesis of neocortical expansion during evolution. Trends Neurosci, 1995, 18(9): 383-388.

148. Kornack DR, Rakic P. Changes in cell-cycle kinetics during the development and evolution of primate neocortex. Proc Natl Acad Sci U S A, 1998, 95(3): 1242-1246.

149. Chenn A, Walsh CA. Regulation of cerebral cortical size by control of cell cycle exit in neural precursors. Science, 2002, 297(5580): 365-369.

150. Jerison HJ, Count EW. On brain ratios and the evolution of intelligence. Science, 1955, 122(3171): 647-648.

151. Armstrong E. Relative brain size in monkeys and prosimians. Am J Phys Anthropol, 1985, 66(3): 263-273.

152. Marino L. A comparison of encephalization between odontocete cetaceans and anthropoid primates. Brain Behav Evol, 1998, 51(4): 230-238.

153. McHenry HM. Tempo and mode in human evolution. Proc Natl Acad Sci U S A, 1994, 91(15): 6780-6786.

154. Brown P, Sutikna T, Morwood MJ, et al. A new small-bodied hominin from the Late Pleistocene of Flores, Indonesia. Nature, 2004, 431(7012): 1055-1061.

155. Morwood MJ, Soejono RP, Roberts RG, et al. Archaeology and age of a new hominin from Flores in eastern Indonesia. Nature, 2004, 431(7012): 1087-1091.

第十二章　吉兰-巴雷综合征与其他神经损伤

在 2016 年 WHO 宣布寨卡病毒感染为全球紧急公共卫生事件之前，一般认为寨卡病毒感染仅会引起一些可自愈的良性轻微症状，包括发热、斑状丘疹、关节痛、肌肉痛、头痛和结膜充血等。但越来越多的证据表明寨卡病毒感染可能会导致更严重的后果，比如新生儿的脑发育异常即小头畸形、成人的吉兰-巴雷综合征以及其他几种神经损伤。本章将详细介绍吉兰-巴雷综合征，并着重讲述由寨卡病毒引发的吉兰-巴雷综合征和其他神经损伤，如结膜炎（conjunctivitis）、葡萄膜炎（uvetis）、急性弛缓性麻痹（acute flaccid paralysis，AFP）和脑膜脑炎（meningoencephalitis）等。

第一节　吉兰-巴雷综合征

一、吉兰-巴雷综合征概述

吉兰-巴雷综合征是一种发病迅速，通过自身免疫反应介导的外周神经系统损伤引发的肌肉无力疾病，多由感染、疫苗接种或接触有毒物质引起。其临床表现为进行性对称性麻痹、四肢瘫软，以及不同程度的感觉障碍。大多数患者经过治疗可以完全恢复，但依然有近 20% 的患者会遗留有严重残疾如双侧面瘫，而 5% 的患者则面临死亡。在小儿麻痹症被攻克之后，它就成为了非创伤性瘫痪的最主要病因之一，其发病率为 1/100 000～4/100 000。

吉兰-巴雷综合征的初始症状包括对称性的肢体麻木、肌肉无力或疼痛，一般从脚和手开始发作，经过数小时至数周，症状发展至双臂和上半身。通常这种肌无力症状会经过半天至两周发展到最严重程度（20% 患者甚至需要 4 周），之后症状的严重程度会维持一段时间，称作"平台期"（2 天到 6 个月不等，最常见为一周），最后进入康复阶段。受到影响的肌肉不只包含躯干肌肉，颈部肌肉也会被波及，有 50% 的患者甚至有控制头部和脸部的颅神经受损（这会引起脸部肌肉无力，吞咽困难甚至眼部肌肉麻痹）。在疾病的"急性期"，15%的患者会发生呼吸相关肌肉无力，面临着生命危险，需要进行机械通气。

吉兰-巴雷综合征有两种亚型：急性炎性脱髓鞘多神经根神经病（acute inflammatory demyelinating polyneuropathy，AIDP）、急性运动轴索型神经病（acute motor axonal neuropathy，AMAN）；以及一种变体：Miller Fisher 综合征（Miller Fisher syndrome，MFS）。面部肌无力和运动型颅神经的损伤多见于脱髓鞘型的经典 GBS 亚型—AIDP 亚型，而在轴突损伤类亚型—AMAN 亚型中则较为少见。四肢无力在 Miller Fisher 综合征中较少出现，但有些 MFS 患者在后期会出现经典 GBS 的症状，称作 MFS-GBS 结合综合征。各亚型患者均有前驱感染史并伴随有对称的颅或四肢无力。

各亚型的症状、易发人群、神经传导特点和能检测到的相关抗神经节苷脂抗体的种类均有较大差异,总结于表 12-1。

表 12-1　不同亚型吉兰 - 巴雷综合征的特点

亚型名称	症状特征	易发人群	神经传导特点	相关抗神经节苷脂抗体
急性炎性脱髓鞘多神经根神经病（AIDP）	感觉障碍和肌肉无力,常伴随有颅神经损伤和自主神经功能障碍	常见于欧洲和北美洲	脱髓鞘多发性神经病	没有特别联系
急性运动轴索型神经病（AMAN）	少于 10% 的患者只有肌无力而无感觉障碍;颅神经损伤一般不常见	欧洲和北美洲较少见,大部分（30%～65%）集中于亚洲和美洲中部及南部	轴突多发性神经病;感觉动作电位正常	GM1a/b; GD1a 和 GalNac-GD1a
Miller Fisher 综合征（MFS）	共济失调,眼部肌肉无力,反射消失但一般不伴随有四肢无力	多发于男性（男女比例 2∶1）	一般正常;偶尔会有感觉神经传导的变化	GQ1b 和 GT1a

根据发病位置的不同,吉兰 - 巴雷综合征又可分为 4 种亚型:①经典 GBS:四肢轻瘫（或包含运动型颅神经损伤）;②下身轻瘫型 GBS:下肢轻瘫;③咽 - 颈 - 臂无力:延髓、脖子和上肢;④双面虚弱伴随触觉异常:面部。

吉兰 - 巴雷综合征有唯一的变体:Miller Fisher 综合征（MFS）。其症状主要为眼肌麻痹、小脑样共济失调和不出现肌肉无力的情况下反射消失。Miller Fisher 综合症根据症状可以分为两类:① MillerFisher 综合征:眼外肌麻痹,共济失调;② Bickerstaff 脑干脑炎:眼外肌麻痹,嗜睡[1]。

二、由塞卡病毒感染引起的吉兰 - 巴雷综合征

2013—2014 年,法属波利尼西亚岛塞卡病毒病疫情暴发期间,有 74 人在出现塞卡病毒感染症状后被诊断出神经系统综合征和自身免疫综合征,其中 42 人确诊为吉兰 - 巴雷综合征。

2015 年 7 月,巴西巴里亚州的医生对神经系统疾病患者进行塞卡病毒感染情况的检查,结果显示 42 名吉兰 - 巴雷综合征患者中的 26 名近期感染过塞卡病毒。

2015 年 12 月,在塞卡病毒暴发流行的萨尔瓦多,吉兰 - 巴雷综合征患者不同寻常地增多。仅 2015 年 12 月 1 日到 2016 年 1 月 6 日间,该地区经确诊的吉兰 - 巴雷综合征患者就达到了 46 名,是平常月确诊患者数的 3 倍多。54% 的患者在确诊前出现过发热、出疹性疾病症状,疑似塞卡病毒感染。

塞卡病毒暴发与吉兰 - 巴雷综合征病例的增加在时间上的一致性让人们猜测两者是否有因果联系。2016 年 2 月 1 日,WHO 宣布塞卡病毒感染为全球紧急公共卫生事件,并呼吁科学家研究确认塞卡病毒感染是否会导致各种神经疾病（特别是吉兰 - 巴雷综合征）以及新生儿脑发育畸形。

2016 年 3 月,报道称在马提尼克,两位吉兰 - 巴雷综合征患者的尿液在塞卡病毒的检测中呈阳性,此案例暗示塞卡病毒感染或许与吉兰 - 巴雷综合征的发病有关[2]。

同年 4 月，知名医学杂志 *Lancet* 上发表的论文调查了大量在寨卡病毒病疫情暴发期的吉兰 - 巴雷综合征患者，经过血清学检测、PCR 反应检测和统计分析，首次严谨地证实寨卡病毒可以引起吉兰 - 巴雷综合征[3]。该项工作通过个案对比研究发现，在法属波利尼西亚岛确诊的吉兰 - 巴雷综合征患者中，98% 的患者血清中残留有寨卡病毒的抗体，表明他们在确诊前感染过寨卡病毒，而对照组血清中检测到寨卡病毒抗体的比例仅为 56%。运动神经传导检测发现，这些由寨卡病毒引起的吉兰 - 巴雷综合征患者，远端神经节段的神经传导功能发生了很大改变，表明他们都属于急性运动轴索型神经病（AMAN）亚型。然而奇怪的是，这些患者体内却找不到 AMAN 亚型相关的抗神经节苷脂抗体。作者解释，检测不到相关抗体可能是因为这些抗体的水平在自然状态下是动态变化的；还有一种可能是，寨卡病毒通过病毒感染直接触发吉兰 - 巴雷综合征，而非通过自身免疫反应攻击自身的周围神经系统。

病毒类型、变异以及被感染者的年龄、身体状况以及遗传背景对于寨卡病毒感染造成的吉兰 - 巴雷综合征患病率影响甚大。据统计，巴西的吉兰 - 巴雷综合征发病率为每年 0.05/100 000～0.6/100 000，北美和欧洲为 0.81/100 000～1.89/100 000，全球平均发病率为 1.1/100 000～1.8/100 000。而在寨卡流行季节，12 岁以上人群中吉兰 - 巴雷综合征患病率增加了 4 倍左右，60 岁以上人群中患病率甚至提高 10 倍左右。由于类似调查都是在疾病急性期的几个月以后进行，所获得的数据可能存在很大偏差。

与一般吉兰 - 巴雷综合征不同的是，寨卡病毒感染引起的吉兰 - 巴雷综合征有着更快的疾病进程（更短的潜伏期：6 天；更短的平台期：4 天），且恢复时间更短。该项工作病例分析表明，其中 38% 的患者恢复相对较快，针对呼吸或吞咽困难只需要平均 35 天的重病特别护理；出院后 3 个月，57% 的患者可以独立行走。

值得注意的是，传统的吉兰 - 巴雷综合征分类是基于电生理学的研究。对于寨卡病毒引起的吉兰 - 巴雷综合征属于哪种亚型，目前争议很大[4]。不仅如此，迄今为止，寨卡病毒如何导致吉兰 - 巴雷综合征也无从知晓。最近报道，寨卡病毒可直接感染外周神经细胞。另外，感染后引起的宿主免疫应答反应对疾病的表现也有贡献。虽然病理学的研究还在进行当中，但目前的研究结果已经确认了两者之间的直接联系，这对于相关部门及早向寨卡暴发地区分配相关医疗资源，及时确诊和治疗由寨卡病毒引发的吉兰 - 巴雷综合征患者有重大意义。

三、吉兰 - 巴雷综合征的致病机制

吉兰 - 巴雷综合征多由细菌或病毒感染、疫苗接种等引发过激的自身免疫应答，机体攻击自身周围神经而引起。调查显示，超过 90% 的吉兰 - 巴雷综合征患者曾出现过上呼吸道或肠胃前驱感染。由空肠弯曲杆菌感染而患病的病例最为常见，占总数的 30%。此外，其他许多种细菌和病毒感染也被认为与吉兰 - 巴雷综合征相关，包括巨细胞病毒、EB 病毒、肺炎支原体、流感嗜血杆菌、流感病毒、戊型肝炎病毒、登革病毒、基孔肯雅病毒和寨卡病毒等。注射神经节苷脂、疫苗接种（甲型流感疫苗接种及狂犬病预防疫苗接种）、自身免疫疾病、免疫抑制药物和手术也有小概率引起吉兰 - 巴雷综合征。

吉兰 - 巴雷综合征被定义的初期，医生通过尸检发现在致死病例中，患者的坐骨神经中包含一些处于变性初期的神经纤维，髓鞘结构被破坏形成一系列球形或椭圆形碎片。随后，通过对病变组织的电镜观察，发现巨噬细胞侵袭、消化和剥离完整的髓鞘造成了神经纤维

的脱髓鞘。随着研究技术的进步和临床实践的增加，人们逐渐掌握了更多吉兰 - 巴雷综合征各亚型的致病机制。

急性炎性脱髓鞘多神经根神经病（AIDP）亚型一般由炎症性浸润（主要为淋巴 T 细胞和巨噬细胞）和部分区域的脱髓鞘引起，且常伴随有脊髓根部或运动、感觉神经的继发性轴索变性。在疾病进程中，自身抗体通过结合施旺细胞外侧的髓鞘抗原，激活自身补体系统，继而在施旺细胞外表面形成膜攻击复合体，引起膜泡变性。接着巨噬细胞通过浸润清除已经降解的髓鞘碎片（图 12-1A）。

被髓鞘化的轴突可以分为 4 个功能区：郎飞氏结（分布有电压门控钠通道）、结侧区（分布有接触蛋白相关蛋白）、近结侧区（分布有电压门控钾通道）和结间区。神经节苷脂 GM1 和 GD1a 在郎飞氏结上大量表达。在急性运动轴索型神经病（AMAN）亚型进程中，免疫球蛋白 G 和神经节苷脂 GM1、GD1a 的自身抗体结合在郎飞氏结轴膜上，指导膜攻击复合体的形成，造成该区域电压门控钠通道簇的消失和结侧区髓鞘脱离。这是发病初期肌肉无力和神经传导能力缺失的原因。在轴突降解的稍晚阶段，巨噬细胞自郎飞氏结侵入，进入轴周间隙，清除受损的轴突碎片（图 12-1B）。

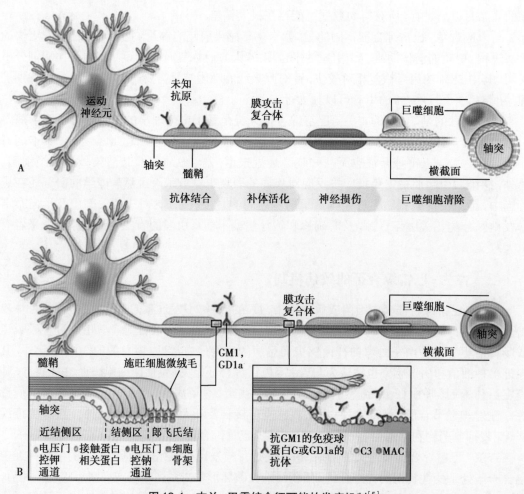

图 12-1　吉兰 - 巴雷综合征可能的发病机制[5]

四、吉兰 - 巴雷综合征的诊断及治疗

1916 年，Guillain，Barré 和 Strohl 报道了首例吉兰 - 巴雷综合征，称之为"一种脑脊液中白蛋白增多的多神经根神经炎症"，临床症状为"运动困难；深部腱反射缺失、皮反射存留；感觉异常但无客观感觉缺失；触诊大肌肉群时有痛感；神经和肌肉的电反应有轻微改变以及脑脊液中没有生物活性的白蛋白大量增加"。

100 年后的今天，吉兰 - 巴雷综合征的诊断依然可参照与之相似的标准，大致分为临床症状分析，脑脊液成分分析，神经生理学分析及其他辅助手段，总结如下：

1. 观察患者的临床症状是确诊吉兰 - 巴雷综合征基础手段，如快速发展的肌肉麻痹、反射缺失和无发热症状。

2. 腰椎穿刺抽取少量脑脊液进行分析也是常用的支持性确诊手段。患者脑脊液中蛋白水平显示升高，通常高于 0.55g/L，而每立方厘米脑脊液中白细胞数量少于 10 个（称为蛋白细胞学的分离，即脑脊液中细胞数量不变的情况下蛋白水平升高）。30% 的患者在肌无力症状出现的前 3 天就能检测到脑脊液中蛋白水平升高，1 周之后，比例上升至 80%。这个特征有利于在确诊时与一些症状类似的疾病加以区分，如淋巴瘤和脊髓灰质炎患者的脑脊液中蛋白水平和细胞数量均有显著增加。

3. 针刺肌电图记录和神经传导检测是常用的神经生理学确诊手段。直接的神经传导检测可以一定程度上区分不同的吉兰 - 巴雷综合征亚型，同时排除其他严重肌无力病症的可能性。需要注意的是，在发病前两周，神经生理学表型可能没有异常。在分辨不同亚型时，神经传导分析经常会将一些病例混淆（特别是在患者有可逆转性传导异常的时候）。因此，虽然重复多次的测试可能对确诊有益，但神经生理学分析对于确诊依然不是必须的。

4. 一些辅助手段在吉兰 - 巴雷综合征的诊断中也起到很大作用。

（1）检测血清中抗神经节苷脂抗体的水平可以协助诊断，然而由于不同亚型的吉兰 - 巴雷综合征能检测到的抗体类型并不一致，所以这对于吉兰 - 巴雷综合征的确诊作用有限。

（2）吉兰 - 巴雷综合征患者血液中钠的水平通常会很低，这是因为抗利尿激素的不适当分泌导致了过度的水分保持。血液检测也可以排除其他引起肌无力的病因，如血液低钾等。

（3）在一些病例中，为了排除其他引起肌无力的病因（如脊髓压迫），还会对脊柱进行磁共振成像。如果磁共振成像显示有多神经根现象，预示着很可能是吉兰 - 巴雷综合征。

首次报道吉兰 - 巴雷综合征的 Guillain，Barré 和 Strohl 通过让患者休息、按摩和注射士的宁（一般用于治疗轻瘫）治疗他们的第一个 GBS 患者。自此之后，辅助疗法、物理疗法和辅助机械通气成为治疗 GBS 的主要手段。此外，静脉注射免疫球蛋白（IVIg）以及血浆置换（PE）可比较有效地治疗 GBS。其中 IVIg 方法由于易操作性及少副作用而成为首选治疗方案。尽管这些方法疗效不错，临床实践中对于患者的护理却依然复杂。经过治疗，多数患者依旧经历了危重的病情，并残留有缺损[6]。

首先，治疗效果还是不尽如人意。治疗过程中，2%～10% 患者会失去生命，而经过 6 个月的治疗康复，依旧有 20% 患者无法独立行走。其次，被证明有效的这两种治疗方案只是对部分患者而言，并非可以治疗所有吉兰 - 巴雷综合征患者。再次，PE 和 IVIg 两种方法治疗后 4 周，参照吉兰 - 巴雷综合征致残评级标准，患者的确有较好恢复。然而，这种评级标准关注点在于独立行走能力，而并不考虑其他影响日常生活的后遗症，比如手臂功能缺失、

面部肌无力、感觉受损、疼痛和易疲劳等。

　　基于现阶段已有的研究和临床实践，在治疗过程中，对于不同人群和不同时期症状应当使用对应的方案。需要明确的是，确诊吉兰 - 巴雷综合征之后应当及早治疗，肌无力症状出现两周后再使用 IVIg 方法治疗，或 4 周后再使用 PE 方法治疗，疗效可能不稳定。针对轻微症状的患者，如果发现病程进展迅速或出现附加症状如自主神经功能障碍、延髓或面部无力，也应当及早进行治疗。对于经典 MFS 的患者，则只需要辅助护理，但对于 MFS-GBS 结合综合征患者（出现四肢无力）和 Bickerstaff 脑干脑炎患者，需要及早使用 IVIg 和 PE 方法进行治疗。对于儿童患者，则应优先使用 IVIg 方法。对于症状严重的患者，需要使用 IVIg 或 PE 方法治疗。但并没有证据表明使用 PE 方法治疗后再使用 IVIg 方法治疗会有更好的疗效，事实上，这种操作应当尽量避免。

　　由于寨卡病毒感染引起的 GBS 病程进展迅速，在对寨卡病毒暴发区域的 GBS 患者治疗过程中应当进行更妥善的护理，及时诊断。实践中，可以结合 RT-PCR 方法，判断患者此前是否感染了寨卡病毒，从而指导后续治疗。

第二节　寨卡病毒引起的眼部疾病

　　成人感染寨卡病毒后，经常会发生结膜炎（conjunctivitis）和葡萄膜炎（uvetis）。一项对怀孕女性的调查显示，有 58% 的寨卡病毒感染者患有明显的结膜充血，然而在通常情况下，非寨卡感染患者的结膜充血率仅有 19%。寨卡病毒感染后，结膜充血的比率大幅提高。因此，结膜充血也可以作为寨卡病毒感染的临床诊断症状之一[7]。

　　母体的寨卡病毒感染还会引起新生儿严重的眼部疾病，其中包括视神经炎、视网膜萎缩、晶体脱位、失明、双侧虹膜缺损等。一项来自于巴西的研究显示，被调查的 29 位怀孕女性中有 23 位出现寨卡病毒感染的症状。随后对这 23 位怀孕女性的新生儿进行跟踪调查，发现其中有 10 个新生儿的眼睛出现了明显的异常病变，统计结果显示共有 17 只眼睛出现不同程度的异常。其中，11 只眼睛出现局灶性色素斑（focal pigment mottling）和脉络膜视网膜萎缩（chorioretinal atrophy），占比为 64.7%。这些异常主要发生的部位有黄斑（3 只眼睛），鼻侧视网膜（3 只眼睛），以及黄斑旁区域（5 只眼睛）等。局灶性色素斑，主要是色素过度沉着形成的环状带或斑块，致使色素高度凝集在某些局限区域。脉络膜视网膜萎缩，在一些局限区域内没有任何可见的脉络膜血管，形成特定部位的脉络膜视网膜萎缩（图 12-2）。其他可见的眼部异常还有视神经盘凹陷（发病比率为 35.2%）、视神经发育不全（发病比率为 11.8%）、晶体脱位（发病比率为 5.9%）、双侧虹膜缺损（发病比率为 11.8%）等。

　　对实验动物的研究发现，经腹腔感染寨卡病毒以后，小鼠的虹膜、视网膜、视神经等部位能够检测出寨卡病毒 RNA 信号。病毒感染后的小鼠会出现结膜炎（conjunctivitis）、全葡萄膜炎（panuveitis）和视神经视网膜炎（neuroretinitis）等，但是没有发现广泛的光感受器异常。另外，眼部的寨卡病毒滴度越高，小鼠的急性葡萄膜炎就越严重，这提示寨卡病毒和眼部疾病呈现强烈的正相关性。除此之外，寨卡病毒的 RNA 在泪腺以及眼泪中也被检测到，在眼泪中分离出的病毒具有复制和感染活性，这意味着眼泪也可能成为寨卡病毒传播的一条途径。寨卡病毒在眼睛中能够持续存活，并可跨越感染者的恢复期阶段，但在小鼠感染 28 天后，具有感染活性的病毒则会被清除掉。有文献报道 AXL 蛋白和 Mertk 蛋白可以作为

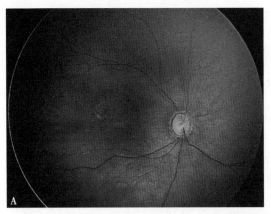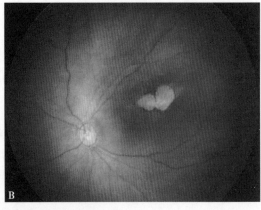

图 12-2　新生儿感染寨卡病毒后的眼部异常[8]

（A）右眼的黄斑区具有颗粒状的色素沉着斑；（B）左眼出现分枝状的脉络膜视网膜萎缩和轻微的色素沉着斑

寨卡病毒的受体进入生物组织内，这两类蛋白在眼睛的组织中也有表达。但是，在眼睛中把这两类受体敲除以后，寨卡病毒对眼部组织的感染似乎不受任何影响。寨卡病毒为什么能够特异地感染眼部不同区域的细胞，这背后的机制还有待深入研究。

第三节　寨卡病毒与急性弛缓性麻痹

急性弛缓性麻痹是以急性起病（几小时或几天），肌力下降，肌张力减弱和腱反射减弱或消失为主要特征的征候组群，而不是单一的一种疾病。在临床诊断上，以往均把 15 岁以下出现的急性弛缓性麻痹症状和任何年龄段的脊髓灰质炎作为急性弛缓性麻痹病例。在寨卡病毒流行的地区，急性弛缓性麻痹的发病率提高了 20～40 倍，说明寨卡病毒能够引发急性弛缓性麻痹。一般认为，寨卡病毒引发的急性弛缓性麻痹是由吉兰 - 巴雷综合征导致的。然而，在 42 名寨卡病毒引起的急性弛缓性麻痹患者中，有高达 29% 的患者需要辅助呼吸，这几乎两倍于传统的吉兰 - 巴雷综合征患者。因此，寨卡病毒感染引起的急性弛缓性麻痹又似乎与传统吉兰 - 巴雷综合征导致的急性弛缓性麻痹有所不同。

根据感染部位的不同，虫媒病毒引发的急性弛缓性麻痹可以至少分为两种：第一，脊髓炎（脊髓感染），在此类感染后，脊髓中的运动神经元直接受到损害；第二，吉兰 - 巴雷综合征，是一种病毒感染后，由免疫介导的脱髓鞘化多发性神经根病。临床上对这两种急性弛缓性麻痹很难区别，因为它们在很多症状上都具有共性，比如神经传导的速率和脑脊液蛋白的水平。单纯的就脊髓炎和吉兰 - 巴雷综合征这两种疾病而言，在临床上是能够进行区分的。具体来讲，吉兰 - 巴雷综合征会非常显著地降低神经传导速率，而脊髓炎则对神经传导速率没有明显的影响，因此，通过测量神经传导速率就可以区分出这两种不同的疾病。

近期的一些研究，发现寨卡病毒引发的急性弛缓性麻痹是由吉兰 - 巴雷综合征导致的，亦有报道指出虫媒病毒引起的急性弛缓性麻痹应归因于脊髓炎。新近对病毒感染患者的观察显示，人感染寨卡病毒后可导致脊髓炎。在实际的临床工作中，要正确区分寨卡病毒感染是如何导致急性弛缓性麻痹的，也面临着很大的挑战。但是，为了准确了解寨卡病毒引发急性弛缓性麻痹的病因学以及进行正确的治疗，仔细甄别寨卡病毒感染后的脊髓炎和吉

兰 - 巴雷综合征则是非常重要的。比如,在患者的治疗上,免疫抑制剂可以用于治疗吉兰 -
巴雷综合征,而对脊髓炎则是非常不合适的。

第四节　寨卡病毒感染引起的脑膜脑炎

2016 年,在一位 81 岁的男性患者身上,首次发现寨卡病毒可以引起脑膜炎[9]。这位健康的 81 岁男性在新喀里多尼亚、瓦努阿图、所罗门群岛等一些南太平洋岛国进行了长达一个多月的巡游。10 天以后,出现 39.1℃的高热、意识昏迷并伴有左半身和右上肢的麻痹。随后对患者的大脑进行核磁功能成像发现患者发生脑膜脑炎(meningoencephalitis)。利用液体衰减反转恢复成像(fluid-attenuated inversion recovery imaging)发现,在患者皮层下的白质上有不对称的高亮信号,显示脑部有缺血区和脑膜炎,另外扣带回上缘的动脉血管也出现异常狭窄(图 12-3)。通过 RT-PCR 的方法,从患者的脑脊液中检测到寨卡病毒的阳性信号,从脑脊液中提取的病毒能在 Vero 细胞系上生长。通过对脑脊液中白细胞、蛋白水平和脑脊液对血糖的比值分析,提示患者患有脑炎(meningitis)。在排除了其他可能的感染后,最终确诊患者是寨卡病毒感染导致的脑膜脑炎。

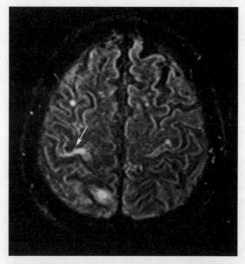

图 12-3　患者头部核磁共振成像
在大脑右前区的皮层下,有高亮信号分布在白质上。箭头指示的部位显示有脑炎[9]

第五节　小　结

以上寨卡病毒感染引起的神经症状不具有病原特异性,要依据流行病学、病原学、病理学以及临床表现等多种指标进行诊断。病毒亚型、变异规律以及宿主遗传背景和免疫应答对于病毒感染、复制以及疾病进程有重要影响。与其他病原类似,寨卡病毒感染引起的宿主免疫应答是双刃剑,一方面清除病原,另一方面触发一系列疾病表征。要使用综合手段对寨卡病毒感染的急性期患者进行治疗,包括白蛋白、广谱和特异的抗病毒制剂、免疫调节剂等。经过对症治疗，寨卡病毒相关的吉兰 - 巴雷综合征一般预后良好。病毒变异与致病性以及宿主免疫应答的关系尚需深入研究，这是疫苗设计和发展的基础。

（武孔彦　左国龙　罗振革）

参 考 文 献

1. Wakerley BR，Yuki N. Mimics and chameleons in Guillain-Barre and Miller Fisher syndromes. Pract Neurol，2015，15（2）：90-9.

2. Roze B，Najioullah F，Ferge JL，et al. Zika virus detection in urine from patients with Guillain-Barre syndrome on Martinique，January 2016. Euro Surveillance：Bulletin Europeen Sur les Maladies Transmissibles. European Communicable Disease Bulletin，2016，21（9）：30154.

3. Cao-Lormeau V-M，Blake A，Mons S，et al. Guillain-Barré Syndrome outbreak associated with Zika virus infection in French Polynesia：a case-control study. Lancet，2016，387（10027）：1531-9.

4. Uncini A，Shahrizaila N，Kuwabara S. Zika virus infection and Guillain-Barre syndrome：a review focused on clinical and electrophysiological subtypes. J Neurol Neurosurg Psychiatry，2017，88（3）：266-71.

5. Yuki N，Hartung H-P. Guillain-Barré Syndrome. N Engl J Med，2012，366（24）：2294-304.

6. Verboon C，van Doorn PA，Jacobs BC. Treatment dilemmas in Guillain-Barre syndrome. J Neurol Neurosurg Psychiatry，2017，88（4）：346-52.

7. Brasil P，Pereira JP，Jr.，Moreira ME，et al. Zika virus infection in pregnant women in Rio de Janeiro. N Engl J Med，2016，375（24）：2321-34.

8. Freitas BDP，Dias JRDO，Prazeres J，et al. Ocular findings in infants with microcephaly associated with presumed Zika virus congenital infection in Salvador，Brazil. JAMA Ophthalmol，2016，134（5）：529-35.

9. Carteaux G，Maquart M，Bedet A，et al. Zika virus associated with meningoencephalitis. N Engl J Med，2016，374（16）：1595-6.

第十三章 性传播与生殖系统感染

第一节 寨卡病毒的性传播

寨卡病毒同其他黄病毒一样，主要通过伊蚊叮咬传播，但是寨卡病毒病疫情的暴发以及迅速扩散预示着存在其他传播途径。目前已知的除蚊虫外的传播途径主要包括母婴传播、血液传播和性传播[1-3]。根据 WHO 的最新调查数据显示，从 2016 年 2 月至 2017 年 3 月 10 日，共有 13 个国家和地区报道了人间寨卡病毒性传播的病例，包括阿根廷、加拿大、智利、秘鲁、美国、法国、德国、意大利、荷兰、葡萄牙、西班牙、英国和新西兰（表 13-1）。性传播是寨卡病毒区别于其他黄病毒家族成员所特有的传播方式，这种新型传播方式的存在也进一步增加了寨卡病毒传播和流行的风险以及对人类健康的潜在威胁。

一、异性之间传播

目前绝大多数寨卡病毒性传播的报道均是由男性传给女性，这种新型的病毒传播途径引起了人们的关注。2008 年，一位从事蚊虫采集工作的美国科学家从塞内加尔返回美国 6～9 天之后出现头痛、皮疹、关节痛、疲劳、排尿困难和血精等症状，回国后与其妻子进行无保护性生活之后，他的妻子也出现了寨卡感染的病症。相关卫生部门采集了两人急性期和恢复期的血液，通过空斑减少中和试验（plaque reduction neutralization test, PRNT）在血清中检测到寨卡病毒特异性中和抗体，但是用细胞以及乳鼠接种等方法并未分离到病毒；同时利用实时荧光定量 PCR 检测病毒核酸也为阴性。该科学家在塞内加尔期间正值寨卡病毒流行，并且从事研究项目期间被伊蚊叮咬过，因此推测此人是在塞内加尔感染寨卡病毒；但其配偶自 2007 年起无出国经历，同时，当地的地理条件和温度并不适宜传播寨卡病毒的伊蚊活动，因此判断该病例极有可能是通过性传播造成的寨卡病毒感染[4]。

2016 年 2 月，美国疾病预防控制中心报道了 2 例确诊及 4 例疑似的寨卡病毒性传播病例[5]。其中，一位美国男性从加勒比海回国后出现了发热、皮疹、关节痛和结膜炎等症状，病症持续了约 6 天时间。在出现症状的第 1 天和第 2 天，他与配偶发生了无保护性行为，其配偶在性接触后 13～14 天也出现了发热、皮疹、结膜炎和肌痛等症状，并且在其血清中检测到了寨卡病毒 RNA。在另外一个病例中，一位结束中美洲旅行的男子返回美国后，当天出现发热，关节痛，瘙痒性皮疹，肌肉痛和眼睛不适等症状，在接下来的 8 天内他与女友进行了多次无保护的性行为。在症状出现后第 10 天，其女友也出现发热、瘙痒皮疹、关节痛、眼睛疼痛、畏光、头痛、呕吐和肌痛症状。经检测发现其血清中寨卡病毒 RNA 为阳性，同时血清中寨卡病毒特异性 IgM 抗体也为阳性，确认其感染了寨卡病毒。在以上病例报告中，女性感染者近期均无出国经历，另外由于所处地理位置无相应的蚊虫媒介活动，因此性传播的可能性比较大。

在之前报道的病例中，男性寨卡病毒携带者通过性接触将病毒传给女性伴侣的最晚时间为症状出现后 19 天，但是 Turmel 等发现在出现寨卡病毒感染症状之后 32～41 天，男性病毒携带者依然可以将病毒传给性伴侣[6]。2016 年 2 月，一对 60 岁左右的夫妇到马提尼克（法国加勒比海小岛）旅游，并于 2 月 7 日返回法国。在返回前 3 天，男性出现黄斑斑疹、结膜炎、高血压和关节痛症状，但没有出现发热。在症状出现后第 53 天，其血液中检测到寨卡病毒 IgM 抗体和特异性中和抗体。女性在返回法国后 40 天之后出现了皮疹、关节痛等临床症状，并在出现症状后第 9 天采集了其临床样本进行检测，结果显示其尿液和血液中含有寨卡病毒 RNA，同时在血清中也可以检测到寨卡病毒特异性 IgM 抗体。这对夫妻所生活的地区没有伊蚊分布，在发病期间也未曾进行输血。他们回国后大概每周进行一次无保护性生活，考虑到感染潜伏期大约为 3～12 天，推测病毒传播应发生于男性感染者出现症状后约 32～41 天之后。然而，由于两人一起出国旅行，无法排除蚊虫叮咬造成寨卡病毒感染的可能性。

在上述病例中，男性感染者都出现了寨卡感染的临床特征，随后将病毒通过性传播方式传给女性伴侣。然而，在 2016 年 6 月美国马里兰州报道了一例由无症状寨卡病毒感染者通过性接触方式将寨卡病毒传给女性伴侣的案例[7]。一位女性感染者出现发热、皮疹、瘙痒等症状，检测结果显示其尿液中存在寨卡病毒 RNA，血清中含有寨卡病毒特异性中和抗体，确认其感染了寨卡病毒。然而该感染者称近期未去过寨卡病毒流行区，两周内也没有进行过输血，只是和男友在症状出现前 10 天左右有过无保护的性行为。其男友近期去过多米尼加共和国，并有被蚊虫叮咬的经历，但身体并未出现过不适。这是第一例由无症状感染者通过性接触传给女性伴侣的案例，这表明寨卡病毒感染者即便不出现临床症状，但是体内依然可能携带病毒，并具有传染性。

研究发现，即便寨卡感染者已经完全康复，寨卡病毒和其 RNA 依然可以在男性患者的精液中长期存在，这也可能是性传播的一个主要原因。在 2014 年法属波利尼西亚的寨卡病毒流行期间，一位 68 岁的男性感染者从库克群岛返回国一周后出现了发热、皮疹和嗜睡等症状。急性期血清 qRT-PCR 检测寨卡病毒 RNA 为阳性，在恢复期（症状出现后 27 天和 62 天）的精液中检测到病毒 RNA，但在尿液和血液中未检测到。与此同时，PRNT 检测显示血清中存在寨卡病毒中和抗体[8]。研究人员虽然尝试分离病毒，但并未成功。在后续研究中，Atkinson 等从一位寨卡病毒感染者的精液中成功分离到寨卡病毒。该患者从瓜德罗普岛回国后出现发热、皮疹等症状，症状出现 13 天之后，在其精液中可以检测到高水平的寨卡病毒 RNA。Atkinson 等依次利用 C6/36 和 Vero 细胞接种和传代，从精液中分离到病毒，并经过了全基因组测序验证[9]。同一时期，Musso 等从大溪地的一位 44 岁寨卡病毒感染者的精液中也成功分离到了寨卡病毒[10]。在另一项研究中，Arsuaga 发现在寨卡病毒感染后第 47 天、第 69 天和第 96 天的男性精液中可以检测到寨卡病毒 RNA，用第 69 天和第 96 天的精液分别接种 Vero 细胞，只在 69 天的精液中成功分离到寨卡病毒。这说明具有感染性的寨卡病毒颗粒可以在男性精液中存在至少 69 天[11]。随着寨卡病毒病疫情的蔓延和扩散，多个国家的研究者都在寨卡病毒感染急性期或恢复期的患者精液中检测到病毒 RNA[6, 8, 10, 12-16]。截至目前，寨卡病毒 RNA 在精液可以检测到的最长时间是 188 天，即在寨卡病毒感染者出现临床症状 188 天之后，依然可以从精液中检测到病毒 RNA[15]。这位 30 岁左右的男子在海地感染了寨卡病毒并出现了相应的临床症状，血清学检测发现存在寨卡病毒特异性 IgM 和 IgG 抗体以及中和抗体。感染后第 91 天，qRT-PCR 检测其尿液、唾液和精液中寨卡病毒 RNA 均为阳性，但在第 134 天，仅在精液中检测到寨卡病毒 RNA（Ct 值约 32.5）。第 188 天，精液中依然可以检测到病毒 RNA（Ct 值约 30.2）。一个意大利的临床报告显示，在一位从海地回国的寨卡病毒感染者出现症状 181 天之后，还可以从其精液中检测到病毒 RNA[17]。在以上病例报告中，研究者并没有对寨卡病毒 RNA 在精液中的存留时间进行进一步的追踪调查，因此不能判断 RNA 在精液中是否可以存在更长时间。在一项最新的研究中，Gaskell 等发现，一位从巴西返回英国的寨卡病毒感染者出现发热和皮疹等症状，在其出现症状后第 92 天，可以在其精液中检测到病毒 RNA，但是在第 132 天和第 174 天则无法检测到病毒 RNA。虽然最长可以在 6 个月之后依然可以检测到病毒 RNA，但是这并不意味着病毒 RNA 携带者具有传染性。值得一提的是，虽然在唾液中可以检测到病毒 RNA，但是目前为止没有人从唾液中分离到具有感染性的病毒。即便如此，也不能完全排除通过接吻等行为造成传播的可能性。

Duggal 等利用干扰素受体缺陷的 AG129 鼠建立了寨卡病毒的性传播模型[18]。用寨卡病毒感染雄鼠后让其与正常的雌鼠进行交配，发现可以将寨卡病毒传播给雌鼠。切除输精管后的雄鼠虽然可以通过性传播感染雌鼠，但是病毒的滴度相对于对照组显著降低。

除了从男性传给女性，2016 年 7 月 15 日在美国纽约还报道了第一例由女性感染者通过性接触将寨卡病毒传给男性伴侣的案例[19]。该女性从寨卡流行区返回美国纽约后感觉身体不适，当天与其男性伴侣发生无保护的性行为。第 2 天该女性出现疑似寨卡病毒感染症状，第 4 天医院采集了她的血液和尿液样本，并通过 qRT-PCR 检测到了寨卡病毒 RNA，但是血清中没有检测到 IgM 抗体。在发生性行为之后的第 7 天，其男性伴侣出现了发热、皮疹、关节痛以及结膜炎等症状，其血液和尿液样本随即被采集并进行检测，结果在其尿液中检测到病毒 RNA，但是血液中未检测到。同时，IgM 抗体反应也是阴性。该男性在一年之内未曾离开美国，而且在这段时间内未被蚊虫叮咬，也可以排除通过血液感染的可能性。因此最大的可能是女性感染者通过无保护性行为将寨卡病毒传给男性伴侣。近期研究发现在女性的阴道以及阴道分泌液中可以检测到病毒 RNA[20]，也从一定程度上支持了这一推论。此外，在女性感染者出现症状后第 3 天，可以从其子宫颈和阴道拭子中检测到寨卡病毒 RNA[21]。病毒在阴道中的增殖情况还需要更进一步的研究。在寨卡感染急性期的女性患者子宫颈拭子中也可以检测到病毒 RNA，提示了寨卡病毒也可以感染女性生殖系统[22]。另一个病例报告显示在寨卡病毒感染 11 周后，依然可以在女性感染者的阴道分泌物中检测到病毒 RNA[23]。一项研究显示，人类子宫成纤维细胞可能是寨卡病毒感染的靶细胞，这项研究发现胎儿异常可能与母亲子宫感染寨卡病毒有关[24]。寨卡病毒长期存在于女性生殖道中可能也会对胎儿造成影响。此外，在一项非人灵长类的研究中发现，皮下注射寨卡病毒后 7 天依然可以在其阴道分泌物中检测到寨卡病毒 RNA[25]。虽然检测到寨卡病毒 RNA 并不意味着一定存在感染性病毒，但是需要引起公众足够的重视，尤其是在寨卡病毒流行区。

二、同性之间传播

除了异性之间性传播（男性传女性，女性传男性），美国的一个病例报告显示寨卡病毒还可以在男同性恋之间进行传播[26]。2016 年 2 月，美国得克萨斯州的一位美国男性公民从委内瑞拉旅行一周后返回美国本土，2 天后出现发热、上肢瘙痒、皮疹和结膜炎等症状，在其出现症状之前和之后的一天均与其同性伴侣发生过无保护的性行为。在性行为发生之后的第 7 天，其男性伴侣出现了发热、头痛、肌肉疼痛和嗜睡等症状，几天之后又出现了皮疹、关节炎和眼结膜炎，一星期后症状消失。医疗部门分别在第 14 天和第 24 天采集了两人的血液、精液、尿液和唾液。在两人的血液中均检测到寨卡病毒 RNA，血清中寨卡病毒 IgM 抗体反应均呈阳性；尿液和唾液样本中均未检测到病毒 RNA，但是在男性感染者的精液中可以检测到含量极低的病毒 RNA，但在其同性伴侣的精液中未测到。其男性伴侣近期没有过出国经历，也没有发生过蚊虫叮咬，同时冬季低温的环境也不适宜蚊虫活动。此外，两人均未有过虫媒病毒感染历史以及接种过乙脑或者黄热疫苗，因此排除其他传播途径的可能性。截至目前，仅有一名男性的同性性传播病例，该种传播方式还需要更多的临床案例来支持。

三、寨卡病毒性传播的预防

综上所述，寨卡病毒性传播可以发生在男性与男性，男性与女性之间；传染源既可以是有临床症状的感染患者，也可以是无临床症状的病毒携带者（表 13-2 汇总了 2011—2016 年已经报道的可能寨卡病毒性传播的病例）。在寨卡病毒感染者的精液、尿液、唾液、子宫颈、阴道等分泌物中均可检测到病毒 RNA，然而病毒 RNA 的存在并不意味着感染性病毒颗粒的存在，因此不一定具有传染性[27]。此外，在寨卡流行区内，由于蚊虫传播的存在，很难确诊性传播的相关临床病例，也无法确定性传播所占的比例以及流行趋势。

研究发现，在寨卡病毒携带者的唾液和尿液中可以检测到病毒 RNA 以及具有感染性的病毒颗粒[17,28]。由于人类自然行为以及生理结构的原因，目前很难完全区分性接触和尿液或者唾液传播[4,14]。由于寨卡病毒可以在精液中长期存在，而且在无症状感染患者的精液中也可能携带病毒，因此 2016 年 9 月 13 日，美国生殖医学学会（ASRM）基于 WHO、CDC 和 FDA（food and drug administration）的建议发布了新指南：在过去 6 个月之内去过寨卡病毒流行区，或者与其他可能的寨卡病毒感染者有过性接触的人，均不具有匿名捐赠精子，卵子的资格[27]。关于精子库，虽然目前 ASRM 和 FDA 并未推荐对精子捐献者进行寨卡病毒筛查，但是对精子进行传染病检测，尤其是寨卡病毒的筛查还是有必要的。

WHO 建议寨卡流行区的人群应适当进行寨卡病毒咨询，并且尽量采取安全的性行为，如使用安全套，减少性伴侣数量等。如在寨卡感染后发生无保护的性行为应当采取紧急避孕措施。对于非寨卡流行的国家和区域，WHO 建议所有从寨卡流行区返回的人员在 6 个月内进行有保护措施的性行为或者停止性接触，以避免造成寨卡病毒的性传播。同时，孕期的女性应避免与从寨卡流行区返回的伴侣进行性接触。

表 13-1　具有人间性传播感染寨卡病毒病病例的国家（2011—2016）[29]

地区	国家
美洲、泛美地区	阿根廷,加拿大,智利,秘鲁,美国
欧洲	法国,德国,意大利,荷兰,葡萄牙,西班牙,英国
西太平洋地区	新西兰

表 13-2　目前已经报道的可能寨卡病毒性传播病例（2011-2016）[40]

国家	性传播模式	性传播方式	患者年龄	临床表现	检测指标	发病时间/天	参考文献
秘鲁	男性传女性	阴道	未知	未知	血清、尿液和精液 RT-PCR 检测阳性	12	[30]
智利	男性传女性	阴道	未知	未知	IgM 和 IgG 检测阳性	未知	[31]
阿根廷	男性传女性	阴道	未知	未知	未知	未知	[32]
葡萄牙	男性传女性	阴道	未知	无症状	未知	未知	[33]
西班牙	男性传女性	阴道	53	发热，皮疹，头痛，虚弱，肌痛，关节炎	血浆和精液中 RT-PCR 检测阳性；血清中 IgM 和 IgG 检测阳性	14	[11]
美国	男性传女性	阴道	36	关节痛，皮疹，疲劳，头痛	血清寨卡中和抗体检测阳性	4	[4]
意大利	男性传女性	阴道	30	皮疹，发热，结膜炎，头痛	血清寨卡中和抗体检测阳性	19	[34]
美国	男性传女性	阴道	未知	发热，关节痛，结膜炎，皮疹	无	13～14	[5]
美国	男性传女性	阴道	未知	发热，关节痛，肌痛，眼睛不适	血清中寨卡 IgM 检测阳性	10	[5]
美国	男性传女性	阴道	未知	发热，关节痛，肌痛，皮疹，结膜炎，头痛	无	13	[5]
美国	男性传男性	肛门	未知	发热，皮疹，结膜炎	血清 IgM 阳性，中和抗体阳性；精液中 RT-PCR 检测弱阳性	7	[26]
法国	男性传女性	阴道	未知	无症状	尿液和精液 RT-PCR 检测阳性	15	[35]
法国	男性传女性	阴道	61	皮疹，结膜炎，关节痛；未发热	血清中 IgM 阳性，寨卡中和抗体阳性	44	[6]
法国	男性传女性	阴道	46	发热，乏力，肌肉酸痛，发冷，皮疹	尿液、精液 RT-PCR 检测阳性；血清中 IgM 阳性	13	[12,36]
美国	女性传男性	阴道	20	头痛，发热，疲劳，皮疹，肌痛，关节痛，手脚麻木、刺痛	血清、尿液中 RT-PCR 检测阳性	6	[19]
新西兰	男性传女性	阴道	51	发热，皮疹，关节痛，脚踝浮肿	血清中 IgM 和 IgG 抗体阳性；精液 RT-PCR 检测阳性	10	[37]
美国	男性传女性	阴道；口	未知	无症状	血清中 IgM 抗体阳性	10～14	[7]
德国	男性传女性	阴道	35	疲劳，淋巴结肿大，关节痛，皮疹；头痛不发热	血清中 IgM 和 IgG 抗体阳性；尿液、精液 RT-PCR 检测阳性	12	[38]
美国	男性传女性（9例）	阴道（9例）；口（4例）；肛门（1例）	20～55	皮疹，发热，关节痛，结膜炎	1例精液 RT-PCR 检测阳性；8例血清学检测阳性	10-19	[39]

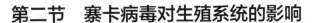

第二节　寨卡病毒对生殖系统的影响

寨卡病毒可以通过性接触在人际间传播，并且在男性和女性的生殖系统中也可以检测到病毒核酸或者病毒的存在，但寨卡病毒感染对生殖系统的影响仍然有很多问题悬而未决。第一，既然病毒可以在精液中长期存在，说明病毒可以在生殖系统中进行复制和增殖，那么寨卡病毒感染生殖系统的靶组织或者靶细胞是什么？第二，寨卡病毒在男性中的真实感染和流行情况是怎样的？第三，虽然目前已知寨卡病毒可以在精液中保持感染性长达 69 天，但寨卡病毒在精液中最长可以存在多久依然未知。第四，病毒感染急性期后，对生殖系统的结构和功能是否有持续的影响？围产期胎儿感染寨卡病毒是否会对胎儿后期乃至成年后的生殖产生影响？本章将对这些问题展开讨论。

一、寨卡病毒对雄性生殖系统的影响

由于大部分寨卡病毒病病例都是由男性传给女性，因此寨卡病毒对雄性生殖系统的影响最先引起研究者的关注和研究。目前已经有多个研究组利用小鼠模型研究了寨卡病毒感染对于雄性生殖系统的影响。Lazear 等利用 I 型干扰素受体缺陷的小鼠（interferon α/β receptor knock out, *Ifnar1*$^{-/-}$）建立了寨卡病毒的小鼠感染模型，并首次发现寨卡病毒感染小鼠后，可以在其睾丸组织中检测到高滴度（10^6 PFU/g）的寨卡病毒，这表明寨卡病毒可以在引起病毒血症之后，进一步突破血睾屏障进入到雄性生殖系统如睾丸中，进行复制增殖。这是第一次发现寨卡病毒可能对生殖系统有影响，但是其具体机制并不清楚。2016 年 11 月，中国农业大学李向东课题组和中国科学院微生物研究所高福课题组开展合作，首次发现寨卡病毒感染小鼠可以引起睾丸损伤并最终导致雄性不育[41]（图 13-1）。在该研究中，研究人员系统观察了被寨卡病毒感染的雄性小鼠生殖系统的变化。结果显示，寨卡病毒感染小鼠的雄性生殖系统发生了一系列病变：感染后第 8 天引起睾丸间质充血、急性睾丸炎和附睾炎，睾丸和附睾组织明显萎缩，睾酮水平显著降低；第 16 天，内部细胞损伤，睾丸间质充血，曲细精管断裂并逐渐丧失正常结构，大量生殖细胞死亡；感染第 30 天睾丸进一步缩小，曲细精管进一步丧失正常结构；到第 60 天则睾丸完全萎缩丧失组织结构。同时，寨卡病毒在小鼠出现病毒血症后还能在睾丸中存活数周。进一步研究表明，在雄鼠的生殖系统中，寨卡病毒特异地感染睾丸和附睾，但并不感染前列腺和精囊腺（图 13-2）。寨卡病毒首先特异地感染睾丸中的管周肌样细胞和精原细胞。睾丸组织中的支持细胞和间质细胞，以及附睾的上皮细胞，在寨卡病毒感染后会产生大量的促炎症细胞因子和趋化因子，而管周肌样细胞和精原细胞则无细胞因子的产生。同时管周肌样细胞和精原细胞表达寨卡病毒进入细胞的辅助受体 AXL，这揭示了管周肌样细胞和精原细胞可能是寨卡病毒感染的主要靶细胞，由于其干细胞样特性，将直接影响病毒感染引起的受损睾丸的再生，最终导致雄性不育。

同期，Govero 等人用鼠适应寨卡病毒株感染小鼠模型评估其对生殖系统的损伤情况[42]。结果显示，寨卡病毒感染小鼠后第 7 天，虽然睾丸的重量和组织结构正常，但是可以在睾丸和附睾中检测到高滴度的寨卡病毒，同时在附睾的精子中也可以检测到病毒。原位杂交结果显示寨卡病毒主要感染精原细胞，初级精母细胞和睾丸支持细胞。在感染后第 14 天，在睾丸、附睾、附睾液和成熟的精子细胞中可以检测到高水平的病毒 RNA；寨卡病毒感

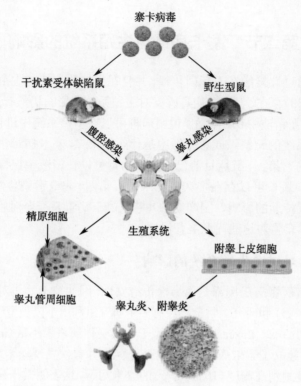

图 13-1 寨卡病毒感染雄性小鼠导致睾丸炎和附睾炎[41]

染组的睾丸组织和对照组相比明显缩小，睾丸附睾出现炎症反应，睾丸结构破坏，生精小管断裂，精子数与对照组小鼠相比明显减少。第 21 天，睾丸的组织完全被破坏，大部分的精原细胞，睾丸间质细胞死亡。睾丸间质细胞可以为精子发生提供营养。寨卡病毒感染损伤睾丸间质细胞和精原细胞，进一步会导致雄性不育。同时，研究者检测了寨卡病毒感染组小鼠的性激素睾酮和抑制素 B，结果发现这两种激素水平在感染后第 14 天和第 21 天明显降低，这也会使小鼠的生育能力下降。与寨卡病毒同属的登革病毒感染对睾丸没有损伤，说明寨卡病毒对雄性生殖系统的损伤具有病毒特异性。Uraki 等人随后报道了相似的研究成果：寨卡病毒感染 *Ifnar1*$^{-/-}$ 小鼠后，病毒可以在睾丸组织中持续复制和增殖，同时在附睾腔内以及附睾上皮中可以检测到病毒 RNA 和抗原表达。21 天后，感染组小鼠的睾丸组织和对照组相比明显萎缩，表明寨卡病毒感染影响了小鼠的生殖系统[43]。

以上发现为寨卡病毒通过精液传播提供了科学依据，也提示该病毒通过性传播引起的危害。然而，睾丸萎缩，生殖细胞死亡，生理结构丧失等症状，目前只是在免疫系统缺陷或者睾丸注射等非自然途径感染的小鼠模型中存在，在临床病例中并没有报道。临床研究显示，寨卡感染患者有血精、排尿困难、会阴痛等症状[4, 10]，并在患者的精子中也可以检测到寨卡病毒[14]。此外可以通过检测感染者精子的数目和活力来测定对生殖系统的损伤情况。由此可见，如何建立起更符合实际的寨卡病毒致雄性生殖系统损伤模型，是科学家们亟待解决的问题。同时，国际医学界和公共卫生政策制定机构对寨卡病毒对生殖健康的风险应予以高度重视，特别是辅助生殖系统，尤其要加强对现存精子库的寨卡病毒检测以及对寨卡感染者，包括潜在的隐性感染者的长期随访。

二、寨卡病毒对雌性生殖系统的影响

由于寨卡病毒通过性传播的方式由女性传给男性的临床疑似病例到目前为止只有一例，因此寨卡病毒感染雌性生殖系统的相关研究相对较少。有临床研究表明，在女性寨卡病毒感染者出现临床症状 11 天之后，可以在其子宫颈检测到病毒 RNA 的存在[21]。另一项研究显示，人子宫成纤维细胞可能是寨卡病毒感染的靶细胞，胎儿异常可能与母亲子宫感染寨卡病毒有关[24]。寨卡病毒长期存在于女性生殖道中可能也会对胎儿造成影响。William 等利用 AG129 雌性小鼠建立了寨卡病毒性传播的动物模型[44]。寨卡病毒可以在雌鼠的生殖道内持续复制增殖达 10 天之久，并可以跨生殖器引起病毒血症并感染其他脏器组织，如脑和脾等。此外，该研究还发现雌鼠处于不同生理周期对寨卡病毒敏感性有所不同。通过注射黄体激素使小鼠处于在发情期，发现该阶段的小鼠对于寨卡病毒不敏感，而注射孕马血清促性腺激素（PMSG）后处于发情间期的小鼠则对寨卡病毒则更加易感。该小鼠模型的建立不仅有助于深入研究雌性生殖系统感染以及性传播的机制，而且为抗病毒药物和疫苗的研发提供了平台。另外，该研究还提出一个新的问题：美国大概 1/3 的 15～44 岁女性使用孕酮类的避孕药，孕酮的使用是否会影响寨卡病毒对女性的感染？当然，考虑到小鼠模型与人类还是存在极大的差别，不能简单类推，需要进一步结合流行病学的调查，才能确定孕酮的使用是否影响寨卡病毒对雌性生殖系统的感染。

孕妇如果通过性传播方式感染寨卡病毒，则有可能会导致胎儿发育异常，甚至引起新生儿小头畸形。Yockey 等第一次建立了雌鼠的寨卡病毒感染模型。研究发现小鼠阴道感染寨卡病毒后，病毒可以持续在野生型小鼠或免疫缺陷鼠的阴道黏膜上进行复制和增殖[45]。在 IRF3 和 IRF7 基因缺陷鼠（$Irf3^{-/-}$ 和 $Irf7^{-/-}$）中，寨卡病毒在阴道中的滴度显著提高。而在 $Ifnar1^{-/-}$ 小鼠中，阴道感染高剂量的寨卡病毒可以导致小鼠出现严重的病毒血症并最终导致死亡。此外，在怀孕的不同时期感染寨卡病毒可能会引起不同的结果，怀孕早期的小鼠感染寨卡病毒后，病毒会影响胚胎发育和导致胚胎脑部感染。该研究从动物模型上证明寨卡病毒可以在雌鼠的阴道中增殖。阴道感染野生鼠也会导致胎鼠出现病毒血症，这说明病毒可能通过阴道直接进入子宫组织，进而感染胎盘通过脐带感染胎儿，也可能通过绒毛膜和羊膜直接进入羊膜腔感染胎儿，这些猜测还有待进一步研究证实。尽管目前还没有一个临床案例表明通过性传播导致胎儿异常，但是 Yockey 等人的研究以及以往的研究提示是存在这种可能性的，因此需要提高警惕。

对于雌性生殖系统，寨卡病毒可以在雌鼠的阴道内增殖，进而通过生殖道感染和影响胎儿，对后代产生不利影响（图 13-2）。

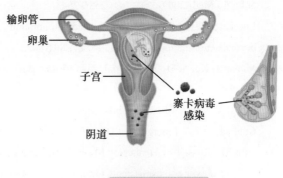

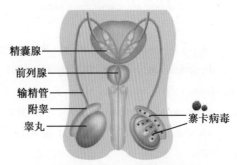

图 13-2　寨卡病毒感染雄性与雌性生殖系统

然而，病毒感染对于雌性生殖系统乃至本身的健康是否会有不利影响目前还不清楚。雌性由于具有特殊的生理周期，因此病毒感染的情况也相对较为复杂。寨卡病毒在人生殖道内可以存在多长时间目前尚不清楚，但是由于通过性传播由女性将病毒传给男性的病例目前仅有一个，因此也并未引起人们的广泛关注。

第三节　小　结

目前有关寨卡病毒影响雄性生殖系统和雌性生殖系统的研究并不多。临床上可以在相应的生殖系统中，如男性的精液和女性的阴道分泌物中检测到寨卡病毒，然而其对人类的生殖系统乃至生育有着怎样的影响依然未知。研究人员已经利用基因缺陷鼠建立了小鼠感染模型，但小鼠感染寨卡病毒后出现的症状不一定真实反映发生在人类身上的情形。例如，在野生型小鼠中，寨卡病毒可以导致严重的睾丸损伤和萎缩，甚至可以导致不育，但是在人类中目前并未发现如此严重的后果。另一方面，野生鼠的感染过程中，寨卡病毒并不能突破血睾屏障、血眼屏障、血脑屏障以及胎盘屏障感染免疫隔离的组织；但是在人类中，寨卡病毒似乎无往不利，突破了所有的这些屏障，并造成较为严重的结果。因此，人类对寨卡病毒的认识还远远没有见底，需要更多的研究和投入。与此同时，性传播使得寨卡病毒可以突破以往的流行区域，迅速地向其他地区扩散。由于寨卡病毒感染者中只有大约 1/5 会出现症状，而无症状的携带者依然具有传染性，这种隐性的扩散更加需要引起足够重视。

（李世华　李向东）

参 考 文 献

1. Duffy MR，Chen TH，Hancock WT，et al. Zika virus outbreak on Yap Island，Federated States of Micronesia. N Engl J Med，2009，360（24）：2536-2543.

2. Lucchese G，Kanduc D. Zika virus and autoimmunity：From microcephaly to Guillain-Barre syndrome，and beyond. Autoimmun Rev，2016，15（8）：801-808.

3. Mlakar J，Korva M，Tul N，et al. Zika Virus Associated with microcephaly. N Engl J Med，2016，374（10）：951-958.

4. Foy BD，Kobylinski KC，Chilson Foy JL，et al. Probable non-vector-borne transmission of Zika virus，Colorado，USA. Emerg Infect Dis，2011，17（5）：880-882.

5. Hills SL，Russell K，Hennessey M，et al. Transmission of Zika virus through sexual contact with travelers to areas of ongoing transmission-Continental United States，2016. MMWR Morb Mortal Wkly Rep，2016，65（8）：215-216.

6. Turmel JM，Abgueguen P，Hubert B，et al. Late sexual transmission of Zika virus related to persistence in the semen. Lancet，2016，387（10037）：2501.

7. Brooks RB，Carlos MP，Myers RA，et al. Likely sexual transmission of Zika virus from a man with no symptoms of infection-Maryland，2016. MMWR Morb Mortal Wkly Rep，2016，65（34）：915-916.

8. Atkinson B，Hearn P，Afrough B，et al. Detection of Zika virus in semen. Emerg Infect Dis，2016，22（5）：940.

9. Atkinson B，Graham V，Miles RW，et al. Complete genome sequence of Zika virus isolated from semen.

Genome Announc, 2016, 4 (5): e01116-16

10. Musso D, Roche C, Robin E, et al. Potential sexual transmission of Zika virus. Emerg Infect Dis, 2015, 21 (2): 359-361.

11. Arsuaga M, Bujalance SG, Diaz-Menendez M, et al. Probable sexual transmission of Zika virus from a vasectomised man. Lancet Infect Dis, 2016, 16 (10): 1107.

12. D'Ortenzio E, Matheron S, Yazdanpanah Y, et al. Evidence of sexual transmission of Zika virus. N Engl J Med, 2016, 374 (22): 2195-2198.

13. Gaskell KM, Houlihan C, Nastouli E, et al. Persistent Zika virus detection in semen in a traveler returning to the United Kingdom from Brazil, 2016. Emerg Infect Dis, 2017, 23 (1): 137-139.

14. Mansuy JM, Suberbielle E, Chapuy-Regaud S, et al. Zika virus in semen and spermatozoa. Lancet Infect Dis, 2016, 16 (10): 1106-1107.

15. Nicastri E, Castilletti C, Liuzzi G, et al. Persistent detection of Zika virus RNA in semen for six months after symptom onset in a traveller returning from Haiti to Italy, February 2016. Euro Surveill, 2016, 21 (32): 30314.

16. Oliveira Souto I, Alejo-Cancho I, Gascon Brustenga J, et al. Persistence of Zika virus in semen 93 days after the onset of symptoms. Enferm Infecc Microbiol Clin, 2016, 36 (1): 21-23.

17. Barzon L, Pacenti M, Franchin E, et al. Infection dynamics in a traveller with persistent shedding of Zika virus RNA in semen for six months after returning from Haiti to Italy, January 2016. Euro Surveill, 2016, 21 (32): 30316.

18. Duggal NK, Ritter JM, Pestorius SE, et al. Frequent Zika virus sexual transmission and prolonged viral RNA shedding in an immunodeficient mouse model. Cell Rep, 2017, 18 (7): 1751-1760.

19. Davidson A, Slavinski S, Komoto K, et al. Suspected female-to-male sexual transmission of Zika virus-New York City, 2016. MMWR Morb Mortal Wkly Rep, 2016, 65 (28): 716-717.

20. Visseaux B, Mortier E, Houhou-Fidouh N, et al. Zika virus in the female genital tract. Lancet Infect Dis, 2016, 16 (11): 1220.

21. Prisant N, Bujan L, Benichou H, et al. Zika virus in the female genital tract. Lancet Infect Dis, 2016, 16 (9): 1000-1001.

22. Prisant N, Breurec S, Moriniere C, et al. Zika virus genital tract shedding in infected eomen of vhildbearing age. Clin Infect Dis, 2017, 64 (1): 107-109.

23. Murray KO, Gorchakov R, Carlson AR, et al. Prolonged detection of Zika virus in vaginal secretions and whole blood. Emerg Infect Dis, 2017, 23 (1): 99-101.

24. Chen JC, Wang Z, Huang H, et al. Infection of human uterine fibroblasts by Zika virus in vitro: implications for viral transmission in women. Int J Infect Dis, 2016, 51: 139-140.

25. Dudley DM, Aliota MT, Mohr EL, et al. A rhesus macaque model of Asian-lineage Zika virus infection. Nat Commun, 2016, 7: 12204.

26. Deckard DT, Chung WM, Brooks JT, et al. Male-to-male sexual transmission of Zika virus--Texas, January 2016. MMWR Morb Mortal Wkly Rep, 2016, 65 (14): 372-374.

27. Baud D, Musso D, Vouga M, et al. Zika virus: A new threat to human reproduction. Am J Reprod Immunol, 2017, 77 (2).

28. Gornet ME，Bracero NJ，Segars JH. Zika virus in semen：what we know and what we need to know. Semin Reprod Med，2016，34（5）：285-292.

29. WHO. Zika virus situation report（data as of 2 February 2017）.［EB/OL］，http://www.who.int/emergencies/Zika-virus/situation-report/2-february-2017/en/.

30. WHO. WHO Zika virus infection-disease outbreak news（21/04/2016）. 2016，Geneva：WHO.

31. WHO. WHO Zika virus infection-disease outbreak news（15/05/2016）. 2016，Geneva：WHO.

32. WHO. WHO Zika virus infection-disease outbreak news（07/03/2016）. 2016，Geneva：WHO.

33. WHO. WHO Zika virus, microcephaly and Guillain-Barre syndrome. 2016，Situation report（21/04/2016）.

34. Venturi G，Zammarchi L，Fortuna C，et al. An autochthonous case of Zika due to possible sexual transmission，Florence，Italy，2014. Euro Surveill，2016，21（8）：30148.

35. Freour T，Mirallie S，Hubert B，et al. Sexual transmission of Zika virus in an entirely asymptomatic couple returning from a Zika epidemic area，France，April 2016. Euro Surveill，2016，21（23）.

36. Matheron S，d'Ortenzio E，Leparc-Goffart I，et al. Long-lasting persistence of Zika virus in semen. Clin Infect Dis，2016，63（9）：1264.

37. Harrower J，Kiedrzynski T，Baker S，et al. Sexual transmission of Zika virus and persistence in semen，New Zealand，2016. Emerg Infect Dis，2016，22（10）：1855-1857.

38. Frank C，Cadar D，Schlaphof A，et al. Sexual transmission of Zika virus in Germany，April 2016. Euro Surveill，2016，21（23）.

39. Russell K，Hills SL，Oster AM，et al. Male-to-female sexual transmission of Zika virus-United States，January-April 2016. Clin Infect Dis，2017，64（2）：211-213.

40. Moreira J，Peixoto TM，Siqueira AM，et al. Sexually acquired Zika virus：a systematic review. Clin Microbiol Infect，2017，23（5）：296-305.

41. Ma W，Li S，Ma S，et al. Zika virus causes testis damage and leads to male infertility in mice. Cell，2016，167（6）：1511-1524.

42. Govero J，Esakky P，Scheaffer SM，et al. Zika virus infection damages the testes in mice. Nature，2016，540（7633）：438-442.

43. Uraki R，Hwang J，Jurado KA，et al. Zika virus causes testicular atrophy. Sci Adv，2017，3（2）：e1602899.

44. Tang WW，Young MP，Mamidi A，et al. A mouse model of Zika virus sexual transmission and vaginal viral replication. Cell Rep，2016，17（12）：3091-3098.

45. Yockey LJ，Varela L，Rakib T，et al. Vaginal exposure to Zika virus during pregnancy leads to fetal brain infection. Cell，2016，166（5）：1247-1256 e1244.

第十四章 临床诊断与治疗

寨卡病毒病作为一种新发传染病，在 2015—2016 年相继在南美、北美、欧洲、亚洲等多个国家或地区暴发，引起全球公共卫生领域的广泛关注[1]。寨卡病毒病是由寨卡病毒感染引起的一种急性虫媒传染病。我国目前所有寨卡病例均为中南美及大洋洲输入病例且都表现为轻症，尚无本地病例报告。寨卡病毒在人群中主要表现为隐性感染，有约 20% 的感染者出现临床症状，有症状的感染者主要表现为自限性发热性疾病[2]。

寨卡病毒病的诊断对临床治疗、疫情监测、预防控制和基础研究有重要意义，对开展宿主、病毒和媒介特征、确定流行病学状况，发病机制以及疫苗评价的研究将发挥着重要的作用[3]。目前寨卡病毒实验室检测主要包括病毒分离、核酸检测、IgM 抗体检测和中和抗体检测等血清学方法。NS1 抗原是寨卡病毒感染早期血清中的一个重要标志物，但目前尚无检测试剂和方法[4]。

寨卡病毒病作为一种新发传染病，和登革热、基孔肯雅热有相似的临床表现和相同的流行地区，与登革病毒等黄病毒存在血清学交叉反应，这对临床及实验室诊断与鉴别诊断提出了很大的挑战。目前，寨卡病毒病尚无特效抗病毒药物治疗和疫苗。

第一节　诊断原则和诊断依据

一、诊断原则

寨卡病毒病的临床诊断依据流行病学资料、临床表现和实验室检查结果等综合判断，确诊则需要病原学或血清学检查结果[5,6]。

二、诊断依据

1. 流行病学资料　生活在寨卡病毒病流行地区或 14 天内去过流行区，发病前曾被蚊虫叮咬。寨卡病毒病在东南亚及南美洲呈地方性流行，到过当地旅行的人员应警惕发生本病的可能性。

2. 临床特征

（1）临床症状：可出现发热、皮疹、关节痛或结膜炎等。

（2）体征：面部、颈部、胸部潮红，结膜充血，出现多样性皮疹等。皮疹多为红色斑丘疹，全身分布，以躯干、四肢为主，持续 3～5 天。部分有浅表淋巴结肿大。

（3）少数患者可出现吉兰 - 巴雷综合征，主要表现为短暂性麻痹、四肢软瘫及不同程度的感觉障碍等,部分患者还可出现听力损害、脊髓炎、脑炎、脑膜脑炎等神经系统损害[7, 8]。

(4) 孕妇感染后可能导致新生儿小头畸形颅内钙化及胎儿死亡[9]。

(5) 研究发现塞卡病毒还可能导致心脏疾病,临床表现为心悸、气短、疲劳等心脏病的症状,严重者可出现心力衰竭等表现。

3. 实验室检查

(1) 血常规:外周血白细胞总数可下降,中性粒细胞为主。部分病例血小板减少。

(2) 生化检查:部分病例有血清丙氨酸转氨酶及天门冬氨酸转氨酶升高。

(3) 少数患者可出现吉兰 - 巴雷综合征,主要表现为短暂性麻痹、四肢软瘫及不同程尿常规:部分病例尿液中有蛋白和红细胞。

(4) 少数患者可出现吉兰 - 巴雷综合征,主要表现为短暂性麻痹、四肢软瘫及不同程脑脊液:可有压力轻度升高,白细胞和蛋白多正常或轻度增加,糖和氯化物正常。

4. 影像学检查

(1) B 超:孕妇胎盘功能不全,胎儿头围变小、颅内钙化等[9, 10]。

(2) CT:胎儿或新生儿脑实质体积减小、白质萎缩、脑组织钙化、巨脑室、巨脑回、脑积水、小脑及脑干萎缩等[11-13]。

(3) MRI:成人可有脊髓水肿、脑膜炎或脑膜脑炎表现。胎儿可出现脑组织钙化、巨脑室、小脑萎缩、脑干发育不全、胼胝体异常等[14-16]。

5. 心电图检查　心电图检查可出现心动过速、房颤及室性心律失常等表现。

6. 血清学检测

(1) 特异性 IgM 和 IgG 抗体检测:免疫层析法和 ELISA 检测塞卡病毒特异性 IgM 和 IgG 抗体,具有简便,快速,敏感特异等优点。IgM 抗体阳性率可达 90% 以上,多在发病后 7 天内出现,具有早期诊断价值[17, 18]。

尽管塞卡病毒与其他黄病毒有广泛的血清学交叉反应,但血清学检测仍是判断塞卡病毒既往和现症感染的一种重要手段[19, 20]。可采用空斑减少中和试验检测患者恢复期血清中和抗体阳性或滴度较急性期呈 4 倍及以上升高,排除登革病毒等其他黄病毒感染时可以确诊[21]。采用 ELISA 或免疫荧光等方法通常可在发病后 4~6 天血清中检出塞卡病毒特异性 IgM 抗体,两周左右达到高峰,之后逐渐减低,约持续 3 个月。塞卡病毒特异性 IgG 迟于 IgM 抗体 1~2 天产生,两周左右达到高峰,持续时间目前尚未见报道。初步结果表明,IgG 抗体在疾病恢复一年后仍维持较高水平。在先天性及婴幼儿塞卡病毒病的诊断中,特异性 IgM 抗体的诊断意义较大[22]。血清中 IgM 和 IgG 抗体动力学变化特征仍需进一步观察和研究,为患者早期诊断和既往感染筛查提供科学依据。

(2) 塞卡病毒 NS1 抗原测定:ELISA 检测血清的病毒抗原。NS1 抗原是塞卡病毒感染早期血清中的一个重要标志物,检测 NS1 抗原可应用于早期诊断。

7. 病原学检测　病毒分离培养是病毒感染诊断的金标准。但由于塞卡病毒在血液中的载量较低,持续时间短,接种于蚊源细胞(C6/36)或哺乳动物细胞(BHK21 或 Vero)进行分离培养分离成功率较低,乳鼠颅内接种培养可提高成功[17, 18]。

(1) 塞卡病毒分离:将急性期患者(起病 1~5 天)血清,采用蚊源细胞或哺乳动物细胞进行病毒分离,也可使用乳鼠脑内接种进行病毒分离。

塞卡病毒感染者的血液、尿液、精液等标本均可用于病毒的分离培养,一般接种于蚊源细胞(C6/36)或哺乳动物细胞(BHK21 或 Vero)进行分离培养,但分离成功率较低,乳鼠颅内接种培养可提高成功率。虽然病毒分离培养是病毒感染诊断的金标准,但病毒分离耗时较长且灵敏度不高,因此并不适合实验室快速诊断。

(2)寨卡病毒核酸检测:用 RT-PCR 方法检测血清、尿液和唾液中的寨卡病毒核酸,其敏感性高于病毒分离,可用于快速诊断。荧光定量 PCR 可检测发病早期的病毒血症水平[23]。

荧光定量 RT-PCR 检测寨卡病毒核酸是确诊寨卡病毒感染最主要和最特异的方法。目前已经在血液和多种体液包括尿液、精液、唾液、脑脊液、羊水和阴道分泌液中检测到病毒核酸阳性,因此,实验室检测可采集患者血液、尿液、唾液、精液、脑脊液等体液样本[24-26]。寨卡病毒血症的持续时间一般比较短,约 3~5 天,因此发病 5 天内收集的血清标本核酸检测阳性率高。另外,寨卡患者尿液、唾液等体液中病毒持续时间长于血液,研究发现尿液寨卡病毒核酸在起病后 14 天检测阳性(图 14-1)。因此,在血液检测呈阴性时,检测尿液或唾液等体液中的病毒核酸成为寨卡感染病毒学诊断的重要选择[24]。

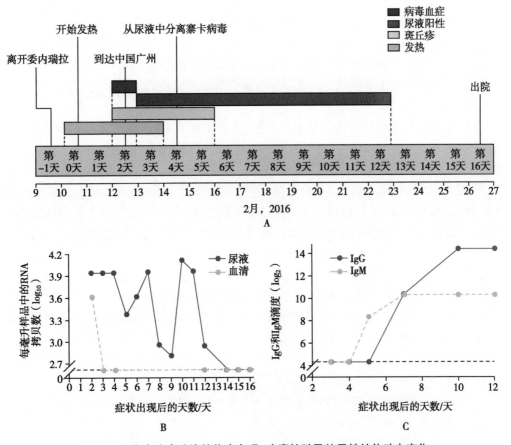

图 14-1　寨卡病毒感染的临床表现、病毒核酸及特异性抗体动态变化

(A,B)寨卡患者临床表现、寨卡病毒分离及核酸 RNA 检测结果;(C)寨卡病毒特异性 IgM 和 IgG 的动态变化

第二节 诊断分类

寨卡病毒感染的诊断分为疑似病例、临床诊断病例和确诊病例3种临床类型[5,6]。

1. 疑似病例 具备流行病学资料及难以用其他原因解释的发热、皮疹、关节痛及结膜炎等。

2. 临床诊断病例 疑似病例且寨卡病毒血清特异性 IgM 抗体阳性。

3. 确诊病例 疑似病例或临床诊断病例加以下任何一项：①寨卡病毒核酸检测阳性。②恢复期血清寨卡中和抗体阳性或者特异性 IgG 抗体滴度比急性期增高 4 倍以上。③检出寨卡病毒 NS1。④从急性期患者血清、尿液及组织中分离到寨卡病毒。

第三节 鉴别诊断

寨卡病毒病需与登革热、基孔肯雅病、发热伴血小板减少综合征、黄热病等疾病相鉴别[27]。

一、登革热

登革热是由登革病毒感染所致。登革病毒为黄病毒科黄病毒属成员，主要经伊蚊吸血传播。临床表现为发热、头痛、肌肉关节疼痛、皮疹和出血倾向。少数病例可出现大出血、休克或严重器官损害，称为重症登革热，白细胞及血小板计数显著减少、明显出血及血浆渗漏表现是其特征，鉴别主要依赖于病原学和血清学等实验室检测。

1. 诊断要点

（1）登革热流行于全球热带及亚热带地区，尤其是在东南亚、太平洋岛屿和加勒比海等100 多个国家和地区。我国发生于广东、云南、浙江等省，流行季节主要在 8～12 月份，发病前 2 周内到过流行地区对诊断有一定的价值。

（2）起病急骤，可出现发热、全身肌肉、骨骼和关节痛及眼球后痛、乏力、充血性皮疹、食欲不振等；发热后 2～3 天出现多形性皮疹，部分出现"皮岛"，可伴有出血点或瘀斑等出血倾向，主要分布在四肢背面及躯干；常伴有恶心、呕吐或腹泻等胃肠道症状。

（3）血白细胞减少，中性粒细胞和淋巴细胞减少，血小板减少。

（4）血清学诊断：可用间接免疫荧光试验、免疫层析法和 ELISA 等进行 IgM 和 IgG 抗体检测，检测血清中的登革病毒 NS1 抗原可作为早期诊断的指标。

（5）病原学检测：采用 Vero、C6/36 细胞培养分离登革病毒，及 RT-PCR 方法检测登革病毒 RNA 阳性可明确诊断。

2. 鉴别要点

（1）皮疹为多形性，可见"皮岛"，病程后期可出现出血性皮疹。

（2）有鼻衄、牙龈出血、瘀点瘀斑等轻重不等的出血倾向。

（3）白细胞减少的同时多伴有血小板减少。

（4）血清学及病原学结果阳性可进行鉴别。

二、基孔肯雅热

基孔肯雅热是由基孔肯雅病毒感染所致。基孔肯雅病毒属于披膜病毒科甲病毒属，主要经伊蚊吸血传播，可引起登革热样表现。临床主要表现为发热、关节炎或关节剧烈疼痛、皮疹和轻度出血体征，称为"基孔肯雅热"。但病情一般较轻，鉴别依赖于病原学和血清学试验结果。

1. 诊断要点

（1）本病主要分布在非洲、亚洲和美洲热带、亚热带地区；流行季节主要在5～10月份；发病前2周内到过流行地区对诊断有一定的意义。

（2）起病急骤，可出现发热、头痛、结膜炎、淋巴结肿大，一个或多个关节剧烈疼痛，活动受限；关节炎或关节疼痛可持续数月甚至数年，约半数患者可发生反复无热型关节疼痛。

（3）血白细胞减少，中性粒细胞和淋巴细胞减少，血小板可正常。

（4）血清学检测：可用间接免疫荧光试验法和ELISA等进行IgM和IgG抗体检测，也可采用中和试验诊断。

（5）病原学检测：采用Vero、C6/36细胞培养分离病毒，及RT-PCR方法检测基孔肯雅病毒RNA阳性明确诊断。

2. 鉴别要点

（1）发热、明显关节疼痛或关节炎表现。

（2）血清学检测及病原学检测结果阳性均可进行鉴别。

三、发热伴血小板减少综合征

发热伴血小板减少综合征（severe fever with thrombocytopenia syndrome，SFTS）是一种新型布尼亚病毒感染引起的急性传染病，经蜱传播，主要流行于我国河南、湖北、山东等地。临床特征为急起发热、乏力、恶心、呕吐等，浅表淋巴结有肿大，少数病例可出现意识障碍、皮肤瘀斑、消化道出血、肺出血等，可因休克、呼吸衰竭及弥漫性血管内凝血等多脏器衰竭而死亡。

1. 诊断要点

（1）在我国河南、湖北、山东、安徽、江苏、浙江、辽宁等20余省市散发，凡居住疫区或2周内去过疫区的任何人出现不明原因发热均应考虑该病可能。

（2）急起发热伴乏力、恶心、呕吐、头痛、肌肉酸痛，可有意识障碍、出血倾向和蛋白尿等。重者可因多脏器功能衰竭死亡。

（3）血白细胞及血小板计数减少，尿液可查出尿蛋白和尿潜血，可伴有血肌酐及尿素氮增高。

（4）病原学检查：用患者发病早期血清做RT-PCR检测到特异性核酸，或用Vero等细胞分离出病毒即可确诊。

（5）血清学检查：采用ELISA、免疫荧光、中和试验等方法检测特异性抗体IgG效价，恢复期4倍以上升高者即可确诊。

2. 鉴别要点

（1）具有地方性流行的特点。

（2）具有发热、乏力、纳差、头痛、肌痛和蛋白尿等临床特征。

（3）血象中白细胞、血小板同时下降。

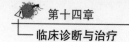

（4）血清学检查、病毒分离等有助鉴别诊断。

四、黄热病

黄热病（yellow fever）是黄热病毒引起的急性传染病，经伊蚊传播，主要流行于非洲和中南美洲。近年来，我国已有黄热病输入病例。临床特征为急起发热、剧烈头痛、相对缓脉、黄疸、出血倾向和蛋白尿等。

1. 诊断要点

（1）凡居住疫区或 2 周内去过疫区的任何人出现发热、黄疸等症状均应考虑黄热病可能。

（2）急起高热伴寒战、剧烈头痛、全身肌肉酸痛，有频繁呕吐与黄疸、出血和蛋白尿等。重者可因心、肾功能衰竭和出血死亡。典型病例分 3 期：病毒血症期、中毒期和恢复期，病程约 3～4 周。

（3）实验室检测：血白细胞计数正常或减少，血小板计数减少，血清胆红素增加，转氨酶明显增高。尿液可查出尿蛋白和尿胆红素，可有颗粒管型和红细胞等。

（4）血清学检查：在患者血清中检出 IgM 抗体，且排除常见其他黄病毒感染可以诊断。采用患者发病早期及病程 3～4 周恢复期血清检测 IgG 抗体或进行中和抗体，黄热病毒抗体效价较急性期增高 4 倍以上，且排除常见其他黄病毒感染可诊断。

（5）用 RT-PCR 在患者急性期血标本中检出黄热病毒核酸可以诊断。取患者早期血液或肝组织接种培养可分离病毒，黄热病毒分离阳性可以诊断。

2. 鉴别要点

（1）具有地方性流行的特点，有国外旅游史，流行病学史非常重要。

（2）具有发热、剧烈头痛、黄疸、出血和蛋白尿等临床特征。

（3）血清胆红素增高多见。

（4）血清学检查、核酸检测、病毒分离等有助鉴别诊断。

此外沙拉热、裂谷热等急性发热性传染病都有发热、皮疹等表现，均需与寨卡病毒病鉴别。

第四节　治　　疗

寨卡病毒病目前尚无有效的特异性药物，临床上主要采取综合对症治疗[4-6]。孕妇怀疑可能感染寨卡病毒时，应在怀孕期间接受密切监测。

一、一般治疗

急性期强调尽早卧床休息，在有防蚊设备的病室中隔离到完全退热为止。注意对神志、体温、脉搏、呼吸、血压等生命体征的观察。饮食以流质或半流质为宜，食物应富于营养并容易消化。保持皮肤和口腔清洁，以免继发细菌感染。注意维持水电解质平衡，对高热、腹泻者尽可能先口服补液；一般不用抗生素。门诊筛查及诊疗处理详见寨卡病毒病诊治流程图（图 14-2）。

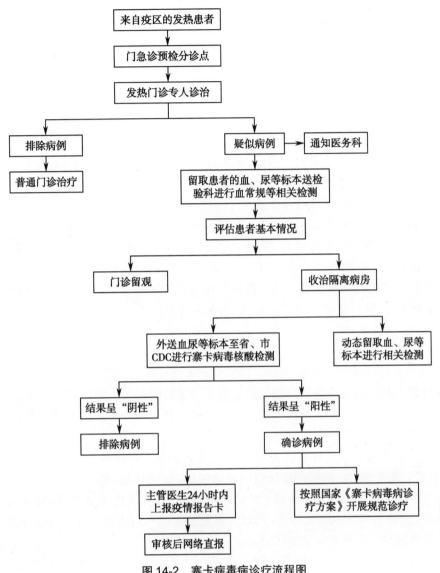

图 14-2　寨卡病毒病诊疗流程图

二、对症治疗

　　高热应以物理降温为主，在急性发热期，对高热患者可以应用退热药，如对乙酰氨基酚口服，成人用法为每次 250～500mg、每日 3～4 次，儿童用法为每次 10～15mg/kg，可间隔 4～6 小时 1 次，24 小时内不超过 4 次。伴有关节痛患者可使用布洛芬口服，成人用法为每次 200～400mg/次，4～6 小时 1 次，儿童每次 5～10mg/kg，每日 3 次。伴有结膜炎时可使用重组人干扰素-α 滴眼液，每次 1～2 滴，每日 4 次。

三、抗病毒治疗

　　目前尚无特效抗病毒治疗药物。实验证明利巴韦林、干扰素等药物可以抑制黄病毒属病毒，是否能抑制寨卡病毒尚需进行相关研究。

四、特异性中和抗体治疗

赛卡病患者恢复期血清中含有大量的赛卡病毒中和抗体。动物实验证明,将赛卡患者的恢复期血清注射至孕期小鼠,不仅可抑制赛卡病毒在小鼠体内的复制,而且还可抑制胎儿神经细胞死亡,提示赛卡病毒的特异性中和抗体有治疗赛卡病毒病的可能[28, 29](详见预防与治疗性抗体章节)。

中和抗体是人抗病毒感染保护性免疫应答的主要成分,在体外特定条件下中和抗体有结合并使病毒失去感染性的能力。因此,研发治疗性中和抗体在感染性疾病尤其是新突发病毒传染病的研究中备受重视,赛卡病毒中和抗体研究在过去的一年也取得了突出进展。有研究发现针对黄病毒 E 蛋白融合肽区保守序列的广谱中和抗体 2A10G6 具有体外中和活性和小鼠的致死保护作用[28]。Sapparapu G 等人从恢复期的赛卡病毒感染者体内获得了一株具有广谱中和活性的单克隆抗体 ZIKV-117;用其治疗被病毒感染的怀孕和非怀孕的小鼠,发现可显著减轻组织病理异常,降低胎盘和胎儿感染同时降低小鼠死亡率[29]。这表明中和人单克隆抗体治疗可降低赛卡病毒的母婴传播和胎儿的感染。由于单克隆抗体治疗特异性强,效果较好,具有良好的应用前景,但进入临床前还需要大量的验证实验。

五、并发症治疗

1. 脑炎的治疗　应注意降温、吸氧、控制静脉补液量和补液速度。甘露醇、利尿剂静脉滴注可减轻脑水肿。人工亚冬眠疗法可防止脑水肿脑疝的发生。抽搐者可用安定缓慢静脉注射。对呼吸中枢受抑制者应及时使用人工呼吸机。肾上腺皮质激素可抑制炎症和减轻血管通透性,使脑组织炎症、水肿和出血减轻。

2. 吉兰 - 巴雷综合征的治疗　病程早期可用大剂量丙种球蛋白及神经营养药物等对症、支持治疗,有呼吸功能障碍的要保持呼吸道通畅,促进排痰,防止继发感染。呼吸衰竭的病例除上述内科支持治疗外,即给予呼吸机辅助通气,同时给予血浆置换治疗。关节肢体保持功能位,防止关节挛缩变形等,后期对患肢及腰背部肌肉进行推拿按摩及肌力训练,还可以给予电刺激治疗及高压氧治疗等。

3. 心脏疾病的处理　出现明显心律失常或心力衰竭时,应卧床休息,持续低中流量吸氧,保持大便通畅,限制静脉输液的量及速度。存在房性或室性早搏时,给予美托洛尔或胺碘酮等抗心律失常药物治疗。发生心衰时首先予利尿处理,保持每日液体负平衡在 500 ~ 800ml,其次给予口服单硝酸异山梨酯片 30mg 或 60mg。

第五节　临 床 护 理

赛卡病毒感染患者的护理包括一般护理、对症护理和心理护理等[30, 31]。

一、一般护理

1. 虫媒隔离管理　患者活动范围限于单间安装纱门纱窗病房内,不留人陪伴。家人探视时给予涂抹驱蚊液。在不影响病情观察、治疗及护理的情况下,24 小时均使用蚊帐。需要外出检查时,患者穿长袖衣长裤,穿袜子,戴手套,暴露皮肤涂抹驱蚊液。

周围环境应保持清洁,无积水,定期喷洒灭蚊药。隔离期至热退后3～5天。

2. 严密观察病情变化　对寨卡病毒病临床期患者应严密观察病情变化,特别在发病3～5天对神志、体温、脉搏、呼吸等需密切观察。若病情突然加重,出现听力下降,感觉异常、肢体麻痹等症状时,立即报告医生并及时处理。

3. 给以流质或半流质饮食　部分寨卡病毒病患者可有厌食,恶心、呕吐、腹泻等胃肠道症状。食物以高热量、高维生素、营养丰富、易消化为原则。特别要注意液体的补充,病情较轻的可予口服补液。

二、对症护理

1. 发热的护理　症状发作期,患者体温迅速上升,在24小时内可达39～40℃,多呈不规则热型。应给予:①病室保持适宜的温度,注意通风,避免噪声。②鼓励患者多饮水,必要时通过静脉补充水分、营养物质及电解质。③高热者给以冰敷或温水擦浴等物理降温,伴皮疹者禁用酒精擦浴,以免血管扩张加重皮肤充血、出血;及时观察体温变化,降温速度不宜过快,一般降至38℃时,暂停降温措施,以防虚脱;解热镇痛药可引起G-6PD缺乏症溶血,应慎用。④注意口腔清洁,避免口腔内感染;保持皮肤清洁,及时更换衣服及床单。

2. 皮疹的护理　皮疹多于发病后2～5天出现,初见于掌心、脚底或发生于胸部、躯干及腹部,然后蔓延到四肢及面部,可伴皮肤瘙痒,尤以手掌及足底为甚。皮疹护理应注意:

(1) 保护皮肤,告知患者皮肤瘙痒时避免用力搔抓,以免发生破溃,并修剪指甲,以手掌根部按压或用指腹按摩代替抓痒。

(2) 不用刺激性的香皂和过热水淋浴。

(3) 床铺保持干洁,平整;衣裤应清洁、宽松、柔软、透气性良好。

(4) 注意观察皮疹性质、数量、部位的变化及护理效果等。

3. 吉兰 - 巴雷综合征的护理　吉兰 - 巴雷综合征可能导致肢体感觉异常,活动受限甚至瘫痪,严重病例还可导致呼吸衰竭。因此必须做好以下护理。

(1) 呼吸道护理:严密观察病情变化,一旦呼吸困难,立即报告医生,准备行气管切开。术后按气管切开后常规进行护理。

(2) 翻身、拍背、吸痰、给氧、咳痰。

(3) 饮食、大小便等方面的生活护理:出现吞咽困难现象时,应给予鼻饲,以保证足够的营养。

(4) 瘫痪肢体的护理:让患侧肢体最大限度地处在正常功能位置。为了防止肌肉萎缩现象的发生,坚持肢体活动和锻炼。

4. 疼痛的护理　患者发热时或过后,可出现头痛,进而肌肉和关节疼痛。应卧床休息,保持舒适体位;病房保持安静,减少不良刺激;向患者说明产生疼痛的原因并倾听患者对疼痛的陈述;对疼痛部位的表面皮肤给予知觉刺激,如适当抚触与揉捏及穴位按摩分散注意力。

三、心理护理

由于患者在医院隔离治疗,又对寨卡病毒病不够了解,容易产生焦虑恐惧心理。护士应及时了解患者心理、社会状况,主动关心患者,积极提供帮助。护士首先解决患者的基本生活需求,为患者配备洗漱用品、拖鞋等,使其感受到医护人员的关爱之心;其后了解患心理顾虑,尽量解决及满足其需求;详细讲解寨卡病毒病的传染源、传播途径、治疗原则、预后以及医院隔离要求等,消除患者心中焦虑。同时解释因疾病特殊,需做相关的检查及研究,包括血液、尿液、唾液等各种标本的采集,预先与患者充分沟通,告知检查的必要性及安全性,使患者积极配合检查。患者入院后即开始心理干预,使其情绪很快平复,能积极配合医院进行隔离治疗,以及出院后的随访工作得以顺利进行。

四、药物治疗的护理

1. 静脉补液治疗的护理　使用静脉补液药物时,注意输液速度不宜过快,滴速以40滴/分钟为宜。注意观察是否有头晕、耳鸣、恶心、呕吐、腹泻等不良反应,定期观察血象变化。出现胃肠道反应时,可予果汁类饮料以促进食欲,或饮用富含活性乳酸菌的奶制品以调节胃肠功能。

2. 重组人粒细胞刺激因子治疗的护理　重组人粒细胞刺激因子可促进粒系造血细胞增殖、分化,用于白细胞减少症。主要不良反应有骨和肌肉酸痛及全身乏力、发热、流涕、寒战等类感冒症状,停药后可消失。因此应注意观察患者用药后反应,上述症状较轻,一般不需特殊处理,若出现高热,按"发热"患者护理。

五、健康教育

1. 宣传寨卡病毒病的有关知识　寨卡病毒病相关知识包括传播途径、致病原因、临床表现、诊治方法、预后及康复等。

2. 给予预防寨卡病毒病的相关指引　给予家居指导如装设纱窗、纱门及蚊帐,避免蚊子叮咬;家中阴暗处可喷洒合格之环境卫生用药,或使用捕蚊灯;倾倒积水容器,所有盛水器须加盖,主动清除蚊子滋生源;户外活动时宜着淡色长袖衣物及在皮肤裸露处涂抹防蚊液(膏)等。

3. 对感染寨卡病毒孕妇的指导　对感染寨卡病毒的孕妇,建议定期产检,每3～4周监测胎儿生长情况[32]。

六、出院标准

综合评价住院患者病情转归情况以决定出院时间,建议出院时应符合以下条件:

1. 体温正常,临床症状消失。

2. 血液寨卡病毒核酸连续2次检测阴性(间隔24小时以上);不具备核酸检测条件者,病程≥10天。

第六节　寨卡病毒病感染控制

寨卡病毒病主要通过蚊虫叮咬易感者进行传播,近年研究发现也可通过母婴、性以及血液进行传播,因此寨卡病毒病的感染控制需要从多方面进行[33-40]。

一、控制传染源和传播媒介

寨卡病毒病的传染源主要为患者、隐性感染者和感染寨卡病毒的非人灵长类动物。目前已经在患者血液、尿液、羊膜液、精液、唾液以及脑部和脊髓的体液中发现寨卡病毒。寨卡病毒的主要传播媒介为埃及伊蚊和白纹伊蚊，非洲伊蚊、黄头伊蚊等多种伊蚊属蚊虫也可能传播该病毒。寨卡病毒的流行区域与伊蚊分布有关，其在伊蚊体内的增殖期约为10天，称为外潜伏期。

控制传染源和传播媒介主要是管理好患者、隐形感染者、感染寨卡病毒的非人灵长类动物以及消灭蚊媒，主要方法如下：①患者一旦出现发热、皮疹、关节痛、结膜充血等症状应及时就诊，如2周内有疫区旅游史应及时汇报。②医务人员应向上级部门报告疑似寨卡病毒感染患者，以便进一步确诊，降低伊蚊活动地区的传播风险；同时要将患者快速隔离，避免向周围健康人群传播，患者在发病的第1周内应隔离并防蚊叮咬。③在疫区避免接触非人灵长类动物。④灭蚊、防蚊。

二、切断传播途径

1. 传播途径

（1）蚊媒传播：蚊媒传播为寨卡病毒的主要传播途径。蚊虫叮咬易感者而被感染寨卡病毒，其后再通过叮咬的方式将病毒传染给其他人。伊蚊主要在人类居住的水源或水容器中繁殖，大部分伊蚊一生在其变成成虫后的房屋或周围生活，飞行距离约400m。伊蚊主要白天在户外叮咬人，而在室内整天均可叮咬人，可致家庭聚集性感染。蚊卵可在干旱条件下生存数月，有水时密度很快上升。

（2）母婴传播：有研究证明寨卡病毒可通过胎盘由母亲传染给胎儿。孕妇可能在分娩过程中将寨卡病毒传播给新生儿。在乳汁中曾检测到寨卡病毒核酸，但尚无寨卡病毒通过哺乳感染新生儿的报道。

（3）性传播：从寨卡病毒流行疫区归来的无症状的男性和有症状的女性体内的病毒携带可持续8周至6个月，并且可以通过性传播给伴侣。

（4）血液传播：寨卡病毒可能通过输血传播，目前巴西已有4例可能经输血传播的病例报告。美国血库协会和食品药品监督管理局建议延迟那些从疫区回来人员的献血行为，直至其准确的核酸检测结果出来或者有新的药物研发出来才可以执行。

2. 切断传播途径的方式

（1）养成良好的个人卫生习惯，做好自身防护措施，避免在蚊子出没频繁时段在户外阴暗处逗留。到寨卡病毒病流行区，应穿着长袖上衣及长裤，并在外露皮肤及衣服上涂驱蚊药物。

（2）灭蚊、防蚊：一方面，要疏通沟渠、下水道，防止积水，填平洼地，消灭伊蚊的滋生地，消灭蚊蚴；另一方面，在住宅、办公室、医院及其他公共场所，可采用药物杀灭成年蚊子。另外据最新研究报道可使用生物技术将沃尔巴克氏体接种于雄性伊蚊，当雌雄伊蚊交配后产出的蚊卵便不能孵化，这将大大降低伊蚊的繁殖。

（3）计划怀孕的女性从疫区回来后至少等待6个月，在确定体内寨卡病毒已经去除的情况下再怀孕。寨卡病毒可通过性传播，孕妇应在性行为中注意采取非常严格的保护措施（如使用安全套），或是整个孕期避免性生活。疫区回来的男性在性行为中至少6个月内采取非常严格的保护措施（如使用安全套），防止传给他人。

（4）美国血库协会和食品药品监督管理局建议延迟那些从疫区回来人员的献血行为，

直至其准确的核酸检测结果出来或者有新的药物研发出来才可以执行。

三、保护易感人群

包括孕妇在内的各类人群对寨卡病毒普遍易感,隐性感染者约占 80%,约 20% 的感染者出现临床症状。曾感染过寨卡病毒的人可能对再次感染具有免疫力。收治寨卡病毒感染患者的医院严禁将寨卡病毒病患者收治于妇产科病区,如有感染寨卡病毒的孕产妇,优先隔离于感染科病区由妇产科采取会诊等措施;收治寨卡病毒病患者的科室如有孕期医务人员,建议暂时调离该科室工作岗位。

四、医务人员的防护措施

由于寨卡病毒导致的并发症严重且危险,对于定点收治医院做好院内感染的预防非常重要。医院内主要采取以下措施进行管理:①疑似或确诊的患者应单独或与同类患者安置一室,严禁与其他患者安置一室。②收治此类疾病患者的病房应远离其他患者病房。③医院内要采取环境控制措施,以减少传播媒介的密度,病区纱门窗等防蚊设备完好且能使用,患者睡觉时要使用蚊帐。

医务人员在诊疗护理过程中严格按照标准预防做好防护措施:

1. 将患者的血液、体液、分泌物、排泄物均视为具有传染性,在接触这些物质以及患者黏膜和非完整皮肤时必须采取相应措施,如戴手套、正确执行手卫生等。

2. 既要防止血源性感染,也要防止非血源性感染传播,收治寨卡病毒病患者的病区医务人员必须穿浅色长袖衣裤,最大范围覆盖身体裸露皮肤,戴一次性医用口罩、医用帽子,如需进行侵入性的操作或可能引起分泌物喷溅的操作时需穿一次性隔离衣、不透水的防水围裙、戴防护面屏(图 14-3～图 14-8)。

3. 避免职业暴露应使用安全型注射器具,如不慎发生职业暴露立即上报感染控制科,采取停止工作、隔离观察等措施。

4. 既要防止患者将疾病传播给医务人员,又要防止医务人员将疾病传播给患者,强调双向防护。常见的防护用品如下图:

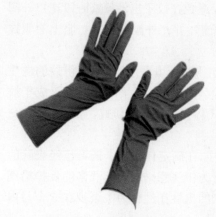

图 14-3 一次性医用手套

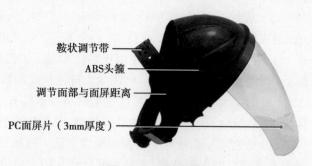

鞍状调节带
ABS头箍
调节面部与面屏距离
PC面屏片（3mm厚度）

图 14-4 防护面屏

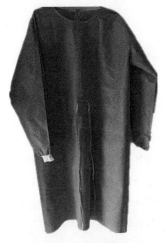

图 14-5　一次性隔离衣

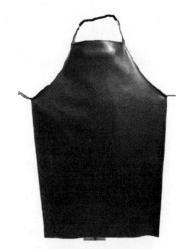

图 14-6　防水围裙

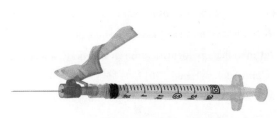

图 14-7　单手激活安全型注射器

注：以上在医院内使用的一次性用品，须符合我国相关一次性医疗用品标准要求

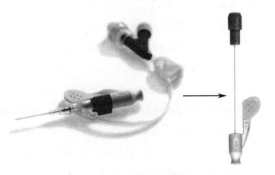

图 14-8　安全型静脉输液留置针头

五、生物安全

采集患者全血或脑脊液进行送检，送往实验室过程中需放置于带螺旋盖的密闭容器中，防止泄漏。标本采集人员及运送人员需按照要求做好职业防护。

赛卡病毒按照第三类病原微生物进行管理。凡涉及赛卡病毒的分离、培养、未经培养的感染材料等的操作应在生物安全二级（BSL-2）实验室进行；灭活材料和无感染性材料的操作可在生物安全一级（BSL-1）实验室进行。病毒培养物的运输应满足国际民用航空组织公布的《危险物品安全航空运输技术细则》（Doc9284 号文件）A 类感染性物资的包装要求，对应的联合国编号为 UN2814；未经培养的感染性材料（包括患者血、尿液、唾液或动物体液标本以及现场采集的媒介生物标本等）运输时应满足 B 类感染性物质的包装要求，对应的联合国编号为 UN3373。开展相关运输活动须按照原卫生部发布的第 45 号令《可感染人类的高致病性病原微生物菌（毒）种或样本运输管理规定》进行审批后，方可实施运输。

（张复春　洪文昕　卢洪洲）

参 考 文 献

1. Lyle R. Petersen, Denise J. Jamieson, Ann M. Powers, et al. Zika virus. N Engl J Med, 2016, 374: 1552-1563.

2. Duffy Mark R, Chen Tai-Ho, Hancock W Thane, et al. Zika virus outbreak on Yap island, Federated States of Micronesia. N Engl J Med, 2009, 360(24): 2536-2543

3. 瞿涤. 寨卡病毒与寨卡病毒病. 微生物与感染, 2016, 11(3): 130-136.

4. 张复春, 赵令斋. 寨卡病毒病的临床相关研究现状及挑战. 新发传染病电子杂志, 2016, 1(1): 1-5.

5. 中华人民共和国国家卫生和计划生育委员会. 寨卡病毒病诊疗方案(2016 年第 2 版). http://www.nhfpc. gov.cn/yzygj/s3593g/201603/caf676bda9db4c94950126f9cb126b96.shtml (accessed 30-03 2016).

6. World Health Organization. Zika virus disease Interim case definitions. 2016. http://apps.who.int/iris/ bitstream/10665/204381/1/WHO_ZIKV_SUR_16.1_eng.pdf?ua=1 (accessed 12 February 2016).

7. Cao-Lormeau Van-Mai, Blake Alexandre, Mons Sandrine, et al. Guillain-Barre Syndrome outbreak associated with Zika virus infection in French Polynesia: a case-control study. Lancet, 2016, 387(10027): 1531-1539.

8. Dos Santos Thais, Rodriguez Angel, Almiron Maria, et al. Zika virus and the Guillain-Barre syndrome-case series from seven countries. N Engl J Med, 2016, 375(16): 1598-1601.

9. Chibueze EC, Parsons AJQ, Lopes KDS, et al. Diagnostic accuracy of ultrasound scanning for prenatal microcephaly in the context of Zika virus infection: a systematic review and meta-analysis. Sci Rep, 2017, 7: 2310.

10. Schaub B, Gueneret M, Jolivet E, et al. Ultrasound imaging for identification of cerebral damage in congenital Zika virus syndrome: a case series. Lancet Child Adolesc Health, 2017, 1: 45-55.

11. Rubin Eric J, Greene Michael F, Baden Lindsey R, et al. Zika virus and microcephaly. N Engl J Med, 2016, 374(10): 984-985.

12. Hazin Adriano N, Poretti Andrea, Turchi Celina M, et al. Computed tomographic findings in microcephaly associated with Zika virus. N Engl J Med, 2016, 374(22): 2193-2195.

13. Soares de Oliveira-Szejnfeld P, Levine D, Melo AS, et al. Congenital brain abnormalities and Zika virus: what the radiologist can expect to see prenatally and postnatally. Radiology, 2016, 281: 203-218.

14. de Fatima Vasco Aragao M, van der Linden V, Brainer-Lima AM, et al. Clinical features and neuroimaging (CT and MRI) findings in presumed Zika virus related congenital infection and microcephaly: retrospective case series study. BMJ, 2016, 353: i1901.

15. Ophthalmological findings in infants with microcephaly and presumable intra-uterus Zika virus infection. Arq Bras Oftalmol, 2016, 79: 1-3.

16. Melo AS, Aguiar RS, Amorim MM, et al. Congenital Zika virus infection: beyond neonatal microcephaly. JAMA Neurol, 2016, 73: 1407-16.

17. 中国疾病预防控制中心. 寨卡病毒实验室检测技术方案. 2016. http://www.chinacdc.cn/jkzt/crb/qt/ ablcxr_8561/zstd_6217/201603/t20160329_128203.html (accessed 29-03 2016).

18. Centers for Disease Control and Prevention. Guidance for U.S. laboratories testing for Zika virus infection. Available at: http://www.cdc.gov/Zika/laboratories/ lab-guidance.html. Accessed 19 April 2017.

19. Steinhagen K, Probst C, Radzimski C, et al. Serodiagnosis of Zika virus (ZIKV) infections by a novel NS1-based ELISA devoid of cross-reactivity with dengue virus antibodies: a multicohort study of assay

performance，2015 to 2016. Euro Surveill，2016，21：30426.

20. Priyamvada L，Quicke KM，Hudson WH，et al. Human antibody responses after dengue virus infection are highly cross-reactive to Zika virus. Proc Natl Acad Sci U S A，2016，113：7852-7857.

21. Wen-Yang Tsai，Han Ha Youn，Carlos Brites，et al. Clin Infect Dis，2017，65（11）：1829-1836

22. Update：interim guidelines for health care providers caring for pregnant women and women of reproductive age with possible Zika virus exposure. United States，2016. MMWR Morb Mortal Wkly Rep，2016，65：122-127.

23. Stone M，Lanteri MC，Bakkour S，et al. Relative analytical sensitivity of donor nucleic acid amplification technology screening and diagnostic real-time polymerase chain reaction assays for detection of Zika virus RNA. Transfusion，2017，57：734-747.

24. Zhang FC，Li XF，Deng YQ，et al. Excretion of infectious Zika virus in urine. Lancet Infect Dis，2016，16（6）：641-642.

25. Atkinson B，Hearn P，Afrough B，et al. Detection of Zika virus in semen. Emerg Infect Dis，2016，22（5）：940.

26. Suy A，Sulleiro E，Rodo C，et al. Prolonged Zika virus viremia during pregnancy. N Engl J Med，2016，26：2611-2613.

27. 李兰娟，王宇明. 感染病学. 第3版. 北京：人民卫生出版社. 2015.

28. Yu L，Wang RK，Gao F，et al. Delineating antibody recognition against Zika virus during natural infection. JCI insight，2017，2（12）：e93042.

29. Sapparapu G，Fernandez E，Kose N，et al. Neutralizing human antibodies prevent Zika virus replication and fetal disease in mice. Nature，2016，540（7633）：443-447.

30. 王亚东，张昕，陈典洁，等. 寨卡病毒病的护理对策及医院防控措施. 中华现代护理杂志，2016.

31. Baud David，Van Mieghem Tim，Musso Didier，et al. Clinical management of pregnant women exposed to Zika virus. Lancet Infect Dis，2016，16（5）：523.

32. Update：Interim Guidance for the diagnosis，evaluation，and management of infants with possible congenital Zika virus infection-United States，MMWR，2017，66：1089-1099.

33. Jimenez A，Shaz BH，Bloch EM. Zika Virus and the Blood Supply：What Do We Know? Transfus Med Rev，2017，31（1）：1-10.

34. World Health Organization. Prevention of sexual transmission of Zika virus Interim guidance. 2016. http://www.who.int/csr/resources/publications/Zika/sexual-transmission-prevention/en/（accessed 6 September 2016）.

35. 李建东，李德新. 寨卡病毒病流行病学概述. 中华流行病学杂志，2016，37（3）：329-334.

36. Li MI，Wong PS，Ng LC，Tan CH. Oral susceptibility of Singapore Aedes（Stegomyia）aegypti（Linnaeus）to Zika virus. PLoS Negl Trop Dis，2012，6（8）：e1792.

37. Faye O，Freire CC，Iamarino A，et al. Molecular evolution of Zika virus during its emergence in the 20（th）century. PLoS Negl Trop Dis，2014，8（1）：e2636.

38. 瞿涤. 寨卡病毒与寨卡病毒病. 微生物与感染，2016，11（3）：130-136.

39. World Health Organization. Mosquito control：can it stop Zika at source? 2016. http://www.who.int/emergencies/Zika-virus/articles/mosquito-control/en/（accessed 17 February 2016）.

40. Center for Disease Control and Prevention. Instructions for submitting diagnostic specimens to the DVBD arbovirus diagnostic laboratory. September 9，2016. http://www.cdc.gov/ncezid/dvbd/specimensub/arboviral-shipping.html.

第十五章 寨卡疫苗

近半个多世纪以来，全世界人口大幅增长，国际贸易和文化交流日趋频繁，跨国人员流动量急剧上升。随之而来的是新发、突发、再发传染病的不断涌现，其长距离、迅速扩散逐渐成为传染病流行的新常态。2015—2016 年，寨卡病毒波及全球 70 多个国家和地区，感染了数百万人口，严重威胁人类健康和公共卫生安全[1]。疫苗是预防传染病的重要手段之一，针对新发突发传染病的疫苗研发是学术界和政府共同关注的热点问题。本章借鉴既往其他黄病毒疫苗研发的经验和教训，就寨卡疫苗国内外研发现状和前景作一概述。

第一节 黄病毒疫苗与寨卡疫苗

虽然目前尚无商业化的寨卡疫苗，但世界各地正在紧锣密鼓地开展该疫苗的研发工作[2]。寨卡病毒属于黄病毒科黄病毒属[3]，该属中的黄热病毒、乙型脑炎病毒、蜱传脑炎病毒（tick borne encephalitis virus，TBEV）等都已有成熟并长期使用的疫苗。其中最为成功的是黄热减毒活疫苗 YF-17D 和乙脑减毒活疫苗 SA14-14-2。这两种减毒活疫苗在人群中已经使用了几十年，安全性和有效性俱佳，在人类对抗黄热和乙脑的历史中发挥了关键作用[4-6]。YF-17D 作为遗传骨架先后被用于登革和乙脑嵌合疫苗的研发，并均已成功上市。在黄热嵌合登革四价疫苗的研发过程中曾遇到多种障碍，导致其保护效果不尽如人意[7, 8]。近年来，人们对上述黄病毒疫苗的免疫保护机制的认识逐渐加深，这也为研发高效安全的寨卡疫苗提供了重要的理论基础和有益参考。

一、黄病毒疫苗保护性免疫机制

（一）固有免疫

固有免疫又称先天免疫或非特异性免疫，能够快速、非特异地识别病原体，激起快速的抗病毒反应，并在适应性免疫的激活过程中发挥重要作用。

黄热疫苗 YF-17D 能激活多种固有免疫细胞，并诱导其发挥免疫学功能[9, 10]。这些固有免疫细胞包括树突状细胞（DC 细胞）、自然杀伤细胞（NK 细胞）和单核 - 巨噬细胞。DC 细胞作为专职抗原呈递细胞，能高效地摄取、加工处理并递呈抗原，在适应性免疫的启动中发挥重要作用[11, 12]。人体经 YF-17D 疫苗免疫后，机体中表达 T 细胞共刺激分子 $CD86^+$ 的髓样 DC 和浆细胞样 DC 均显著提高。体外实验表明，与 YF-17D 共同培养后，髓样 DC 分泌的 IL-β[13]和浆细胞样 DC 分泌的 IFN-α[14]的表达量均显著上升，并促进其他免疫细胞的激活、增殖或抗体的产生等。

NK 细胞可以直接杀伤病毒感染的细胞,在机体免疫监视和早期抗感染免疫过程中发挥重要作用。YF-17D 疫苗免疫后,机体中 NK 细胞的病原体识别受体(TLR3 等)、TLR 激活标识分子(CD16 等)和细胞杀伤毒性标识分子(CD38 等)的表达量均显著提高[13]。此外,其他 NK 细胞相关的基因的表达量也被上调,表明 YF-17D 疫苗能激活 NK 细胞的免疫学功能[15]。

单核 - 巨噬细胞对入侵病原体的识别和清除或呈递是固有免疫应答中的重要事件。在 YF-17D 疫苗免疫后,人体内激活的单核细胞、促炎单核细胞等细胞以及 TNF-α 等细胞因子的含量据均显著提高[16,17]。此外,单核 - 巨噬细胞表面的 II 型 Fcγ 受体(CD32)等也被高效的诱导表达,提示机体中如吞噬作用、抗体依赖的细胞介导的细胞毒性作用等 Fcγ 受体介导的免疫应答均被激活[16]。在接种疫苗的 15 天后,能观察到 IL-10 阳性的单核细胞的增殖,并表现出对免疫反应的抑制作用,进一步表明 YF-17D 疫苗免疫能促进单核 - 巨噬细胞参与的免疫应答[16,18]。

然而,在黄热嵌合登革病毒四价疫苗(TDV)的一期临床试验中,发现疫苗免疫并不能显著刺激 IFN-α、IL-1β、IFN-γ、TNF-α、IL-10 等多种细胞因子的表达[19],表明其仅能诱导相当有限的固有免疫反应。这种缺陷也部分解释了该疫苗的保护作用为何较弱,并提示在今后的研发过程中应评价疫苗诱导的固有免疫应答水平。

(二)细胞免疫

细胞免疫主要由 CD4+ 和 CD8+ T 细胞介导,是适应性免疫中不可或缺的一部分,对维持疫苗接种后特异性的保护起重要作用[20]。

对于接种 YF-17D 疫苗的个体,免疫 10 天后 CD4+ 细胞大幅增殖[21,22],分析 CD4+ T 细胞中 IL-2、IFN-γ、TNF-α 及 IL-4 细胞因子的表达水平后发现,YF-17D 疫苗能同时诱导抗原特异性的 Th1 和 Th2 两种亚型的细胞[13,23]。研究表明 YF-17D 疫苗诱导的黄热病毒特异性 CD4+ T 细胞能在机体中维持 5 年时间。在此期间,体外的再刺激会显著诱导 IFN-γ 的分泌,同时表现出对 IL-10 等细胞因子的抑制作用[24]。鉴于以上功能,YF-17D 诱导的 CD4+ T 细胞对于辅助 CD8+ T 细胞和抗体分泌的 B 细胞发挥保护作用可能非常关键。研究表明,免疫后 14 天能检测到黄热病毒特异性的 CD8+ T 细胞,并维持至免疫后的 18~54 个月[25,26]。黄热病毒抗原表位主要位于病毒的囊膜蛋白和非结构蛋白[27]。多数的记忆性 CD8+ T 细胞可以分泌 IFN-γ 以及 TNF-α 等因子,并在抗原再刺激时表现出高度的增殖潜能。因此,由 YF-17D 疫苗介导的 CD8+ T 细胞表现出功能上的多重性、生存上的长效性以及较强的增殖潜能,这对维持长期有效的免疫保护至关重要。

登革病毒的非结构蛋白 NS3 和 NS5 可激起 CD8+ T 细胞应答,衣壳蛋白 C 和非结构蛋白 NS1 则能诱导 CD4+ T 细胞和 B 细胞的免疫应答[28]。因四价登革嵌合疫苗不包含上述登革蛋白(C、NS1、NS3、NS5),其刺激产生的登革病毒特异性的 CD4+ 以及 CD8+ T 细胞应答的强度和范围都大大减小[19],这为该疫苗未提供有效免疫保护提供了另一种解释。

(三)体液免疫

体液免疫为适应性免疫的一部分,主要通过激活的 B 淋巴细胞产生抗体来达到保护目的。黄病毒抗体介导的免疫效应主要分为以下 5 种类型:①对病毒受体的封闭作用;②对病毒融合的抑制作用;③Fc-γ 受体介导的病毒清除作用;④补体激活导致的感染细胞的裂解作用;⑤抗体依赖的细胞介导的细胞毒性作用[29]。

　　YF-17D 疫苗诱导的病毒特异性抗体在免疫后 10～17 天出现。机体内的中和抗体水平通常用对数中和指数（LNI）或空斑减少中和试验检测。在一项研究中，YF-17D 疫苗接种人群产生的特异性抗体的平均 LNI 高达 2.2，是达到保护作用所需中和抗体中和指数值的 30 倍[30]。在另一项研究表明，几乎 100% 的疫苗接种者产生的中和抗体滴度平均值达到 1∶100（PRNT$_{50}$）[31]。综合多项研究的结果，单次免疫 YF-17D 疫苗刺激机体产生的病毒特异性抗体的维持时间长达 35 到 40 年，且当机体在初次免疫多年后再次接受免疫时，其体内的抗体水平能显著且迅速提升，以上结果为 YF-17D 疫苗的长效性提供了合理的解释。在抗原表位方面，近期的一项研究揭示，YF-17D 疫苗株诱导的长效中和抗体主要针对其囊膜蛋白的第一和第二结构域，而不是此前认为的第三结构域[32]。与此同时，在小鼠和猴等动物模型中的结果表明，针对黄热病毒 NS1 蛋白的主动和被动免疫皆能有效保护机体免受病毒侵害。虽然病毒粒子中不含有 NS1，但在病毒感染中产生的 NS1 能够结合在被病毒感染的细胞表面。因此，NS1 的抗体可通过 Fc 介导的清除作用清除被感染的细胞，从而提供保护作用[33]。

（四）抗体依赖的感染增强作用（ADE）

　　登革病毒分为 4 种血清型。研究发现，当感染某一型病毒的患者康复后再次感染另一种血清型的登革病毒时，该患者出现重症登革热如登革出血热及登革休克综合征的概率会提高[34]。其背后的机制尚不清楚，目前较为合理的解释是抗体依赖的感染增强作用，即当康复患者受到另一种血清型的病毒感染时，其体内留存的低中和活性或无中和活性的抗体结合病毒后，会通过抗体 Fc 段与 Fc-γ 受体结合而促进病毒侵染含有该受体的细胞，进而导致患者病情加重[35, 36]。因此，成功的登革疫苗一般采用四价疫苗策略，通过在体内同时诱导产生针对所有血清型的登革病毒的中和抗体，尽可能避免 ADE 现象。

二、寨卡疫苗研发的主要挑战

　　目前，寨卡疫苗的研发工作正在全世界范围内展开，其主要目标是获得有效的、可提供长期保护、易于使用且价格低廉的疫苗。但研究表明，寨卡病毒与其他黄病毒（如登革病毒）之间存在潜在的 ADE，这为寨卡疫苗的研发带来了巨大挑战。

（一）ADE 现象对疫苗效能提出的要求

　　首先，应增强寨卡疫苗诱导保护性抗体的能力。若该疫苗能诱导产生大量有效的抗体，则能确保病毒再一次侵染机体时被迅速清除，从而保护机体免受病毒感染导致的损伤。反之，若该疫苗仅能刺激产生较少或中和效价较低的抗体，这些抗体会在病毒再次入侵时促进病毒的感染，进而加重病毒对机体的损伤。其次，提高寨卡疫苗诱导的保护性抗体的特异性。ADE 过程中病毒和体内残余抗体的结合是协助病毒进入细胞的关键步骤之一。若是能提高疫苗诱导的抗体的特异性，使其仅能结合寨卡病毒，进而降低其他病毒通过寨卡抗体进入细胞的可能性，最终降低疫苗产生的潜在的感染增强的风险。最后，ADE 现象还提示了开发多价疫苗的必要性，即开发的寨卡疫苗若能同时诱导针对多种病毒的保护，则其中任何一种病毒侵染时都能迅速而有效地被清除。

（二）ADE 的实验室检查方法

　　ADE 的实验室检测是预测黄病毒疫苗潜在风险时必需环节。在疫苗研发过程中，需要检测该疫苗诱导的抗体是否会对其他病毒产生 ADE 效应。

研究人员首先分离疫苗免疫后机体中的抗体（或含有抗体的血清），经梯度稀释后与病毒共同孵育。然后用"抗体 - 病毒"混合物感染表达 Fc 受体的单核 - 巨噬细胞（如 K562 细胞），同时设立"无关抗体 - 病毒"混合物感染组。用病毒特异性抗体对细胞进行染色，再经流式细胞术检测病毒感染阳性细胞比例。通过比较"无关抗体 - 病毒"组以及"抗体 - 病毒"组中细胞感染比例的变化，检查待测抗体是否能提高特定病毒对细胞的感染能力。不同样本诱导 ADE 的能力以及同一样本诱导不同病毒 ADE 的能力可以通过比较达到相同 ADE 强度时抗体的稀释比例得到。考虑到 K562 细胞仅表达Ⅱ型 Fc 受体，其实验结果还需用原代单核 - 巨噬细胞来验证。最近，研究人员已成功建立了寨卡病毒 ADE 的小鼠模型，有望在疫苗评价中发挥更大作用[37]。

第二节　研究中的寨卡疫苗

理想的寨卡疫苗应该能够诱导长期均衡的免疫应答反应，能够对不同基因型的寨卡病毒提供长期有效的保护；同时考虑到寨卡病毒病的主要流行区多为发展中国家[1,38]，因此疫苗生产、运输和接种的成本应相对低廉，适宜在发展中国家推广。目前，寨卡疫苗的研究正如火如荼地开展，包括灭活疫苗、DNA 疫苗、减毒活疫苗、嵌合疫苗、病毒样颗粒疫苗、重组亚单位疫苗等在内的疫苗均取得了重要进展（表 15-1）。其中美国国立变态反应与传染病研究所（National Institute of Allergy and Infectious Diseases，NIAID）研制的 DNA 疫苗已在多国开展二期临床试验，预计将于 2019 年结束[39]。国内外寨卡疫苗主要研究进展见表 15-1。

表 15-1　国内外寨卡疫苗主要研究进展

疫苗类型	研发单位	研发进展
灭活疫苗	NIAID（美国）	临床前
	Walter Reed Army Institute of Research（美国）& Sanofi Paster（法国）	Ⅰ期临床
	NewLink Genetics（美国）	临床前
	Bio-Manguinhos（巴西）	临床前
	Instituto Butantan（巴西）	临床前
	Bharat Biotech（印度）	临床前
	Takeda Pharmaceutical（日本）	临床前
	Valneva（法国）	临床前
重组减毒（嵌合）活疫苗	NIAID & Butantan（巴西）	临床前
	UTMB（美国）	临床前
	军事医学研究院（中国）	临床前
DNA 疫苗	NIAID（美国）	Ⅱ期临床
	哈佛大学（美国）	Ⅰ期临床
	Inovio Pharmaceuticals（美国）& Gene one life（韩国）	Ⅰ期临床
RNA 疫苗	NIAID & GSK（韩国）	临床前
	华盛顿大学 & Valera（美国）	临床前
	Moderna Therapeutics（美国）	临床前

续表

疫苗类型	研发单位	研发进展
重组亚单位疫苗	GeoVax & University of Georgia	临床前
	Hawaii Biotech（美国）	临床前
	VaxInnate（美国）	临床前
	Protein sciences & Singergium Biotech	临床前
	中国科学院上海巴斯德研究所	临床前
病毒载体疫苗	NIAID（美国）	临床前
	Harvard University（美国）	临床前
	Jenner Institute（英国）	临床前
	Themis Bioscience（奥地利）	临床前
	Sementis（澳大利亚）	临床前

一、灭活疫苗

灭活疫苗生产工艺简单，安全性高。虫媒黄病毒灭活疫苗研发体系相对成熟，目前已有针对蜱传脑炎病毒和乙型脑炎病毒的灭活疫苗正式获得批准。经典的灭活疫苗一般选用当前流行株，在特定细胞基质上大量培养后，再使用物理或者化学方法将病毒灭活制成灭活疫苗。美国沃特里德陆军医学研究所（Walter Reed Army Institute of Research，WRAIR）选用寨卡分离株 PRVABC59，在 Vero 细胞上扩大培养，经 0.05% 福尔马林 22℃ 连续灭活 7 天，制成寨卡病毒灭活纯化疫苗[40]。以 1μg/ 支的剂量混合铝佐剂，经皮下或者肌肉途径免疫 BALB/c 小鼠。单次免疫即可在小鼠血清中检测到特异的 IgG 抗体和中和抗体，其中肌肉途径免疫组小鼠血清中的特异性 IgG 抗体水平要高于皮下途径免疫组。攻毒后发现，对照组小鼠的血清中均检测到寨卡病毒特异核酸，虽然在皮下途径免疫组中有 2 只小鼠出现病毒血症，但病毒 RNA 水平要低于对照组，而经肌肉途径免疫后，5 只小鼠均未出现病毒血症。进一步使用 5μg 灭活疫苗加上铝佐剂，通过皮下途径共免疫 8 只恒河猴。两周后，免疫组恒河猴血清中均检测到寨卡病毒特异性 IgG 抗体和中和抗体。于 4 周后进行加强免疫，检测到猴血清中 IgG 抗体和中和抗体水平显著升高。攻毒结果显示，免疫组猴体的主要组织和体液中均未检测到病毒核酸，展示出理想的保护效果[41]。以上结果说明，该寨卡病毒灭活疫苗在动物水平上能够诱导免疫应答并提供有效的免疫保护作用。目前，该灭活疫苗已进入临床试验阶段。此外，法国、印度、美国的公司，巴西的免疫生物技术研究所和布坦坦研究所等也利用类似的策略开展了灭活疫苗研究[42]。

寨卡灭活疫苗也有多种局限，其制备工艺相对烦琐，病毒灭活和纯化等工艺对生物安全和质量控制要求严格；灭活疫苗的免疫原性相对较差，需要通过佐剂以及增加接种次数等措施确保免疫效果；灭活疫苗刺激产生的免疫应答持续时间较短，诱导细胞免疫反应的能力也较弱。

二、减毒活疫苗

减毒活疫苗不会导致人类发病，但能够模拟野生型病毒的感染过程，诱导与自然感染相似的免疫反应，从而产生有效的免疫保护应答。与灭活疫苗相比，减毒活疫苗具有价格低廉、免疫效果好的特点,一般单次免疫即可获得长期甚至终生的免疫保护。尤其是黄热病毒和乙脑减毒活疫苗在人群中应用已有几十年的历史,安全性和保护性俱佳,为寨卡病毒减毒活疫苗的研发提供了重要参考。

黄病毒减毒活疫苗的减毒株一般可以通过两种途径获得。一种是使用传统方法连续传代或诱变减毒获得,目前上市的乙脑减毒活疫苗 SA14-14-2 和黄热减毒活疫苗 YF-17D 均是在动物组织(鼠脑或者鸡胚)和细胞间进行多达百次的传代后筛选获得[43]。理论上,通过连续传代等方法可以获得寨卡病毒的减毒株,但由于研发时间过长和存在较大不确定性,目前还未有寨卡病毒传统减毒活疫苗的相关研究报道。

第二种途径是通过反向遗传学技术对病毒基因组进行定向设计和改造。随着黄病毒反向遗传学平台的日益成熟,研究人员可以通过定点突变、全基因合成、靶向缺失等先进技术在 DNA 水平对黄病毒基因组进行定向改造,从而获得具备明确减毒表型的活疫苗候选毒株。虽然寨卡病毒的毒力位点研究尚处于起步阶段,但其他黄病毒如乙型脑炎病毒、黄热病毒、登革病毒等毒力位点及减毒机制的发现,均可以应用到寨卡病毒减毒活疫苗的设计研发中。目前,黄病毒 E 蛋白、NS4B、NS5 等均存在一系列重要的减毒位点,可作为潜在的靶标进行定点突变,类似的策略能否应用于寨卡病毒减毒株的构建值得进一步深入探讨。此外,美国 NIAID 发现,登革病毒 3′UTR 区域(10 478～10 507 位)缺失 30 个核苷酸后仍能在细胞内有效复制,但在小鼠体内的增殖和致病能力均显著降低,在恒河猴上也仅产生较弱的病毒血症[44]。进一步临床试验发现,以 10^5 pfu 剂量接种可以有效诱导所有志愿者产生登革病毒特异中和抗体(平均效价为 1:580),显示出巨大的应用价值。最近,美国德州大学医学分部(the University of Texas Medical Branch, UTMB)Shi Pei-Yong 教授团队利用类似的策略成功研发了 3′UTR 缺失不同长度核苷酸的减毒株,动物实验表明具备良好的安全性和免疫保护效果,将于不远的将来进入临床研究阶段[45-47]。

三、嵌合疫苗

将弱毒株作为骨架嵌合不同血清型或者不同种属病毒,利用嵌合基因组的不协调性实现病毒毒力减弱,是一种构建减毒活疫苗的有效策略。基于黄病毒减毒株嵌合减毒技术近年来取得巨大成功,黄热疫苗株 YF-17D 嵌合登革四价疫苗已经在巴西、墨西哥和菲律宾等多个国家获得批准上市,成为全球首个登革热疫苗[48];黄热/乙脑疫苗也在澳大利亚等国获得批准上市[49]。该技术在遗传背景清楚的黄热病毒减毒株的感染性克隆基础上,利用其基因组类似的特征进行保护性抗原的置换,从而获得相应嵌合病毒的感染性克隆,经反向遗传学技术拯救获得的嵌合黄病毒既具有骨架减毒株的特征,又携带目的保护性抗原,可作为理想的疫苗候选株。

美国 NIAID 以登革 4 型病毒减毒株为骨架,将登革 1 型和登革 2 型病毒的 C-prM-E 基因替换到 4 型病毒相应区段,获得了登革 1/4 型和 2/4 型嵌合病毒[50]。嵌合病毒增殖能力减弱,将两种嵌合病毒分别或者混合免疫恒河猴,实验结果表明无论单价免疫还是混合免疫均可诱导机体产生血清型特异的中和抗体,并能抵抗登革 1 型和 2 型病毒致死剂量的攻击。此后,多种嵌合病毒被成功构建,使用的减毒骨架也不相同,目前主要有登革 4 型△30株[51],黄热病毒疫苗株 YF-17D[52]、乙型脑炎病毒疫苗株 SA14-14-2[53]等。当前,已有多个团队基于嵌合技术开展了寨卡减毒活疫苗的研制,其中赛诺菲·巴斯德研究所选用的是以黄热病毒 YF-17D 为骨架[39]，美国 NIAID 与巴西的布坦坦研究所合作计划将寨卡病毒嵌合到登革病毒减毒株骨架中，而我国军事医学研究院利用乙脑疫苗 SA14-14-2 株作为骨架成功构建重组嵌合寨卡疫苗株，在小鼠和恒河猴中均表现出良好的免疫原性和免疫保护，为下一步进入临床研究阶段奠定了坚实基础。

四、核酸疫苗

核酸疫苗是近年发展出的一类新的疫苗形式，一般可分为 DNA 疫苗和 RNA 疫苗。其基本原理是通过将病毒的保护性抗原表位插入到具有转录翻译功能元件的 DNA 或 RNA 中，直接将构建好的 DNA 或者 RNA 疫苗接种机体后，其所携带的抗原基因能够在机体细胞中持续表达，从而诱导机体产生特异性的体液免疫和细胞免疫应答。此外，核酸疫苗还具有制备和存贮方便的特点，在安全性上也要优于亚单位疫苗和灭活疫苗。2005 年，美国某制药公司研制的西尼罗 DNA 兽用疫苗已经通过美国农业部批准[54]，美国 NIAID 联合美国某公司研发的人用西尼罗 DNA 疫苗已经开展 1 期临床试验，登革 DNA 疫苗 D1ME100 也已经完成了 1 期临床试验[55]。

最近，美国哈佛大学病毒与疫苗研究中心选用巴西临床分离株 BeH 815744，将包含主要抗原表位 prM-E 基因完全或者部分插入到 DNA 表达载体上，构建了一系列的寨卡病毒 DNA 疫苗[40]。经肌肉途径单次免疫小鼠即可诱导小鼠机体产生特异性抗体以及 CD4+、CD8+ 细胞反应，攻毒试验结果显示，单次免疫即可提供有效的免疫保护，其中包含全长 prM-E 基因的疫苗能够提供完全的免疫保护，并且免疫 8 周后，免疫保护效果仍然能够保持 100%。同样，经肌肉途径免疫和加强免疫恒河猴后，尽管只诱导产生较低的中和抗体以及细胞免疫反应，攻毒后免疫组动物中均未检测到病毒血症，显示出较理想的保护效果，目前已经进入临床研究阶段[41]。

美国 NIAID 利用类似的策略成功构建出了寨卡病毒的 DNA 疫苗，与哈佛大学研发的 DNA 疫苗主要有以下不同：首先，他们选用的是与美洲株关系相近的法属宾夕法尼亚分离株（strain H/PF/2013）；其次，NIAID 研究人员插入的抗原基因进行了特定修饰，其 prM-E 缺少了 N 端编码 93 个氨基酸的基因序列；同时为了提高蛋白表达水平，其 N 端信号肽序列以及 E 蛋白末端 98 个氨基酸替换为乙脑病毒的对应序列；此外，他们选用的载体是包含 CMV 启动子的真核表达载体 VRC8400[56]。体外结果显示，DNA 疫苗转染细胞后，在细胞内和上清中能够检测到病毒蛋白的有效表达，利用电镜能观察到典型的病毒样颗粒。将 DNA 疫苗免疫小鼠和恒河猴后，均显示出良好的免疫效果；攻毒后 18 只免疫猴中只在 1 只猴的血清中检测到微量的病毒核酸。目前该疫苗也已进入临床研究阶段。

RNA 疫苗不需要进入细胞核内，只在细胞质中即可完成病毒蛋白的翻译和组装，因此，其安全性较 DNA 疫苗更高。mRNA 疫苗均使用不完整且不具有感染性的载体，这也方便外源基因的插入以及高效表达。与 DNA 疫苗相同，RNA 疫苗的制备和保存工艺简单，降低了疫苗制备成本；而且 RNA 疫苗具有突出的免疫效果，低免疫剂量即可诱导产生免疫保护。美国的宾夕法尼亚大学研究人员将寨卡病毒（H/PF/2013 株）的 prM-E 基因进行密码子优化后插入到包含 T7 启动子的表达质粒上，E 蛋白末端是 101 个 Poly（A）经典尾巴结构。通过体外转录及加帽处理，最终获得寨卡 mRNA 疫苗。小鼠和恒河猴单针经皮内途径接种 mRNA 疫苗，血清中均产生了高水平且持续时间较长的保护性抗体，攻毒结果显示，即便是低剂量的 mRNA 疫苗也能够提供有效的免疫保护[57]。此外，美国华盛顿大学 Diamond MS 教授领衔的研究团队独辟蹊径，通过引入突变破坏了寨卡病毒囊膜蛋白 E 中的黄病毒保守的融合肽，成功构建了一种能表达寨卡病毒 prM 和 E 的修饰型 mRNA 疫苗[58]。该疫苗能诱导针对寨卡病毒的有效的免疫保护应答，更重要的是诱导产生的寨卡抗体与登革病毒无交叉反应活性，在细胞水平和小鼠体内均未观察到登革病毒的感染增强现象，代表了未来寨卡疫苗的研究方向。

五、重组蛋白疫苗

随着蛋白质表达和纯化技术日益成熟，科学家可以通过直接表达病毒抗原蛋白作为疫苗使用，这种通过重组技术获得的病毒蛋白疫苗称为病毒亚单位疫苗。制备亚单位疫苗需要解决两个核心问题，一是确定需要表达的包含病毒主要抗原表位的病毒蛋白，二是选择合适的表达系统。黄病毒的抗原蛋白主要是囊膜蛋白 E、膜蛋白 M 和非结构蛋白 NS1。E 蛋白上包含了多种 B 细胞表位和 T 细胞表位，能诱导产生血凝抑制抗体和中和抗体。NS1 是一种可溶性补体蛋白，免疫动物可诱导产生特异抗体，虽无中和作用，但能保护动物免受致死剂量病毒攻击。E 和 NS1 是研发登革亚单位疫苗的重要靶标。随着重组 DNA 技术的发展，目前发展出了多种重组表达系统。研究较多的原核表达系统为大肠杆菌，真核表达系统为杆状病毒、酵母和哺乳动物细胞。

大肠杆菌表达系统是目前应用最为广泛、技术较为成熟的基因工程表达系统，当前已商品化的基因工程产品大多是通过大肠杆菌表达的，其主要优点是成本低、产量高、易于操作。然而由于其缺乏翻译后修饰系统，表达的蛋白产物在空间结构、糖基化位点、生物活性等方面与天然蛋白可能存在差异[59]。因此，利用真核表达系统生产重组亚单位疫苗的研究日益受到重视。杆状病毒-昆虫细胞表达系统具有表达效率高，制备方便的优点，且重组蛋白能进行折叠和糖基化，免疫原性要优于原核系统表达的病毒抗原蛋白[60]。但昆虫系统表达的蛋白折叠修饰等与哺乳动物细胞不同，表达的病毒重组蛋白可能在结构和糖基修饰上与天然蛋白存在差异，影响蛋白的抗原性，而且即使重组蛋白在昆虫和哺乳动物细胞表达系统中具有相同的糖基化位点，形成的寡糖链可能也存在差异。近年来，以酵母作为工程菌表达外源蛋白日益受到关注。与大肠杆菌相比，酵母是低等真核生物，除了具有细胞生长快、易于培养、遗传操作简单等原核生物的特点外，还能够对表达的蛋白进行翻译后加工和修饰。酵母表达系统在蛋白翻译后修饰加工方面优于原核表达系统，在表达效率、生产周期以及生产成本上又优于杆状病毒-昆虫细胞和哺乳细胞真核表达系统。我国中科院上海巴斯德研究所与某生物制品公司目前合作开展寨卡病毒亚单位疫苗的研发。此外，美国公司与阿根廷公司合作正在开展杆状病毒表达寨卡病毒 E 蛋白疫苗的研究，美国某生物科技公司也在利用果蝇表达系统(S2 细胞)开展寨卡病毒亚单位疫苗的研究。

六、病毒样颗粒疫苗

研究发现，黄病毒属病毒的囊膜 E 蛋白与 prM 蛋白共表达时，可折叠为正确的空间结构，形成类似病毒粒子的多聚体颗粒，即病毒样颗粒(virus like particle, VLP)，也称作重组亚病毒颗粒(recombinant subviral particle, RSP)。病毒样颗粒与天然病毒颗粒结构相似，可以形成单体蛋白所不具有的抗原表位，同时颗粒中无病毒基因组，安全性更高。20 世纪 90

年代初，针对日本脑炎病毒和黄热病毒的病毒样颗粒免疫原性的研究发现，病毒样颗粒可诱导有效的体液免疫应答，并能诱导小鼠产生免疫保护，抵抗致死剂量病毒的攻击。但是，使用哺乳动物细胞表达的病毒样颗粒产量较低，是限制病毒样颗粒疫苗发展的主要问题。而单纯提高哺乳动物细胞中病毒样颗粒的表达量，易出现细胞凋亡和 E 蛋白诱导的细胞融合。为了解决这个问题，研究人员进行了一系列尝试。prM 蛋白可在低 pH 下封闭 E 蛋白上的细胞融合相关区域，从而避免细胞融合，而成熟的 M 蛋白则无该功能。因此，如果能够改变 prM 上 furin 蛋白酶裂解位点，使宿主细胞编码的蛋白酶不能将 prM 裂解为成熟的 M 蛋白，将有可能提高病毒样颗粒的产量。Konishi 等将日本脑炎病毒的 prM 中 furin 蛋白酶裂解位点 R-S-R-R 突变为 T-S-R-R，转染 CHO-K1 细胞后，成功减少了细胞融合现象，获得了高效表达病毒样颗粒的细胞系[61]。美国某公司使用改良痘苗病毒载体设计了多种病毒样颗粒疫苗，包括 HIV、埃博拉病毒和马尔堡病毒等。目前该公司宣布与乔治亚大学及 CDC 合作，开发基于改良痘苗病毒载体的寨卡病毒样颗粒疫苗。

七、载体疫苗

载体疫苗是一类利用微生物载体来表达目的抗原，诱导机体产生免疫应答的疫苗。根据载体种类可分为细菌载体疫苗和病毒载体疫苗；根据能否在机体复制可分为复制型和非复制型载体疫苗。目前，最为常用的是病毒载体疫苗，常用的载体病毒有痘苗病毒、腺病毒、水泡性口炎病毒等。

痘苗病毒载体安全性好，宿主细胞范围广，易于培养，可高水平表达外源蛋白；而且因其基因组大，可容纳大分子外源基因，在疫苗研究中具有独特的优势。目前，痘苗病毒载体已用于流感病毒、乙肝病毒、HIV 等多种病毒疫苗的研究。登革病毒相关的痘苗病毒载体疫苗开展较早。Lai 等曾采用痘苗病毒载体表达登革 4 型病毒的多种结构蛋白和非结构蛋白 NS1 和 NS2A[62]。Deubel 等将登革 2 型病毒的 C-PrM-E 插入痘苗病毒 11k 晚期启动子后构建重组痘苗病毒，免疫动物后均可产生免疫保护。早期研究中，以痘苗病毒为载体的登革疫苗大多采用未减毒的基因工程 WR 病毒株，但后来发现痘苗病毒在人体中可导致毒副作用，人们随后对痘苗病毒进行了基因修饰。其中高度减毒的复制缺陷的修饰痘苗病毒 Ankara 株（modified vaccinia Ankara, MVA）是目前应用较多的、更为安全的一种痘苗病毒载体。尽管痘苗病毒载体安全性较好，但其自身抗原成分过于复杂，易引起非特异免疫应答。而且当外源抗原蛋白表达效率低或未能胞外表达时，免疫反应会非常微弱[63]。当前，澳大利亚公司以及美国康涅狄格大学均在开展基于复制缺陷型痘苗病毒载体的寨卡疫苗研究。

腺病毒载体具有很多优点，如安全性较好，基因组不与宿主基因组发生整合，由于复制缺陷而不会在机体细胞间横向传播，可通过细胞培养至很高滴度，可达 $10^{11}\sim10^{12}$ pfu/ml（黄病毒一般仅为 $10^6\sim10^7$ pfu/ml），收集纯化也较为方便。与痘苗病毒载体相比，腺病毒载体疫苗更为安全有效，且可采用多种途径免疫，如皮下、肌肉、静脉、腹膜内、鼻内接种或口服免疫，方便快捷，适合于大人群接种[64]。目前，用于构建疫苗的腺病毒载体大多使用人 5 型腺病毒（HAd5）作为表达系统。已有多种基于人 5 型腺病毒的疫苗进入临床前和临床研究，如埃博拉和 HIV 疫苗。由于人群中腺病毒感染较为普遍，人体内针对腺病毒的免疫反应可能会影响腺病毒载体疫苗的使用。大量研究显示未感染过腺病毒的个体接种重组腺病毒疫苗时可诱导很强的免疫应答，而有腺病毒免疫本底的个体则免疫效果很差。目前已有一些方法防止免疫本底对重组腺病毒的抑制作用。有研究发现可以使用非人类灵长类腺病毒作为载体，在保证安全性的同时，能够有效消除本底对疫苗的抑制作用。哈佛大学采用52型猴腺病毒作为载体研究寨卡病毒的载体疫苗效果。研究结果显示，12只猴单次接种后，在2周内血清中即可检测到特异性中和抗体，攻毒后免疫猴体内均未检测到病毒核酸，说明能够提供完全的保护效果[41]。

第三节　寨卡疫苗评价的动物模型

自2016年以来，寨卡病毒感染的动物模型研究取得了重大进展，为寨卡致病机制和疫苗药物评价奠定了重要基础。用于疫苗的临床前评价的动物模型一般具有以下特征：感染后能呈现与人类发病类似的临床表现，能够对疫苗产生免疫应答反应，有明确可定量检测的反应疾病或感染严重程度的指标。目前，小鼠和非人灵长类动物模型已经广泛用于寨卡疫苗的安全性、免疫原性和免疫保护评价。

一、小鼠模型

与登革病毒类似，免疫健全小鼠对寨卡病毒并不敏感，高剂量感染仅能出现短暂的病毒血症，并不导致直接的病理损伤和临床表现，目前主要应用于免疫原性评价。

3～4周龄Ⅰ型干扰素受体缺陷小鼠A129对寨卡病毒、登革病毒等虫媒黄病毒均高度敏感，皮下、腹腔、静脉、阴道等多种途径均可建立有效感染，导致明显病毒血症和广泛脏器分布，小鼠最终出现神经系统症状并死亡。Ⅰ型和Ⅱ型干扰素双受体缺陷的AG129或AG6小鼠对寨卡病毒感染更为敏感，不同途径注射寨卡病毒均可导致小鼠迅速发病、甚至死亡[65,66]。此外，寨卡病毒感染A129小鼠亦可导致结膜炎、睾丸炎等一系列严重临床表现。上述模型可用于减毒活疫苗的安全性评价，也可用于相应疫苗的免疫保护评价。

寨卡病毒具有明确的神经嗜性，尤其是新生乳鼠对颅内注射寨卡病毒高度敏感，感染后出现典型的神经系统症状，包括震颤、活动减弱以及瘫痪等，并最终死亡，可作为评价寨卡病毒减毒株神经毒力的可靠模型[66]。此外，寨卡病毒感染孕鼠后导致严重病毒血症，并可穿透胎盘屏障感染胎鼠脑，进而导致胚胎和子代小鼠神经发育异常[67-69]。上述模型可用于减毒活疫苗的安全性评价。寨卡疫苗研发中应根据不同的目的，选择合适的小鼠模型进行相应评价。

二、非人灵长类模型

非人灵长类动物模型与人类免疫反应类似，在模拟虫媒黄病毒感染方面具有一定优势。目前登革热、黄热病等疫苗的安全性和免疫保护评价均依赖于非人灵长类动物模型。寨卡病毒病疫情暴发以来，利用不同的寨卡病毒分离株，国内外多家单位迅速建立了恒河猴感染模型[41,56,57,70]。该种动物模型中，寨卡病毒可导致持续的病毒血症和体液排毒，尤其是怀孕恒河猴的病毒血症时间明显延长。高剂量寨卡病毒皮下感染怀孕豚尾猴，可导致胚胎脑部白质损伤以及发育减缓。目前进入临床研究阶段的候选疫苗均在非人灵长类动物模型中显示出良好的免疫原性和免疫保护效果。

第四节 结 语

一、寨卡疫苗成功的前景

黄病毒疫苗研发和应用中的重要发现和经验有力推动了寨卡疫苗的研究,寨卡疫苗有望近期取得重大突破。目前,已经有多个灭活和DNA疫苗进入临床研究阶段,还有数十个产品处于临床前研究阶段[2, 71]。

2016年底,由美国WRAIR研发的基于寨卡病毒PRVABC 59株的灭活疫苗率先进入临床I期研究阶段。哈佛大学病毒与疫苗研究中心基于寨卡病毒BeH815744毒株的DNA疫苗的临床I期研究已经启动。由美国某制药公司启动的DNA疫苗正处于临床I期研究,其受试人群有两部分:40个来自在美国和加拿大的未感染过黄病毒的志愿者(2016年7月启动)以及160个来自波多黎各感染过黄病毒的志愿者(2016年8月启动)。此外,针对美国NIAID研发的DNA疫苗(基于H/PF/2013寨卡毒株)的I期临床试验也已于2016年8月启动,该阶段的受试人由80个没有感染过黄病毒的18~35岁的青年人组成,现已进入临床Ⅱ期阶段。该二期临床试验分为两个阶段,第一阶段在美国休斯敦、迈阿密和美属波多黎各招募90名18~35岁的健康男性和未怀孕女性,在第二阶段将在巴西、秘鲁、哥斯达黎加、巴拿马和墨西哥招募至少2400人,整个二期临床试验预计2019年完成。此外,美国NIAID计划用灭活疫苗对DNA疫苗临床I期的受试人群进行加强免疫,以增强免疫效果。

上述临床实验将能够进一步揭示疫苗的安全性和有效性,对推动寨卡疫苗的研发工作有积极的指导意义,但鉴于临床研究的周期长、不确定因素多,其他类型的寨卡疫苗也值得重视。

二、寨卡疫苗研究对其他疫苗研发的启示

寨卡疫苗的研发过程为利用疫苗防控新发突发传染病提供了宝贵的经验,主要表现为:①首先应及时地建立病毒的基因组和流行病学数据库,对病毒的来源、进化和流行特征进行充分的分析和掌控。对未来可能暴发的疾病,应尽早研发部署相关疫苗,发挥疫苗的防御性作用,在传染病暴发的早期对其进行有效控制。②在现有疾病的疫苗开发过程中,应充分借鉴成熟疫苗的研发策略,加快疫苗的研发速度,尽可能地提高疫苗的安全性和有效性。③在保证疫苗安全性和有效性的基础上,还应考虑到该疫苗对其他疾病传染性的潜在影响和风险,如已知登革病毒对寨卡病毒有ADE作用,那在登革疫苗的研发过程中就应采取措施,尽量规避或抑制疫苗接种对寨卡病毒感染的促进作用。④加强传染病患者的信息记录也有助于利用疫苗防控突发传染病。了解疫苗接种人的病史一方面有助于提高疫苗的相对效价和安全性,另一方面也对建立信息库、研发新型疫苗有积极作用。

(杨若恒 金 侠 秦成峰)

致谢:本书稿的完成得到中国科技部《国家重点研发计划》(项目号2016YFC1201000)的资助。

参 考 文 献

1. Campos GS, Bandeira AC, Sardi SI. Zika virus outbreak, Bahia, Brazil. Emerg Infect Dis, 2015, 21(10): 1885-1886.

2. Barouch DH, Thomas SJ, Michael NL. Prospects for a Zika virus vaccine. Immunity, 2017, 46(2): 176-182.

3. Lanciotti RS, Kosoy OL, Laven JJ, et al. Genetic and serologic properties of Zika virus associated with an epidemic, Yap State, Micronesia, 2007. Emerg Infect Dis, 2008, 14(8): 1232-1239.

4. Pulendran B. Learning immunology from the yellow fever vaccine: innate immunity to systems vaccinology. Nat Rev Immunol, 2009, 9(10): 741-747.

5. Pulendran B, Oh JZ, Nakaya HI, et al. Immunity to viruses: learning from successful human vaccines. Immunol Rev, 2013, 255(1): 243-255.

6. Yu Y. Development of Japanese encephalitis attenuated live vaccine virus SA14-14-2 and its charcteristics. 2013.

7. Capeding MR, Tran NH, Hadinegoro SR, et al. Clinical efficacy and safety of a novel tetravalent dengue vaccine in healthy children in Asia: a phase 3, randomised, observer-masked, placebo-controlled trial. Lancet, 2014, 384(9951): 1358-1365.

8. Hadinegoro SR, Arredondo-Garcia JL, Capeding MR, et al. Efficacy and long-term safety of a dengue vaccine in regions of endemic disease. N Engl J Med, 2015, 373(13): 1195-1206.

9. Snow GE, Haaland B, Ooi EE, et al. Review article: Research on dengue during World War II revisited. Am J Trop Med Hyg, 2014, 91(6): 1203-1217.

10. Querec TD, Akondy RS, Lee EK, et al. Systems biology approach predicts immunogenicity of the yellow fever vaccine in humans. Nat Immunol, 2009, 10(1): 116-125.

11. Banchereau J, Steinman RM. Dendritic cells and the control of immunity. Nature, 1998, 392(6673): 245-252.

12. Pulendran B. Variegation of the immune response with dendritic cells and pathogen recognition receptors. J Immunol, 2005, 174(5): 2457-2465.

13. Gaucher D, Therrien R, Kettaf N, et al. Yellow fever vaccine induces integrated multilineage and polyfunctional immune responses. J Exp Med, 2008, 205(13): 3119-3131.

14. Querec T, Bennouna S, Alkan S, et al. Yellow fever vaccine YF-17D activates multiple dendritic cell subsets via TLR2, 7, 8, and 9 to stimulate polyvalent immunity. J Exp Med, 2006, 203(2): 413-424.

15. Neves PC, Matos DC, Marcovistz R, et al. TLR expression and NK cell activation after human yellow fever vaccination. Vaccine, 2009, 27(41): 5543-5549.

16. Martins MA, Silva ML, Eloi-Santos SM, et al. Innate immunity phenotypic features point toward simultaneous raise of activation and modulation events following 17DD live attenuated yellow fever first-time vaccination. Vaccine, 2008, 26(9): 1173-1184.

17. Belge KU, Dayyani F, Horelt A, et al. The proinflammatory CD14+CD16+DR++ monocytes are a major source of TNF. J Immunol, 2002, 168(7): 3536-3542.

18. Silva ML, Martins MA, Espirito-Santo LR, et al. Characterization of main cytokine sources from the innate

and adaptive immune responses following primary 17DD yellow fever vaccination in adults. Vaccine, 2011, 29(3): 583-592.

19. Guy B, Nougarede N, Begue S, et al. Cell-mediated immunity induced by chimeric tetravalent dengue vaccine in naive or flavivirus-primed subjects. Vaccine, 2008, 26(45): 5712-5721.

20. Barba-Spaeth G, Longman RS, Albert ML, et al. Live attenuated yellow fever 17D infects human DCs and allows for presentation of endogenous and recombinant T cell epitopes. J Exp Med, 2005, 202(9): 1179-1184.

21. Edupuganti S, Eidex RB, Keyserling H, et al. A randomized, double-blind, controlled trial of the 17D yellow fever virus vaccine given in combination with immune globulin or placebo: comparative viremia and immunogenicity. Am J Trop Med Hyg, 2013, 88(1): 172-177.

22. Blom K, Braun M, Ivarsson MA, et al. Temporal dynamics of the primary human T cell response to yellow fever virus 17D as it matures from an effector-to a memory-type response. J Immunol, 2013, 190(5): 2150-2158.

23. Santos AP, Matos DC, Bertho AL, et al. Detection of Th1/Th2 cytokine signatures in yellow fever 17DD first-time vaccinees through ELISpot assay. Cytokine, 2008, 42(2): 152-155.

24. James EA, LaFond RE, Gates TJ, et al. Yellow fever vaccination elicits broad functional CD4+ T cell responses that recognize structural and nonstructural proteins. J Virol, 2013, 87(23): 12794-12804.

25. Co MD, Terajima M, Cruz J, et al. Human cytotoxic T lymphocyte responses to live attenuated 17D yellow fever vaccine: identification of HLA-B35-restricted CTL epitopes on nonstructural proteins NS1, NS2b, NS3, and the structural protein E. Virology, 2002, 293(1): 151-163.

26. Co MD, Kilpatrick ED, Rothman AL. Dynamics of the CD8 T-cell response following yellow fever virus 17D immunization. Immunology, 2009, 128(1 Suppl): e718-727.

27. Miller JD, van der Most RG, Akondy RS, et al. Human effector and memory CD8+ T cell responses to smallpox and yellow fever vaccines. Immunity, 2008, 28(5): 710-722.

28. Rivino L, Kumaran EA, Jovanovic V, et al. Differential targeting of viral components by CD4+ versus CD8+ T lymphocytes in dengue virus infection. J Virol, 2013, 87(5): 2693-2706.

29. Pierson TC, Fremont DH, Kuhn RJ, et al. Structural insights into the mechanisms of antibody-mediated neutralization of flavivirus infection: implications for vaccine development. Cell Host Microbe, 2008, 4(3): 229-238.

30. Monath TP, Nichols R, Archambault WT, et al. Comparative safety and immunogenicity of two yellow fever 17D vaccines (ARILVAX and YF-VAX) in a phase III multicenter, double-blind clinical trial. Am J Trop Med Hyg, 2002, 66(5): 533-541.

31. Kay A, Chen LH, Sisti M, et al. Yellow fever vaccine seroconversion in travelers. Am J Trop Med Hyg, 2011, 85(4): 748-749.

32. Vratskikh O, Stiasny K, Zlatkovic J, et al. Dissection of antibody specificities induced by yellow fever vaccination. PLoS Pathog, 2013, 9(6): e1003458.

33. Schlesinger JJ, Foltzer M, Chapman S. The Fc portion of antibody to yellow fever virus NS1 is a determinant of protection against YF encephalitis in mice. Virology, 1993, 192(1): 132-141.

34. Murphy BR, Whitehead SS. Immune response to dengue virus and prospects for a vaccine. Annu Rev Immunol, 2011, 29: 587-619.

35. Halstead SB. Neutralization and antibody-dependent enhancement of dengue viruses. Adv Virus Res，2003，60：421-467.

36. Guzman MG，Alvarez M，Halstead SB. Secondary infection as a risk factor for dengue hemorrhagic fever/dengue shock syndrome：an historical perspective and role of antibody-dependent enhancement of infection. Arch Virol，2013，158（7）：1445-1459.

37. Bardina SV，Bunduc P，Tripathi S，et al. Enhancement of Zika virus pathogenesis by preexisting antiflavivirus immunity. Science，2017，356（6334）：175-180.

38. Duffy MR，Chen TH，Hancock WT，et al. Zika virus outbreak on Yap Island，Federated States of Micronesia. New England Journal of Medicine，2009，360（24）：2536-2543.

39. Durbin A，Wilder-Smith A. An update on Zika vaccine developments. Expert Rev Vaccines，2017，16（8）：781-787.

40. Larocca RA，Abbink P，Peron JP，et al. Vaccine protection against Zika virus from Brazil. Nature，2016，536（7617）：474-478.

41. Abbink P，Larocca RA，De La Barrera RA，et al. Protective efficacy of multiple vaccine platforms against Zika virus challenge in rhesus monkeys. Science，2016，353（6304）：1129-1132.

42. Olagnier D，Amatore D，Castiello L，et al. Dengue virus immunopathogenesis：lessons applicable to the emergence of Zika virus. J Mol Biol，2016，428（17）：3429-3448.

43. Theiler M，Smith HH. The effect of prolonged cultivation in vitro upon the pathogenicity of yellow fever virus. J Exp Med，1937，65（6）：767-786.

44. Whitehead SS，Falgout B，Hanley KA，et al. A live，attenuated dengue virus type 1 vaccine candidate with a 30-nucleotide deletion in the 3' untranslated region is highly attenuated and immunogenic in monkeys. J Virol，2003，77（2）：1653-1657.

45. Shan C，Muruato AE，Jagger BW，et al. A single-dose live-attenuated vaccine prevents Zika virus pregnancy transmission and testis damage. Nat Commun，2017，8（1）：676.

46. Richner JM，Jagger BW，Shan C，et al. Vaccine mediated protection against Zika virus-induced congenital disease. Cell，2017，170（2）：273-283.

47. Shan C，Muruato AE，Nunes BTD，et al. A live-attenuated Zika virus vaccine candidate induces sterilizing immunity in mouse models. Nat Med，2017，23（6）：763-767.

48. Guy B，Jackson N. Dengue vaccine：hypotheses to understand CYD-TDV-induced protection. Nat Rev Microbiol，2016，14（1）：45-54.

49. Appaiahgari MB，Vrati S. IMOJEV（（R））：a Yellow fever virus-based novel Japanese encephalitis vaccine. Expert Rev Vaccines，2010，9（12）：1371-1384.

50. Bray M，Lai CJ. Construction of intertypic chimeric dengue viruses by substitution of structural protein genes. Proc Natl Acad Sci U S A，1991，88（22）：10342-10346.

51. Whitehead SS，Hanley KA，Blaney JE，Jr.，et al. Substitution of the structural genes of dengue virus type 4 with those of type 2 results in chimeric vaccine candidates which are attenuated for mosquitoes，mice，and rhesus monkeys. Vaccine，2003，21（27-30）：4307-4316.

52. Guirakhoo F，Pugachev K，Zhang Z，et al. Safety and efficacy of chimeric yellow Fever-dengue virus tetravalent vaccine formulations in nonhuman primates. J Virol，2004，78（9）：4761-4775.

53. Li XF, Deng YQ, Yang HQ, et al. A chimeric dengue virus vaccine using Japanese encephalitis virus vaccine strain SA14-14-2 as backbone is immunogenic and protective against either parental virus in mice and nonhuman primates. J Virol, 2013, 87 (24): 13694-13705.

54. Brandler S, Tangy F. Vaccines in development against West Nile virus. Viruses, 2013, 5 (10): 2384-2409.

55. Beckett CG, Tjaden J, Burgess T, et al. Evaluation of a prototype dengue-1 DNA vaccine in a Phase 1 clinical trial. Vaccine, 2011, 29 (5): 960-968.

56. Dowd KA, Ko SY, Morabito KM, et al. Rapid development of a DNA vaccine for Zika virus. Science, 2016, 354 (6309): 237-240.

57. Pardi N, Hogan MJ, Pelc RS, et al. Zika virus protection by a single low-dose nucleoside-modified mRNA vaccination. Nature, 2017, 543 (7644): 248-251.

58. Richner JM, Himansu S, Dowd KA, et al. Modified mRNA vaccines protect against Zika virus infection. Cell, 2017, 168 (6): 1114-1125.

59. Baeshen MN, Al-Hejin AM, Bora RS, et al. Production of biopharmaceuticals in E. coli: current scenario and future perspectives. J Microbiol Biotechnol, 2015, 25 (7): 953-962.

60. Ikonomou L, Schneider YJ, Agathos SN. Insect cell culture for industrial production of recombinant proteins. Appl Microbiol Biotechnol, 2003, 62 (1): 1-20.

61. Konishi E, Pincus S, Fonseca BA, et al. Comparison of protective immunity elicited by recombinant vaccinia viruses that synthesize E or NS1 of Japanese encephalitis virus. Virology, 1991, 185 (1): 401-410.

62. Bray M, Zhao BT, Markoff L, et al. Mice immunized with recombinant vaccinia virus expressing dengue 4 virus structural proteins with or without nonstructural protein NS1 are protected against fatal dengue virus encephalitis. J Virol, 1989, 63 (6): 2853-2856.

63. Kennedy JS, Greenberg RN. IMVAMUNE: modified vaccinia Ankara strain as an attenuated smallpox vaccine. Expert Rev Vaccines, 2009, 8 (1): 13-24.

64. Wold WS, Toth K. Adenovirus vectors for gene therapy, vaccination and cancer gene therapy. Curr Gene Ther, 2013, 13 (6): 421-433.

65. Lazear HM, Govero J, Smith AM, et al. A mouse model of Zika virus pathogenesis. Cell Host Microbe, 2016, 19 (5): 720-730.

66. Morrison TE, Diamond MS. Animal models of Zika virus infection, pathogenesis, and immunity. J Virol, 2017, 91 (8): e00009-17.

67. Cugola FR, Fernandes IR, Russo FB, et al. The Brazilian Zika virus strain causes birth defects in experimental models. Nature, 2016, 534 (7606): 267-271.

68. Miner Jonathan J, Cao B, Govero J, et al. Zika virus infection during pregnancy in mice causes placental damage and fetal demise. Cell, 2016, 165 (5): 1081-1091.

69. Wu KY, Zuo GL, Li XF, et al. Vertical transmission of Zika virus targeting the radial glial cells affects cortex development of offspring mice. Cell Res, 2016, 26 (6): 645-654.

70. Li XF, Dong HL, Huang XY, et al. Characterization of a 2016 clinical isolate of Zika virus in non-human primates. EBioMedicine, 2016, 12: 170-177.

71. Barzon L, Palu G. Current views on Zika virus vaccine development. Expert Opin Biol Ther, 2017, 17 (10): 1185-1192.

第十六章 预防与治疗用抗体

　　体液免疫是机体免疫系统的重要组成部分，在抗病毒中发挥重要的作用。抗体，尤其是中和性抗体是体液免疫的重要效应分子。病毒感染后，机体会产生大量特异性的中和性抗体，清除游离的病毒及被感染的细胞。疫苗的作用原理就是模拟病毒感染，刺激机体产生免疫应答，其中免疫后血清的中和效价是评价疫苗的重要指标之一。注射多克隆抗体或单克隆抗体同样可帮助机体清除病毒，治疗病毒感染。重症急性呼吸综合征冠状病毒（severe acute respiratory syndrome coronavirus，SARS-CoV），中东呼吸综合征冠状病毒（Middle East respiratory syndrome coronavirus，MERS-CoV）以及埃博拉病毒（Ebola virus，EBOV）等病毒暴发期间，WHO 就曾推荐使用康复患者血清治疗感染[1]。而单克隆抗体用于治疗病毒感染的最成功例子是 1998 年 FDA 批准上市的帕利珠单抗（Palivizumab），该抗体用于治疗小儿呼吸道合胞病毒（respiratory syncytial virus，RSV）感染[2]。针对人免疫缺陷病毒（HIV）、埃博拉病毒、流感病毒等感染的中和性抗体也一直是病毒治疗领域的研究热点[3-8]。

　　抗体在寨卡病毒病的治疗中也发挥重要的作用。临床症状以及基础研究均揭示寨卡病毒感染可严重危害神经系统尤其是新生儿神经系统的发育，并极可能破坏雄性生殖系统。利用寨卡病毒感染的小鼠模型，中国科学院遗传发育生物学研究所许执恒研究员与中国军事医学院秦成峰研究员的合作研究发现，康复患者的血清可以有效抑制寨卡病毒感染引起的胎鼠脑部神经多能性细胞的凋亡和减少，进而抑制小头畸形的发生，证明康复血清可有效缓解寨卡病毒感染引起的神经症状[9]。

　　单克隆抗体方面，自 2015 年疫情暴发以来，有数百种寨卡病毒的单抗被鉴定出来[9-16]。这些抗体的靶点集中在两个蛋白上，一是作为结构蛋白之一的表面蛋白 E[9-16]，另一个是非结构蛋白 NS1[16]。截至目前，NS1 蛋白的抗体有 41 株，主要用于病毒检测。针对 E 蛋白的抗体有 461 株。其中，中和活性（IC_{50}，$PRNT_{50}$ 或 $FRNT_{50}$）低于 1μg/ml 的抗体有 70 株[10, 11, 13-16]。在寨卡病毒感染的小鼠模型中，有 9 株抗体被证明可以抵抗致死剂量的寨卡病毒感染[10-12, 14-16]。注射抗体（ZIKV-117）或康复血清可有效降低小鼠各组织中病毒载量，降低病毒在孕鼠体内的垂直传播，并进一步抑制寨卡病毒感染引起的小头畸形[9, 14]，证明寨卡病毒特异性抗体在抑制病毒传播及治疗其引起的并发症方面具有巨大的潜力。

　　本章将从抗体的作用机制，寨卡病毒抗体的靶蛋白 E 蛋白和 NS1 蛋白的结构和功能，E蛋白抗体的结合位点及中和机制等 3 个方面展开，介绍抗体在寨卡病毒感染中的作用。

第一节　抗体的作用机制

抗体通过多种机制抑制病毒感染，清除游离的病毒及受感染的细胞，如图 16-1 所示，其作用机制主要包括 3 个方面：对游离病毒的中和效应；Fc 介导的清除作用；对特殊病毒存在特殊效应。

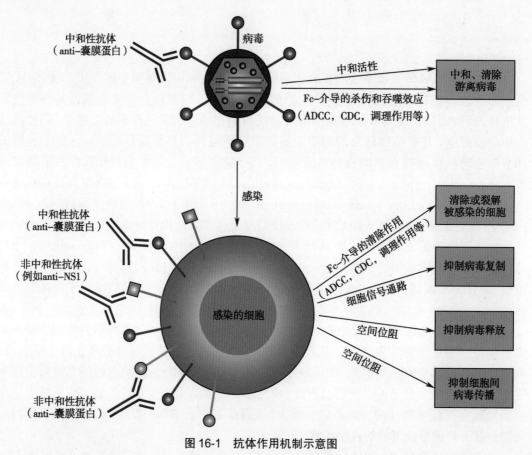

图 16-1　抗体作用机制示意图

一、中和效应

对游离病毒的中和作用是抗体最显著的抗病毒活性，也是机体内抗体发挥保护效果的重要方式[17]。抗体通过结合到病毒上，使病毒丧失感染能力的方式即中和效应，这一过程通常不需要其他分子的参与。

抗体是如何使病毒失去感染能力的呢？通常囊膜病毒要感染细胞，首先需要通过病毒表面的糖蛋白结合蛋白受体、糖受体或其他黏附分子从而黏附到细胞表面。有些病毒，如 HIV 以及 MERS-CoV 在细胞膜处就发生病毒囊膜与宿主细胞膜的融合，直接将病毒基因组释放入细胞内[18-20]；有些病毒会被吞入内吞体，在低 pH 的诱导下，病毒囊膜蛋白发生构象变化，暴露出融合肽，然后与内吞体膜发生融合（例如流感病毒和黄病毒）[21]；也有些病毒在内吞体内，病毒表面的糖蛋白被特定的酶消化，暴露出病毒配体基团，然后通过与内吞体膜上的受体结合,进而诱导融合肽的释放,再发生病毒囊膜与内吞体膜融合,释放病毒基因组(例如埃博拉病毒)[22-24]。抗体可能作用在病毒基因组释放之前的任何一个环节,抑制病毒基因组的释放,进而使病毒失去感染能力,抑制病毒感染。

对于受体明确的囊膜病毒,封闭病毒与受体的结合位点就可以阻断病毒的感染,比如MERS-CoV、SARS-CoV、流感以及 HIV 等的中和抗体[6, 25-27];对于膜融合过程中膜表面糖蛋白需要构象调整的病毒,抑制病毒构象变化可以抑制病毒感染,例如一些黄病毒的中和抗体[28];膜融合过程中抑制融合肽插入到宿主膜结构也可以抑制病毒感染,而且由于融合肽的保守性,这一类的抗体往往具有广谱中和的特性,例如流感病毒、埃博拉病毒、黄病毒等的广谱中和抗体[8, 22, 28-30]。

抗体的中和作用,也可能通过结合补体而增强。结合在病毒表面的抗体激活补体,补体沉积在病毒表面,可以进一步封闭病毒,阻止病毒和受体的结合,进而增强抗体的中和效果[17]。因此,抗体可通过多种机制,中和游离病毒的感染能力。

二、Fc 介导的清除作用

抗体的中和作用,只能阻止游离病毒对细胞的感染,但是对游离病毒以及被感染细胞的清除还需要依赖 Fc 介导的各种清除效应(图 16-1)。

1. 补体依赖的细胞毒作用 抗体与游离病毒表面的抗原结合,或是与被感染细胞表面表达的病毒抗原结合,形成免疫复合物(immune complex,IC)。其中,IgG1~3 和 IgM 与相应的抗原结合后,可因构型改变而使其 C_H2/C_H3 功能区内的补体结合位点暴露,从而激活补体经典途径。IgG4、IgA 和 IgE 不能通过经典途径激活补体。该途径的激活会在病毒或感染细胞的表面形成膜攻击复合物(membrane attack complex,MAC)。MAC 可通过插入到局部磷脂双层膜形成穿膜的亲水性孔道,使被感染的细胞内外渗透压失衡,最终导致细胞破裂。另外,MAC 与磷脂结合可引起脂质双层膜全面崩解,此效应是裂解囊膜病毒的重要机制[31]。

2. 调理作用 抗体与抗原结合形成 IC 后,激活补体途径,产生众多补体分子。某些补体如 C3b、C4b 和 iC4bR 也是重要的调理素分子,吞噬细胞表面含有这些调理素的受体,如CR1、CR3 或 CR4。因此,病毒及感染细胞通过抗体 - 补体 - 补体受体 - 吞噬细胞的结合链条与吞噬细胞间接结合,并促进吞噬细胞的吞噬作用,有助于病毒及感染细胞的清除。此外,吞噬细胞表面也含有 IgG Fc 的受体。抗体通过与 Fc 受体结合,直接促进吞噬细胞对抗体结合的抗原的吞噬作用[31]。

体外实验表明,抗体在小核糖核酸病毒(picornavirus)、口蹄疫病毒(food-and-mouth disease virus)的清除中发挥调理作用。目前也认为在体内,调理作用对抗体的保护效果至关重要[32]。

3. 抗体依赖的细胞毒作用 除了促进吞噬细胞的吞噬作用以外,Fc 与 NK 细胞表达的 Fc 受体结合还可以引起 ADCC 效应。抗体与 Fc 受体结合,激活 NK 细胞,后者释放穿孔素、颗粒酶等细胞毒物质杀伤靶细胞。穿孔素的作用类似 MAC,在钙离子存在的条件下,可在靶细胞膜上形成多聚穿孔素"孔道",使水电解质迅速进入细胞内,导致细胞崩解破坏。颗粒酶属于丝氨酸蛋白酶,可沿着穿孔素在靶细胞膜上形成的"孔道"进入细胞内,通过激活凋亡相关的酶系统导致靶细胞凋亡。同时,Fas 与 FasL 通路及 TNF-α 与 TNFR-I 通路在靶细胞的凋亡中也发挥重要作用[31]。

4. 抗体依赖的感染增强　然而有时,病毒可通过结合的抗体与 Fc 受体和(或)补体受体结合,进而引发病毒对 FcR 或者 CR 表达细胞的感染,这种现象被称为抗体依赖的增强作用。很多病毒的感染都存在 ADE 现象,比如埃博拉病毒、HIV、冠状病毒等[33]。ADE 现象在黄病毒的致病机制中发挥重要作用,也使得黄病毒疫苗的研发和使用更加复杂,对此部分的阐述详见第十五章。

三、抗体的其他作用

对某些病毒的感染,抗体可通过一些特殊的方式发挥作用。

麻疹病毒(measles virus)和辛德毕斯病毒(Sindbis virus)等神经嗜性病毒感染神经细胞时,抗体结合到感染细胞表面,可通过特定的信号通路抑制细胞内病毒的复制[34, 35]。某些流感病毒神经氨酸酶(neuraminidase, NA)的抗体可以抑制 NA 的活性。NA 的酶活性对流感病毒粒子的释放至关重要。因此,NA 的抗体可以通过抑制 NA 活性,抑制病毒从感染的细胞释放出来,进而抑制病毒的扩散,抑制病毒的进一步感染[36]。某些病毒的抗体结合到抗原上,可以抑制病毒在细胞间的扩散,如人单纯疱疹病毒 1 和 2 的 gD 抗体[37]。但是某些病毒的抗体只能抑制游离的病毒对细胞的感染,对细胞间的扩散没有效果,如结合在 HIV 表面蛋白 gp120 V3 区域的 257-D[38]。

从上述抗体的作用机制看,只要是能够结合到病毒表面或是感染细胞表面的抗体,都可以发挥 Fc 介导的清除作用。所以,中和性抗体既通过其中和活性抑制病毒对细胞的感染,同时也可以通过 Fc 介导的多重效应清除病毒。而某些结合感染细胞表达的抗原的抗体,即便没有中和活性,也可以通过 Fc 介导的清除作用抵抗病毒感染,例如针对黄病毒的 NS1 蛋白的抗体就是通过后者起到抗病毒活性[39](图 16-1)。虽然 Fc 与 Fc 受体结合,以及补体与补体受体的结合与抗原的特异性无关,但是抗体与抗原的结合则是特异性的。因此,抗体特异性地调节人体的免疫系统,通过多重机制清除病毒及感染的细胞。

第二节　寨卡病毒治疗性抗体靶分子的结构和功能

一、中和保护抗体的主要靶点 -E 蛋白

寨卡病毒的 E 蛋白负责病毒的入侵与膜融合[40],被认为包含着宿主细胞的受体结合区域[41, 42],因此是中和抗体的主要靶点。寨卡病毒 E 蛋白属于典型的Ⅱ型病毒融合蛋白。与Ⅰ型病毒融合蛋白在病毒表面呈现刺突状不同的是,寨卡病毒表面 180 个 E 蛋白单体在融合前可形成 90 个头尾相连的二聚体,平躺在病毒表面。90 个 E 蛋白二聚体在病毒表面以 20 面体对称的形式紧密排列,呈现一种鱼骨状交叉排列方式。每 3 个 E 蛋白二聚体平行排列成一个"木筏"(Raft)结构[43]。因此,一个病毒颗粒被 30 个这样的"木筏"所包裹。在这种融合前的状态下,第二结构域上的融合环被相邻亚基上的第三结构域所保护,从而使得疏水的融合环不会暴露(图 16-2A)(详细的结构特征见第二章)。这种保护可以稳定病毒融合前构象,避免病毒过早地融合。尽管寨卡病毒的融合后结构尚未解析,但根据登革病毒等其他黄病毒的结构特征来看,病毒在感染的过程中,E 蛋白二聚体结合到细胞受体上,然后通过内吞作用进入到靶细胞的内吞体中。在中晚期内吞体里,酸性的 pH 环境将会诱导

病毒表面 E 蛋白发生构象改变[44]。在这一变化过程中,首先第二结构域相对于第一结构域发生 20° 左右的旋转,使得第二结构域头部的融合环暴露出来,E 蛋白二聚体发生解聚。同时,第三结构域相对于第一结构域也发生 60~70° 的大摆动,使得 E 蛋白从平躺的状态转变成站立的状态。这一过程伴随着 E 蛋白单体重新组合,形成 60 个三聚体。融合环突出在三聚体的头部,从而暴露出来,很快插入到疏水的内吞体脂膜当中,从而启动膜融合[44]。E 蛋白的这个状态就是融合中间态(图 16-2B)。E 蛋白在靠近病毒表面的地方含有 2 段 α- 螺旋组成的茎部区连接病毒的跨膜区。当融合环插入到内吞体的脂膜中,茎部区的 2 段 α- 螺旋将转位,向融合环方向摆动,从而拉近病毒囊膜与内吞体膜之间的距离(图 16-2C)。最终,导致病毒囊膜与内吞体膜发生融合,进而释放出病毒的 RNA 进入靶细胞的细胞质内[45]。抗体可以在病毒吸附、变构、融合的每一个过程中发挥作用,实现中和病毒的作用。

E 蛋白是在病毒复制周期的后期组装进病毒颗粒的。新组装的子病毒首先进入内质网腔形成非成熟病毒颗粒。E 蛋白和 prM 蛋白形成异源二聚体,每 3 个异源二聚体形成 1 个三聚体突触(图 16-2D)。一个非成熟病毒颗粒表面由 60 个这样的三聚体突触构成,它们呈刺突状分布在病毒表面。随后,非成熟病毒颗粒进入高尔基体经历成熟过程。在这过程中,prM 被 furin 酶切割。当病毒释放到中性 pH 的细胞外时,被切割的 pr 从 E 蛋白上解离开来,这样 60 个 prM/E 蛋白三聚体突触重排成 90 个 E 蛋白二聚体,从而形成光滑的融合前成熟病毒颗粒(图 16-2E)[46]。然而病毒成熟这一过程往往并不是完美的,病毒常常会产生未切割的 prM。当这些未切割的 prM 被释放到细胞外时,会导致 prM/E 重新成为三聚体突触[46]。因此,导致非成熟颗粒或者部分非成熟颗粒(mosaic particles)的产生。这些非成熟

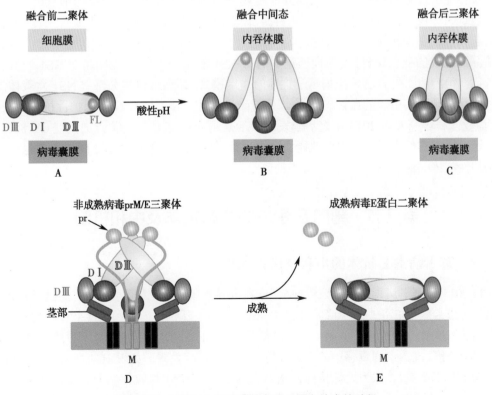

图 16-2　E 蛋白介导的膜融合及 E 蛋白的成熟过程

病毒颗粒或部分非成熟病毒颗粒上的 E 蛋白，往往暴露一些隐藏表位（比如融合环），因此也可以成为抗体的识别位点。结合病毒的抗体可以通过激活 Fc 受体效应细胞从而清除病毒，起到保护效果[28]。

除此之外，和其他黄病毒一样，寨卡病毒的表面 E 蛋白的动态变化使得抗体对于病毒的识别变得复杂。在和寨卡病毒亲缘关系最近的登革 2 型病毒中发现，当温度提高到 37℃以上时，光滑的病毒表面变成了刺突状，其 E 蛋白排列发生了变化，使得隐藏的表位得以暴露。而报道显示寨卡病毒粒子的 E 蛋白有着很好的热稳定性，即使到了 40℃仍然维持着光滑的表面[47]。除了温度导致的变构以外，病毒还有一种叫做"呼吸"的作用。"呼吸"作用是病毒的抗原表面发生收缩性动态变化的一种情况。当病毒呼吸时，E 蛋白的隐藏表位可以瞬时暴露出来，从而给抗体识别和中和的机会[48]。

二、保护性抗体的潜在靶点 -NS1

非结构蛋白 NS1 不表达在病毒表面。NS1 在病毒感染时才表达，以两种形式存在：一种以头并头二聚体的形式表达在被感染细胞的表面[49]（图 2-4）；另一种以 3 个二聚体（六聚体）的形式分泌到细胞外[50]（图 2-4）（结构特征参见第二章）。NS1 参与的功能很多，包括病毒复制、免疫逃逸以及病毒的致病等。近期，寨卡病毒的 NS1 蛋白的全长结构被解析[50]。有趣的是与已知结构的登革 1、2 型病毒及西尼罗病毒相比，寨卡病毒的 NS1 表面电荷分布不一样，提示它们可能存在不同的致病机制[49]。NS1 作为疫苗免疫小鼠能够保护致死剂量的登革病毒对小鼠的攻击。因此，NS1 是一种潜在的疫苗靶点。靶向细胞膜表面的 NS1 蛋白的抗体能够通过激活补体系统以及 Fc- 受体效应细胞从而清除被感染的细胞[51]。此外，有报道认为分泌型的 NS1 蛋白在其他黄病毒感染过程中，能够破坏宿主血管上皮细胞，从而引起血管的破裂渗漏。保护性抗体能够通过靶向 NS1 蛋白从而抵御病毒引起的血管破裂渗漏而造成的死亡。目前，靶向西尼罗病毒 NS1 的保护性抗体 22NS1 与 NS1 的复合物结构已获得解析。复合物结构揭示了抗体的作用模式，即通过包裹分泌型 NS1 六聚体的外侧表位从而预防其引起的血管破裂[52]。目前尚没有针对寨卡病毒 NS1 保护性抗体的报道。近期，我国科学家发现 2013 年之后暴发的寨卡病毒 NS1 蛋白一个位点的突变（A188V）导致了近期病毒在蚊虫媒介中的繁殖能力大大增强[53]。因此，寨卡病毒的 NS1 蛋白也将是一个保护性抗体的潜在靶点，值得进一步的研究。

第三节　靶向 E 蛋白的中和抗体及中和机制

一、寨卡病毒 E 抗体的中和及保护效果

自 2015 年寨卡病毒病在巴西流行至今，在世界各国科学家的努力下，目前已经分离、鉴定出针对寨卡病毒 E 蛋白单克隆抗体多达 461 株[9-16]。从抗体的中和活性来看，半数抑制病毒感染的浓度（IC_{50}，$PRNT_{50}$ 或是 $FRNT_{50}$）低于 1μg/ml 的抗体达到 70 株，有 9 株抗体进行了动物实验评价，在寨卡病毒感染的小鼠模型中显示出治疗效果。如表 16-1 所示，这 9 株抗体有 3 株来源于小鼠，6 株为人源抗体。从结合的表位来看，1 株抗体结合到黄病毒保守的融合环部分（2A10G6）[12]，4 株抗体结合在 DⅢ（ZKA64，ZV-67，ZV-54，Z004）[10, 11, 16]，其余 4 株

表16-1　利用小鼠感染模型检测体内保护效果的寨卡病毒E蛋白抗体信息

来源	名称	表位	特异性	亲和力/nM（抗原）	中和活性/（μg·ml⁻¹）	动物实验		参考文献
						小鼠模型	保护效果	
登革2型灭活病毒免疫的小鼠	2A10G6	融合环	黄病毒广谱	$K_D=2.7$（E）	$PRNT_{50}=249$	5周龄 A129，腹腔攻毒 10^5 PFU（SZ01），24小时后皮下注射 500μg/只的抗体（～25mg/kg）	对照组60%死亡情况下，抗体组小鼠全部存活	[12,55]
寨卡患者记忆B细胞EBV永生化	ZKA64	DⅢ	寨卡病毒	$EC_{50}=0.4$（E）；$EC_{50}=1.07$（DⅢ）	$IC_{50}=0.16$	5～8周龄 A129，腹腔注射 15mg/kg ZKA64-LALA突变抗体，24小时后皮下攻毒 100 PFU 寨卡病毒（MP1751）	对照组100%死亡情况下，LALA突变体组全部存活，并且各个器官病毒RNA拷贝数显著降低	[16]
						5～8周龄 A129，皮下攻毒 100 PFU 寨卡病毒（MP1751），24小时后腹腔注射 15mg/kg ZKA64-LALA突变抗体	对照组100%死亡情况下，LALA突变体组全部存活，并且各个器官病毒RNA拷贝数显著降低	
寨卡病毒感染的小鼠，再用纯化的DⅢ加强	ZV-67	DⅢ	寨卡病毒	$K_D=8.8±1.7$（DⅢ）	$FRNT50=0.14～0.51$	4～5周龄 C57BL/6，腹腔注射 IFNaR1抗体（2mg/只）24小时后注射 250μg/只的抗体（～12.5mg/kg），再过24小时皮下（足底）攻毒 10^5 FFU 寨卡病毒（Dakar 41519）	对照组90%死亡情况下，ZV-67和ZV-54抗体组小鼠全部存活	[11]
	ZV-54	DⅢ	寨卡病毒	$K_D=7.9±0.2$（DⅢ）	$FRNT50=0.09～0.58$			
寨卡康复患者E特异性记忆B细胞单细胞测序	Z3L1	DⅠ，DⅡ	寨卡病毒	$K_D=5390$（E）	$IC50=0.24$（C6/36）；$IC50=0.17$（Vero）	4～6周龄小鼠（B6.129S2-Ifnar1tm1Agt/Mmjax），腹腔攻毒 10^6 PFU（SMGC-1），24小时后腹腔注射 10mg/kg 抗体	对照组全部死亡的情况下，Z3L1和Z23组小鼠全部存活，Z20组80%存活	[15]
	Z23	DⅢ，DⅠ	寨卡病毒	$K_D=441.4$（E）	$IC50=0.56$（C6/36）；$IC50=0.37$（Vero）			
	Z20	DⅡ	寨卡病毒，登革病毒	$K_D=163.6$（E）	$IC50=0.89$（C6/36）；$IC50=0.37$（Vero）			

续表

来源	名称	特异性	表位	亲和力/nM（抗原）	中和活性/（μg·ml⁻¹）	动物实验 小鼠模型	动物实验 保护效果	参考文献
						4~5 周龄 C57BL/6，腹腔注射 IFNaR1 抗体（2mg/只），24 小时后皮下（足底）攻毒 10^3 FFU 寨卡病毒（Dakar），攻毒后 1 天腹腔注射抗体或足攻毒后 5 天腹腔注射抗体 16.7mg/kg	攻毒后 1 天，6.7mg/kg 剂量的抗体：在对照组全部存活情况下，抗体组 40% 存活；攻毒后 5 天，16.7mg/kg 剂量的抗体：在对照组 20% 存活情况下，抗体组小鼠 67% 存活	[14]
						E5.5（♀：IFNaR1−/−，♂I 野生型）时，向孕鼠注射 250μg/只抗体，E6.5 通过母鼠皮下（足底）攻毒，10^3 FFU 寨卡病毒（Paraiba 2015）	E13.5 解剖孕鼠，对照组有~90% 胚胎被吸收，母鼠脑和血清中病毒量相当于 10^3~10^7 FFU/g，抗体组只有~5% 胚胎被吸收，其余仍完整，母鼠脑和血清中病毒量相当于 10^0~10^2 FFU/g	
寨卡患者的 B 细胞感染 EBV 后，再与骨髓瘤细胞融合	ZIKV-117	寨卡病毒	DII	EC₅₀=0.346（E）	IC₅₀=0.005~0.025	野生型 E5.5，母鼠腹腔注射 250μg/只 ZIKV-117 抗体以及 1mg/只 IFNaR1 抗体，E6.5 母鼠皮下（足底）攻毒 10^3 FFU 寨卡病毒（Dakar），E7.5，母鼠腹腔注射 1mg/只 IFNaR1 抗体	E13.5，对照组母鼠脑和血清中病毒量相当于 10^5 FFU/g，胎鼠脑和胎盘的病毒相当于 10^5~10^7 FFU/g，抗体组母鼠脑和血清中病毒量相当于 10^0~10^3 FFU/g，胎鼠脑和胎盘相当于 10^0~10^3 FFU/g	
						野生型 E5.5，母鼠腹腔注射 250μg/只 ZIKV-117LALA 抗体以及 1mg/只 IFNaR1 抗体，E6.5 母鼠皮下（足底）攻毒 10^3 FFU 寨卡病毒（Dakar），E7.5 母鼠腹腔注射 1mg/只 IFNaR1 抗体	E13.5，对照组胎鼠脑和胎盘的病毒相当于 10^6~10^8 FFU/g，抗体组相当于 10^0~10^4 FFU/g	

续表

来源	名称	表位	特异性	亲和力/nM (抗原)	中和活性/(μg·ml⁻¹)	动物实验		参考文献
						小鼠模型	保护效果	
						野生型 E5.5 母鼠腹腔注射 1mg/只 IFNaR1 抗体，E6.5 母鼠皮下（足底）攻毒 10^3 FFU 寨卡病毒（Dakar），E7.5 母鼠腹腔注射 250μg/只 ZIKV-117 抗体以及 1mg/只 IFNaR1 抗体	E13.5，对照组母鼠脑和血清中病毒含量相当于 10^5~10^6 FFU/g，胎鼠脑和胎盘的病毒量相当于 10^5~10^7 FFU/g，抗体组母鼠脑和血清中病毒量相当于 10^0~10^4 FFU/g，胎鼠脑和胎盘病毒量相当于 10^0~10^3 FFU/g	
寨卡病毒流行地区血清样本	Z004	DⅢ	寨卡病毒，登革 1 型病毒	EC₅₀=0.158（DⅢ）	IC₅₀=0.0007	3~4 周龄小鼠（B6.129S2-Ifnar1tm1Agt/Mmjax）腹腔注射 125μg/只（~8mg/kg）抗体，24 小时后通过皮下（足底）攻毒 $1.25×10^5$ PFU 寨卡病毒（Puerto Rican）	对照组~80% 死亡情况下，抗体组全部存活	[10]
						3~4 周龄小鼠（B6.129S2-Ifnar1tm1Agt/Mmjax）通过皮下（足底）攻毒 $1.25×10^5$ PFU 寨卡病毒（Puerto Rican），24 小时后腹腔注射 125μg/只抗体（~8mg/kg）	对照组~60% 死亡情况下，抗体组~95% 存活	

注：DⅠ：第一结构域；DⅡ：第二结构域；DⅢ：第三结构域；E：寨卡病毒囊膜蛋白

抗体结合到一个 E 蛋白分子的多个结构域（Z3L1 和 Z20）[15]，甚至是多个 E 蛋白分子（Z20，Z23 和 ZIKV-117）[14,15,54]。而结合的位点也决定了不同抗体的特异性。2A10G6 是黄病毒广谱的保护性抗体[12]，Z20 除了可以中和寨卡病毒的感染以外，对登革病毒的 4 种血清型也有微弱的中和效果[15]。Z004 既可以中和寨卡病毒的感染，同时对登革 1 型病毒也有极强的抑制效果（IC_{50}=1.6ng/ml）[10]，其余 6 株抗体均表现出寨卡病毒的特异性[11,14-16]。除了结合融合环的抗体 2A10G6 中和活性很低以外，其余 8 株抗体的 $IC_{50}/PRNT_{50}/FRNT_{50}$ 均低于 1μg/ml，其中 Z004 的体外中和活性最高，其半数抑制病毒浓度低至 0.4ng/ml[9-16]。

虽然这 9 株抗体来源于不同的实验室，但是评价抗体效果使用的小鼠模型原理相同，即干扰小鼠的正常抗病毒通路，降低小鼠对病毒感染的抵抗能力，从而使小鼠表现出对寨卡病毒的易感性。由于干扰素通路在抗病毒免疫中的重要作用，目前评价寨卡病毒抗体的体内效果使用的小鼠模型或者是通过敲除干扰素受体（Ⅰ/Ⅱ型）形成的基因敲除小鼠，或者是通过注射抗Ⅰ型 IFN 受体的抗体阻断 IFN 的信号通路形成的 IFN 功能暂时缺陷的小鼠。在这种免疫缺陷小鼠模型中，攻毒 24 小时后注射抗体，9 株抗体均可以使小鼠抵抗致死剂量的寨卡病毒感染。但是由于每个实验室攻毒选用的寨卡病毒毒株的差异，使用小鼠的遗传背景及周龄的差异，抗体使用量的差异，很难对这些抗体的体内保护效果进行比较。另外，提前 24 小时注射 ZV-67、ZV-54 或者 Z004 也可以显著预防致死剂量的寨卡病毒对小鼠的感染。为了研究寨卡病毒引起的垂直传播和胎儿的小头畸形症状，Sapparapu 等还检测了抗体对孕鼠及胎鼠的预防和保护效果。注射 ZIKV-117 可有效降低母鼠脑和血液以及胎鼠脑和胎盘的病毒载量，并且显著提高感染寨卡病毒的孕鼠胎鼠存活比例，证明 E 蛋白抗体对寨卡病毒感染的抑制效果，对感染寨卡病毒孕鼠的胎鼠的保护效果[14]。

二、E 蛋白中和性抗体的表位分布及中和机制

靶向 E 蛋白的中和性抗体是如何与 E 蛋白结合的，抗体的结合位点与功能又有怎样的联系呢？借助 X-射线晶体衍射以及冷冻电镜等结构生物学手段，目前 10 个抗体与 E 蛋白的复合物结构已被解析。按抗体结合的 E 蛋白数量，这 10 个抗体大致可分为两类，一类结合 E 蛋白单体，包括 2A10G6[12]、Z3L1[15]、ZV67[11] 及 Z006[10]；另一类结合 2 个甚至是多个 E 蛋白，包括 C8[13]、C10[13,56]、A11[13]、Z23[15]、Z20[15] 以及 ZIKV-117[14,54]。

（一）结合 E 蛋白单体的抗体

基于黄病毒融合环在序列上的高度保守性，以及 E 蛋白结构的保守性，人们首先检测靶向这一区域的黄病毒广谱中和性抗体对寨卡病毒的结合及功能。研究表明 2A10G6 抗体能够有效结合、中和与寨卡病毒亲缘关系很近的其他黄病毒，包括 4 种血清型的登革病毒、黄热病毒以及西尼罗病毒[55]，并且 2A10G6 与寨卡病毒 E 蛋白亲和力很高（KD=2.7nM）。进一步的抗原抗体复合物结构显示该抗体的结合位点几乎覆盖了融合环的所有氨基酸残基（W101-G102，G104-F108），同时还与 DⅡ的 T76-Q77 相互作用（PDB：5JHL）。2A10G6 结合位点的保守性也解释了该抗体的广谱中和性（如图 16-3A）。

从结构上看，融合前 E 蛋白的融合环是通过结合二聚体中另一个 E 蛋白分子第三结构域而被稳定住，因此，成熟病毒表面的融合环是隐藏的。而融合环抗体对其他黄病毒抗体的中和作用得益于病毒表面 E 蛋白的"呼吸作用"，即 E 蛋白构象发生变化，导致融合环的暴露，使得融合环抗体结合并随病毒一起被吞至内吞体中[44]。膜融合阶段，抗体通过结

合融合环,阻碍其插入内吞体膜中,进而阻止融合的进一步发生。然而,电镜结构显示,寨卡病毒呈现更强的热稳定性,病毒表面 E 蛋白的"呼吸"现象不明显,导致融合环的暴露程度有限[47]。与此一致的是 2A10G6 以及其他融合环抗体仅表现出有限的甚至是无中和活性[12, 15, 16]。相反,这一类低中和活性抗体反而会引起 ADE 现象[57],可能加重下一次不同黄病毒感染的症状,因此在疫苗设计中应尽可能避免诱发这一类抗体的产生。

第三结构域被认为可能包含病毒与宿主细胞受体结合的区域[41, 42, 58-60]。由于针对第三结构域表位的许多抗体具有很高的中和活性,因此多个研究组也特异性的使用第三结构域作为免疫原或是筛选的靶点,以此分离出针对寨卡病毒第三结构域的中和性抗体,例如ZV67[11]和 Z006[10](表 16-1)。这两株抗体来自于不同的实验室,一个是鼠源抗体(ZV-67,PDB: 5KVG),另一个是人源抗体(Z006, PDB: 5VIG)。尽管二者的结合位点相似,都集中于第三结构域的侧面突起部分(lateral region, LR)(图 16-3C),但是二者结合第三结构域的角度稍有不同。ZV-67 的结合位点包括连接第一和第三结构域的 I0A loop,BC loop,DE loop 以及 β 片层 A 和 G。Z006 结合的位点更集中在柔性的 loop 区域,除了与 ZV-67 相似的loop 结合位点(I0A loop, BC loop, DE loop)以外,Z006 还结合 CD loop 和 FG loop。结合位点的角度和氨基酸的差异,直接导致了两个抗体特异性的差异。ZV-67 特异的结合、中和寨卡病毒的感染,而 Z006 还可以结合并中和登革 1 型病毒的感染。

第一结构域处于 E 单体的中间部分,连接两边的第二和第三结构域。在病毒融合变构中发挥重要的作用。抗体 Z3L1 与 E 蛋白的复合物晶体结构显示,虽然 Z3L1 与 E 蛋白的二聚体形成复合物(PDB: 5GZN),但是该抗体主要结合其中一个 E 蛋白第一结构域和第一结构域 - 第二结构域连接处(图 16-3B),包括第一结构域的 β 片层 D_0、E_0 和 F_0 以及 150-loop,第二结构域的 fgloop、hi loop 以及连接第一和第二结构域的 αBI_0 loop。基于 150-loop 上的糖链对于 DC-SIGN 结合的重要性[61],Z3L1 的结合可能会影响寨卡病毒与受体 DC-SIGN 的结合,从而影响病毒对宿主细胞的吸附。同时,Z3L1 可能通过结合在第一和第二结构域及其连接部分固定第一和第二结构域的相对位置,进而阻碍酸性条件下两个结构域构象重排,从而阻止膜融合的发生。

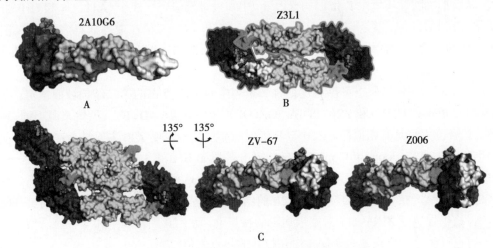

图 16-3 结合 E 蛋白单体的抗体表位分布

注:图片中 E 蛋白以 surface 形式展示,红色、黄色、蓝色以及绿色分别代表寨卡病毒的 DI, DII, DIII 以及 FL,每种抗体与 E 蛋白相互作用的氨基酸用灰色显示。结构分析中抗原抗体相互作用氨基酸 cutoff 选为 4.5Å,分析使用的结构分别为 PDB5JH1 (2A10G6), 5GZN (Z3L1); 5KVG (ZV-67), 5VIG (Z006)

（二）结合多个 E 蛋白分子的抗体

黄病毒感染产生的抗体中还有一大类是病毒表面 E 蛋白四级结构表位（抗体结合多个 E 蛋白亚基）依赖的抗体。有的抗体是结合在同一个 E 蛋白二聚体上不同亚基上，也有部分抗体的表位跨越不同的 E 蛋白二聚体。

A11、B7、C8 和 C10 抗体是最早发现的一类二聚体依赖（E-dimer dependent，EDE）的登革病毒广谱中和抗体，能够交叉中和 4 个血清型的登革病毒[62]。寨卡病毒引起大范围疫情后，科学家们在体外细胞水平评价了这 4 种抗体对寨卡病毒的中和效果，发现这些可以交叉结合、中和寨卡病毒的感染[13]。抗体与 E 蛋白的复合物晶体结构表明，与结合登革病毒 E 蛋白的模式类似，A11 和 C8 与寨卡病毒 E 蛋白的结合也依赖于二聚体的构象（A11，PDB：5LCV；C8，PDB：5LBS）（图 16-4A、B）。A11 的结合位点涉及二聚体中的 3 个结构域，主要是一个 E 蛋白的第二结构域，包括 ij loop，bc loop，FL 以及另一个 E 蛋白位于第一结构域的 150-loop 及其糖基化修饰和第三结构域的 AA′ loop。虽然 C8 的结合位点与 A11 有很大的相似性，但是 C8 结合面比 A11 更大，其结合的氨基酸残基除了与 A11 相似的位于第三结构域的 AA′ loop 和位于第二结构域的 ij loop、bc loop、FL 以外，C8 还结合第三结构域的 β 片层 B 和 E，以及第二结构域的 β 片层 b 和 d，并且 C8 还结合第一结构域的 N 端，但是 C8 不与 150-loop 的糖链直接接触。抗体与病毒的电镜结构解析也揭示出 C10 相似的表位，但是结合的位点较 C8 进一步扩大[56]（PDB：5H37）（图 16-4C）。二聚体水平上，C10 结合二聚体中一个 E 蛋白的位点包括：第一结构域的 150-loop，β 片层 D_0 和 E_0，连接第一和第二结构域的 αBI_0 loop，第三结构域的 AA′ loop，DE loop 以及 β 片层 E；另一个 E 蛋白包括第二结构域的 ij loop，bc loop，FL 以及 β 片层 b。此外，C10 还与相邻二聚体的链接第一和第二结构域的 D_0a loop 结合。不同 pH 下 C10 与寨卡病毒的电镜结构表明，pH8.0 时病毒粒子的直径与 pH6.5 时 C10-寨卡病毒中寨卡病毒的直径相似，而小于该 pH 下单独病毒粒子的直径，说明 C10 通过与多个 E 蛋白的多个结构域相互作用，将 E 蛋白的构象锁定在二聚体形式，从而抑制酸性环境中 E 蛋白构象改变、中和病毒感染[56]。3 个（A11、C8 和 C10）抗体主要结合在 FL 区域，但是与 2A10G6 表位不同的是，这一表位在成熟病毒表面是暴露的，易于抗体的结合及发挥中和效果。3 个抗体结合在相似的区域，也说明这一表位是诱导中和性抗体的重要表位。

E 蛋白的二聚体构象也可以通过结合二聚体中两个 E 蛋白的第二结构域而锁定。例如 ZIKV-117（PDB：5UHY）和 Z20（PDB：5GZO）[14, 15, 54]（图 16-4D、E）。虽然来源不同，两个抗体的结合位点也具有相似性。Z20 与 E 蛋白的晶体结构表明 Z20 主要结合在一个 E 蛋白的 DⅡ 的 ab loop，bc loop，hi loop，ij loop 以及 β 片层 a，b，d，i，j 等，同时 Z20 还与另一个 E 蛋白第二结构域的 gf loop 和连接 DⅠ 和 DⅡ 的 αBI_0 loop 结合。ZIKV-117 与寨卡病毒的电镜结构表明，这一抗体结合的位点与 Z20 的结合位点基本一致，但是相互作用的氨基酸稍有区别，这也导致了 ZIKV-117 对寨卡病毒的特异性，而 Z20 则微弱中和 4 种血清型登革病毒，同时也说明这一位点是寨卡病毒中和抗体的热点表位。

Z23 与寨卡病毒的电镜结构显示虽然这一抗体的主要结合区域位于 DⅢ，但同时这一抗体还插入到相邻 2 个 E 蛋白二聚体的沟槽中发挥中和作用（图 16-4F）。ZV-67 与 Z006 以及 Z23 表位的相似性，也暗示 LR 是诱导寨卡病毒中和性抗体的另一个热点表位。

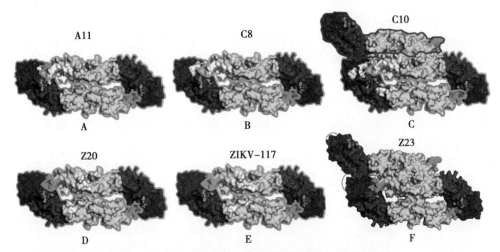

图 16-4　结合 E 蛋白四级结构表位的抗体及其表位分布

注：图片中 E 蛋白以 surface 形式展示，红色、黄色、蓝色以及绿色分别代表寨卡病毒的 DⅠ，DⅡ，DⅢ以及 FL，每种抗体与 E 蛋白相互作用的氨基酸用灰色显示。结构分析中抗原抗体相互作用氨基酸距离选为 4.5Å。其中 Z23- 寨卡病毒电镜结构分辨率较低，其表位以粉色虚线椭圆显示。分析使用的结构分别为 PDB：5LCV（A11），51BS（C8）；5H37（C10），5GZO（Z20），5UHY（ZIKV-117），5GZR（Z23）

（三）中和性抗体的作用机制

E 蛋白的中和性抗体在体外有效中和寨卡病毒感染，同时，中和性抗体使小鼠抵抗致死剂量的感染，抑制垂直传播及胎鼠的流产。结构生物学的研究揭示出抗体在 E 蛋白的表位分布，同时也为阐明抗体的中和机制提供线索。

成熟病毒颗粒，2 个 E 蛋白形成二聚体，横卧在病毒表面。由于 DⅢ以及 150-loop 的糖链在受体结合中的重要作用，结合在两个位点附近的抗体，例如 A11，C8，C10，Z3L1，Z23，ZV-67 或 / 和 Z006 与 E 蛋白结合，都有可能造成空间位阻，影响寨卡病毒与受体的结合。并且这种空间位阻效应有可能通过补体与 Fc 的结合而进一步扩大。没有被中和掉的病毒，其表面结合的抗体与病毒一起被吞至内吞体中，此时由于结合到空间表位的抗体对 E 蛋白二聚体的稳定作用，例如 A11，C8，C10，Z3L1，Z23，Z20 或（和）ZIKV-117，酸性条件下 E 蛋白仍呈现二聚体形式，而不能发生构象变化。即便是发生构象变化，FL 暴露出来的病毒粒子，在内吞体中也有可能被特异性结合到 FL 的抗体，如 2A10G6 封闭其 FL，进而阻止 FL 插入到内吞体膜中，抑制膜融合的发生。

总而言之，在寨卡病毒感染的过程中，中和性抗体可能作用在各个环节，抑制病毒对细胞的吸附和（或）膜融合的发生，进而对病毒的感染起到中和作用。同时中和性抗体的 Fc 片段可招募效应分子和效应细胞，通过补体依赖的细胞毒作用、ADCC 以及调理作用等清除游离的病毒和被感染的细胞。

抗体用于治疗寨卡病毒感染，需要考虑的一个主要因素是抗体的特异性问题。目前发现感染登革病毒、西尼罗病毒的血清可以交叉结合寨卡病毒 E 蛋白，并对寨卡病毒的感染有 ADE 作用[16,63,64]，同样，寨卡病毒刺激产生的抗体也会对 DENV 感染造成 ADE[16]。为了避免增强其他黄病毒的感染，要求寨卡病毒的治疗性抗体或者是对黄病毒具有广谱的高效的中和效果，或者是只能结合寨卡病毒，即特异性结合并且中和寨卡病毒感染。单克隆抗体 C8、C10 和 A11 是目前已知抗体中，可同时高效中和 4 种 DENV 血清型以及寨卡病毒的抗体。结构生物学信息揭示 3 株抗体具有相似的表位[13, 56]。然而，RNA 病毒的特性暗示着即便是 3 株抗体连用，寨卡病毒产生逃逸突变株的概率也很高。目前绝大部分研究集中到对寨卡病毒特异性抗体的寻找中。如表 16-1 所示，目前应用小鼠感染模型评价抗体保护效果的 9 株抗体中，6 株是寨卡病毒特异性抗体。结构生物学的研究则进一步揭示抗体的表位分布，为今后多种寨卡病毒特异性抗体连用和降低逃逸株出现的概率提供了精确的结构信息和重要的理论依据。

（王奇慧　严景华）

参 考 文 献

1. WHO. http://www.who.int/en/.

2. Shadman KA, Wald ER. A review of palivizumab and emerging therapies for respiratory syncytial virus. Expert Opin Biol Ther, 2011, 11(11): 1455-1467.

3. Pica N, Palese P. Toward a universal influenza virus vaccine: prospects and challenges. Annu Rev Med, 2013, 64: 189-202.

4. DiLillo DJ, Palese P, Wilson PC, et al. Broadly neutralizing anti-influenza antibodies require Fc receptor engagement for in vivo protection. J Clin Invest, 2016, 126(2): 605-610.

5. Burton DR, Hangartner L. Broadly neutralizing antibodies to HIV and their role in vaccine design. Annu Rev Immunol, 2016, 34: 635-659.

6. Margolis DM, Koup RA, Ferrari G. HIV antibodies for treatment of HIV infection. Immunol Rev, 2017, 275(1): 313-323.

7. Wec AZ, Herbert AS, Murin CD, et al. Antibodies from a human survivor define sites of vulnerability for broad protection against Ebola viruses. Cell, 2017, 169(5): 878-890 e815.

8. Zhao XL, Howell KA, He SH, et al. Immunization-elicited broadly protective antibody reveals Ebola virus fusion loop as a site of vulnerability. Cell, 2017, 169(5): 891-904 e815.

9. Wang S, Hong S, Deng YQ, et al. Transfer of convalescent serum to pregnant mice prevents Zika virus infection and microcephaly in offspring. Cell Res, 2017, 27(1): 158-160.

10. Robbiani DF, Bozzacco L, Keeffe JR, et al. Recurrent potent human neutralizing antibodies to Zika virus in Brazil and Mexico. Cell, 2017, 169(4): 597-609 e511.

11. Zhao H, Fernandez E, Dowd KA, et al. Structural basis of Zika virus-specific antibody protection. Cell, 2016, 166(4): 1016-1027.

12. Dai L, Song J, Lu X, et al. Structures of the Zika virus envelope protein and its complex with a Flavivirus broadly protective antibody. Cell Host Microbe, 2016, 19(5): 696-704.

13. Barba-Spaeth G, Dejnirattisai W, Rouvinski A, et al. Structural basis of potent Zika-dengue virus antibody cross-neutralization. Nature, 2016, 536(7614): 48-53.

14. Sapparapu G, Fernandez E, Kose N, et al. Neutralizing human antibodies prevent Zika virus replication and fetal disease in mice. Nature, 2016, 540(7633): 443-447.

15. Wang Q, Yang H, Liu X, et al. Molecular determinants of human neutralizing antibodies isolated from a patient infected with Zika virus. Sci Transl Med, 2016, 8(369): 369ra179.

16. Stettler K, Beltramello M, Espinosa DA, et al. Specificity, cross-reactivity and function of antibodies elicited by Zika virus infection. Science, 2016, 353(6301): 823-826.

17. Burton DR. Antibodies, viruses and vaccines. Nat Rev Immunol, 2002, 2(9): 706-713.

18. Woo PC, Lau SK, Huang Y, et al. Coronavirus diversity, phylogeny and interspecies jumping. Exp Biol Med, 2009, 234(10): 1117-1127.

19. Lu G, Hu Y, Wang Q, et al. Molecular basis of binding between novel human coronavirus MERS-CoV and its receptor CD26. Nature, 2013, 500(7461): 227-231.

20. Gao GF. Peptide inhibitors targeting virus-cell fusion in class I enveloped viruses. In: Torrence PF, ed. Combating the Threat of Pandemic Influenza: Drug Discovery Approaches. New York: John Wiley & Sons; 2007: 226-246.

21. Knipe DM, Howley PM. Fields virology. 6th ed. Philadelphia, PA: Wolters Kluwer/Lippincott Williams & Wilkins Health; 2013.

22. Wang H, Shi Y, Song J, et al. Ebola viral glycoprotein bound to its endosomal receptor Niemann-Pick C1. Cell, 2016, 164(1-2): 258-268.

23. Chandran K, Sullivan NJ, Felbor U, et al. Endosomal proteolysis of the Ebola virus glycoprotein is necessary for infection. Science, 2005, 308(5728): 1643-1645.

24. Schornberg K, Matsuyama S, Kabsch K, et al. Role of endosomal cathepsins in entry mediated by the Ebola virus glycoprotein. J Virol, 2006, 80(8): 4174-4178.

25. Wang Q, Wong G, Lu G, et al. MERS-CoV spike protein: Targets for vaccines and therapeutics. Antiviral Res, 2016, 133: 165-177.

26. Li Y, Wan YH, Liu PP, et al. A humanized neutralizing antibody against MERS-CoV targeting the receptor-binding domain of the spike protein. Cell Res, 2015, 25(11): 1237-1249.

27. Du LY, He YX, Zhou YS, et al. The spike protein of SARS-CoV-a target for vaccine and therapeutic development. Nat Rev Microbiol, 2009, 7(3): 226-236.

28. Dai L, Wang Q, Qi J, et al. Molecular basis of antibody-mediated neutralization and protection against flavivirus. IUBMB Life, 2016, 68(10): 783-791.

29. Corti D, Cameroni E, Guarino B, et al. Tackling influenza with broadly neutralizing antibodies. Curr Opin Virol, 2017, 24: 60-69.

30. Mallajosyula VVA, Citron M, Ferrara F, et al. Influenza hemagglutinin stem-fragment immunogen elicits broadly neutralizing antibodies and confers heterologous protection. Proc Natl Acad Sci U S A, 2014, 111 (25): E2514-E2523.

31. 龚非力. 医学免疫学. 北京: 科学出版社, 2014.

32. McCullough KC, Parkinson D, Crowther JR. Opsonization-enhanced phagocytosis of foot-and-mouth disease virus. Immunology, 1988, 65(2): 187-191.

33. Takada A, Kawaoka Y. Antibody-dependent enhancement of viral infection: molecular mechanisms and in vivo implications. Rev Med Virol, 2003, 13(6): 387-398.

34. Fujinami RS, Oldstone MB. Antiviral antibody reacting on the plasma membrane alters measles virus expression inside the cell. Nature, 1979, 279(5713): 529-530.

35. Levine B, Hardwick JM, Trapp BD, et al. Antibody-mediated clearance of alphavirus infection from

neurons. Science, 1991, 254(5033): 856-860.

36. Gerhard W. The role of the antibody response in influenza virus infection. Curr Top Microbiol Immunol, 2001, 260: 171-190.

37. Burioni R, Williamson RA, Sanna PP, et al. Recombinant human Fab to glycoprotein D neutralizes infectivity and prevents cell-to-cell transmission of herpes simplex viruses 1 and 2 in vitro. Proc Natl Acad Sci U S A, 1994, 91(1): 355-359.

38. Pantaleo G, Demarest JF, Vaccarezza M, et al. Effect of anti-V3 antibodies on cell-free and cell-to-cell human immunodeficiency virus transmission. Eur J Immunol, 1995, 25(1): 226-231.

39. Watterson D, Modhiran N, Young PR. The many faces of the flavivirus NS1 protein offer a multitude of options for inhibitor design. Antiviral Res, 2016, 130: 7-18.

40. Pierson TC, Fremont DH, Kuhn RJ, et al. Structural insights into the mechanisms of antibody-mediated neutralization of flavivirus infection: implications for vaccine development. Cell Host Microbe, 2008, 4(3): 229-238.

41. Lee E, Lobigs M. Substitutions at the putative receptor-binding site of an encephalitic flavivirus alter virulence and host cell tropism and reveal a role for glycosaminoglycans in entry. J Virol, 2000, 74(19): 8867-8875.

42. Mandl CW, Allison SL, Holzmann H, et al. Attenuation of tick-borne encephalitis virus by structure-based site-specific mutagenesis of a putative flavivirus receptor binding site. J Virol, 2000, 74(20): 9601-9609.

43. Sirohi D, Chen Z, Sun L, et al. The 3.8 A resolution cryo-EM structure of Zika virus. Science, 2016, 352(6284): 467-470.

44. Modis Y, Ogata S, Clements D, et al. Structure of the dengue virus envelope protein after membrane fusion. Nature, 2004, 427(6972): 313-319.

45. Klein DE, Choi JL, Harrison SC. Structure of a dengue virus envelope protein late-stage fusion intermediate. J Virol, 2013, 87(4): 2287-2293.

46. Yu IM, Zhang W, Holdaway HA, et al. Structure of the immature dengue virus at low pH primes proteolytic maturation. Science, 2008, 319(5871): 1834-1837.

47. Kostyuchenko VA, Lim EX, Zhang S, et al. Structure of the thermally stable Zika virus. Nature, 2016, 533(7603): 425-428.

48. Kuhn RJ, Dowd KA, Beth Post C, et al. Shake, rattle, and roll: Impact of the dynamics of flavivirus particles on their interactions with the host. Virology, 2015, 479-480: 508-517.

49. Song H, Qi J, Haywood J, et al. Zika virus NS1 structure reveals diversity of electrostatic surfaces among flaviviruses. Nat Struct Mol Biol, 2016, 23(5): 456-458.

50. Xu X, Song H, Qi J, et al. Contribution of intertwined loop to membrane association revealed by Zika virus full-length NS1 structure. EMBO J, 2016, 35(20): 2170-2178.

51. Chung KM, Thompson BS, Fremont DH, et al. Antibody recognition of cell surface-associated NS1 triggers Fc-gamma receptor-mediated phagocytosis and clearance of West Nile Virus-infected cells. J Virol, 2007, 81(17): 9551-9555.

52. Chung KM, Nybakken GE, Thompson BS, et al. Antibodies against West Nile virus nonstructural protein NS1 prevent lethal infection through Fc gamma receptor-dependent and -independent mechanisms. J Virol,

2006, 80(3): 1340-1351.

53. Liu Y, Liu J, Du S, et al. Evolutionary enhancement of Zika virus infectivity in Aedes aegypti mosquitoes. Nature, 2017, 545(7655): 482-486.

54. Hasan SS, Miller A, Sapparapu G, et al. A human antibody against Zika virus crosslinks the E protein to prevent infection. Nat Commun, 2017, 8: 14722.

55. Deng YQ, Dai JX, Ji GH, et al. A broadly flavivirus cross-neutralizing monoclonal antibody that recognizes a novel epitope within the fusion loop of E protein. PloS ONE, 2011, 6(1): e16059.

56. Zhang S, Kostyuchenko VA, Ng TS, et al. Neutralization mechanism of a highly potent antibody against Zika virus. Nat Commun, 2016, 7: 13679.

57. Dejnirattisai W, Jumnainsong A, Onsirisakul N, et al. Cross-reacting antibodies enhance dengue virus infection in humans. Science, 2010, 328(5979): 745-748.

58. Bhardwaj S, Holbrook M, Shope RE, et al. Biophysical characterization and vector-specific antagonist activity of domain III of the tick-borne flavivirus envelope protein. J Virol, 2001, 75(8): 4002-4007.

59. Chu JJ, Rajamanonmani R, Li J, et al. Inhibition of West Nile virus entry by using a recombinant domain III from the envelope glycoprotein. J Gen Virol, 2005, 86(Pt 2): 405-412.

60. Watterson D, Kobe B, Young PR. Residues in domain III of the dengue virus envelope glycoprotein involved in cell-surface glycosaminoglycan binding. J Gen Virol, 2012, 93(Pt 1): 72-82.

61. Pokidysheva E, Zhang Y, Battisti AJ, et al. Cryo-EM reconstruction of dengue virus in complex with the carbohydrate recognition domain of DC-SIGN. Cell, 2006, 124(3): 485-493.

62. Beatty PR, Puerta-Guardo H, Killingbeck SS, et al. Dengue virus NS1 triggers endothelial permeability and vascular leak that is prevented by NS1 vaccination. Sci Transl Med, 2015, 7(304): 304ra141.

63. Dejnirattisai W, Supasa P, Wongwiwat W, et al. Dengue virus sero-cross-reactivity drives antibody-dependent enhancement of infection with Zika virus. Nat Immunol, 2016, 17(9): 1102-1108.

64. Priyamvada L, Quicke KM, Hudson WH, et al. Human antibody responses after dengue virus infection are highly cross-reactive to Zika virus. Proc Natl Acad Sci U S A, 2016, 113(28): 7852-7857.

第十七章 抗病毒小分子药物

第一节 寨卡病毒的关键小分子药物靶点

寨卡病毒的开放阅读框编码一个长的多聚蛋白,在宿主和病毒自身蛋白酶作用下生成3个结构蛋白:衣壳蛋白(C)、膜蛋白前体(prM)、囊膜蛋白(E)以及7种非结构蛋白:NS1、NS2A、NS2B、NS3、NS4A、NS4B和NS5。结构蛋白构成病毒颗粒,同时参与病毒的入侵和组装。非结构蛋白对病毒的复制、免疫逃逸,以及病毒的组装也具有重要作用。本章节将主要从结构蛋白和非结构蛋白两个方面对寨卡病毒药物靶点及靶向这些蛋白质的小分子抑制剂进行阐述。

一、寨卡病毒结构蛋白药物靶点

1. 衣壳蛋白(C蛋白) 黄病毒C蛋白较小,在被病毒的蛋白酶切割之前约有115个氨基酸,被切割后仅剩下约100个氨基酸。黄病毒C蛋白具有4个α螺旋,在溶液中形成稳定的二体结构。由于α4-α4″螺旋内富含精氨酸,导致这部分结构在生理条件下带有大量的正电荷,因此这个区域被认为是介导C蛋白和病毒RNA结合的区域。而较为疏水的保守氨基酸形成α1-α1″螺旋和α2-α2″螺旋,这部分区域可能参与C蛋白与细胞膜及脂筏的相互作用[1]。C蛋白在病毒的复制过程中扮演重要的角色,参与了病毒基因组的包装以及病毒感染过程中病毒粒子的释放。在细胞内,C蛋白会在脂筏处大量积累,这个过程与病毒粒子的生成关系密切。因此,C蛋白和细胞内脂筏的相互作用可作为抗病毒靶点(图17-1),通过破坏C蛋白和脂筏的相互作用来抑制病毒的复制。

黄病毒C蛋白可与细胞核内蛋白核仁素(NCL)相互作用来调控病毒的复制,因此可以通过干扰病毒C蛋白与NCL的相互作用来实现抗病毒的目的[2]。

2. 囊膜蛋白(E蛋白) 寨卡病毒通过受体介导的内吞作用进入宿主细胞,E蛋白在病毒和宿主细胞膜融合过程中起关键作用。E蛋白包含3个结构域,而第一结构域和第二结构域之间的"铰链"结构对宿主与病毒膜融合具有重要作用。研究表明一个去垢剂小分子(β构对宿)占据了"铰链"区域附近的一个疏水口袋[3],疏水口袋中氨基酸的突变会导致膜融合所需的临界pH发生改变,因此这个疏水口袋可作为药物靶点,并通过干扰病毒和宿主细胞膜融合来抑制病毒的复制。此外也有科学家通过设计靶向E蛋白融合中间态的多肽来达到抑制病毒复制的效果[4]。

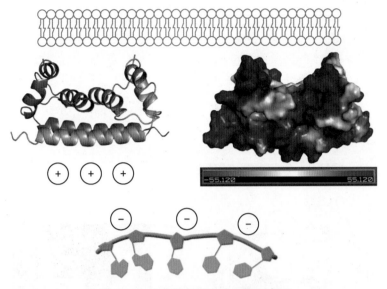

图 17-1　衣壳蛋白靶点的三维示意图

注：衣壳蛋白（C 蛋白）在病毒组装时与细胞膜及 RNA 相互作用的模式图，C 蛋白正电荷富集的区域与带负电的 RNA 结合；另一侧区域则与细胞膜相互作用

二、寨卡病毒非结构蛋白药物靶点

1. NS2B-NS3 蛋白酶　寨卡病毒 NS3 蛋白由 N 端蛋白酶结构域（NS3 protease）和 C 端的解螺旋酶结构域（NS3 helicase）组成。NS3 蛋白酶与非结构蛋白 NS2B 组成具有活性的蛋白酶（NS2B-NS3pro），执行切割病毒多聚蛋白的功能；NS3 的 C 端结构域具有 RNA 解旋酶和核苷三磷酸酶活性，参与病毒的复制过程。

寨卡病毒的 NS2B-NS3pro 蛋白酶复合物在病毒的整个生活周期中起关键调节作用，在该蛋白酶复合物被激活并完成一系列病毒多聚蛋白的水解反应后，病毒才能启动复制。NS3pro 体外单独表达呈现不可溶状态且无活性，研究发现 NS2B 对稳定 NS3pro 的构象具有重要作用。NS3pro 结构域包含两个 β- 桶结构，每个 β- 桶结构由 6 个 β- 折叠组成，活性中心的催化三体（His51-Asp75-Ser135）位于两个 β- 桶结构中间形成的裂缝中。黄病毒蛋白酶识别 P1 和 P2 位带正电的残基，因此研究人员常用一些经过修饰的四肽底物类似物作为该类蛋白酶的抑制剂。现已解析了寨卡病毒蛋白酶与硼酸抑制剂复合物结构[5]和未结合抑制剂的病毒蛋白酶结构[6-8]。目前，针对病毒蛋白酶设计抑制剂主要通过竞争性结合底物结合位点或者破坏 NS2B 和 NS3 的相互作用来抑制病毒的复制（图 17-2）。由于底物结合口袋较浅且大部分暴露于溶剂，这往往导致底物类似物和酶的相互作用较弱。尽管有一系列结构生物学证据表明许多小分子可以与蛋白酶的底物口袋结合，但目前尚无药物分子进入临床应用。

2. NS3 解旋酶　NS3 蛋白 C 端结构域属于解旋酶第二超家族。整体结构可以划分为 3 个子结构域，每个结构域包含大约 130～160 个氨基酸，腺苷三磷酸酶活性位点位于第一和第二子结构域之间。除具有一个腺苷三磷酸结合口袋之外，寨卡病毒解旋酶在第三子结构域还有一个 RNA 结合通道，这两个结合区域均可为设计靶向 NS3 解旋酶的小分子抑制剂提供研究方向[9]（图 17-3）。

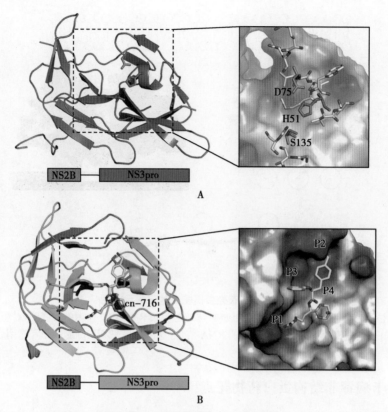

图 17-2　蛋白酶靶点的三维结构

注：（A）寨卡病毒 NS2B-NS3pro 底物结合口袋及活性中心的残基；（B）寨
卡病毒 NS2B-NS3pro 与硼酸抑制剂复合物的结构及其活性口袋

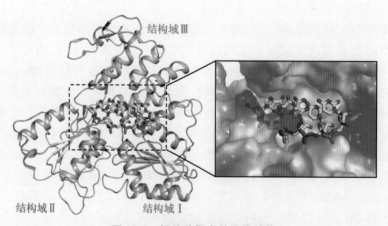

图 17-3　解旋酶靶点的三维结构

注：寨卡病毒解旋酶与单链 RNA 的复合物结构

　　3. 甲基转移酶（NS5-MTase）　寨卡病毒 NS5 蛋白具有两个结构域：N 端甲基转移酶结构域和 C 端 RNA 依赖的 RNA 聚合酶结构域。甲基转移酶会催化病毒 RNA 5′端完成帽子结构的甲基化（包括 N-7 和 O-2 位置的甲基化），SAM（S- 腺苷甲硫氨酸）是甲基供体，SAH（S- 腺苷同型半胱氨酸）是反应后的产物。病毒的甲基化可防止病毒的遗传物质 RNA 被宿主内的核酸外切酶降解,这对保护病毒自身、逃逸免疫反应具有重要作用。根据对已解析的寨卡病毒甲基转移酶结构分析,可知其含有两个保守口袋:一个是与 SAM/SAH 结合的口袋,另一个则是与 GTP 或 RNA 帽子类似物的结合口袋[10]。靠近黄病毒甲基转移酶 SAM/SAH 的结合口袋存在一个保守的疏水口袋,而且此口袋为黄病毒所特有,若根据这个口袋筛选抑制剂可避免对宿主细胞生理功能造成干扰[11],但目前较常见的仍是针对甲基转移酶 SAM/SAH 的结合口袋进行抑制剂筛选(图 17-4)。

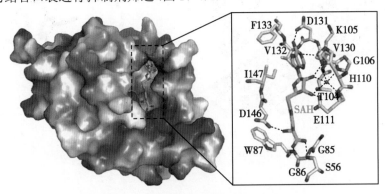

图 17-4 甲基转移酶靶点的三维结构
注:寨卡病毒甲基转移酶结合 SAH 的结构

4. RNA 依赖的 RNA 聚合酶 同其他黄病毒一样,寨卡病毒 RNA 依赖的 RNA 聚合酶(RdRp)也呈现一种典型的右手构象,包含 3 个亚结构域:"手指"结构域、"掌形"结构域和"拇指"结构域[12-16]。RdRp 的活性位点位于两个"通道"之间:其中一个通道位于"手指"结构域和"拇指"结构域交界处,这里可允许单链模板链进入到催化位点;另一个通道与第一个通道垂直,穿过整个蛋白。聚合酶抑制剂一般可以分为核苷类似物与非核苷类似物。核苷类似物在宿主细胞内激酶的作用下形成核苷酸类似物,这些核苷酸类似物可以和天然 NTP 竞争来终止聚合酶催化反应,或插入到正在延伸的 RNA 分子发挥作用。非核苷类似物主要通过结合到蛋白的变构口袋使聚合酶成为一个无活性的构象,或者通过阻碍聚合酶起始与延伸的转换或持续延伸。在登革病毒 RdRp 上共发现两个抑制剂的结合位点,一个是 RNA 模板进入的通道[17](图 17-5),另一个则是位于"拇指"结构域的"N"口袋[18](图 17-6),

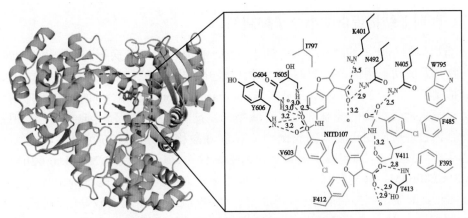

图 17-5 RdRp RNA 通道靶点三维结构图[17]
注:登革 3 型病毒 RdRp 与抑制剂 NITD107 的复合物结构

同时也有研究表明 NS5 的 RdRp 结构域与 NS3 的解旋酶结构域存在相互作用,因此也许可以通过破坏 NS3-NS5 的相互作用来抑制病毒复制。

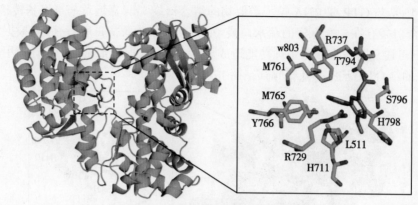

图 17-6　RdRp"N"口袋三维结构图

注:登革 3 型病毒 RdRp 与抑制剂 JF-31-MG46 的复合物结构

第二节　作用于靶标的小分子抑制剂

一、靶向结构蛋白的小分子抑制剂

虽然到目前为止,还没有靶向寨卡病毒结构蛋白的小分子药物问世,但是由于黄病毒结构蛋白的高度保守性,针对登革病毒、黄热病毒或西尼罗病毒的抑制剂可能对抗击寨卡病毒同样有效。一个被命名为 ST-148 的化合物对登革 2 型病毒具有较好的抑制效果,EC_{50} 和 EC_{90} 分别是 $0.016\mu M$ 和 $0.125\mu M$。进一步研究发现,对 ST-148 具有抗性的病毒 C 蛋白上存在一个 S34L 突变。人为对 C 蛋白第 34 位氨基酸进行 S 到 L 的突变后,病毒对 ST-148 的抗性是野生型的 550 倍。由于 S34L 位点位于 α1-α1′ 螺旋处,而 α1-α1′ 螺旋是病毒与宿主细胞膜相互作用的位点,因此 ST-148 可能通过破坏脂筏与 C 蛋白的相互作用来抑制病毒的复制。而 34 位氨基酸突变使得 ST-148 丧失了破坏二者相互作用的功能[19](表 17-1)。

二、靶向非结构蛋白的小分子抑制剂

1. 蛋白酶的小分子抑制剂　病毒的蛋白酶一向是理想的抗病毒药物靶点。针对蛋白酶的药物开发成功案例很多,例如科学家们已经开发出 10 种在临床上使用的抗 HIV-1 的蛋白酶抑制剂[20],和 2 种抗丙型肝炎病毒(heptatitis C virus,HCV)的蛋白酶抑制剂[21]。目前针对黄病毒蛋白酶的抑制剂主要有肽类抑制剂和非肽类小分子抑制剂,其中肽类的硼酸化合物已经有应用于临床的先例[22]。二肽硼酸化合物 cn-176 可以不可逆的与蛋白酶底物活性口袋结合,抑制寨卡病毒蛋白酶的活性[5],其 IC_{50} 为 $0.25\mu M\pm0.02\mu M$,K_i 为 $0.040\mu M\pm0.006\mu M$。在复杂临床手术中曾被用来止血的药物抑肽酶(aprotinin)也是一种竞争性的丝氨酸蛋白酶抑制剂,对登革 3 型病毒和西尼罗病毒均有较好的抑制作用[23, 24]。研究表明抑肽酶对寨卡病毒蛋白酶同样有抑制作用,其抑制寨卡病毒蛋白酶的 K_i 为 $0.361\mu M\pm0.019\mu M$[6]。通过将抗 HCV 的 71 种化合物对寨卡病毒蛋白酶进行抑制活性检

测，实验人员筛选出了两个与寨卡病毒底物结合位点竞争性结合的小分子，它们被分别命名为化合物2和3[25]（表17-1）。

在有抑制剂存在的情况下，寨卡病毒蛋白酶呈现一个闭合的构象；而当没有抑制剂或底物与活性口袋结合时，寨卡病毒蛋白酶则成为一个开放的构象。科学家解析了不同状态下寨卡病毒NS2B-NS3蛋白酶的结构[5-8]，这些工作也促进了寨卡病毒NS2B-NS3蛋白酶抑制剂的研究。

2. 解旋酶的小分子抑制剂　黄病毒解旋酶结构有两个口袋，一个是与ATP结合的口袋，另一个则是与单链RNA结合的口袋。由于ATP对于宿主细胞的新陈代谢同样具有重要作用，因此通过ATP的类似物来抑制解旋酶的活性可能会给宿主细胞带来严重的伤害，所以针对ATP类似物来开发抑制剂往往并非最优的选择。被广泛应用于抗蠕虫的药物伊维菌素（ivermectin，双氢除虫菌素），不仅在预测模型中和西尼罗病毒NS3解旋酶单链RNA口袋具有高亲和力而且在体外可抑制多种黄病毒NS3解旋酶的活性。此外，伊维菌素还可以在细胞中抑制黄热病毒（EC_{50}为$0.2\mu M$），乙型脑炎病毒（EC_{50}为$0.3\mu M$），蜱传脑炎病毒（EC_{50}为$0.2\mu M$），登革病毒（EC_{50}为$0.7\mu M$）的复制[26]，但伊维菌素是否可以抑制寨卡病毒解旋酶的活性还需要后续的研究。高通量筛选发现一种名为ST-610的化合物可以抑制4种血清型的登革病毒，且可以抑制登革病毒NS3解旋酶RNA解旋活性，但却无法抑制腺苷三磷酸酶活性。通过对抗ST-610毒株的序列分析发现，NS3解旋酶结构域中第263位氨基酸发生了丙氨酸到苏氨酸的突变[27]，但该化合物的体内药代动力学性能尚有待提高。抗锥虫及丝虫药物苏拉明（suramin）可有效抑制登革病毒NS3解旋酶活性，其抑制解旋酶的K_i为$0.75\mu M \pm 0.03\mu M$，是一个非竞争性抑制剂[28]。

从登革病毒解旋酶与RNA以及AMPPNP的三元复合物结构中发现RNA结合口袋非常狭窄，据此口袋来设计药物会有一定的困难。虽然有实验数据表明上述化合物可以有效抑制解旋酶的活性，但是到目前为止这些化合物与解旋酶的复合物结构仍未被解析。

3. 甲基转移酶小分子抑制剂　西奈芬净（sinefungin，SIN）是SAM的类似物，它以$C-NH_2$替代了SAM的$S-CH_3$基团，是已知针对黄病毒甲基转移酶的抑制剂，可以有效抑制西尼罗病毒（EC_{50}为$27\mu M$），登革2型病毒（EC_{50}为$77\mu M$）和黄热病毒（EC_{50}为$250\mu M$）的复制[29, 30]。最近有报道称SIN同样可以抑制寨卡病毒O-2位置和内部的甲基化[31]，但由于SIN和SAM的高度相似性，所以可能会对同样利用SAM作为甲基供体的宿主细胞带来损害。分析SIN和西尼罗病毒甲基转移酶的复合物结构发现，靠近SAM/SAH结合口袋有一个保守的疏水口袋，该疏水口袋中的氨基酸在黄病毒中高度保守且为黄病毒特有。因此设计新的SIN类似物使之可以与这个疏水口袋作用，可能为开发甲基转移酶抑制剂提供新思路[11]。Preyesh Stephen等人利用分子模拟的手段搭建了寨卡病毒甲基转移酶的结构，并在此基础上对保守的疏水口袋进行虚拟筛选，得到了与口袋吻合最好的10个化合物，然后利用空斑实验筛选出对病毒抑制效果较好的4个化合物[32]。

4. RdRp小分子抑制剂　NS5聚合酶是黄病毒中非常保守的蛋白。因为NS5聚合酶是病毒RNA合成的必需蛋白质，且人类没有同源物，同时针对黄病毒亲缘关系相近的HCV已经有相应的药物，所以RdRp一直被认为是十分有潜力的药物靶点。目前针对RdRp的抑制剂仍具有一些缺陷。如针对核苷类似物抑制剂而言，由于它们只有在细胞内被催化形成三磷酸形式才能抑制NS5聚合酶活性，所以此类化合物的具体抑制效果很难被预测，而较好的核苷类似物抑制剂的发现往往存在一定的偶然性。此外，此类抑制剂带来的细胞毒性也阻碍核苷类似物抑制剂的发展。

通过对 RNA 模板进入通道靶点的抑制剂筛选，研究人员得到了抑制剂 NITD107。NITD107 以二体的形式结合在 RNA 沟槽中，可引起 RdRp 明显的构象改变，如 411 位缬氨酸、412 位苯丙氨酸及 413 位苏氨酸与小分子的相互作用会使原本不规则的 α7 螺旋及无规则卷曲 3 均变得有序。由于在合成反应起始时，聚合酶需要从一个关闭的构象转变为一个开放的构象以配合 RNA 模板的进入，所以 NITD107 很可能是通过将 RdRp 固定在一个关闭的构象从而抑制病毒 RNA 的合成[17]。JF-31-MG46 可以靶向登革 3 型病毒的 RdRp，晶体结构显示它结合于蛋白上的一个的新口袋，被命名为"N"口袋，通过表面等离子共振和等温滴定量热法证明它在溶液中也可与 RdRp 结合[18]。腺苷类似物 NITD008，可以抑制多种黄病毒的复制，包括 4 种血清型的登革病毒、西尼罗病毒和黄热病毒等。同时 NITD008 的三磷酸形式可以直接抑制登革病毒 RdRp 的活性，表明 NITD008 可能通过与 NTP 竞争阻碍 RNA 的正常合成，进而终止 RNA 链的延伸。用 NITD008 对感染登革病毒的小鼠给药，小鼠的病毒血症得到了有效的抑制，减缓了细胞因子的升高。对小鼠以每天 50mg/kg 的剂量给药一周后，NITD008 无明显损伤作用；然而当小鼠和狗口服给药两周之后，开始出现一些副作用[33]。由于黄病毒 RdRp 的高度保守性，NITD008 可能具有抑制寨卡病毒复制的活性，但由于其副作用，该抑制剂还需要更深入的研究。

Kamil Hercík 等人在针对 HCV 抑制剂基础上重新合成了 6 个三磷酸形式的类似物：1～2 为将 2′C 位置甲基化的核苷酸类似物，3～6 则为构象固定的核苷酸类似物。他们发现 2′C 位置甲基化的核苷酸类似物对寨卡病毒 RdRp 也具有抑制活性[34]。已经通过 FDA 批准的 HCV 抑制剂索磷布韦（sofosbuvir），现已经被证明在人肿瘤细胞系和胎儿神经干细胞中可以抑制多种寨卡毒株的感染[35]。

小分子抑制剂结构式及靶向蛋白见表 17-1。

表 17-1　小分子抑制剂结构式及靶向蛋白

化合物	结构	靶向蛋白	参考文献
ST148		C 蛋白	[19]
NITD-448		E 蛋白	[36]

续表

化合物	结构	靶向蛋白	参考文献
compound6		E 蛋白	[36]
P02		E 蛋白	[37]
A5		E 蛋白	[38]
Cn176	cn-716	NS2B-NS3pro	[5]
compound2		NS2B-NS3pro	[25]

续表

化合物	结构	靶向蛋白	参考文献
compound3		NS2B-NS3pro	[25]
伊维菌素		解旋酶	[26]
ST610		解旋酶	[27]
西奈芬净		甲基转移酶	[29]
NITD107		RNA聚合酶	[17]

化合物	结构	靶向蛋白	参考文献
JF-31-MG46	JF-21-MG46	RNA 聚合酶	[18]
NITD008		RNA 聚合酶	[33]
索非布韦		RNA 聚合酶	[35]

第三节　其他小分子抑制剂

一、"老药新用"之高通量筛选

"老药新用",即在已有药物中筛选对新型疾病具有治疗效果的候选药物,是近年来新药开发的重要方向之一。"老药"的药物动力学和安全性实验都已经通过评估,可极大节约研发周期和成本,加快临床试验进程,提高开发效率。高通量筛选技术是以分子细胞水平的实验方法为基础,以微板形式作为实验工具载体,以自动化操作系统执行实验过程,以灵敏快速的检测仪器采集实验结果数据,以计算机对实验数据进行分析处理,同一时间对数以千万的样品进行检测,并以相应的数据库支持整个体系运转的技术体系。在寻找治疗寨卡病毒感染候选药物过程中,利用高通量技术从"老药"中筛选有效候选药物为狙击寨卡病毒做出了重要贡献(图 17-7)。

通过检测 caspase-3 活性的方法筛选对寨卡病毒感染有保护效果的抑制剂可以分为两类:一类是有抗病毒活性的抑制剂,另一类是神经保护药物[39,40]。筛选结果显示一种名为 emricasan(IDN-6556,PF-03491390)的泛蛋白酶抑制剂的抑制效果最佳,IC$_{50}$ 为 $0.13\sim$ $0.9\mu M$。emricasan 是一种用于治疗慢性 HCV 感染导致的肝损伤和肝纤维化的药物[41],目前对于非酒精性脂肪肝的治疗处于二期临床试验阶段[42,43]。该抑制剂对 3 种寨卡病毒毒株感染的单层培养和三维组织化培养的神经细胞均有保护效果,但是不能抑制寨卡病毒复制[40]。

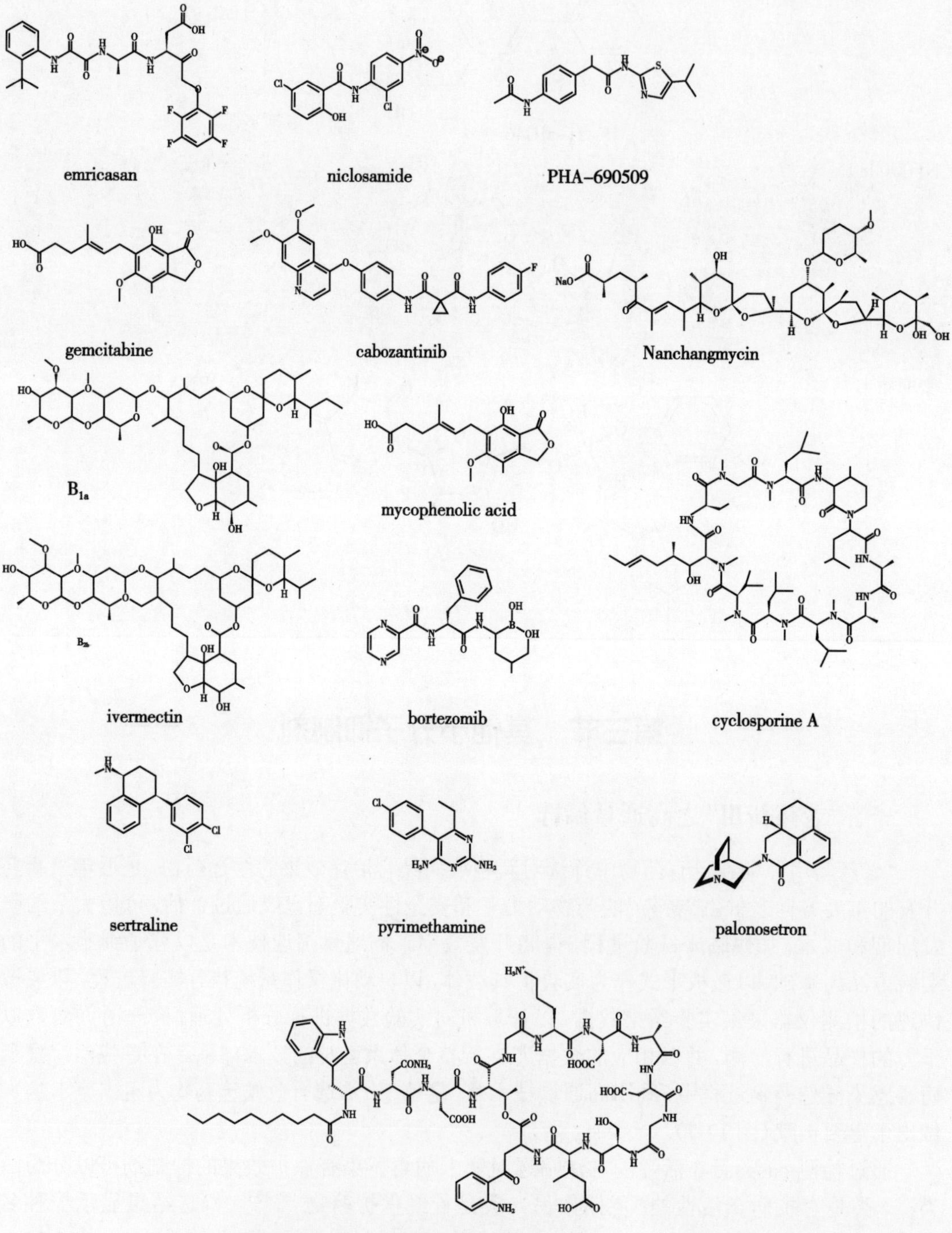

图 17-7　高通量筛选对寨卡病毒有抑制效果的小分子抑制剂结构图

niclosamide 和 PHA-690509 是两种可抑制寨卡病毒复制的抑制剂。前者是经美国 FDA 批准用于治疗人和家畜感染蠕虫的药物[44]，有报道可以在体外抑制以 pH 依赖型膜融合方式入侵宿主细胞的病毒，如日本乙型脑炎病毒[45-47]。后者是一种细胞周期依赖的激酶抑制剂（CDKi）。之前已有报道 CDKi 能够阻断 HIV 和疱疹病毒的复制[48-53]。roscovitine（seliciclib）和 RGB-286147 是两种能够抑制寨卡病毒在神经细胞中复制的 CDKi，IC_{50} 分别为 24nM 和 27nM。但是这些抑制剂对胚胎有潜在的危害，因此可能不适合治疗已怀孕的妇女。

研究表明合并用药（保护神经和抗病毒药联用）可进一步提高对人神经祖细胞和星形胶质细胞的保护作用[40]。因此临床治疗可采取联合用药的方法治疗寨卡病毒感染者。核苷类似物 gemcitabine 是 FDA 认证的一种化疗药物，用于治疗多种癌症。有报道表明这种药物可以阻止黄病毒入侵[54]。该化合物可以抑制寨卡病毒在人骨瘤细胞（U2OS）和人脑微血管内皮细胞（HBMECs）的复制[55]。

受体酪氨酸激酶 AXL 是一个重要的因子，在多种病毒（包括登革病毒、寨卡病毒等）吸附到宿主细胞表面的过程中起重要作用[56,57]。在表达 AXL 的细胞中，靶向 AXL 的受体酪氨酸激酶抑制剂可以阻止寨卡病毒感染，如一种临床上治疗癌症的药物卡博替尼（cabozantinib），但它并不适合用于怀孕期妇女。不表达 AXL 的细胞，如胎盘来源的细胞则不能用这种抑制剂来阻止感染[55]。

南昌霉素（Nanchangmycin）是南昌链霉菌 NS3226 产生的聚醚类抗生素，在病毒入侵宿主细胞的早期阶段起作用。对于寨卡病毒、登革病毒、西尼罗病毒和基孔肯雅病毒这几种使用类似入侵途径的病毒均有抑制活性[55]。且对于感染寨卡病毒或登革病毒的细胞均有保护效果，而不像受体酪氨酸激酶抑制剂一样具有细胞类型偏好性[45]。但是其在动物体内的试验和细胞毒性测试还有待测定。

伊维菌素是一种有效的抗寄生虫药物[58]，可用于治疗头虱、疥疮、河盲感染和类圆线虫病。伊维菌素对于感染寨卡病毒的人肝癌细胞（HuH-7）、宫颈癌细胞（HeLa）、绒毛膜癌细胞（JEG3）、羊膜上皮细胞（hNSC 和 HAEC）均有保护效果[59]。有证据显示伊维菌素能够抑制黄病毒[60,61]、委内瑞拉马脑炎病毒[62]、基孔肯雅病毒[63]的复制。它属于 C 类药物，对于胎儿有副作用，因此怀孕期或准备怀孕的妇女不能使用。

霉酚酸（mycophenolic acid，MPA）是一种免疫抑制剂，在临床用于抑制器官移植排异反应。霉酚酸可抑制寨卡病毒对 HuH-7 细胞、HeLa 细胞、JEG3 细胞、HNSC 和 HAEC 的感染[59]，还能抑制登革病毒的复制[64]。该抑制剂属于 D 类药物，有导致流产和先天畸形的风险。

环孢菌素 A（cyclosporine A）是一种免疫抑制剂，在临床用于抑制器官移植排异反应。环孢菌素 A 可抑制寨卡病毒在 HuH-7 和 hNSC 细胞中的复制[59]，还能够抑制黄病毒的复制[65]，它属于 C 类药物，孕期服用环孢菌素 A 可导致早产。

达托霉素（daptomycin）是一种抗菌脂肽，作用于 PG- 丰富的晚期内吞体膜。达托霉素可抑制寨卡病毒对 HuH-7、HeLa 和 HNSC 细胞的感染[59]，属于 B 类药物。

硼替佐米（bortezomib）是一种蛋白酶体抑制剂，临床用于治疗癌症。硼替佐米可抑制寨卡病毒在 HuH-7 和 hNSC 细胞中的复制[59]，有证据证明该抑制剂可靶向登革病毒复制所需的宿主因子，从而影响病毒复制[66]。属于 D 类药物，准备怀孕的妇女应避免使用。

盐酸舍曲林（sertraline）是一种选择性 5- 羟色胺再吸收抑制剂，临床用于治疗严重抑郁障碍、强迫性障碍、惊恐障碍和社交焦虑障碍症。可抑制寨卡病毒在 HuH-7 和 HAEC 细胞中的复制[59]。C 类药物。在妊娠期前 3 个月服药剂量应逐渐降低。

乙胺嘧啶（pyrimethamine），是一种二氢叶酸还原酶拮抗剂，与甲酰四氢叶酸合用可治疗弓形体病和孢球虫病，与氨苯砜合用可预防艾滋病患者患肺孢子虫性肺炎。可抑制寨卡病毒在 HuH-7 和 HAEC 细胞中的复制[59]。该化合物属于 C 类药物，服药期间应避免怀孕。

帕洛诺司琼（palonosetron）是一种 5- 羟色胺拮抗剂，临床用于预防和治疗化疗引起的恶心和呕吐。可降低寨卡病毒对 HuH-7 细胞的感染率且对细胞没有伤害[59]。该分子属于 B 类药物，动物实验证明对胎儿没有副作用，但是没有充分研究证据证明对孕妇有无影响。

二、计算机辅助的虚拟筛选

虚拟筛选（virtual screening）是计算机辅助药物设计（CADD）的一种技术，是高通量筛选技术（high throughput screening）的必要补充。虚拟筛选可以分为两类：基于配体的虚拟筛选（ligand-based virtual screening）和基于受体的虚拟筛选（receptor-based virtual screening，也叫 structure-based virtual screening）。其中，基于配体的虚拟筛选包括类药性模型（drug-like model）、定量构效关系模型（quantitative structure activity relationship，QSAR）、基于配体的药效团模型（ligand-based pharmacophore model）等几种方法，而基于受体的虚拟筛选包括分子对接（molecular docking）和基于受体或复合物结构的药效团模型（structure-based pharmacophore model）两种方法。基于配体的虚拟筛选方法可以直接筛选小分子化合物数据库，不需要关于受体的任何信息。而基于受体的虚拟筛选需要事先知道受体或复合物的结构信息甚至是相互作用信息，以此来评价数据库中的小分子和靶点的互补性以及亲和力，进而挑选出有活性的候选化合物。在上述不同的虚拟筛选方法中，应用较为普遍的有：定量构效关系模型、药效团模型和分子对接。

在利用虚拟筛选方法筛选抗黄病毒科成员（包括寨卡病毒、登革病毒、黄热病毒和西尼罗病毒）的抑制剂的过程中，主要是根据已有的 E 蛋白、蛋白酶、甲基转移酶的结构或者是依据类似结构进行同源模建后再进行筛选。

抗寨卡病毒抑制剂的虚拟筛选主要是根据 NS2B-NS3 蛋白酶结构、NS3 解旋酶结构、NS5-N 端的甲基转移酶和 NS5-C 端的 RNA 依赖的 RNA 聚合酶结构进行的分子对接筛选。其中根据 NS3 蛋白序列预测得到的三维结构虚拟筛选得到 10 个类药性化合物[67]。根据寨卡病毒 NS3 解旋酶结构、墨累山谷脑炎病毒 NS3 蛋白酶 - 解旋酶结构、西尼罗病毒 NS5 甲基转移酶结构和日本乙型脑炎病毒 NS5 的全长结构进行同源建模后对 2263 个植物二级代谢物库进行虚拟筛选，得到 43 种具有类药性质的化合物，其中几种是常见中草药中的活性成分[68]。

对黄病毒 E 蛋白抑制剂的筛选主要是针对 E 蛋白上的 β-OG 口袋。NITD-448 抑制 E 蛋白介导的膜融合的 IC_{50} 为 6.8μM，抑制登革 2 型病毒感染的 EC_{50} 为 9.8μM[36]。但由于此抑制剂的相对分子质量比较大，选择性和药代动力学参数并不好，所以这个小分子抑制剂并没有得到很好的后续研发。同样也是在一个计算机高通量模拟筛选中，研究人员得到一个被命名为 compound6 的化合物，通过一系列实验证明该化合物通过靶向 E 蛋白来抑制病毒的复制，而且能抑制登革 2 型病毒的感染（EC_{50} 为 119nM）[69]。在另一个高通量筛选中，一个名为 P02 的化合物与 E 蛋白结合同时具有抗黄热病毒活性，STD 核磁共振表示，P02 可与 β-OG 竞争性结合疏水口袋[37]。在对 Maybridge 的数据库筛选中，得到一个名为 A5 的化合物[38]，以微摩尔级别的浓度抑制登革病毒、西尼罗病毒和黄热病毒的复制。同时通过对 syncytia 的检测，证明 A5 可以直接影响膜融合[70]。

在针对登革病毒的蛋白酶晶体结构（PDB：1BEF 和 1DF9）进行虚拟筛选时，对 20 个候选药物进行了溶解性评估，其中 7 种化合物的溶解性差，对剩余 13 种进行进一步实验验证，其中有两个化合物在细胞水平可抑制病毒复制[71]。

基于登革病毒甲基转移酶的结构（PDB：1L9K）进行分子对接确定了 15 个排名靠前的候选化合物，实验验证名为 compound7 的抑制剂分子 IC_{50} 为 50μM，并预测了小分子与 SAM/SAH 的结合方式[72]（表 17-2）。

表 17-2 高通量筛选抑制剂及靶向蛋白

化合物	结构	靶向蛋白	参考文献
NITD-448		E 蛋白	[36]
compound6		E 蛋白	[36]
P02		E 蛋白	[37]

续表

化合物	结构	靶向蛋白	参考文献
A5		E 蛋白	[38]
ARDP0006		蛋白酶	[71]
ARDP0009		蛋白酶	[71]
compound7		甲基转移酶	[72]

第四节　多肽类药物

多肽类药物因其生理活性强、适应证广、安全性高而受到广泛关注。多肽类药物在多个治疗领域占有一席之地,如治疗癌症、代谢类疾病、心血管疾病、内分泌类疾病、血液病和疼痛缓解等方面。在抗病毒领域,多肽类药物也发挥着重要作用,比如治疗 HIV 感染的恩夫韦肽(enfuvirtide)以及治疗 HCV 的 boceprevir 和 telaprevir。多肽类药物主要分为内源性多肽和外源性多肽两大类。随着现代生物学技术与合成生物学的发展,某些活性多肽可通过计算机的分子设计与筛选,经人工合成获得。

在抵抗寨卡病毒方面,多肽类药物也是候选者之一。复旦大学姜世勃团队根据寨卡病毒表面 E 蛋白的茎部区序列分析,研发了一种能够在体外抑制病毒感染,体内使病毒粒子失活的多肽类抑制剂 Z2[73]。这种多肽抑制剂可以穿透胎盘屏障,阻止感染寨卡病毒的怀孕母鼠将病毒垂直传播给子代小鼠。这类抑制剂可进一步被开发成安全有效的治疗或预防性药物给高危人群使用。

虽然与传统化学药物相比,多肽类药物具有很多优点,但是也存在不足之处,如稳定性差、半衰期短等。因此要想真正将抗寨卡病毒多肽类药物用于临床,仍需进行合理修饰以及给药途径的摸索。

（吴　燕　周　涵　杨海涛）

参 考 文 献

1. Oliveira ER, Mohana-Borges R, de Alencastro RB, et al. The flavivirus capsid protein: Structure, function and perspectives towards drug design. Virus Res, 2016, 227: 115.

2. Balinsky CA, Schmeisser H, Ganesan S, et al. Nucleolin interacts with the dengue virus capsid protein and plays a role in formation of infectious virus particles. J Virol, 2013, 87(24): 13094-13106.

3. Modis Y, Ogata S, Clements D, et al. A ligand-binding pocket in the dengue virus envelope glycoprotein. Proc Natl Acad Sci U S A, 2003, 100(12): 6986-6991.

4. Schmidt AG, Lee K, Yang PL, et al. Small-molecule inhibitors of dengue-virus entry. PLoS Pathog, 2012, 8 (4): e1002627.

5. Lei J, Hansen G, Nitsche C, et al. Crystal structure of Zika virus NS2B-NS3 protease in complex with a boronate inhibitor. Science, 2016, 353(6298): 503-505.

6. Chen X, Yang K, Wu C, et al. Mechanisms of activation and inhibition of Zika virus NS2B-NS3 protease. Cell Res, 2016, 26(11): 1260-1263.

7. Phoo WW, Li Y, Zhang Z, et al. Structure of the NS2B-NS3 protease from Zika virus after self-cleavage. Nat Commun, 2016, 7: 13410.

8. Zhang Z, Li Y, Loh YR, et al. Crystal structure of unlinked NS2B-NS3 protease from Zika virus. Science, 2016, 354(6319): 1597-1600.

9. Hongliang, Tian, Xiaoyun, et al. Structural basis of Zika virus helicase in recognizing its substrates. Protein&Cell, 2016, 7(8): 562-570.

10. Coloma J, Jain R, Rajashankar KR, et al. Structures of NS5 methyltransferase from Zika virus. Cell Rep, 2016, 16(12): 3097-3102.

11. Dong H, Liu L, Zou G, et al. Structural and functional analyses of a conserved hydrophobic pocket of flavivirus methyltransferase. J Biol Chem, 2011, 285(42): 32586-32595.

12. Duan W, Song H, Wang H, et al. The crystal structure of Zika virus NS5 reveals conserved drug targets. EMBO J, 2017, 36(7): 919-933

13. Wang B, Tan XF, Thurmond S, et al. The structure of Zika virus NS5 reveals a conserved domain conformation. Nat Commun, 2017, 8: 14763.

14. Zhao B, Yi G, Du F, et al. Structure and function of the Zika virus full-length NS5 protein. Nat Commun, 2017, 8: 14762.

15. Upadhyay AK, Cyr M, Longenecker K, et al. Crystal structure of full-lengthZika virusNS5 protein reveals a conformation similar toJapanese encephalitis virusNS5. Acta Crystallographica, 2017, 73(Pt 3): 116.

16. Godoy AS, Lima GMA, Oliveira KIZ, et al. Crystal structure of Zika virus NS5 RNA-dependent RNA polymerase. Nat Commun, 2017, 8: 14764.

17. Noble CG, Lim SP, Chen YL, et al. Conformational flexibility of the eengue virus RNA-dependent RNA polymerase revealed by a complex with an inhibitor. J Virol, 2013, 87(9): 5291-5295.

18. Noble CG, Lim SP, Arora R, et al. A conserved pocket in the dengue virus polymerase identified through

fragment-based screening. J Biol Chem, 2016, 291 (16): 8541-8548.

19. Byrd CM. A novel inhibitor of dengue virus replication that targets the capsid protein. Antimicrob Agents Chemother, 2012, 57 (1): 15-25.

20. Clercq ED. Anti-HIV drugs: 25 compounds approved within 25 years after the discovery of HIV. Int J Antimicrob Agents, 2009, 33 (4): 307-320.

21. Wyles DL. Antiviral resistance and the future landscape of hepatitis C virus infection therapy. J Infect Dis, 2013, 207 (207): S33-S39.

22. Richardson PG, Sonneveld P, Schuster MW. Assessment of proteasome inhibition for extending remissions (APEX) investigators. N Engl J Med. 2005, 352 (24): 2487-98

23. Aleshin AE, Shiryaev SA, Strongin AY, et al. Structural evidence for regulation and specificity of flaviviral proteases and evolution of the Flaviviridae fold. Protein Sci, 2007, 16 (5): 795-806.

24. Noble CG, Seh CC, Chao AT, et al. Ligand-bound structures of the dengue virus protease reveal the active conformation. J Virol, 2012, 86 (1): 438-446.

25. Lee H, Ren J, Nocadello S, et al. Identification of novel small molecule inhibitors against NS2B/NS3 serine protease from Zika virus. Antiviral Res, 2017, 139: 49-58.

26. Mastrangelo E, Pezzullo M, De BT, et al. Ivermectin is a potent inhibitor of flavivirus replication specifically targeting NS3 helicase activity: new prospects for an old drug. J Antimicrob Chemother, 2012, 67 (8): 1884.

27. Byrd CM, Grosenbach DW, Berhanu A, et al. Novel benzoxazole inhibitor of dengue virus replication that targets the NS3 helicase. Antimicrob Agents Chemother, 2013, 57 (4): 1902.

28. Basavannacharya C, Vasudevan SG. Suramin inhibits helicase activity of NS3 protein of dengue virus in a fluorescence-based high throughput assay format. Biochem Biophys Res Commun, 2014, 453 (3): 539-544.

29. Dong H, Liu L, Zou G, et al. Structural and functional analyses of a conserved hydrophobic pocket of flavivirus methyltransferase. J Biol Chem, 2010, 285 (42): 32586-32595.

30. Dong H, Ren S, Zhang B, et al. West Nile virus methyltransferase catalyzes two methylations of the viral RNA cap through a substrate-repositioning mechanism. J Virol, 2008, 82 (9): 4295-4307.

31. Coutard B, Barral K, Lichière J, et al. The Zika virus methyltransferase: structure and functions for drug design perspectives. J Virol, 2017, 91 (5). pii: e02202-16.

32. Stephen P, Baz M, Boivin G, et al. Structural insight into NS5 of Zika virus leading to the discovery of MTase inhibitors. J Am Chem Soc, 2016, 138 (50): 16212-16215.

33. Yin Z, Chen YL, Schul W, et al. An adenosine nucleoside inhibitor of dengue virus. Antiviral Res, 2010, 86 (1): 20435-20439.

34. Hercík K, Kozak J, M Š, et al. Adenosine triphosphate analogs can efficiently inhibit the Zika virus RNA-dependent RNA polymerase. Antiviral Res, 2017, 137: 131-133.

35. Bullard-Feibelman KM, Govero J, Zhu Z, et al. The FDA-approved drug sofosbuvir inhibits Zika virus infection. Antiviral Res, 2017, 137: 134-140.

36. Poh MK, Yip A, Zhang S, et al. A small molecule fusion inhibitor of dengue virus. Antiviral Res, 2009, 84 (3): 260-266.

37. Zhou Z, Khaliq M, Suk JE, et al. Antiviral compounds discovered by virtual screening of small-molecule libraries against dengue virus E protein. ACS Chem Biol, 2008, 3 (12): 765-775.

38. Kampmann T, Yennamalli R, Campbell P, et al. In silico screening of small molecule libraries using the dengue virus envelope E protein has identified compounds with antiviral activity against multiple flaviviruses. Antiviral Res, 2009, 84 (3): 234-241.

39. Xu M, Lee EM, Wen Z, et al. Identification of small-molecule inhibitors of Zika virus infection and induced neural cell death via a drug repurposing screen. Nat Med, 2016, 22 (10): 1101.

40. Xu M, Lee EM, Wen Z, et al. Identification of small-molecule inhibitors of Zika virus infection and induced neural cell death via a drug repurposing screen. Nat Med, 2016, 22 (10): 1101-1107.

41. Hoglen NC, Chen LS, Fisher CD, et al. Characterization of IDN-6556 (3-[2-(2-tert-butyl-phenylaminooxalyl)-amino]-propionylamino]-4-oxo-5-(2, 3, 5, 6-te trafluoro-phenoxy)-pentanoic acid): a liver-targeted caspase inhibitor. J Pharmacol Exp Ther, 2004, 309 (2): 634-640.

42. Haddad JJ. Current opinion on 3-[2-[(2-tert-butyl-phenylaminooxalyl)-amino]-propionylamino]-4-oxo-5-(2, 3, 5, 6-tetrafluoro-phenoxy)-pentanoic acid, an investigational drug targeting caspases and caspase-like proteases: the clinical trials in sight and recent anti-inflammatory advances. Recent Pat Inflamm Allergy Drug Discov, 2013, 7 (3): 229-258.

43. Rotman Y, Sanyal AJ. Current and upcoming pharmacotherapy for non-alcoholic fatty liver disease. Gut, 2017, 66 (1): 180-190.

44. Organization WH. WHO Model Formulary 2008; 2009.

45. Wu CJ, Jan JT, Chen CM, et al. Inhibition of severe acute respiratory syndrome coronavirus replication by niclosamide. Antimicrob Agents Chemother, 2004, 48 (7): 2693-2696.

46. Jurgeit A, McDowell R, Moese S, et al. Niclosamide is a proton carrier and targets acidic endosomes with broad antiviral effects. PLoS Pathog, 2012, 8 (10): e1002976.

47. Fang J, Sun L, Peng G, et al. Identification of three antiviral inhibitors against Japanese encephalitis virus from library of pharmacologically active compounds 1280. PLoS One, 2013, 8 (11): e78425.

48. Schang LM, St Vincent MR, Lacasse JJ. Five years of progress on cyclin-dependent kinases and other cellular proteins as potential targets for antiviral drugs. Antivir Chem Chemother, 2006, 17 (6): 293-320.

49. Badia R, Angulo G, Riveira-Munoz E, et al. Inhibition of herpes simplex virus type 1 by the CDK6 inhibitor PD-0332991 (palbociclib) through the control of SAMHD1. J Antimicrob Chemother, 2016, 71 (2): 387-394.

50. Nemeth G, Varga Z, Greff Z, et al. Novel, selective CDK9 inhibitors for the treatment of HIV infection. Curr Med Chem, 2011, 18 (3): 342-358.

51. Okamoto M, Hidaka A, Toyama M, et al. Selective inhibition of HIV-1 replication by the CDK9 inhibitor FIT-039. Antiviral Res, 2015, 123: 1-4.

52. Van Duyne R, Guendel I, Jaworski E, et al. Effect of mimetic CDK9 inhibitors on HIV-1-activated transcription. J Mol Biol, 2013, 425 (4): 812-829.

53. Yamamoto M, Onogi H, Kii I, et al. CDK9 inhibitor FIT-039 prevents replication of multiple DNA viruses. J Clin Invest, 2014, 124 (8): 3479-3488.

54. de Wispelaere M, LaCroix AJ, Yang PL. The small molecules AZD0530 and dasatinib inhibit dengue virus RNA replication via Fyn kinase. J Virol, 2013, 87 (13): 7367-7381.

55. Rausch K, Hackett BA, Weinbren NL, et al. Screening bioactives reveals Nanchangmycin as a broad

spectrum antiviral active against Zika virus. Cell Rep, 2017, 18(3): 804-815.

56. Hamel R, Liegeois F, Wichit S, et al. Zika virus: epidemiology, clinical features and host-virus interactions. Microbes Infect, 2016, 18(7-8): 441-449.

57. Meertens L, Carnec X, Lecoin MP, et al. The TIM and TAM families of phosphatidylserine receptors mediate dengue virus entry. Cell Host Microbe, 2012, 12(4): 544-557.

58. Saunders. Handbook of Veterinary Drugs: Small and Large Animal. 4ed ed: Elsevier Health Sciences, 2015.

59. Barrows NJ, Campos RK, Powell ST, et al. A screen of FDA-approved drugs for inhibitors of Zika virus infection. Cell Host Microbe, 2016, 20(2): 259-270.

60. Mastrangelo E, Pezzullo M, De Burghgraeve T, et al. Ivermectin is a potent inhibitor of flavivirus replication specifically targeting NS3 helicase activity: new prospects for an old drug. J Antimicrob Chemother, 2012, 67(8): 1884-1894.

61. Wagstaff KM, Sivakumaran H, Heaton SM, et al. Ivermectin is a specific inhibitor of importin alpha/beta-mediated nuclear import able to inhibit replication of HIV-1 and dengue virus. Biochem J, 2012, 443(3): 851-856.

62. Lundberg L, Pinkham C, Baer A, et al. Nuclear import and export inhibitors alter capsid protein distribution in mammalian cells and reduce Venezuelan Equine Encephalitis Virus replication. Antiviral Res, 2013, 100 (3): 662-672.

63. Varghese FS, Kaukinen P, Glasker S, et al. Discovery of berberine, abamectin and ivermectin as antivirals against chikungunya and other alphaviruses. Antiviral Res, 2016, 126: 117-124.

64. Diamond MS, Zachariah M, Harris E. Mycophenolic acid inhibits dengue virus infection by preventing replication of viral RNA. Virology, 2002, 304(2): 211-221.

65. Qing M, Yang F, Zhang B, et al. Cyclosporine inhibits flavivirus replication through blocking the interaction between host cyclophilins and viral NS5 protein. Antimicrob Agents Chemother, 2009, 53(8): 3226-3235.

66. Choy MM, Zhang SL, Costa VV, et al. Proteasome inhibition suppresses dengue virus egress in antibody dependent infection. PLoS Negl Trop Dis, 2015, 9(11): e0004058.

67. Sahoo M, Jena L, Daf S, et al. Virtual screening for potential inhibitors of NS3 protein of Zika virus. Genomics Inform, 2016, 14(3): 104-111.

68. Byler KG, Ogungbe IV, Setzer WN. In-silico screening for anti-Zika virus phytochemicals. J Mol Graph Model, 2016, 69: 78-91.

69. Wang QY, Patel SJ, Vangrevelinghe E, et al. A small-molecule dengue virus entry inhibitor. Antimicrob Agents Chemother, 2009, 53(5): 1823-1831.

70. Randolph VB, Stollar V. Low pH-induced cell fusion in flavivirus-infected Aedes albopictus cell cultures. J Gen Virol, 1990, 71(Pt 8)(8): 1845-1850.

71. Tomlinson SM, Malmstrom RD, Russo A, et al. Structure-based discovery of dengue virus protease inhibitors. Antiviral Res, 2009, 82(3): 110-114.

72. Luzhkov VB, Selisko B, Nordqvist A, et al. Virtual screening and bioassay study of novel inhibitors for dengue virus mRNA cap (nucleoside-2'O)-methyltransferase. Bioorg Med Chem, 2008, 15(24): 7795-7802.

73. Yu Y, Deng YQ, Zou P, et al. A peptide-based viral inactivator inhibits Zika virus infection in pregnant mice and fetuses. Nat Commun, 2017, 8: 15672.

第十八章 媒介伊蚊监测与控制

第一节 寨卡病毒主要媒介伊蚊种类和分布

全球范围内，寨卡病毒传播媒介主要为埃及伊蚊[1]和白纹伊蚊[2,3]，非洲伊蚊[4]和黄头伊蚊也可能传播该病毒。埃及伊蚊广泛分布于全球热带地区，是城市型黄热病、登革热、基孔肯雅热和寨卡病毒病的重要媒介蚊虫，是国际公认最危险蚊虫之一。白纹伊蚊已成为过去 20 年间全球扩散速度最快的 100 种物种之一，已从起源地亚洲扩散至全球 70 多个国家和地区（图 18-1）。

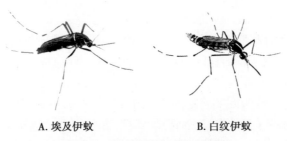

A. 埃及伊蚊   B. 白纹伊蚊

图 18-1　寨卡病毒主要媒介伊蚊

在中国，寨卡病毒传播媒介埃及伊蚊（*Aedes aegypti*）和白纹伊蚊（*Ae. albopictus*）分布广泛。当前埃及伊蚊分布于我国海南沿海市（县）及火山岩地区、广东雷州半岛、云南西双版纳州[5]、德宏州和临沧市[6]、台湾嘉义县以南和澎湖县部分地区。上述地区也是寨卡病毒病本地传播的高风险区。白纹伊蚊分布于北至沈阳、大连，经天水、陇南，至西藏墨脱一线及其东南侧大部分地区。

随着全球气候变化[7,8]、城市化、贸易及交通运输业快速发展等影响[6]，我国媒介伊蚊及其传播疾病的分布范围将进一步北扩[9]，寨卡病毒病的风险地区和风险人群将显著增加，需引起高度重视。巴基斯坦埃及伊蚊分布区北扩的原因可能与快速城市化、贸易和旅行等因素有关[10]。

第二节 媒介伊蚊监测和控制

通过媒介伊蚊监测，可以掌握不同地区媒介伊蚊种类构成、密度、分布及季节消长和长期变化趋势，为寨卡疾病传播风险评估、预测预警、控制规划提供科学依据；动态监测寨卡病毒病疫点和疫区的媒介伊蚊密度,可精准评估寨卡病毒病传播风险和媒介伊蚊控制效果。

通过媒介伊蚊控制,可以显著抑制蚊虫数量和密度,减少叮咬、骚扰,有效降低蚊媒传染病的传播能力和风险。因此,伊蚊控制是防控寨卡病毒病的重要手段。

一、媒介伊蚊监测

媒介伊蚊监测是以科学方法,连续、系统地收集掌握媒介伊蚊种类、密度(幼虫指数和成蚊密度)、分布和季节消长、滋生环境、带毒情况等资料,判定媒介伊蚊地理分布变化,获得媒介种群不同时间的相对值,获取不同地区不同环境中疾病传播流行的媒介密度阈值,根据阈值及时机启动应急监测和控制项目,及时采取适合的干预措施,控制效果评价,为病媒传播风险评估及预警、控制策略与措施制定、控制效果评价提供科学依据。

(一)全球媒介伊蚊监测

目前国际通用的媒介伊蚊幼蚊监测主要采取布雷图指数法、诱蚊诱卵器法(ovitrap);成蚊监测主要采用诱蚊灯(如 BG sentinel trap,BGS trap)等方法。

1. 布雷图指数法　布雷图指数是指每检查 100 个住户所获得的滋生媒介伊蚊(阳性)积水数目。通过该方法记录阳性积水数和全部积水数,可以获得容器指数等其他媒介伊蚊密度指标。

布雷图指数(BI)计算公式:

$$布雷图指数(BI)=(伊蚊幼虫或蛹阳性容器数 / 调查户数)×100$$

开始监测前需准备好相应的器具:手电筒、捞勺、吸管、蚊虫收集装置、标签纸等。

布雷图指数法监测要求以居民区为重点,开展入户调查,每次监测按不同地理方位选 4 个街道(村)不少于 100 户居民,检查记录室内外所有容器或小型积水体及其幼蚊滋生情况,收集幼蚊进行种类鉴定,或带回实验室饲养至成蚊进行种类鉴定,计算布雷图指数。

监测时间和频次取决于各地的蚊虫活动季节、当地疾病的流行情况和执行能力。一般的常规监测要求在蚊虫活动季节每月监测一次;在疾病流行期间针对划定的疫点,在疫点周围的不同风险区域(核心区、警戒区、监控区)开展应急监测,监测频次从核心区到监控区依次降低。

2. 诱蚊诱卵器法　诱蚊诱卵器是一种专门针对媒介伊蚊设计的监测工具。杯体中盛有清水或自来水,将圆形滤纸折叠成圆锥状置于杯中为蚊虫提供落脚点。为便于观察,杯体一般为无色透明状,杯盖多为伊蚊喜好的深色或黑色,杯盖上预留圆孔,杯盖下面设计为倒圆锥状,既能方便蚊虫进入,又能防止蚊虫逃逸。

监测时需将诱蚊诱卵器布放在阴暗、潮湿、遮阳的环境,连续放置若干天后检查记录。

诱蚊诱卵器密度指数计算公式:

$$诱蚊诱卵器指数 = 阳性诱蚊诱卵器数 / 有效诱蚊诱卵器数 ×100$$

3. 诱蚊灯法　利用蚊虫的趋光性及对人体气味的喜好,设计诱蚊灯等诱捕蚊虫的工具,开展媒介伊蚊监测。如我国通常采用的光催化诱蚊灯,国际常用的 BGS trap 等。将 BGS trap 等诱蚊灯放置在住区室内外适合埃及伊蚊及白纹伊蚊滋生的各类人工和植物容器及其他积水周围,如屋檐下、花丛、矮树丛、树篱及其他植物附近。该类诱捕工具在国内外广泛应用于登革热、黄热病、基孔肯雅热、寨卡病毒病等伊蚊传播疾病的监测中,被认为是现场伊蚊诱捕的专业工具,能特异性地引诱媒介伊蚊、尖音库蚊、致倦库蚊和其他蚊虫,对成蚊蚊体损伤小、技术要求低。

（二）中国媒介伊蚊监测

幼蚊监测主要采用布雷图指数法、诱蚊诱卵器法；成蚊监测主要采用伞状双层叠帐法和诱蚊灯法。这些方法已经纳入《登革热媒介伊蚊监测指南》。

1. 布雷图指数法　布雷图指数法是我国十多年来一直使用的媒介伊蚊密度监测方法，该方法被编入中国登革热、基孔肯雅热监测指南。在实际操作中，为了客观反映当地媒介伊蚊的实际密度水平，该方法对监测生境、户、调查的范围等都给予具体界定。

监测环境以居民住户为主，兼顾医院、公园、工地、废品收购站和废旧轮胎厂（废旧物品处）、港口（码头）等其他生境。

监测过程中，每一个独立的家庭住所记为一户，也就是具有厨房、洗手间、客厅、卧室、院落等或相对等的各部分功能区域的一个相对独立的区域记为一户。为操作方便，将集体宿舍（单位办公室、酒店）的 2 个房间、农贸市场（花房、外环境、室内公共场所）等每 $30m^2$ 定义为一户。

每个监测点每次监测一般不少于 100 户。

2. 诱蚊诱卵器法　诱蚊诱卵器法是我国成蚊监测常用方法之一，常规监测多在蚊虫活动季节开展，每监测点每月监测一次。由于该方法获取结果所需时间长，一般不用于应急监测。该方法操作中可以解决布雷图指数调查中入户难的问题，能够获得相应的监测结果，但该方法所获得指数有时并不与蚊虫密度水平成正比。比如在旱季，媒介伊蚊密度并不高，但在环境中缺少相应的滋生水体，孕蚊产卵时可利用的自然滋生地少，有相对较多的孕蚊被捕获；而在雨季，环境中自然滋生地增加，孕蚊产卵时可选择的水体多，诱捕获得的蚊虫比例会减少。所以在选择这种类型的监测方法时，需要结合其他方法用于评估媒介伊蚊的实际密度。

在诱蚊诱卵器法监测过程中，每次监测依据实际情况选取居民区、公园、工地、医院、废品收购站等伊蚊滋生场所共布放 200 只诱蚊诱卵器。居民区每户一只，公园、工地每 10m 一只，连续放置 4～7 天后检查，收集并统计诱捕的成虫及蚊卵，计算诱蚊诱卵器指数。

3. 伞状双层叠帐法　伞状双层叠帐法是在人诱停落法的基础上研制的一种成蚊监测方法。该方法利用媒介伊蚊最偏好吸人血的特性，使用封闭的蚊帐对诱集者形成保护，既能达到人引诱蚊虫，同时避免了被蚊虫叮咬的风险。外帐与内帐之间的空隙限制了蚊虫的活动空间，易于捕获蚊虫；伞状设计便于蚊帐的支撑和携带。

在监测时选择媒介伊蚊日活动高峰时间，一般在下午 15：00～18：00，选择避风遮荫的居民区、公园（竹林）、旧轮胎堆放地、废品站、工地等环境支撑蚊帐。诱集者位于内部封闭蚊帐中暴露两条小腿，收集者利用电动吸蚊器在两层蚊帐之间收集停落在蚊帐上的伊蚊并持续 30 分钟，将捕获蚊虫用乙醚麻醉或冷冻处死，鉴定种类、性别并计数。统计并计算密度指标：帐诱指数，帐诱指数计算公式

$$帐诱指数[只/(顶·小时)]=\frac{捕获雌蚊数（只）}{蚊帐数×30分钟}×60分钟/小时$$

监测过程中监测人员禁用驱蚊产品，收集者着长衣长裤，必要时戴好防蚊帽。

二、媒介伊蚊控制

（一）控制策略

由于寨卡病毒和登革病毒同属黄病毒科黄病毒属，二者均由媒介伊蚊传播且当前无有

效疫苗可用。因此，参照我国登革热防控策略，结合我国实际情况，寨卡病毒病媒介伊蚊应采用基于"可持续控制"理念和登革热控制经验的控制策略[11]。在媒介伊蚊分布区要加强媒介伊蚊监测、风险评估和预警，依据媒介伊蚊风险阈值开展媒介伊蚊预防性控制和输入病例疫点的媒介伊蚊控制，预防控制寨卡病毒病输入引起的本地传播和扩散风险。

1. 日常控制　在我国寨卡病毒病不同风险区和埃及伊蚊和白纹伊蚊的活动季节，开展媒介伊蚊监测。虽未出现寨卡病毒病疫情但布雷图指数超过 20 时，当地政府应考虑组织开展灭蚊防病爱国卫生运动，特别是在重点区域（如城区、城郊结合部）的重点地点部位（如居民区、公共场所及其他人群密集地点），进行预防性灭蚊，清除室内、外媒介伊蚊的滋生地，将布雷图指数控制在 20 以下，降低寨卡病毒病输入后的传播风险。此外，各地要开展媒介伊蚊抗药性监测，指导合理用药，并进行控制效果评价，提高科学防控水平。在寨卡病毒病高风险地区每年至少开展 1 次抗药性监测，其他地区每两年至少开展 1 次抗药性监测。

2. 应急控制　在我国寨卡病毒病不同风险区和媒介伊蚊活动季节，在出现输入或本地感染寨卡病例时，核心区（以疫点为圆心的 200m 半径范围）布雷图指数超过 5、警戒区（核心区外展 200m 半径范围）布雷图指数超过 10、监控区（警戒区以外的其他区域）布雷图指数超过 20 时，要启动媒介伊蚊应急控制。在核心区和警戒区，应根据媒介伊蚊抗药性监测结果，选取敏感卫生杀虫剂用超低容量等空间喷雾进行疫点成蚊杀灭，结合重点部位的滞留喷洒和滋生地清理。当地政府要组织开展爱国卫生运动，全民动员做好蚊虫滋生地清理工作，动员群众做好个人防护，做好病例和医院防蚊隔离。通过媒介伊蚊综合防控措施，尽快将布雷图指数控制在 5 以下，控制传播风险。

（二）控制技术

1. 成蚊控制　主要包括物理防制、化学防制、生物防制、遗传防制等。

（1）物理防制：利用机械方法以及光、声、电等物理条件，来捕杀、诱杀或驱逐寨卡病毒病媒介蚊虫的方法。寨卡病毒病媒介物理防制主要可通过使用纱门、纱窗、蚊帐等传统防蚊工具，有条件的地方可以使用药浸蚊帐进行更好的个人防护。还可选择使用诱蚊器、超声波驱蚊器、电热驱蚊器、电蚊拍等多种设备进行诱蚊、驱蚊、灭蚊。此外，需要提醒公众媒介伊蚊活动高峰时段外出时要穿浅色的长袖、长裤等衣服防止伊蚊叮咬。

（2）化学防制：使用天然或合成的杀虫剂，毒杀或驱走寨卡病毒病媒介蚊虫的手段。化学防制的优点是快速机动，在出现寨卡病毒病紧急疫情时，它是迅速控制寨卡媒介伊蚊、切断传播途径有力手段。缺点是易产生抗药性。

在寨卡病毒病暴发时，使用化学杀虫剂快速杀灭成蚊是控制疫情最有效的措施之一。超低容量喷雾和滞留喷洒技术是实现这一目标的重要手段。对于超低容量喷雾的定义，国家推荐标准《病媒生物化学防治技术指南 空间喷雾》（GB/T 31714—2015）中，将雾滴直径小于 30μm 的喷雾称之为超低容量喷雾。1980 年出版的《WHO 媒介生物学及防制技术访华团资料选编》（中央爱国卫生运动委员会）中，有关超低容量的灭蚊资料《媒蚊防制中使用的超低容量喷雾器和杀虫剂（朱成璞译）》将喷洒方式分为 3 种：高容量、低容量和超低容量，根据用药量的不同，将超低容量喷雾定义为施药量 0.23～2.4 L/hm²。美国农业部 Mount 将超低容量喷雾定义为直接喷洒没有稀释的杀虫剂，施药量达到最低，但对于灭蚊来说，超低容量喷雾最适合的雾滴为体积直径 8～15μm[12]。

滞留喷洒是将残效期长的杀虫药剂喷洒到病媒生物栖息、停留或藏匿场所，使病媒生物栖息、停留或藏匿时，与杀虫剂接触中毒而死。能进行滞留喷洒的喷雾器包括压缩喷雾器、机动泵式喷雾机、背负式手动喷雾器、踏板式喷雾器等，可根据拟处理面积的大小或高度选择单用或兼用。滞留喷洒主要用于室内和重点场所成蚊杀灭，例如病房、病例居住房间、绿化带、阴凉场所和社区卫生死角等。

　　寨卡病毒病疫点处置时，室外成蚊杀灭应以超低容量喷雾为主，配合重点场所的滞留喷洒；室内成蚊杀灭以滞留喷洒为主，重点场所在滞留喷洒的同时还需要进行超低容量喷雾。关于喷雾器械，目前超低容量喷雾机包括车载超低容量喷雾机、便携式超低容量喷雾机、烟雾机等多种类型。喷雾器械的选择需与环境相匹配，并注意喷施时的气象条件。车载超低容量喷雾机适合外环境大范围成蚊速杀；便携式超低容量适合室内蚊虫速杀，以及室外车辆进不去地方的成蚊速杀，是车载超低容量喷雾机的补充；烟雾机穿透力强，适合树林、竹林、灌木丛等植物比较密集的地方蚊虫速杀。此外，超低容量喷雾对于施药时的气象条件也有相应的要求，理想状态为风速 1～4m/s，当风速超过 4m/s 时，不能进行室外超低容量喷雾。超低容量喷雾时要求地面气流很小，或气流没有垂直运动，或只是接近地表的气流有些流动。

　　利用趋避剂进行防护对于寨卡病毒病疑似病例和确诊病例非常重要，临床医生告知寨卡病毒病疑似病例和确诊病例使用趋避剂防护及自我防护。

　　近年来，绿篱技术在蚊虫防制方面应用日趋增多。绿篱技术是指采用长效杀虫药剂处理建筑物周围和拟保护区域的植被上下表面，包括灌木、草坪、树干、观赏花木等植被的 5m 以下蚊虫栖息的部位，以达到降低建筑周围和拟保护区域成蚊密度并维持较长时间的目的。

　　（3）遗传防制：利用物理、化学和生物等方法处理寨卡病毒病媒介蚊虫，改变或转换其遗传物质，以降低其繁殖势能，从而达到控制或消灭一个种群的目的。通过遗传操作可以减少或替代目标蚊虫种群，改变其作为病媒的特性。早在 30 多年前，研究者就通过改变媒介昆虫染色体产生大量绝育雄虫，将其释放到野外以抑制蚊媒种群数量或降低某蚊媒传播疾病的效能。

　　沃尔巴克氏体（*Wolbachia*）是一种共生细菌，首先在淡色库蚊卵巢和睾丸中发现，其广泛分布于无脊椎动物，能感染多种昆虫但未发现其能感染脊椎动物。感染沃尔巴克氏体雌蚊可以与所有雄蚊交配（包括已感染和未感染沃尔巴克氏体的雄蚊），其后代全部感染沃尔巴克氏体；感染的雄蚊与未感染的雌蚊交配，其后代不能存活，即胞质不相容性，从而缩短了成蚊平均寿命，影响蚊虫繁殖和干扰病毒复制，达到控制其传播登革热等蚊媒传染病的作用。中山大学 - 美国密歇根州立大学热带病虫媒控制联合研究中心奚志勇教授研究团队从果蝇、伊蚊和库蚊体内提取沃尔巴克氏体并成功将其导入白纹伊蚊体内，建立了稳定携带新型沃尔巴克氏体蚊株，在广东省和海南省进行基于共生菌沃尔巴克氏体的媒介伊蚊生物控制研究。

　　我国利用沃尔巴克氏体对蚊虫进行生物防治从实验室阶段转入现场实验，在寨卡病毒病控制方面具有一定的潜力。

　　2. 幼蚊控制　包括环境防制、化学防制和生物防制等。

　　（1）环境防制：基于寨卡病毒病媒介伊蚊生态学，通过清除伊蚊滋生地等，达到减少伊蚊数量，从而切断寨卡病毒病媒介伊蚊传播的过程，是伊蚊防制的根本措施。伊蚊滋生地主要包括饮水缸、储水池或缸、花瓶、花盆等功能性积水容器，闲置的瓶、罐、缸等容器积水，市政管网的管井、地下室集水井、楼房反樑、竹筒、树洞、植物叶腋、雨水沟及绿化带的塑料薄膜等。

环境处理时应尽量清除伊蚊滋生地，对于不能清除的滋生地要投放灭蚊剂以防蚊虫滋生。例如，饮用水容器或功能性容器积水要求严密加盖，每 5～7 天换水 1 次；种养水生植物的花瓶，每 5～7 天换水 1 次，冲洗植物根部，彻底洗刷容器内壁；公园、学校、园林景点的竹筒、树洞要用灰沙等堵塞，或对留根的竹筒，采用"十"字砍刀法，使其有裂缝不再积水；轮胎要求叠放整齐并存放在室内或避雨的场所，如堆放室外，要用防雨布严密遮盖，不积雨水。如不能有效遮盖，须对废弃轮胎进行打孔处理，防止积水。

（2）化学防制：对于无法清除的滋生地可以使用双硫磷、倍硫磷和毒死蜱等化学杀虫剂进行处理，例如，密闭市政管网管道井、地下室或地下车库集水井、建筑工地积水等。有研究通过实验研究和现场试验证实 1mg/L 吡丙醚可用于滋生地伊蚊控制[13]；1.0～1.4mg/L 毒死蜱对雨水井中白纹伊蚊控制持续期最长可达 35 天以上[14]。随着公众健康及低碳环保意识增强，卫生杀虫剂产业在追求高效的同时，应更多关注对环境的影响。目前，传统的化学杀虫剂由于抗药性产生致使其应用受到极大的限制。

生物源（昆虫天敌防治、虫生真菌、昆虫致病菌和生物代谢产物）、植物源、微生物源及昆虫生长调节剂等由于其靶标专一性强、不易产生抗性和环境友好等特点，具有许多化学合成农药无可比拟的优势，为未来研发重点方向[15]，在寨卡媒介防制方向具有潜力。多杀菌素（spinosad）是在多刺甘蔗多孢菌（saccharopolyspora spinosa）发酵液中提取的一种大环内酯类无公害高效广谱的生物农药，杀虫活性远远超过有机磷、氨基甲酸酯、环戊二烯和其他杀虫剂，对有益昆虫具有高度选择性，被广泛应用于埃及伊蚊和白纹伊蚊杀灭。墨西哥南部一项研究发现，多杀菌素对于白纹伊蚊和埃及伊蚊幼虫控制非常有效[16]。

（3）生物防制：利用其他生物（天敌）或其代谢物来控制或杀灭蚊虫的方法，即通过对自然因素的利用，来打破这种相对平衡，使其数量降低或控制在不足为害的水平。一种理想的生物防制剂，应当是在用于自然界后，在适当条件下能自行繁殖，对防制对象效果明显，对非靶标生物无害。目前，生物防制主要包括病原体、捕食性天敌、寄生物和转基因工程蓝藻。

1）病原体：病原体防制蚊虫中，细菌是应用最为广泛、研究最为深入的一类生物杀虫剂。细菌中具有良好生物效应并大规模生产的主要为苏云金杆菌以色列变种（Bti）。Bti 属于革兰染色阳性菌，可以形成芽胞，同时在其体内会形成数个具有杀虫活性的晶体。晶体内含物是原毒素，在适当宿主肠内，它很快转化为有毒物质，引起蚊虫中肠细胞解体而死亡。经过生物测定发现，对 Bti 制剂敏感性最高的是伊蚊，继而是库蚊和按蚊[17]，幼龄比老龄幼虫更为敏感。常用 Bti 剂型为悬乳剂、可湿性粉剂，但是这种剂型投入水体后很快下沉，被水底的污泥吸附，不利于伊蚊取食，因此效果持续时间不长，一般只有 3～5 天左右[18]。基于上述不足，国内研制了漂浮颗粒剂、块剂和发泡剂，其中块剂在现场试验中杀灭白纹伊蚊可以持效 15 天[19]。近年来，有公司开发出苏云金杆菌水扩散颗粒剂，与传统的悬乳剂相比，这种新剂型在稳定性方面更好，运输更便捷，且容积密度更低，易于在水中扩散，使用更方便[20]。基于 Bti 目前出现了一种新的生物防制技术，该技术的核心就是将 Bti 的水扩散颗粒通过液氮加工成为一种名为"冰珠"的物质，然后通过直升飞机进行大面积的喷洒[21]。由于其活性成分包埋于冰珠内，在喷洒过程中不会受到摩擦而损失，该剂型会在水表面融化并释放出杀蚊毒蛋白晶体，且易于穿透滋生地的各种水草遮蔽物，效果良好，在寨卡媒介防制方向具有潜力。

2）捕食性天敌：应用天敌控制媒介伊蚊需要有适宜的自然条件、丰富的天敌资源和适合应用环境为基础。蚊幼虫的捕食性天敌很多，通常是指鱼、剑水蚤、巨蚊、水蝇、涡虫、负子虫、松藻虫等，但应用最早和最广泛的是鱼类治蚊。野生的食蚊鱼中，柳条鱼应用最多；家鱼中常见的有青鱼、鲢鱼和鲤鱼等。黄健人等比较了几种不同方法防制埃及伊蚊，发现以水缸养鱼效果最好[22]。剑水蚤广泛分布于自然界多种淡水中，它繁殖力强，嗜食蚊幼虫，是有应用潜力蚊虫捕食性天敌。越南学者在伊蚊滋生场所投放剑水蚤，最终成功控制了整个社区埃及伊蚊密度[23]。Nam等在越南登革热流行区应用剑水蚤、划椿和鱼类控制埃及伊蚊幼虫密度，从而有效遏制了登革热流行[24]。

3）寄生物：蚊虫寄生物中研究较多是大链壶菌，它在寄生阶段游动孢子附着在蚊幼虫体壁，菌丝在血腔中生长而导致宿主在短期内死亡。苏晓庆等利用大链壶菌进行庭院灭蚊实验，发现投放一次后，连续18天内该菌对白纹伊蚊和致倦库蚊均有显著效果[25]。另一种蚊虫寄生物罗索线虫对库蚊和伊蚊有较强的感染力，但由于罗索线虫感染蚊幼虫需要时间长，且对高龄蚊幼虫感染率不高，它们与宿主蚊幼虫的关系也受密度的制约。

4）转基因工程蓝藻：蓝藻在幼虫滋生地广泛存在，是蚊幼虫的食物之一。可将Bti与球形芽胞杆菌（Bs）杀虫毒素基因转入蓝藻中，使杀虫工程蓝藻在蚊虫滋生杀灭蚊幼虫。朱嵩等观察了转苏云金杆菌 *CrylVD* 基因的蓝藻在实验室对不同蚊幼虫的杀灭效果，发现其对白纹伊蚊幼虫杀灭效果较高，48小时对白纹伊蚊杀灭率达100%，且对低龄幼虫的杀灭效果高于高龄幼虫[26]。

第三节　结　语

虽然寨卡病毒病属于可防可控的蚊媒病毒病，但鉴于当前全球寨卡病毒病的流行形势，及媒介伊蚊防控面临的极大困难和挑战，我们要坚决地推进媒介伊蚊可持续控制策略，依法、科学、精准、有效开展寨卡病毒病防控工作，切实保障我国人民的健康和安全。

（刘起勇　刘小波　郭玉红）

参 考 文 献

1. Marchette NJ, Garcia R, Rudnick A. Isolation of Zika virus from Aedes aegypti mosquitoes in Malaysia. Am J Trop Med Hyg, 1969, 18（3）: 411-415.

2. Wong PS, Li MZ, Chong CS, et al. Aedes（Stegomyia）albopictus（Skuse）: a potential vector of Zika virus in Singapore. PLoS Negl Trop Dis, 2013, 7（8）: e2348.

3. Grard G, Caron M, Mombo IM, et al. Zika virus in Gabon（Central Africa）--2007: a new threat from Aedes albopictus? PLoS Negl Trop Dis, 2014, 8（2）: e2681.

4. Haddow AJ, Williams MC, Woodall JP, et al. Twelve isolations of Zika virus from Aedes（Stegomyia）Africanus（Theobald）taken in and above a Uganda forest. Bull World Health Organ, 1964, 31: 57-69.

5. 杨明东, 姜进勇, 郑宇婷, 等. 云南省边境地区埃及伊蚊分布调查. 中国媒介生物学及控制杂志, 2015, 26（4）: 406-408.

6. Wang G, Zhang H, Cao X, et al. Using GARP to predict the range of Aedes aegypti in China. Southeast Asian J Trop Med Public Health, 2014, 45（2）: 290-298.

7. Chadee DD, Martinez R. Aedes aegypti（L.）in Latin American and Caribbean region: with growing evidence for vector adaptation to climate change? Acta Trop, 2016, 156: 137-143.

8. Paz S, Semenza JC. El Nino and climate change-contributing factors in the dispersal of Zika virus in the Americas? Lancet, 2016, 387（10020）: 745.

9. Wu F, Liu Q, Lu L, et al. Distribution of Aedes albopictus（Diptera: Culicidae）in northwestern China. Vector Borne Zoonotic Dis, 2011, 11（8）: 1181-1186.

10. Fatima SH, Atif S, Rasheed SB, et al. Species distribution modeling of *Aedes aegypti* in two dengue-endemic regions of Pakistan. Trop Med Int Health, 2016, 21（3）: 427-436.

11. 刘小波, 吴海霞, 鲁亮. 对话刘起勇: 媒介伊蚊可持续控制是预防寨卡病毒病的杀手锏. 科学通报, 2016, 61（21）: 2323-2325.

12. Mount GA. A critical review of ultralow-volume aerosols of insecticide applied with vehicle-mounted generators for adult mosquito control. J Am Mosq Control Assoc, 1998, 14（3）: 305-334.

13. 徐仁权, 刘红霞, 冷培恩, 等. 0.5% 吡丙醚颗粒剂对白纹伊蚊控制效果的研究. 中国媒介生物学及控制杂志, 2010, 1（4）: 27-299.

14. 刘红霞, 徐仁权, 冷培恩, 等. 3 种杀幼剂对蚊幼的现场控制效果研究. 中华卫生杀虫药械, 2010, 16（5）: 347-350.

15. 王东, 王永明, 卫春秀, 等. 环境友好型卫生杀虫剂的研究进展. 中国媒介生物学及控制杂志 2012, 23（5）: 485-488.

16. Marina CF, Bond JG, Casas M, et al. Spinosad as an effective larvicide for control of Aedes albopictus and Aedes aegypti, vectors of dengue in southern Mexico. Pest Manag Sci, 2011, 67（1）: 114-121.

17. Foo AE YH. Comparative bioasssays of Bacillus thuringiensis H-14 formulations against four species of mosquitoes in Malaysia Southeast Asian J Trop Med Public Health, 1982, 13（2）: 206-210.

18. 喻子牛. 苏云金芽胞杆菌制剂的生产和应用. 北京: 农业出版社, 1993.

19. 张吉斌, 明桂珍. 苏云金芽胞杆菌以色列变种发泡块剂灭白纹伊蚊幼虫的效果研究. 中国媒介生物学及控制杂志, 1997, 8（3）: 169-171.

20. 薛金伟, 姬晨, 朱晓博, 等. 蚊虫的生物防治. 中国热带医学, 2014, 14（4）: 490-495.

21. Becker N. Ice granules containing endotoxins of microbial agents for the control of mosquito larvae--a new application technique. J Am Mosq Control Assoc, 2003, 19（1）: 63-66.

22. 黄健人, 李继龙, 王树声, 等. 广西清除埃及伊蚊研究. 广西预防医学 2005, 11（3）.

23. Vu SN, Nguyen TY, Kay BH, et al. Eradication of *Aedes aegypti* from a village in Vietnam, using copepods and community participation. Am J Trop Med Hyg, 1998, 59（4）: 657-660.

24. Nam VS, Yen NT, Holynska M, et al. National progress in dengue vector control in Vietnam: survey for Mesocyclops（Copepoda）, Micronecta（Corixidae）, and fish as biological control agents. Am J Trop Med Hyg, 2000, 62（1）: 5-10.

25. 苏晓庆, 贾少华. 大链壶菌灭庭积水蚊虫的现场实验研究. 菌物系统, 1997, 16（1）: 74-77.

26. 朱嵩, 闫歌, 刘相萍, 等. 转苏云金杆菌 CrylVD 基因蓝藻实验室杀蚊幼毒效的观察. 中国热带医学, 2013, 13（8）: 935-937.

第十九章　黄病毒概述

在病毒学分类上，黄病毒既是科名（Flaviviridae），也是属名（*Flavivirus*），寨卡病毒属于黄病毒科的黄病毒属。除黄病毒属外，黄病毒科还包括瘟病毒属（*Pestivirus*）和丙型肝炎病毒属（*Hepacivirus*），由于这两属的病毒与寨卡病毒在致病或传播方式上差异较大，因此本章不做介绍。本章阐述的黄病毒指黄病毒属的成员，这些病毒均为具有包膜的单正链 RNA 病毒，通常通过吸血的节肢动物如蚊、蜱、白蛉等的叮咬传播。目前已鉴定的黄病毒家族成员共 73 种，其中 34 种经蚊虫传播，17 种经蜱传播，其余 22 种传播媒介尚不明确。其中引起人类疾病的主要有登革病毒、乙型脑炎病毒（又称日本脑炎病毒）、黄热病毒、西尼罗病毒、蜱传脑炎病毒和寨卡病毒。

第一节　黄病毒简史

黄病毒科和黄病毒属的英文名称具有共同的词根"flavus"，其拉丁文的意思是"黄色"。黄病毒科或属的名称均来自黄热病毒，它是最早发现的黄病毒成员，也是第一个被发现的人类病毒。由于人体感染该病毒后的主要症状是发热和黄疸，故得名黄热病毒，相应疾病被称为黄热病。黄热病毒不仅是最早发现的黄病毒，也是对人类健康威胁最大的黄病毒，它的流行对人类社会和历史产生了深刻影响。

黄热病毒起源于非洲，在 15～16 世纪随着奴隶贸易被带到美洲。当时美洲人群对黄热病毒没有免疫力，于是该病毒逐渐流行起来。最早的黄热病暴发记录是 1647 年在拉丁美洲的巴巴多斯，之后向北方播散。1793 年，黄热病在美国当时的首都费城暴发流行，最终导致全城 1/5 人口死亡，包括华盛顿总统在内的美国政府逃离费城。1873 年，黄热病在美国路易斯安那州暴发流行，导致全城 1/4 人口死亡。1878 年，黄热病在密西西比河谷暴发流行，导致约 20 000 人死亡。

黄热病的流行不仅威胁人类健康，也对美洲的政治和历史产生了深刻影响。1801 年，拉丁美洲国家海地宣布建国，法国派兵前往镇压海地独立运动。结果由于黄热病流行，法军几乎全军覆没。1904 年，连接太平洋和大西洋的巴拿马运河工程由于疟疾和黄热病的影响而被迫停工，工程建设也由法国转交美国。1898 年，美国和西班牙爆发战争。在这场战争中，美军阵亡人数几百人，而死于黄热病的人数超过 4000 人，是阵亡人数的 10 倍。1907 年，《国际卫生公约》将黄热病列为继天花、鼠疫、霍乱之后的国际检疫传染病。

鉴于美西战争的惨痛教训，美国政府于战后成立了黄热病专业委员会，任命军医沃尔特·里德（Walter Reed）上校为委员会主席。黄热病委员会成立后，需要研究的第一个问题是黄热病的传播方式和病原体。早在 1881 年，古巴医生卡洛斯·芬莱（Carlos Finlay）已提出伊蚊是黄热病传播媒介的观点。为验证这一假说，黄热病委员会成员杰西·威廉·拉齐尔（Jesse William Lazear）和詹姆斯·卡罗尔（James Carroll）让伊蚊叮咬黄热病患者血液再叮咬自身，结果两人均表现出黄热病症状，证实了黄热病毒是通过蚊虫叮咬传播。杰西·威廉·拉齐尔感染后不治身亡，詹姆斯·卡罗尔身体也受到损害，7 年后病逝。

蚊虫作为黄热病传播媒介的发现促进了黄热病毒的分离以及黄热病毒疫苗的研发。1927 年，第一株黄热病毒株从非裔患者 Asibi 体内分离得到并以之命名。1937 年，南非微生物学家马克斯·泰勒（Max Theiler）研制出减毒黄热病毒疫苗 17D。该疫苗一直使用至今，有效防止了黄热病的扩散和危害。

蚊虫作为黄热病传播媒介的发现，以及蚊虫作为疟原虫媒介的发现共同推动了 20 世纪上半叶的控蚊运动。1902 年，威廉·戈加斯（William Gorgas）在哈瓦那和巴拿马试行的通过灭蚊消除黄热病、疟疾的工作中取得了巨大成功。之后控蚊运动逐渐在全美推广。1942 年，瑞士科学家保罗·赫尔曼·穆勒（Paul Hermann Müller）发明了以 DDT 为主要成分的杀虫剂，进一步提高了控蚊运动的效果。20 世纪 60、70 年代之后，大规模使用杀虫剂对环境造成的破坏逐渐显现，同时由于黄热病毒疫苗的应用，控蚊运动在防控黄热病中的重要性降低，开始不再受各国政府重视[1]。控蚊运动的消退在客观上为其他黄病毒的传播创造了条件。

登革病毒同黄热病毒一样，也起源于非洲，然后随奴隶贸易传播到美洲，同时还有一部分传到南亚地区。登革病毒的感染者由于关节疼痛、步态比较特殊，最初被称为登迪热（Dandy fever）或者公子热。该词为西班牙语，意为"装腔作势"，后改称为登革热。该病的症状较黄热病轻，死亡率低，一直未受重视。上世纪初，登革热流行范围很小，只在美洲和亚洲部分地区流行。二战期间，各国军队在全球大规模调动促进登革病毒在世界各地的传播[2]。20 世纪 50～60 年代，由于各国采取有力的控蚊措施，登革病毒没有大规模暴发。70 年代后，随着控蚊运动的削弱，以及城市化进程加快，登革热逐渐开始流行起来。从 20 世纪 60 年代，全球登革热病例 150 万例，到 70 年代病例达到 1200 万例，增长将近 10 倍。流行区域也迅速扩大，并且出现多种血清型混合流行的趋势。

除了黄热病毒和登革病毒，人类在 20 世纪 30～40 年代还发现另外几种致病性黄病毒。1933 年，日本研究人员从日本的脑炎患者中分离到乙型脑炎病毒[3]。1937 年，从乌干达西尼罗省一名发热女性血液中分离到西尼罗病毒。1947 年，美国研究人员从乌干达寨卡丛林的哨兵猴中分离到寨卡病毒[4]。除乙型脑炎病毒之外，其他两种黄病毒在发现后的几十年间都保持散发状态，未造成大规模流行。西尼罗病毒的大规模流行始于 1994 年的阿尔及利亚，之后蔓延到欧洲和美洲[5]。寨卡病毒的大规模流行则始于 2007 年西太平洋雅浦岛，之后蔓延到南美和北美。在过去的 20 年间，黄病毒在全球的扩散以及新发黄病毒出现的原因尚不完全清楚，病毒的变异、蚊虫的增加以及城市化进程加快都是可能的原因[6]。黄病毒研究大事记见图 19-1。

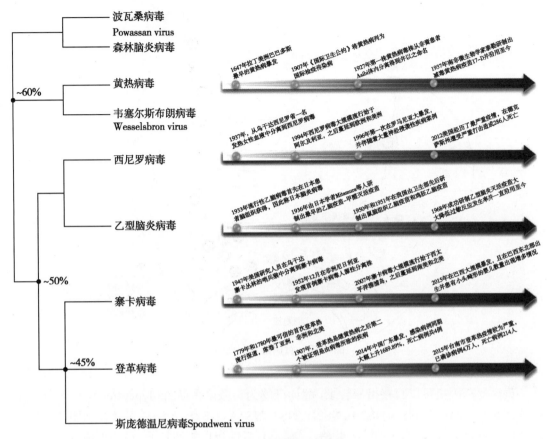

图 19-1　黄病毒研究大事记

第二节　黄病毒的生物学特性

　　黄病毒为正二十面体对称的球形结构,表面被覆囊膜,直径约为 50nm。囊膜表面镶嵌着囊膜蛋白 M(或 prM)和 E,E 蛋白形成同源二聚体,是病毒主要的结构蛋白,能够与细胞表面的受体结合,促进病毒进入细胞。同时 E 蛋白含有重要的抗原表位,能够刺激机体产生中和性抗体,因而在病毒感染过程中发挥重要作用。prM 含有 E 蛋白的信号肽,作为分子伴侣,对病毒成熟过程中 E 蛋白的正确折叠至关重要,因而 prM-E 是黄病毒 DNA 疫苗选择的靶分子。病毒内部是由核心蛋白 C 和病毒基因组构成的核衣壳。核心蛋白 C 能够同时结合包膜和病毒基因组,在维持病毒结构中起重要作用。病毒基因组为单股正链 RNA,5′和 3′端有调控翻译和组装的非翻译区。由 5′-3′端依次编码病毒核心蛋白 C、囊膜蛋白 M 的前体 prM 蛋白、囊膜蛋白 E、非结构蛋白 NS1、NS2A、NS2B、NS3、NS4A、NS4B、NS5[7]。

　　黄病毒入侵靶细胞需要细胞表面受体或者黏附分子的介导,不过详细机制尚未完全阐明。目前已经发现多种细胞表面分子参与病毒的入侵。以登革病毒为例,硫酸肝素、DC-SIGN、整合素、AXL 等分子都可以结合并促进登革病毒的感染[8]。目前推测黄病毒的受体特异性可能不强,很多分子均可作为受体介导病毒的感染。病毒与受体结合后,通过胞吞作用进入细胞,然后基因组 RNA 被释放到细胞质中,开始转录和复制过程。黄病毒复制周期见图 19-2。

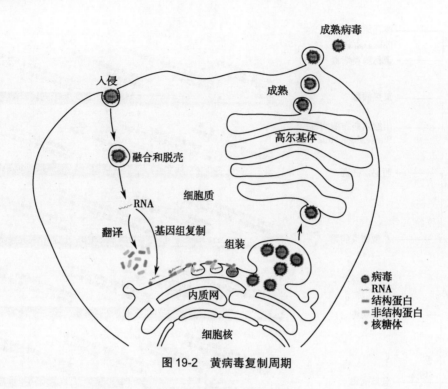

图 19-2　黄病毒复制周期

　　黄病毒基因组可以直接指导转录,翻译产物为一条多聚肽(polypeptide),从 N 端到 C 端依次为 C、prM、E、NS1、NS2A、NS2B、NS3、NS4A、NS4B、NS5。多肽在细胞内质网表面合成,合成的同时在宿主的信号肽酶、及病毒自身的蛋白酶切割下,最终形成各个蛋白产物。其中核心蛋白参与病毒核衣壳形成,囊膜蛋白 prM 和 E 参与病毒的组装和运输。在 8 种非结构蛋白中,除 NS1 可以分泌到细胞外,其余都位于细胞内。NS5 具有 RNA 合成酶活性,参与病毒复制。NS3 具有蛋白酶活性,参与病毒多聚肽链的切割。

　　黄病毒的组装发生在内质网表面。感染细胞的内质网发生膜弯曲,形成小泡结构,为病毒的组装提供微环境。病毒的组装包括核衣壳的形成和病毒的出芽两个环节[9]。在核衣壳的形成过程中,C 蛋白发挥了重要作用。它整体带有极强的正电荷,中部则有一段疏水区[10]。C 蛋白形成同源二聚体,一端结合基因组 RNA,一端结合内质网膜[11]。病毒出芽过程主要由 prM 和 E 蛋白负责。在哺乳细胞中单独表达 prME,即使没有核衣壳的存在,也可以形成与病毒表面结构类似但尺寸略小的亚病毒颗粒,直径约为 20nm。prM 和 E 形成异源二聚体,促使内质网膜弯曲,最终形成病毒颗粒,这一过程的机制尚未完全阐明。

　　在内质网新生的病毒颗粒需要先运输到高尔基体,在高尔基体完成糖基化修饰及成熟过程。prM 蛋白在病毒的运输中可以与宿主细胞的 KDELR 结合,帮助病毒完成从内质网到高尔基体的运输[12]。病毒在高尔基体将经过重要的成熟过程,prM 蛋白在宿主 furin 蛋白酶切割作用下被切割掉 pr 片段,只剩下 M 蛋白残留在病毒表面。病毒的 prM-E 的异源二聚体也随之发生构象变化,变成 E-E 同源二聚体[13, 14]。成熟的病毒粒子才具有感染能力。

　　在哺乳细胞的高尔基体中,病毒囊膜蛋白表面的糖基侧链也将发生变化,由内质网中初生的高甘露糖型糖基(high-mannose sugar)变成复合型糖基(complex sugar)。该环节在昆虫细胞内略有不同,昆虫细胞产生的病毒表面以高甘露糖型糖基为主,这样的糖基化位点与哺乳细胞 DC-SING 具有较高的亲和力,使得昆虫细胞产生的病毒与哺乳细胞产生的病毒具有不同的感染能力[15]。

第三节　黄病毒的传播与致病

黄病毒主要通过蚊虫叮咬传播,偶有输血或性传播。不同的黄病毒对媒介具有不同的选择性。在对人类具有重要致病性的黄病毒中,森林脑炎病毒以蜱为媒介,其他多数则以蚊为媒介。黄热病毒、登革病毒、寨卡病毒等主要以伊蚊为媒介,尤其是埃及伊蚊和白纹伊蚊。乙型脑炎病毒则主要以三带喙库蚊为传播媒介。黄病毒对蚊媒的选择性对黄病毒的流行区域有重要影响。不过,有些蚊媒病毒如基孔肯雅病毒,由于突变获得了更强的通过白纹伊蚊传播的能力,从而跨地域传播到欧洲和美洲[16]。这种现象是否会在黄病毒重演,需要密切注意。

许多黄病毒都存在丛林循环和城市循环。丛林循环是指在自然环境下,病毒通过媒介在野生宿主之间传播。库蚊传播的黄病毒的野生宿主以鸟类为主,伊蚊传播的则以哺乳类为主。当人进入丛林循环时,有可能感染病毒,由此病毒传给人类。城市循环则是指在城市环境中,病毒以昆虫为媒介,主要在人与人之间的传播。丛林循环是黄病毒主要的储存方式,也是潜在病原体的重要来源,随着人类城市化进程对森林的破坏,可能会有更多的病毒进入到城市循环[17]。

人感染黄病毒后多数并不表现临床症状,属于隐性感染。黄病毒引起的症状可以分为两大类:出血热和脑炎。引起出血热的主要是伊蚊传播的黄热病毒、登革病毒和寨卡病毒,而引起脑炎的主要是蜱传播的森林脑炎病毒和库蚊传播的乙型脑炎病毒及西尼罗病毒。黄病毒感染的早期靶细胞是蚊虫叮咬局部皮肤的单核巨噬细胞或者树突状细胞,之后病毒进入血液再感染不同的靶器官或者组织[18]。

黄病毒感染是急性感染,痊愈后机体可产生持久的免疫应答,保护机体免受该病毒再次感染。不过有些情况下,第一次感染产生的抗体可能会加重第二次感染,这方面的研究以登革病毒为最多。在研究登革病毒感染的过程中,人们发现与初次感染相比,二次感染的患者中重症病例明显增高。二次感染学说认为登革病毒表面存在群特异性决定簇和型特异性决定簇,前者产生的抗体对登革病毒感染有较强的增强作用,被称为增强型抗体;后者产生的抗体被称为中和型抗体。机体二次感染不同血清型登革病毒的时候,血清中和型抗体不能完全中和病毒,而增强型抗体可以与病毒结合为免疫复合物,这些免疫复合物通过单核细胞或巨噬细胞膜上的 Fc 受体,促进病毒进入这些细胞,导致病毒复制增加,感染症状加重,这种现象称为抗体依赖的感染增强(ADE),该现象在第十五章有详细介绍。

在不同黄病毒之间,囊膜蛋白 prME 的氨基酸同源性高达 50% 以上。由于彼此之间较近的亲缘关系,不同黄病毒抗体之间存在不同程度的交叉免疫反应。在某些情况下,机体内针对某种黄病毒的抗体对另一种黄病毒感染引起的疾病严重程度和转归有重要的影响。主要表现为两种情况:一是交叉感染增强作用,比如上述登革病毒的 ADE 作用。ADE 作用也存在于不同类型的黄病毒之间,例如乙型脑炎病毒抗血清可以促进墨累山谷脑炎病毒(Murray Valley encephalitis virus,MVEV)病毒血症的出现,增加病死率。最近有研究显示登革病毒的血清对寨卡病毒可能也有交叉感染增强作用。二是交叉保护作用,即一种黄病毒的血清能够抑制或者减轻另一种黄病毒感染引起的疾病[19]。比如接种乙型脑炎病毒减毒活疫苗的人群的血清对登革病毒感染有一定的保护作用[20]。细致深入地研究黄病毒之间的交叉反应及交叉中和保护作用对于疫苗的安全使用及相应疾病的疫情评估有重要意义。

对于引起人类疾病的黄病毒，目前均缺乏特别理想的动物模型。恒河猴感染病毒后的表现与人类比较接近，但由于费用较高等诸多因素，使用受限。小鼠是最常用的小动物模型。许多黄病毒，如登革病毒和寨卡病毒，通过乳鼠颅内注射均可引起症状，是用于评价疫苗有效性的低成本模型。免疫缺陷鼠也是黄病毒研究的重要模型。寨卡病毒能够在缺失Ⅰ型干扰素受体的 A129 小鼠体内复制并引起临床症状；登革病毒能够在缺失Ⅰ型和Ⅱ型干扰素受体的 AG129 小鼠体内复制，并引起临床症状。

黄病毒感染均缺乏特异性药物，预防以疫苗和控蚊为主。黄热病毒疫苗 17D 问世最早，是一种非常有效的疫苗，甚至被作为骨架用于其他黄病毒疫苗的研制[1]。乙型脑炎病毒有多种有效的疫苗。西尼罗病毒和寨卡病毒的疫苗还在研制中。由法国巴斯德研究所研发的登革热四价疫苗（CYD-TDV）于近两年在全球 13 个国家先后获准上市，不过其保护效果还存在一定争议[21]。

第四节　重要致病黄病毒

一、登革病毒

登革病毒是登革热的病原体，分为 4 种血清型，在热带和亚热带地区流行。主要传播媒介是埃及伊蚊和白纹伊蚊，其中埃及伊蚊的传播能力比白纹伊蚊强数倍。全球登革病毒的感染率和发病率在过去几十年内大幅度上升，据 WHO 估计，目前全球每年约有 3.9 亿人感染登革病毒，其中 9600 万人需要住院治疗。1978 年，我国首次证实有登革流行，至今在我国南方的广东、云南、海南和福建等省份都有登革暴发的记录[22]。

人类对登革病毒普遍易感。登革病毒感染后可表现为隐性感染、症状较轻的登革热或症状较重的重症登革（severe dengue），重症登革热包括登革出血热和登革休克综合征[23, 24]。登革热的潜伏期为 3～15 天，通常为 5～8 天，其临床特点为突起发热，24 小时体温可高达 40℃。同时伴有全身肌肉、骨、关节痛以及极度疲乏。皮疹为常见症状，多为斑丘疹或麻疹样皮疹。实验室检测有白细胞减少的现象。确诊需要血清学检查和基因检查。目前无特殊药物，主要采取对症支持治疗，通常预后良好。少部分感染病例会出现症状严重的登革出血热或者登革休克综合征。临床表现初期类似登革热，之后病情突然加重，出现出血和休克症状，伴血液浓缩、血小板减少以及肝损害等，病死率较高，达到 1%～5%。

目前登革出血热的发病机制尚未完全清楚，抗体依赖的感染增强是被广泛接受的一种假说，它可以解释在二次感染异种血清型登革病毒后登革出血热发病率升高的现象[23]。不过，病毒毒力改变以及细胞因子风暴也是登革出血热的可能原因。电镜下的登革病毒见图 19-3。

全球多家机构都在研制登革热疫苗。登革热疫苗的研制必须考虑登革病毒的多种血清型，以及彼此之间可能存在的 ADE 效应。2015 年法国研制的四价登革热疫苗 CYD-TDV 目前已在多个国家获准上市，不过，该疫苗在低龄受试儿童有增加感染的副作用，因此对人群的整体保护效果有待长期观察[21]。

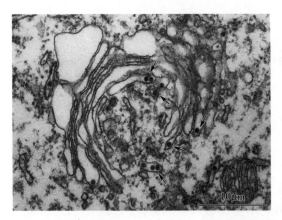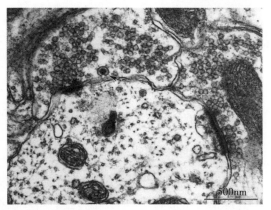

图 19-3 电镜下的登革病毒

二、乙型脑炎病毒

流行性乙型脑炎病毒是乙型脑炎的病原体,简称乙脑病毒,又称日本脑炎病毒。主要分布于亚洲和西太平洋地区[3]。主要传播媒介是库蚊,其中三带喙库蚊是携带病毒率最高的蚊种,且在我国广泛分布,是我国乙脑病毒的主要传播媒介。我国除新疆、西藏和青海以外的多数地区都有本病流行。随着疫苗接种的普及,我国的乙脑发病率已大幅度下降[22]。

乙脑病毒的主要传染源为携带乙脑病毒的家畜和鸟类[25]。动物感染后,大多无明显症状,但可出现持续多天的病毒血症。幼猪有较高的感染率和高滴度的病毒血症,是重要的传染源和中间宿主。鸟类不仅是温带地区该病毒重要的储存宿主,还可通过候鸟迁移使病毒传播。人感染病毒后仅发生短暂的病毒血症且病毒滴度不高,故非主要的传染源。

未接种疫苗的人群对乙脑病毒普遍易感。乙脑病毒侵入人体后,首先在皮肤毛细血管内皮细胞和局部淋巴结增殖,然后进入血液循环,形成第一次病毒血症,此时一般不引起明显的临床症状或仅有轻微的前驱症状。病毒随血流到达肝、脾等处,单核巨噬细胞大量增殖,经 4~7 天潜伏期后再次入血,引起第二次病毒血症。患者出现发热、头痛、寒战、全身不适等症状。绝大多数患者病情不再发展,成为顿挫感染。但在少数免疫力较弱的患者体内,病毒可突破血脑屏障侵入中枢神经系统并在脑组织神经细胞中增殖,引起神经细胞变性、坏死、脑实质和脑膜炎症,表现为高热、头痛、呕吐、惊厥、抽搐、脑膜刺激征等中枢神经系统症状,进一步可发展为昏迷、中枢性呼吸衰竭或脑疝,病死率可达 10%~30%。部分幸存者有后遗症,表现为痴呆、失语、记忆障碍、癫痫、瘫痪等[26]。

乙脑病毒刺激产生的免疫反应稳定而持久。目前乙脑疫苗分为灭活疫苗和减毒活疫苗两大类,我国两者皆有,减毒活疫苗免疫保护效果更好[27]。

三、森林脑炎病毒

森林脑炎病毒是森林脑炎病原体。主要流行于俄罗斯、东欧和北欧[28],我国东北和西北的林区也有流行[22]。主要传播媒介是蜱,全沟硬蜱、蓖子硬蜱和微小牛蜱等都可以传播该病毒。病毒能在蜱体内增殖并经卵传代,因此蜱既是传播媒介又是储存宿主。人进入自然疫源地被带毒蜱类叮咬后可感染该病毒。此外,蝙蝠和啮齿类动物以及牛、马、羊等家畜也均为储存宿主和重要的传染源。受感染的山羊乳汁中有病毒存在,人饮用生乳也可引起感染。此外,与感染动物密切接触可通过气溶胶而感染[29]。

人感染森林脑炎病毒多为隐性感染。少数感染者经 7～14 天潜伏期突然发病,出现高热、头痛、呕吐、颈项强直、昏睡、肢体松弛型瘫痪等神经系统症状。重症患者出现发音困难、吞咽困难、呼吸及循环衰竭等延髓麻痹症状,病死率高达 30%。目前无特效治疗方法。人感染后可获得持久的免疫力,因此接种疫苗是预防森林脑炎病毒的关键措施。

四、西尼罗病毒

西尼罗病毒是西尼罗脑炎的病原体,在温带和热带地球都有流行。主要传播媒介是蚊子。蜱也可携带病毒,但并不传播。鸟和两栖类动物都可以被感染,不过只有鸟类可以作为储存宿主[30]。

人群对西尼罗病毒普遍易感。潜伏期一般为 3～12 天,感染之后多数为隐形感染,不表现临床症状。少数表现为西尼罗热,症状包括发热、头疼、肌肉疼痛、恶心、呕吐、皮疹、淋巴结肿大等。极少数表现出神经系统症状,称为西尼罗病毒性脑炎、脑膜脑炎和脑膜炎[5]。目前尚无疫苗,也无特异性药物。

五、黄热病毒

黄热病毒是引起黄热病的病原体。曾经在美洲流行,严重威胁人类健康。由于疫苗17D 的应用,目前只在非洲和南美洲的热带和亚热带呈局部流行[1,31]。我国有个别输入病例。主要传播媒介是伊蚊。

未接种疫苗人群对黄热病毒普遍易感。潜伏期一般为 3～6 天,感染之后多数人症状较轻,仅表现为发热、头痛、轻度蛋白尿等,3～4 日可自愈。少数患者(15%)会进入该病的第二阶段,出现中毒症状,体温再次升高,同时伴有由于肝脏损伤引起的黄疸以及腹痛。患者还可以出现严重齿龈出血、鼻出血、皮肤黏膜瘀斑、胃肠道、尿道和子宫出血等。这一阶段死亡率高达 20%～50%。感染后可以获得终身免疫[31]。

(王培刚　安　静)

参 考 文 献

1. Frierson JG. The yellow fever vaccine: a history. Yale J Biol Med, 2010, 83 (2): 77-85.

2. Clarke T. Dengue virus: break-bone fever. Nature, 2002, 416 (6882): 672-674.

3. Rosen L. The natural history of Japanese encephalitis virus. Annu Rev Microbiol, 1986, 40: 395-414.

4. Zhang S, Kostyuchenko VA, Ng TS, et al. Neutralization mechanism of a highly potent antibody against Zika virus. Nat Commun, 2016, 7: 13679.

5. Kramer LD, Bernard KA. West Nile virus in the western hemisphere. Curr Opin Infect Dis, 2001, 14 (5): 519-525.

6. Enserink M. Epidemiology. Tropical disease follows mosquitoes to Europe. Science, 2007, 317 (5844): 1485.

7. Mukhopadhyay S, Kuhn RJ, Rossmann MG. A structural perspective of the flavivirus life cycle. Nat Rev Microbiol, 2005, 3 (1): 13-22.

8. Fang S, Wu Y, Wu N, et al. Recent advances in DENV receptors. ScientificWorldJournal, 2013, 2013: 684690.

9. Welsch S, Miller S, Romero-Brey I, et al. Composition and three-dimensional architecture of the dengue virus replication and assembly sites. Cell Host Microbe, 2009, 5(4): 365-375.

10. Ma L, Jones CT, Groesch TD, et al. Solution structure of dengue virus capsid protein reveals another fold. Proc Natl Acad Sci U S A, 2004, 101(10): 3414-3419.

11. Dokland T, Walsh M, Mackenzie JM, et al. West Nile virus core protein: tetramer structure and ribbon formation. Structure, 2004, 12(7): 1157-1163.

12. Li MY, Grandadam M, Kwok K, et al. KDEL Receptors Assist Dengue virus exit from the endoplasmic reticulum. Cell Rep, 2015, pii: S2211-1247(15)00167-169.

13. Li L, Lok SM, Yu IM, et al. The flavivirus precursor membrane-envelope protein complex: structure and maturation. Science, 2008, 319(5871): 1830-1834.

14. Zhang Y, Zhang W, Ogata S, et al. Conformational changes of the flavivirus E glycoprotein. Structure, 2004, 12(9): 1607-1618.

15. Klimstra WB, Nangle EM, Smith MS, et al. DC-SIGN and L-SIGN can act as attachment receptors for alphaviruses and distinguish between mosquito cell-and mammalian cell-derived viruses. J Virol, 2003, 77(22): 12022-12032.

16. Weaver SC, Barrett AD. Transmission cycles, host range, evolution and emergence of arboviral disease. Nat Rev Microbiol, 2004, 2(10): 789-801.

17. Mackenzie JS, Gubler DJ, Petersen LR. Emerging flaviviruses: the spread and resurgence of Japanese encephalitis, West Nile and dengue viruses. Nat Med, 2004, 10(12 Suppl): S98-109.

18. Fernandez-Garcia MD, Mazzon M, Jacobs M, et al. Pathogenesis of flavivirus infections: using and abusing the host cell. Cell Host Microbe, 2009, 5(4): 318-328.

19. Barba-Spaeth G, Dejnirattisai W, Rouvinski A, et al. Structural basis of potent Zika-dengue virus antibody cross-neutralization. Nature, 2016, 536(7614): 48-53.

20. Li J, Gao N, Fan D, et al. Cross-protection induced by Japanese encephalitis vaccines against different genotypes of eengue viruses in mice. Sci Rep, 2016, 6: 19953.

21. Aguiar M, Stollenwerk N, Halstead SB. The impact of the newly licensed dengue vaccine in endemic countries. PLoS Negl Trop Dis, 2016, 10(12): e0005179.

22. Liang G, Li X, Gao X, et al. Arboviruses and their related infections in China: A comprehensive field and laboratory investigation over the last 3 decades. Rev Med Virol, 2017, 28(1).

23. Halstead SB. Pathogenesis of dengue: challenges to molecular biology. Science, 1988, 239(4839): 476-481.

24. Diamond MS, Pierson TC. Molecular insight into dengue virus pathogenesis and its implications for disease control. Cell, 2015, 162(3): 488-492.

25. Tuno N, Tsuda Y, Takagi M. How zoophilic Japanese encephalitis vector. osquitoesfeed on humans. J Med Entomol, 2017, 54(1): 8-13.

26. Misra UK, Kalita J. Overview: Japanese encephalitis. Prog Neurobiol, 2010, 91(2): 108-120.

27. Yu Y. Phenotypic and genotypic characteristics of Japanese encephalitis attenuated live vaccine virus SA14-14-2 and their stabilities. Vaccine, 2010, 28(21): 3635-3641.

28. Hubalek Z, Rudolf I. Tick-borne viruses in Europe. Parasitol Res, 2012, 111 (1): 9-36.

29. Mansfield KL, Johnson N, Phipps LP, et al. Tick-borne encephalitis virus-a review of an emerging zoonosis. J Gen Virol, 2009, 90 (Pt 8): 1781-1794.

30. Suthar MS, Diamond MS, Gale M, Jr. West Nile virus infection and immunity. Nat Rev Microbiol, 2013, 11 (2): 115-128.

31. Gardner CL, Ryman KD. Yellow fever: a reemerging threat. Clin Lab Med, 2010, 30 (1): 237-260.

第二十章　寨卡病毒与机体四大免疫屏障

　　寨卡病毒主要经蚊虫叮咬传播，感染孕妇后可通过胎盘屏障进一步感染胎儿，入侵胎儿血脑屏障和血视网膜屏障等造成胎儿中枢神经系统及视网膜发育异常，诱发小头畸形和视网膜萎缩等严重的先天性缺陷，危害极大。寨卡病毒感染成年男性后能通过血睾屏障对睾丸造成损伤，并在精液中长时间存在，导致经性传播的风险增加。然而，寨卡病毒入侵血脑屏障、胎盘屏障、血视网膜屏障及血睾屏障的具体机制、病理变化、发生发展过程、临床转归及预后等诸多环节并不清楚。本章节旨在阐述寨卡病毒与四大免疫屏障的最新研究进展，以期为研究人员和临床工作者提供一个较好的参考。

第一节　寨卡病毒与血脑屏障

一、血脑屏障

　　血脑屏障是介于血液与脑组织之间维持中枢神经系统内环境稳定的重要组织结构，为抵御病原体入侵的一道高度选择性天然屏障。血脑屏障主要由 4 个部分组成：①脑微血管内皮细胞（brain microvascular endothelial cell，BMEC）及其紧密连接；②完整的基膜；③星形胶质细胞及小胶质细胞构成的神经胶质膜；④周细胞。其中，BMEC 是血脑屏障的主要结构，其顶端面与脑微血管中的血流接触，基底面毗邻脑组织，紧密连接分子则限制细胞旁路途径的物质转运；星形胶质细胞分泌可溶性因子促进紧密连接和屏障的完整性；小胶质细胞可在病原体刺激下可释放炎症因子，清除病原体；周细胞可调控血管形成及完整性[1,2]。

　　目前研究认为，病毒入侵中枢神经系统（central nervous system，CNS）的主要包括 2 个途径：通过血脑屏障感染和通过非血液途径感染 CNS。病毒通过血脑屏障感染 CNS 主要通过如下途径：①病毒血症及炎症因子刺激促使病毒通过 BMEC 之间的紧密连接；②感染 BMEC 并在细胞内复制，子代病毒自 BMEC 基底侧出芽侵入 CNS；③实施"特洛伊木马计"，即感染血液中免疫细胞，随受感染免疫细胞迁移通过血脑屏障，进一步感染 CNS[3,4]。病毒通过非血液途径感染 CNS 的机制包括：①沿着轴突感染外周神经细胞，并逆行感染 CNS；②感染嗅觉细胞，通过轴突逆行穿过筛板，感染嗅球并侵入 CNS[5,6]。这些感染途径并非排他性的，可因机体免疫和病毒的状态而发生转变或共存。

　　机体对血脑屏障完整性的调节机制精细而复杂，不仅在于维持血脑屏障的完整性，亦在于 CNS 受到感染后促使白细胞通过血脑屏障进入 CNS 清除病原体。其调节机制主要涉及如下：①Ⅰ型和Ⅲ型干扰素维持血脑屏障完整性。RNA 病毒感染后激活宿主细胞抗病毒效应，干扰素在发挥抗病毒效应的同时，通过 STAT-1 非依赖途径激活 Rac-1 蛋白激酶及抑制 RhoA 蛋白激酶，促进肌动蛋白细胞骨架重组以维持及加强紧密连接的完整性[7-9]。②促炎性细胞因子及趋化因子。促炎性细胞因子如肿瘤坏死因子 -α（TNF-α）、白细胞介素 -6（IL-6）、IL-1β 及脂多糖等可激活 RhoA/Rho 激酶通路，破坏紧密连接，增加血脑屏障的通透性[2]；趋化因子诸如 CCL2 可孤立内皮细胞内 β- 链蛋白，干扰粘合连接并瞬时增加血脑屏障的通透性；CXCL12 可促进白细胞迁移通过血脑屏障，为病毒实施"特洛伊木马计"提供可能性[9, 10]。③某些病毒感染星形胶质细胞后可激活基质金属蛋白酶，降解紧密连接，促进血脑屏障的通透性[11]。④近来研究证明，胃肠道菌群亦可对血脑屏障的完整性产生影响。比如，洛丁酸梭菌产生的丁酸钠有助于促进血脑屏障紧密连接的完整性[12]。由此可见，血脑屏障的通透性受宿主免疫状态、病毒数量及毒力等诸多因素的调节，并随这些因素的变化而改变。

二、寨卡病毒入侵血脑屏障

在病毒感染神经系统过程中，有 3 个概念需要明确：即神经侵染性、嗜神经性及神经毒性。神经侵染性即病毒能够通过某些途径进入 CNS；嗜神经性即病毒能够感染神经细胞，包括神经元细胞、寡树突胶质细胞、星形胶质细胞及小神经胶质细胞；神经毒性指病毒感染能引起神经细胞病变[13]。

寨卡病毒属于黄病毒，与该属的其他病毒（包括西尼罗病毒、登革病毒和乙型脑炎病毒等）类似，均属于嗜神经性病毒。研究表明，寨卡病毒可通过多种途径通过血脑屏障并入侵中枢神经系统。

有研究报道，寨卡病毒感染 BMEC 后，可在 BMEC 内持续复制，形成寨卡病毒池，并通过 BMEC 基底侧释放入神经组织中[14]。该研究认为，寨卡病毒感染 BMEC 后促使细胞分泌干扰素刺激基因（IFN-stimulated genes，ISGs）、泛素连接酶家族 HERC5、泛素特异性蛋白 -18 及趋化因子 CCL5 等，促进免疫因子分泌，诱发局部免疫反应。同时，感染寨卡病毒的 BMEC 细胞对 IFN-α 的敏感性下降，利于寨卡病毒持续复制。该发现揭示了寨卡病毒通过血脑屏障感染神经系统的重要机制之一，如图 20-1 所示。

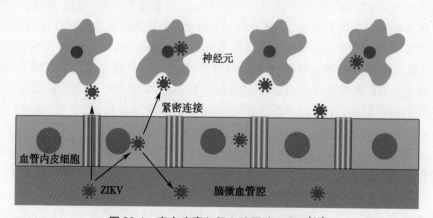

图 20-1　寨卡病毒入侵血脑屏障示意图[14]

注：寨卡病毒由脑微血管腔入侵血管内皮细胞，并在其中持续复制，经分泌后进一步感染神经元细胞等；同时，寨卡病毒可破坏细胞间的紧密连接并经该缝隙入侵神经组织

同时，有研究表明，寨卡病毒可直接入侵人类皮质神经前体细胞（hNPCs），在细胞复制并释放出寨卡病毒颗粒，同时干扰细胞周期进程，减缓 hNPCs 增殖甚至诱发细胞死亡。然而这一入侵机制并未被阐明[8, 15]。有研究指出寨卡病毒入侵 hNPCs 细胞可能借助于若干受体，其中对受体酪氨酸激酶 TAM 家族（Tyro3/Axl/Mer）中的 AXL 的研究较为深入。AXL 广泛分布于放射状胶质细胞及其终端附近的软脑膜、神经发生阶段中期的皮质层（尤其是近侧脑室及室管膜部位）及神经元干细胞等；且星形胶质细胞、毛细血管网内皮细胞、小神经胶质细胞及神经视网膜细胞均能表达 AXL[16, 17]。研究者发现神经元干细胞表达 AXL 有助于寨卡病毒入侵细胞。因此，寨卡病毒在入侵血脑屏障过程中，可能借助于 AXL 等受体，并通过激活 AXL 信号通路来抑制固有免疫应答，以此逃避被清除。在一项涉及西尼罗病毒研究中，作者证实 TAM 家族的 Mer 和 AXL 具备维持血脑屏障完整性的功能。二者虽不是西尼罗病毒入侵 BMEC 所必需的受体，但通过与 IFNAR1 信号通路的相互作用及与 IFN-β 的协同作用在防止西尼罗病毒感染早期入侵 CNS 中起重要作用[18]。

另有研究发现，跨膜蛋白巨噬细胞甘露糖受体（macrophage mannose receptor，MMR）及 DC-SIGN 亦有可能成为寨卡病毒入侵血脑屏障的受体。MMR 主要表达于小神经胶质细胞及星形胶质细胞，DC-SIGN 则表达于树突状细胞及 CNS 血管外周细胞，二者均能起到促进细胞内吞功能[19-21]。MMR 及 DC-SIGN 均能与登革病毒和西尼罗病毒等黄病毒结合，但鉴于 DC-SIGN 的多态性，其并非黄病毒入侵的重要受体[22-24]。因此 MMR 及 DC-SIGN 在寨卡病毒入侵中的作用，有待于进一步深入研究。

同时，研究者通过临床病例研究发现，寨卡病毒感染成年人仅约 20% 出现临床表现，如发热、皮疹、肌痛等，对成年人没有神经侵染性，即使发生高载量的寨卡病毒血症亦未必能入侵 CNS[25]。然而，孕妇感染寨卡病毒后，寨卡病毒通过胎盘屏障入侵胎儿神经元细胞，在内质网进行复制，并诱发 20 周左右胎儿的大脑皮质发育停滞；且胎儿脑组织内寨卡病毒载量显著高于成人患者外周血寨卡病毒载量，而与成人精液中寨卡病毒水平相当；然而在胎儿其他组织中未能检测到寨卡病毒，提示寨卡病毒具有较强的嗜神经性并可能在脑组织中持续感染，并与小头畸形病变显著性相关[17, 26, 27]。宫内感染寨卡病毒的动物模型实验亦证实了寨卡病毒具有较强的嗜神经性及神经毒性[28, 29]。需要注意的是，寨卡病毒的神经毒性可能与如下因素相关：①脑组织高载量寨卡病毒引起的严重神经性病变与宿主年龄及物种相关；②寨卡病毒感染与神经系统病变相关是近年来才出现的，与寨卡病毒病毒株变异、宿主因素及传播媒介（如蚊子种类）可能相关；譬如，秦成峰等发现寨卡病毒 prM 蛋白 S139N 位点的突变导致寨卡病毒对人类及小鼠的皮质神经前体细胞更具有侵袭性[30-32]。

固有免疫和适应性免疫在面对寨卡病毒等 FV 病毒入侵血脑屏障过程中发挥重要的防御作用。譬如 CD8+ T 淋巴细胞通过分泌炎性细胞因子如 IFN、穿孔素、颗粒酶 A 和 B 等杀伤受病毒感染的细胞，或通过 Fas-FasL、CD40-CD40L 等途径诱导感染细胞凋亡，以清除病毒和防止病毒感染 CNS[33]；CD4+ T 淋巴细胞不仅能促进 I 型 IFN 等细胞因子的分泌，维持血脑屏障的完整性，而且促进 B 淋巴细胞生成特异性免疫球蛋白，清除入侵的病毒；同时，补体系统的活化，利于破坏受病毒感染的细胞，而有助于清除病毒[34-36]。

综上所述，根据目前的研究成果可以得出以下结论：①寨卡病毒对成人没有神经侵染性，但对胎儿有较强侵染性；②当前流行的寨卡病毒株具有较强的嗜神经性和神经毒性，侵入胎儿神经系统后将对胎儿 CNS 发育造成重大损害；③寨卡病毒可能借助细胞膜受体入侵血脑屏障血管内皮细胞、小神经胶质细胞、星形胶质细胞及神经元细胞，并破坏细胞间的紧密连接；④寨卡病毒入侵血管内皮细胞后可在其中持续复制并分泌病毒颗粒，成为感染持续的重要机制之一；⑤寨卡病毒入侵血脑屏障激发机体免疫应答，固有免疫和适应性免疫有助于清除病毒及阻遏寨卡病毒入侵 CNS。然而，寨卡病毒入侵血脑屏障过程中许多发病机制仍不明了，寨卡病毒是否能通过"特洛伊木马计"方式借助免疫细胞感染 CNS 或通过入侵外周神经元细胞并逆行感染 CNS 尚不得而知。因此，大量的研究工作亟待开展。

第二节　寨卡病毒与血视网膜屏障

血视网膜屏障，是血眼屏障的重要结构之一，由内层和外层视网膜屏障两部分组成，内层屏障由视网膜血管内皮细胞及紧密连接形成，外层屏障由视网膜色素上皮层细胞及紧密连接形成。内皮细胞间存在一种由跨膜黏附蛋白组成的结构，它针对同源性的细胞黏附起到重要作用。这种跨膜蛋白与特异性的细胞间配体结合介导细胞骨架蛋白的运动，维持细胞间的连接稳定性[37,38]。

当前研究资料表明，孕妇感染寨卡病毒后，胎儿存在高风险的神经系统发育异常，同时可能存在听力、视力发育异常，尤其是视网膜和脉络膜的病变，这一系列临床病变称为先天性寨卡综合征（congenital Zika syndrome，CZS）。来自巴西的 CZS 婴幼儿，分别或同时出现数个视力发育异常或缺陷，包括脉络膜视网膜萎缩症，视网膜局部色素斑点病变，视觉神经异常，虹膜缺损及晶体半脱位等病变[39-42]。

研究者发现，人视网膜内皮细胞、视网膜色素上皮细胞对寨卡病毒几乎"不设防"，感染寨卡病毒后易发生细胞凋亡；同时，寨卡病毒可诱导视网膜相关的细胞表达 TAM 家族受体，即 TYRO3，AXL 及 MER，可能作为受体介导寨卡病毒的扩大入侵范围。在动物实验中发现，寨卡病毒感染小鼠眼球诱发机体固有免疫反应，分泌多种炎性因子如 TNF-α、IL-1B、IL-6，趋化因子 CCL5 及 CXCL10，以及Ⅰ型和Ⅱ型干扰素。另发现，Ⅰ型干扰素诱导的泛素化样蛋白 ISG15 在眼球局部显著增高并能抑制寨卡病毒的复制水平；ISG15 作为一种泛素化小分子蛋白质，在胞内具有正向调节干扰素信号通路的作用，在胞外能刺激 CD3+、CD56+ T 细胞产生 IFN-γ，刺激 NK 细胞增殖并提高其细胞毒性等作用[43,44]；但尚不清楚 ISG15 是通过介导胞内还是胞外抗病毒作用来抑制寨卡病毒的复制。这些研究结果表明，寨卡病毒能通过某些方式感染视网膜相关细胞，但具体感染方式和途径尚待进一步深入研究；视网膜细胞能通过病原体识别模式（如 Toll 样受体和 RIG-I 受体等）识别病毒，诱发机体固有免疫应答，以遏制病毒的入侵，但亦难免对视网膜细胞造成损伤[45,46]。

同时，有研究进一步证实，视网膜内层和外层视网膜屏障均对寨卡病毒的入侵具有较高敏感性，视网膜内皮细胞、周细胞及视网膜色素上皮细胞为寨卡病毒感染首要细胞群体。在整个感染过程中，寨卡病毒在周细胞中病毒载量水平最高，其次是内皮细胞及色素上皮细胞；并且可从眼前房水、视神经、泪水及泪腺中均检测到寨卡病毒 RNA。值得注意的是，该研究中并观测到寨卡病毒难以侵入 Müller 细胞。在同等对比条件下，寨卡病毒轻易入侵视网膜内皮细胞及视网膜色素上皮细胞并在细胞内呈现 RNA 高表达，而在 Müller 细胞中几乎难以检测到寨卡病毒 RNA。已知 Müller 细胞是视网膜内最主要的神经胶质细胞，它贯穿整个视网膜，包绕与联系视网膜上的各类神经细胞，与视网膜神经细胞发生多种功能的交互作用。寨卡病毒难以感染 Müller 细胞的具体机制尚不清楚,有待于进一步深入研究。另,寨卡病毒入侵视网膜诱发局部固有免疫应答,相关炎性因子及趋化因子聚集,尤其是高水平趋化因子进一步招募炎性细胞进入视网膜微环境,加重局部炎症反应并可能导致炎症慢性化[47,48]。寨卡病毒入侵示意图如图 20-2 所示。在一项模拟寨卡病毒感染血 - 视网膜外层屏障的研究中,研究者将寨卡病毒感染由多功能干细胞分化而成的视网膜色素上皮细胞。在感染的第 4 天,即观察到细胞内出现弥漫性寨卡病毒颗粒;第 11 天,寨卡病毒颗粒大部分移行至细胞膜下,同时细胞间的紧密连接密度减少,提示细胞层的完整性遭到破坏[49]。寨卡病毒入侵血—视网膜屏障见图 20-2。

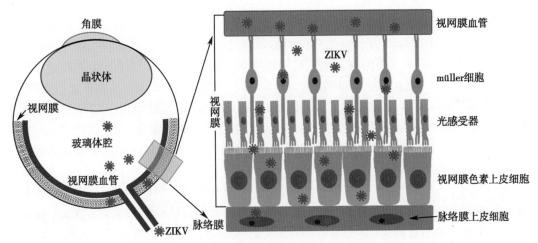

图 20-2　寨卡病毒入侵血视网膜屏障示意图[45-56]

注:寨卡病毒由视网膜微血管入侵微血管内皮细胞、Müller 细胞(目前研究未能在该细胞内检测到寨卡病毒 RNA,但不能排除不受感染)、视网膜色素上皮细胞及脉络膜内皮细胞,并渗透入玻璃体腔、晶状体、房水等

综上所述,目前至少可以得出以下结论:①先天性寨卡综合征的婴幼儿常伴有视力发育异常或缺陷;②寨卡病毒可能借助 TAM 家族受体相对容易地入侵血视网膜屏障相关细胞(包括视网膜内皮细胞、周细胞及视网膜色素上皮细胞),在细胞内复制,诱发相关细胞死亡,破坏屏障,致使寨卡病毒进一步扩散;③寨卡病毒感染眼部后,诱发局部免疫应答,释放炎症因子、趋化因子等,招募炎性细胞局部浸润,加重损伤,使炎症呈现慢性化趋势。

当前,关于寨卡病毒与血视网膜屏障的研究报道尚不多见,寨卡病毒入侵血视网膜屏障的诸多环节发病机制不清楚,视网膜病变的发生发展及转归亦不清楚;因此,对于研究者来说这是一个艰巨的任务。

第三节　寨卡病毒与胎盘屏障

胎盘屏障是胎盘绒毛组织与子宫血窦间的屏障,是胚胎和母体组织的结合体,由羊膜、叶状绒毛膜和底蜕膜构成。羊膜是胎盘最内层,附着于绒毛膜板表面,呈现为表面光滑的半透明薄膜,无血管、神经及淋巴组织。叶状绒毛膜由内层的细胞滋养细胞及外层为合体滋养细胞构成;绒毛膜经过 3 级发育后,形成绒毛内血管,建立胎儿胎盘循环,同时伸出绒毛干与底蜕膜接触,绒毛干末端悬浮于充满母体血的绒毛间隙中。底蜕膜是构成胎盘屏障的母体部分,表明覆有来自绒毛膜的滋养层细胞。正常妊娠期间母血与子血独立运行,互不干扰,同时又进行选择性的物质交换。在胎盘内进行物质交换主要由血管合体膜(VSM)承担。VSM 主要由合体滋养层细胞、合体滋养层细胞基底膜、绒毛间质、毛细血管基底膜及毛细血管内皮细胞构成。胎盘内物质交换通过多种方式进行。一般认为,氧、二氧化碳和许多小分子依靠简单扩散、易化扩散与渗透;大分子如蛋白质、抗体、激素等则依靠主动转运和吞饮转运;一些更大的分子(如 Rh 阳性抗原等)一般不能转运。胎盘屏障对胎儿具有一定保护功能,但由于其并非是一个封闭的系统,保护功能并不完善,许多分子量小的病原体可通过胎盘屏障传给子代。

寨卡病毒病是通过胎盘屏障传播并对胎儿发育造成显著影响的重要传染病之一。WHO 报告了在 2015 年 5 月份开始在巴西暴发流行的寨卡病毒病中发现了很多小头畸形的新生儿(出生的新生儿头围与匹配的相同性别和孕龄的孩子比,低于平均值超过了两个标准差)。报告称,从 2015 年 5 月到 2016 年 1 月间,共发现 4000 例小头畸形疑似病例,其中确诊 270 例,与往年小头畸形的比例相比,上升了 20 倍。从 35 例小头畸形新生儿的头颅 CT 及头颅超声提示存在弥漫性脑组织钙化,主要发生在侧脑室旁,薄壁组织旁和丘脑区域、基底节区域,部分可见皮质和皮质下萎缩造成的脑室萎缩。其中小部分婴儿出现关节挛缩,提示周围和中枢神经系统受累[50, 51]。

越来越多的证据表明寨卡病毒与小头畸形之间存有关联。来自美国疾控中心的研究报道称,孕妇在怀孕的任何阶段均可通过母婴传播将寨卡病毒传染给胎儿,以孕早期感染常见,并对胎儿造成不良后果,其中最显著的症状是小头畸形,表现为大脑发育迟缓、异常,头顶小而尖,头围小(最大不足 42cm),前额与枕部平坦,囟门及骨缝提早闭合,体格发育明显异常,有的患儿甚至出现惊厥、四肢僵硬或手足徐动及瘫痪等症状[52]。

在寨卡暴发期间,有研究者对两名出现寨卡病毒病临床表现的孕妇进行了研究,超声检查发现她们怀的胎儿均患有小头畸形。为证实寨卡病毒通过胎盘屏障传给了胎儿,研究人员分别取了孕妇血液、羊水及胎儿组织样本进行寨卡病毒全基因组测序,发现孕妇血液、羊水及胎儿脑组织中存在相同的寨卡病毒 RNA 序列,该结果表明寨卡病毒可通过胎盘屏障感染胎儿[53]。

寨卡病毒入侵胎盘屏障的具体机制目前尚未明确。研究者发现,哺乳动物细胞复制的寨卡病毒能通过结合 AXL 配体 Gas6 的方式更有效感染脐静脉内皮细胞,在细胞内复制并扩散至其他胎儿组织[54]。该发现可能揭示了寨卡病毒在哺乳动物细胞内复制后发生某些结构改变而更有利于感染宿主。同时,其他研究者发现,寨卡病毒能感染人类胎盘巨噬细胞(霍夫鲍尔细胞)及绒毛膜表面的滋养层细胞,并在细胞内进行复制;与此同时,促进 IFN-α 等炎性细胞因子分泌,诱发局部炎性反应,干扰胎盘屏障的完整性;然而,受寨卡病毒感染的细胞并未发生大量死亡,这可能与病毒诱导细胞发生免疫逃逸及细胞自噬等机制相关[55, 56];另,自噬小体及外泌体囊泡中可能携带有寨卡病毒颗粒,随细胞胞吐及胞吞等过程而感染其他细胞[57]。

因此,结合目前的研究报道,寨卡病毒可能通过以下途径通过胎盘屏障感染胎儿:①寨卡病毒在接触滋养层细胞时,已经和非中和性抗体结合的寨卡病毒可作为免疫复合物的一部分,借助非中和性抗体 Fc 端的受体通过胎盘;②寨卡病毒可能感染胎盘巨噬细胞及滋养层细胞,在细胞内复制后经分泌扩散感染其他细胞及组织,并诱发局部炎症,破坏胎盘屏障的完整性;③寨卡病毒可能借助于由滋养层细胞分泌的自噬小体及外泌体运输,感染胚胎其他细胞;④寨卡病毒可能借助于 AXL 等受体入侵胎盘毛细血管内皮细胞,破坏内皮细胞及细胞间多糖蛋白复合物层的滤过功能,造成胎盘屏障结构损伤而使游离的寨卡病毒渗透进入胎儿体内;⑤寨卡病毒感染成年男性后,可在精液中长期存活,因此有可能在胚胎形成的早期即感染胚胎组织[58-60]。寨卡病毒入侵胎盘屏障如图 20-3 所示。

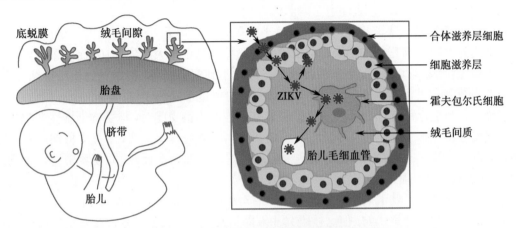

图 20-3　寨卡病毒入侵胎盘屏障示意图[53,58]

注:寨卡病毒经绒毛间隙(母体血)合胞体滋养层和细胞滋养层细胞,在细胞内复制后分泌至绒毛间质,感染霍夫包尔氏细胞、胎儿毛细血管内皮细胞等,损伤胎盘屏障结构,感染胎儿

寨卡病毒通过胎盘屏障感染胎儿后,将严重影响胎儿的神经系统、视网膜等重要脏器的发育,并有可能长期存在于胎儿的神经系统、生殖系统细胞中,对胎儿危害极大。因此科研人员和临床工作者需要尽快明确其发病机制及制定诊治策略。

第四节　寨卡病毒与血睾屏障

血睾屏障是睾丸中血管和精细管之间的物理屏障,该屏障位于间质毛细血管腔和曲细精管腔之间,由毛细血管、淋巴管的内皮细胞和基底膜、肌样细胞、曲细精管基底膜和支持细胞等结构构成。睾丸的支持细胞(即塞托利细胞)是血睾屏障的一个重要组成部分,分布在各期生精细胞之间,其底部较宽,贴附于基膜,顶部狭窄,伸入管腔,顶部和侧壁形成许多凹陷和侧突,相邻的支持细胞基部侧突相接,形成紧密连接。此连接位于精原细胞上方,可阻挡间质内的一些大分子物质穿过曲细精管上皮细胞之间的间隙进入管腔,因而起到屏障作用。

早在 2011 年的一项针对寨卡病毒的临床研究即怀疑寨卡病毒可能通过性途径传播[61]。巴西寨卡病毒病暴发后,有研究发现,感染寨卡病毒的成年男性,其精液中可检测到寨卡病毒 RNA,最长持续达 62 天,且在寨卡病毒病的非急性期的寨卡病毒 RNA 载量甚至要高于急性期血液中的寨卡病毒载量,该研究结果提示寨卡病毒存在性传播的风险[62]。因此美国疾病预防控制中心建议,到过寨卡病毒病流行地区的个人不论是否感染过寨卡病毒,应该坚持使用安全套 6 个月。在一项小鼠模型实验中,研究人员发现,寨卡病毒可突破血睾屏障,在感染后第 8 天引起睾丸间质充血、急性睾丸炎和附睾炎,睾丸和附睾组织明显萎缩,睾酮水平降低;第 30 天睾丸持续缩小,曲细精管进一步丧失正常结构;第 60 天睾丸完全萎缩,内部结构完全破坏。同时,睾丸组织中的支持细胞、间质细胞和附睾上皮细胞在寨卡病毒感染后产生大量的促炎症细胞因子和趋化因子,而管周肌样细胞和精原细胞产生的细胞因子相对不足,病毒一旦突破血睾屏障,会特异地感染睾丸管周细胞和生精干细胞,提示这两种细胞对寨卡病毒可能更加易感,并作寨卡病毒的贮存库[63]。与此同时,在另一项类似研究中,研究人员给雄性小鼠注射了寨卡病毒,1 周后,该病毒已迁移到睾丸,在显微镜下,睾丸组织已经开始出现炎症反应;2 周后,小鼠睾丸体积均显著变小,其内部结构被压扁,许多细胞死亡或濒临死亡;3 周后,小鼠的睾丸已缩小到正常大小的 1/10,而且睾丸内部结构几乎被完全破坏;6 周后,小鼠的血液中已检测不到寨卡病毒,但睾丸的损伤持续存在,精子产生数和睾丸激素水平急剧下降,活动精子的数量下降约十倍,睾酮水平也降低了类似的倍数。当健康雌性小鼠分别与感染和非感染雄性小鼠交配时,与受感染雄性交配的雌性小鼠受孕比例低了 4 倍[64]。此外,一项最新动物实验进一步证实,睾丸支持细胞及巨噬细胞对寨卡病毒具有易感性,在感染寨卡病毒后诱发局部炎性反应,并使紧密连接受到破坏,精子生成受到明显影响,及血性精液的发生[65]。

上述研究提示了寨卡病毒破坏血睾屏障后对雄性生殖系统具有较长时间的破坏力,对其生殖能力产生了严重影响;但这些研究并未揭示寨卡病毒突破血睾屏障及诱发持续性损伤的具体机制。有研究表明,AXL 在小鼠及人类睾丸及附睾组织、精原干细胞、管周肌样细胞和睾丸间质细胞均有丰富的表达,这可能是这些细胞成为寨卡病毒入侵对象的重要原因之一[63],但确切机制需要更多的研究来证实。寨卡病毒入侵血睾屏障如图 20-4 所示。

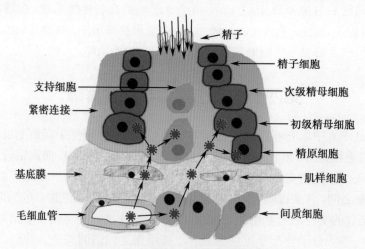

图 20-4　寨卡病毒入侵血睾屏障示意图[62]

注:寨卡病毒通过感染毛细血管内皮细胞、肌样细胞、间质细胞、支持
细胞及精原细胞等,诱发局部炎症反应,损伤紧密连接,破坏血睾屏障

综上所述,寨卡病毒对生殖系统的影响目前可归纳如下:①寨卡病毒能通过性传播;②寨卡病毒能够感染睾丸管周细胞、生精干细胞、支持细胞及局部巨噬细胞,这可能与这些细胞高表达 AXL 受体相关;③寨卡病毒感染睾丸相关细胞后,诱发局部炎症反应,损伤紧密连接,破坏血睾屏障,显著降低精子的生成;④寨卡病毒入侵血睾屏障过程中仍有许多机

制不明确，寨卡病毒对睾丸的持续损伤时间、在精液中持续存在时间等尚不明确。因此，在寨卡病毒病流行区域开展规模性的相关临床研究将具有重要意义。

（李兰娟　姚航平　余东山）

参 考 文 献

1. Daniels BP, Holman DW, Cruz-Orengo L, et al. Viral pathogen-associated molecular patterns regulate blood-brain barrier integrity via competing innate cytokine signals. mBio, 2014, 5(5): e01476-14.

2. Miner JJ, Diamond MS. Mechanisms of restriction of viral neuroinvasion at the blood-brain barrier. Curr Opin Immunol, 2016, 38: 18-23.

3. Garcia-Tapia D, Loiacono CM, Kleiboeker SB. Replication of West Nile virus in equine peripheral blood mononuclear cells. Vet Immunol Immunopathol, 2006, 110(3-4): 229-244.

4. Verma S, Lo Y, Chapagain M, et al. West Nile virus infection modulates human brain microvascular endothelial cells tight junction proteins and cell adhesion molecules: Transmigration across the in vitro blood-brain barrier. Virology, 2009, 385(2): 425-433.

5. Chen CS, Yao YC, Lin SC, et al. Retrograde axonal transport: a major transmission route of enterovirus 71 in mice. J Virol, 2007, 81(17): 8996-9003.

6. Schafer A, Brooke CB, Whitmore AC, et al. The role of the blood-brain barrier during Venezuelan equine encephalitis virus infection. J Virol, 2011, 85(20): 10682-10690.

7. Lazear HM, Daniels BP, Pinto AK, et al. Interferon-lambda restricts West Nile virus neuroinvasion by tightening the blood-brain barrier. Sci Transl Med, 2015, 7(284): 284ra59.

8. Tang H, Hammack C, Ogden SC, et al. Zika virus infects human cortical neural progenitors and attenuates their growth. Cell Stem Cell, 2016, 18(5): 587-590.

9. Roberts TK, Eugenin EA, Lopez L, et al. CCL2 disrupts the adherens junction: implications for neuroinflammation. Lab Invest, 2012, 92(8): 1213-1233.

10. Williams R, Dhillon NK, Hegde ST, et al. Proinflammatory cytokines and HIV-1 synergistically enhance CXCL10 expression in human astrocytes. Glia, 2009, 57(7): 734-743.

11. Roe K, Kumar M, Lum S, et al. West Nile virus-induced disruption of the blood-brain barrier in mice is characterized by the degradation of the junctional complex proteins and increase in multiple matrix metalloproteinases. J Gen Virol, 2012, 93(Pt 6): 1193-1203.

12. Braniste V, Al-Asmakh M, Kowal C, et al. The gut microbiota influences blood-brain barrier permeability in mice. Sci Transl Med, 2014, 6(263): 263ra158.

13. Tsunoda I, Omura S, Sato F, et al. Neuropathogenesis of Zika virus infection: potential roles of antibody-mediated pathology. Acta Med Kinki Univ, 2016, 41(2): 37-52.

14. Mladinich MC, Schwedes J, Mackow ER. Zika virus persistently infects and is basolaterally released from primary human brain microvascular endothelial cells. mBio, 2017, 8(4): e00952-17.

15. Pardigon N. Pathophysiological mechanisms of Flavivirus infection of the central nervous system. Transfus Clin Biol, 2017, 24(3): 96-100.

16. Hansen DV, Lui JH, Parker PR, et al. Neurogenic radial glia in the outer subventricular zone of human neocortex. Nature, 2010, 464(7288): 554-561.

17. Mlakar J, Korva M, Tul N, et al. Zika virus associated with microcephaly. N Engl J Med, 2016, 374(10): 951-958.

18. Miner JJ, Daniels BP, Shrestha B, et al. The TAM receptor Mertk protects against neuroinvasive viral infection by maintaining blood-brain barrier integrity. Nat Med, 2015, 21(12): 1464-1472.

19. van Kooyk Y, Geijtenbeek TB. DC-SIGN: escape mechanism for pathogens. Nat Rev Immunol, 2003, 3(9): 697-709.

20. Cambi A, Koopman M, Figdor CG. How C-type lectins detect pathogens. Cell Microbiol, 2005, 7(4): 481-488.

21. Denizot M, Neal JW, Gasque P. Encephalitis due to emerging viruses: CNS innate immunity and potential therapeutic targets. J infect, 2012, 65(1): 1-16.

22. Szretter KJ, Daffis S, Patel J, et al. The innate immune adaptor molecule MyD88 restricts West Nile virus replication and spread in neurons of the central nervous system. J Virol, 2010, 84(23): 12125-12138.

23. Tassaneetrithep B, Burgess TH, Granelli-Piperno A, et al. DC-SIGN (CD209) mediates dengue virus infection of human dendritic cells. J Exp Med, 2003, 197(7): 823-829.

24. Obara CJ, Dowd KA, Ledgerwood JE, et al. Impact of viral attachment factor expression on antibody-mediated neutralization of flaviviruses. Virology, 2013, 437(1): 20-27.

25. Lanciotti RS, Lambert AJ, Holodniy M, et al. Phylogeny of Zika Virus in Western Hemisphere, 2015. Emerg Infect Dis, 2016, 22(5): 933-935.

26. Musso D, Roche C, Robin E, et al. Potential sexual transmission of Zika virus. Emerg Infect Dis, 2015, 21(2): 359-361.

27. de Araujo TVB, Rodrigues LC, de Alencar Ximenes RA, et al. Association between Zika virus infection and microcephaly in Brazil, January to May, 2016: preliminary report of a case-control study. Lancet Infect Dis, 2016, 16(12): 1356-1363.

28. Cugola FR, Fernandes IR, Russo FB, et al. The Brazilian Zika virus strain causes birth defects in experimental models. Nature, 2016, 534(7606): 267-271.

29. Li C, Xu D, Ye Q, et al. Zika virus disrupts neural progenitor development and leads to microcephaly in mice. Cell Stem Cell, 2016, 19(5): 672.

30. Garcez PP, Loiola EC, Madeiro da Costa R, et al. Zika virus impairs growth in human neurospheres and brain organoids. Science, 2016, 352(6287): 816-818.

31. Miner JJ, Diamond MS. Understanding How Zika virus enters and infects neural target cells. Cell stem cell, 2016, 18(5): 559-560.

32. Yuan L, Huang XY, Liu ZY, et al. A single mutation in the prM protein of Zika virus contributes to fetal microcephaly. Science, 2017, 358(6365): 933-936.

33. Oh Y, Zhang F, Wang Y, et al. Zika virus directly infects peripheral neurons and induces cell death. Nat Neurosci, 2017, 20(9): 1209-1212.

34. Shrestha B, Pinto AK, Green S, et al. CD8+ T cells use TRAIL to restrict West Nile virus pathogenesis by controlling infection in neurons. J Virol, 2012, 86(17): 8937-8948.

35. Sitati EM, Diamond MS. CD4+ T-cell responses are required for clearance of West Nile virus from the central nervous system. J Virol, 2006, 80(24): 12060-12069.

36. Griffiths MR, Gasque P, Neal JW. The regulation of the CNS innate immune response is vital for the restoration of tissue homeostasis（repair）after acute brain injury: a brief review. Int J Inflam, 2010, 2010: 151097.

37. Runkle EA, Antonetti DA. The blood-retinal barrier: structure and functional significance. Methods Mol Biol, 2011, 686: 133-148.

38. Hosoya K, Tachikawa M. The inner blood-retinal barrier: molecular structure and transport biology. Adv Exp Med Biol, 2012, 763: 85-104.

39. Miranda HA 2nd, Costa MC, Frazao MA, et al. Expanded spectrum of congenital ocular findings in microcephaly with presumed Zika infection. Ophthalmology, 2016, 123（8）: 1788-1794.

40. de Paula Freitas B, de Oliveira Dias JR, Prazeres J, et al. Ocular findings in infants with microcephaly associated with presumed Zika virus congenital infection in Salvador, Brazil. JAMA Ophthalmol, 2016.

41. Ventura CV, Maia M, Bravo-Filho V, et al. Zika virus in Brazil and macular atrophy in a child with microcephaly. Lancet, 2016, 387（10015）: 228.

42. Ventura CV, Maia M, Dias N, et al. Zika: neurological and ocular findings in infant without microcephaly. Lancet, 2016, 387（10037）: 2502.

43. Zhao C, Collins MN, Hsiang TY, et al. Interferon-induced ISG15 pathway: an ongoing virus-host battle. Trends Microbiol, 2013, 21（4）: 181-186.

44. Tecalco Cruz AC, Mejia-Barreto K. Cell type-dependent regulation of free ISG15 levels and ISGylation. J Cell Commun Signal, 2017, 11（2）: 127-135.

45. Trzupek KM, Falk RE, Demer JL, et al. Microcephaly with chorioretinopathy in a brother-sister pair: evidence for germ line mosaicism and further delineation of the ocular phenotype. Am J Med Genet A, 2007, 143a（11）: 1218-1222.

46. Singh PK, Guest JM, Kanwar M, et al. Zika virus infects cells lining the blood-retinal barrier and causes chorioretinal atrophy in mouse eyes. JCI Insight, 2017, 2（4）: e92340.

47. Wilkerson I, Laban J, Mitchell JM, et al. Retinal pericytes and cytomegalovirus infectivity: implications for HCMV-induced retinopathy and congenital ocular disease. J Neuroinflammation, 2015, 12: 2.

48. Roach T, Alcendor DJ. Zika virus infection of cellular components of the blood-retinal barriers: implications for viral associated congenital ocular disease. J Neuroinflammation, 2017, 14（1）: 43.

49. Salinas S, Erkilic N, Damodar K, et al. Zika virus efficiently replicates in human retinal epithelium and disturbs its permeability. J Virol, 2017, 91（3）: 160231.

50. Leal MC, van der Linden V, Bezerra TP, et al. Characteristics of dysphagia in infants with microcephaly caused by congenital Zika virus infection, Brazil, 2015. Emerg Infect Dis, 2017, 23（8）: 1253-1259.

51. Cunha AJ, de Magalhaes-Barbosa MC, Lima-Setta F, et al. Microcephaly case fatality rate associated with Zika virus infection in Brazil: current estimates. Pediatr Infect Dis J., 2017, 36（5）: 528-530.

52. Gerdts C, Fuentes L, Wahlin B, et al. Zika virus and pregnancy: what obstetric health care providers need to know. Obstet Gynecol, 2016, 128（2）: 405.

53. Sarno M, Sacramento GA, Khouri R, et al. Zika virus infection and stillbirths: a case of hydrops fetalis, hydranencephaly and fetal demise. PLoS Negl Trop Dis, 2016, 10（2）: e0004517.

54. Richard AS, Shim BS, Kwon YC, et al. AXL-dependent infection of human fetal endothelial cells

distinguishes Zika virus from other pathogenic flaviviruses. Proc Natl Acad Sci U S A, 2017, 114(8): 2024-2029.

55. Quicke KM, Bowen JR, Johnson EL, et al. Zika virus infects human placental macrophages. Cell Host Microbe, 2016, 20(1): 83-90.

56. Zhang ZW, Li ZL, Yuan S. The role of secretory autophagy in Zika virus transfer through the placental barrier. Front Cell Infect Microbiol, 2016, 6: 206.

57. Adibi JJ, Marques ET, Jr., Cartus A, et al. Teratogenic effects of the Zika virus and the role of the placenta. Lancet, 2016, 387(10027): 1587-1590.

58. Richner JM, Jagger BW, Shan C, et al. Vaccine mediated protection against Zika virus-induced congenital disease. Cell, 2017; 170(2): 273-283.

59. Adibi JJ, Zhao Y, Cartus AR, et al. Placental mechanics in the Zika-microcephaly relationship. Cell Host Microbe, 2016; 20(1): 9-11.

60. Adibi JJ, Marques ET, Jr., Cartus A, et al. Teratogenic effects of the Zika virus and the role of the placenta. Lancet, 2016; 387(10027): 1587-1590.

61. Foy BD, Kobylinski KC, Chilson Foy JL, et al. Probable non-vector-borne transmission of Zika virus, Colorado, USA. Emerg Infect Dis, 2011, 17(5): 880-882.

62. Rowland A, Washington CI, Sheffield JS, et al. Zika virus infection in semen: a call to action and research. J Assist Reprod Genet, 2016, 33(4): 435-437.

63. Ma W, Li S, Ma S, et al. Zika virus causes testis damage and leads to male infertility in mice. Cell, 2017, 168(3): 542.

64. Govero J, Esakky P, Scheaffer SM, et al. Zika virus infection damages the testes in mice. Nature, 2016, 540(7633): 438-442.

65. Sheng ZY, Gao N, Wang ZY, et al. Sertoli cells are susceptible to ZIKV infection in mouse testis. Front Cell Infect Microbiol, 2017, 7: 272.

附录一　英文缩写

英文缩写	英文全称	中文全称
AaHig	*Aedes agypti* Hikaru genki	埃及伊蚊 Hikaru genki 蛋白
AaMCR	*Aedes agypti* macroglobulin complement-related factor	埃及伊蚊巨球蛋白补体相关因子
AaSR-C	*Aedes agypti* scavenger receptor-C	埃及伊蚊清道夫受体 C
ADCC	antibody-dependent cellular cytotoxicity	抗体依赖的细胞毒作用
ADE	antibody-dependent enhancement	抗体依赖的感染增强效应
AFP	acute flaccid paralysis	急性弛缓性麻痹
AIDP	acute inflammatory demyelinating polyneurithy	急性炎性脱髓鞘多神经根神经病
AMAN	acute motor axonal neuropathy	急性运动轴索型神经病
AMP	anti-microbial peptide	抗菌肽
AnkP	ankyrin repeat-containing protein	锚蛋白结构重复蛋白
asp	drosophila gene abnormal spindles.	果蝇异常染色体基因
ASPM	abnormal spindle-like，microcephaly	异常纺锤体样小头畸形相关蛋白
ASRM	American Society for Reproductive Medicine	美国生殖医学会
ATM	ataxia telangiectasia mutated	共济失调毛细血管扩张突变基因
AXL	tyrosine-protein kinase receptor	酪氨酸蛋白激酶受体
BMEC	brain microvascular endothelial cell	脑微血管内皮细胞
BPO	benzyl peroxide	过氧化苯
BUNV	bunyamwera virus	布尼亚病毒
CDC	centers for disease control and prevention	疾病预防控制中心
Cdk 1	cycline-dependent kinase 1	细胞周期依赖的激酶 1
CDK5RAP2	cycline-dependent kinase 5 regulatory subunit-associated protein 2	细胞周期依赖的激酶 5 调节亚基相关蛋白 2
CEC	cecropin	天蚕抗菌肽
CENPF	centromere protein F	着丝粒蛋白 F
CENPJ	centromere protein J	着丝粒蛋白 J
CEP	centrosomal protein	中心体蛋白
CHIKV	Chikungunya virus	基孔肯雅病毒
CMV	cytomegalovirus	巨细胞病毒
CNS	central nervous system	中枢神经系统
CP	cortical plate	皮质板区
CPAP	centrosomal p4.1-associated protein	中心体 P4.1 相关蛋白
CT	computed tomography	电子计算机断层扫描
Cyst	cystatin	半胱氨酸蛋白酶抑制剂
CZS	congenital Zika syndrome	先天性寨卡病毒综合征
DC	dendritic cell	树突状细胞

续表

英文缩写	英文全称	中文全称
Dcr-2	dicer-2	RNA 干扰通路中的切割蛋白
DC-SIGN	dendritic cell-specific intercellular adhesion molecule 3-grabbing non-integrin	C 型凝集素受体
DDB2	damage-specific DNA binding protein 2	损伤特异 DNA 结合蛋白 2
DENV	dengue virus	登革病毒
D I	domain I	第一结构域
D II	domain II	第二结构域
D III	domain III	第三结构域
DNA	deoxyribonucleic acid	脱氧核糖核酸
DPA	diphenylanthracene	二苯基蒽
E	envelope protein	膜蛋白
EBOV	Ebola virus	埃博拉病毒
ECL	electrochemiluminescence	电化学发光
ED I	envelop protein domain 1	膜蛋白结构域 1
ELISA	enzyme linked immunosorbent assay	酶联免疫吸附试验
EUA	emergency use authorization	紧急使用授权
Fc	fragment crystallizable	可结晶片段
FDA	Food and Drug Administration	食品药品监督管理局
FL	fusion loop	融合肽
FMDV	food-and-mouth disease virus	口蹄疫病毒
FV	Flaviviruses	布尼亚科病毒
G-6PD	glucose-6-phosphate dehydrogenase	6- 磷酸葡萄糖脱氢酶
GAS	IFN-γ activation site	IFN-γ 激活位点
Gas6	growth arrest specific 6	生长停滞特异蛋白 6
GBS	Guillain-Barré Syndrome	吉兰 - 巴雷综合征
gRNA	guide RNA	引导 RNA
GWAS	genome-wide association study	全基因组关联分析
HAd5	human adenovirus type 5	人 5 型腺病毒
HIV	human immunodeficiency virus	人类免疫缺陷病毒
hNPCs	human neural progenitor cells	人神经前体细胞
HSV	herpes simplex virus	单纯疱疹病毒
IC	immune complex	免疫复合物
IC_{50}	concentration resulting in a 50% inhibition of virus infection	半数抑制浓度
IFA	indirect immunoinfluscent assay	间接免疫荧光检测法
$IFNAR^{-/-}$/ $IFNGR^{-/-}$	interferon α/β receptor and interferon γ receptor knock out	干扰素 α/β 受体和干扰素 γ 受体纯合敲除

续表

英文缩写	英文全称	中文全称
Ifnar1⁻/⁻	interferon α/β receptor knock out	I 型干扰素受体缺陷
IFN-α	interferon alpha	干扰素 -α
IgG	immunoglobulin G	免疫球蛋白 G
IgM	immunoglobulin M	免疫球蛋白 M
IL-10	interleukin-10	白介素 10
IL-1β	interleukin-1 beta	白细胞介素 1β
Imd	immune deficiency	免疫缺陷
iPS	induced pluripotent stem cells	诱导多能干细胞
IRF	interferon regulatory factors	干扰素调节因子
ISA	infectious subgenomic amplicons	感染性亚克隆扩增子
ISG	interferon-stimulated gene	干扰素刺激基因
ISRE	interferon-stimulated response element	干扰素刺激效应元件
IVIg	intravenous immunoglobuli	静脉注射免疫球蛋白
IZ	intermediate zone	中间区
JAK-STAT	JAK kinase-signal transduction and activators of transcription	JAK 激酶信号转导和转录激活因子
JEV	Japanese encephalitis virus	日本脑炎病毒
LAMP	loop-mediated isothermal amplification	环介导等温扩增技术
LFA	lateral flow assay	侧向流
Mabs	monoclonal antibodies	单克隆抗体
MAC	membrane attack complex	膜攻击复合物
MB	magnetic beads	磁珠
MCPH	autosomal recessive primary microcephaly	常染色体隐性小头畸形
MCPH1	microcephalin 1	小头蛋白 1
MDC1	mediator of DNA-damage checkpoint 1	DNA 损伤
MERS-CoV	Middle East respiratory syndrome coronavirus	中东呼吸综合征冠状病毒
MERTK	MER proto-oncogene，tyrosine kinase	酪氨酸激酶原癌基因
MeV	measles virus	麻疹病毒
MFS	Miller Fisher Syndrome	Miller Fisher 综合征
MMR	macrophage mannose receptor	巨噬细胞甘露糖受体
mPCR	multiplex PCR	多重 PCR
MRI	magnetic resonance imaging	核磁共振成像
Mtase	methyltransferase	甲基转移酶
MVA	modified vaccinia Ankara	修饰的安哥拉痘苗病毒
MVEV	Murray Valley encephalitis virus	墨累山谷脑炎病毒
NA	neuraminidase	神经氨酸酶
NASBA	nuclear acid sequence-based amplification	核酸依赖性扩增检测技术
NGS	next-generation sequencing	第二代测序技术
NIH	National Institute of Health	美国国立卫生研究院

英文缩写	英文全称	中文全称
NK	natural killer cell	自然杀伤细胞
NLR	NOD-like receptor	NOD 样受体
NLSs	nuclear localization sequence	核定位序列
NPC	neuron progenitor cell	神经前体细胞
NPT Ⅱ	neomycin phosphotransferase Ⅱ	新霉素磷酰转移酶Ⅱ
NS1	nonstructural protein	非结构蛋白 1
NS3	nonstructural protein 3	非结构蛋白 3
oSVZ	outer sub-ventricular zone	外放射状胶质细胞层
PAHO	Pan American Health Organization	泛美卫生组织
PAMP	pathogen-associated molecular pattern	病原体相关分子模式
PCC	premature chromosome condensation	染色体早熟凝缩
PCM	pericentriolar material	中心粒外周物质
PCNT	pericentrin	中心粒周围蛋白
PE	plasma exchange	血浆置换
PFU	plaque-forming unit	噬斑形成单位
Plk1	polo like kinase 1	Polo 样激酶 1
PMSG	pregnant mare serum gonadotropin	孕马血清促性腺激素
PO	phenoloxidase	酚氧化酶
POCT	point of care testing	现场即时检测
PrM	precursor M	M 蛋白前体
PRNT	plaque reduction neutralization test	蚀斑减少中和试验
PRR	pattern recognition receptor	模式识别受体
PSB	polystyrene beads	聚苯乙烯微球
qRT-PCR	quantitative real-time PCR	实时定量 PCR
RACE	rapid-amplification of cDNA ends	cDNA 末端快速克隆技术
RBBP8	retinoblastoma binding protein 8	视网膜母细胞瘤结合蛋白 8
RdRp	RNA-dependent RNA polymerase	RNA 依赖的 RNA 聚合酶
RISC	RNA-induced silencing complex	RNA 介导的沉默复合体
RLR	RIG-I-like receptor	RIG-I 样受体
RNA	ribonucleic acid	核糖核酸
RNAi	RNA interference	RNA 干扰
RPA	recombinase polymerase amplification	重组酶聚合酶扩增
RPA	replication protein A	复制蛋白 A
rRT-PCR	real-time RT-PCR	实时荧光定量逆转录聚合酶链反应
RSP	recombinant subviral particle	重组亚病毒颗粒
RSV	respiratory syncytial virus	呼吸道合胞病毒
RT-PCR	reverse transcription polymerase chain reaction	逆转录聚合酶链反应
RUB	rubrene	红荧烯溶液

续表

英文缩写	英文全称	中文全称
SAH	S-Adenosyl-L-homocyste	S-腺苷-L-高半胱氨酸
SAM	S-Adenosyl methionine	S-腺苷甲硫氨酸
SARS-CoV	serious acute respiratory syndrome coronavirus	重症急性呼吸综合征冠状病毒
SD	standard deviation	标准差
SFV	Semliki Forest virus	森林脑炎病毒
SGS	salivary gland surface protein	唾液腺表面蛋白
SIBA	strand invasion based amplification	链侵入介导的恒温扩增技术
SIN	sinefungin	西奈芬净
SINV	Sindbis Virus	辛德毕斯病毒
SNP	single nucleotide polymorphism	单核苷酸多态性
STIL	centriolar assembly protein	中心粒组装蛋白
STIL	SCL/TAL1-interrupting locus protein	SCL/TAL1-打断位点蛋白
SVP	subviral particles	亚病毒颗粒
SVZ	subventricular zone	亚室管膜区
TAM	Tyro3/Axl/Mer	Tyro3、Axl 和 Mer
TDV	Tetravalent-ChimeriVax™-Dengue vaccine	四价嵌合体登革热疫苗
TLR	Toll-like receptor	Toll 样受体
TNF-α	tumor necrosis factor alpha	肿瘤坏死因子 α
TOPBP1	topoisomerase（DNA）Ⅱ binding protein 1	DNA 拓扑异构酶Ⅱ结合蛋白 1
viRNA	virus-induced RNA	病毒来源 RNA
VLP	virus like particle	病毒样颗粒
VZ	ventricular zone	脑室区
WDR62	WD40-repeat protein 62	WD 重复区域 62
WHO	World Health Organization	世界卫生组织
WNV	West Nile virus	西尼罗病毒
YFV	yellow fever virus	黄热病毒
ZIKV	Zika virus	寨卡病毒

附录二　代表性论文

　　1952 年，*Transactions of the Royal Society of Tropical Medicine and Hygiene* 杂志发表论文，首次报道了寨卡病毒的发现与分离。文章报道了首个寨卡病毒于 1947 年在非洲乌干达的寨卡丛林分离得到，取名为 MR766 株。（绪论参考文献 6）

　　2016 年 3 月，*The New England journal of medicine* 杂志发表论文，首次通过对 2015—2016 年间巴西大量临床病例统计分析，得出寨卡病毒感染孕妇与新生儿流产、发育障碍以及神经系统发育受损直接相关的结论。首次为寨卡病毒感染引起新生儿小头畸形提供了临床证据，揭示出寨卡病毒病疫情的严重社会危害。（绪论参考文献 46）

2016 年 3 月 31 日，*Science* 杂志首次报道了寨卡病毒冷冻电镜结构，分辨率高达 3.8 埃，研究者观察到了寨卡病毒结构和其他黄热科病毒的细微差异，这项发现会进一步推动针对该病毒的抗病毒疗法和相关疫苗的研发。（第一章参考文献 5）

2016 年 4 月 18 日第一篇寨卡病毒蛋白结构文章在线发表在 *Nature Structural & Molecular Biology* 上，率先解析了寨卡病毒非结构蛋白 NS1 的 C 端三维结构，发现其与宿主相互作用的环状结构界面具有独特的表面电荷分布。该特征极可能与寨卡病毒的致病模式相关。（第二章参考文献 19）

2016 年 8 月 12 日 Lessler 等研究人员在 *Science* 上发表了 "Assessing the global threat from Zika virus"，系统综述了寨卡病毒感染的流行病学特征、自然史及其公共卫生影响，评估了全球面临的寨卡病毒传播风险，指出了亟待解决的科学问题。（第三章参考文献 26）

2016 年 4 月 13 日 Rasmussen 等在 *the New England Journal of Medicine* 上在线发表论文，首次系统综述了寨卡病毒感染与出生缺陷的相关科学证据，表明二者存在很强因果关联。（第三章参考文献 16）

2017 年 5 月 25 日，*Nature* 正式发表了题为 "Evolutionary enhancement of Zika virus infectivity in Aedes aegypti mosquitoes" 的研究论文。该研究首次发现亚洲系寨卡病毒非结构蛋白 NS1 上的一个氨基酸位点突变，导致 NS1 蛋白的分泌能力增强，使得寨卡病毒可以更高效地感染蚊虫，可能是造成寨卡病毒大范围流行的原因。这一研究为解释近年来寨卡病毒暴发流行提供了科学依据。（第四章参考文献 10）

2016 年 3 月发表于 *Microbes and Infection* 上的一篇涵盖范围较广的综述文章讲解了寨卡病毒的发现过程、流行区域、传播方式、传播媒介、传播循环、病原特征以及临床症状、诊断、治疗等。这是一篇对寨卡病毒进行全面概况的综述文章。（第四章参考文献 5）

2016 年 10 月 20 日一篇名为 "寨卡病毒感染实验室诊断（Laboratory Diagnosis of Zika Virus Infection）" 的综述性文章发表于 *Arch Pathol Lab Med*，全面介绍了寨卡病毒实验室检测的方法、建议、限制以及相关要点。目前，寨卡病毒感染只局限于公共卫生或研究实验室。利用核酸扩增检测急性感染的病毒 RNA，可提供了特异性较高的结果，已有多个商业核酸扩增试验已收到紧急使用授权。除血清外，推荐全血和尿液检测。然而，由于核酸扩增试验的效用有限，最需要和最困难的挑战依旧是研发准确的抗体测试来诊断寨卡病毒感染。再次强调寨卡病毒感染的快速准确诊断应是国际性的优先考虑的问题。（第五章参考文献 1）

2016 年 8 月 1 日一篇以介绍寨卡病毒实验室检测方法为主的综述在线发表于 *Bulletin of the World Health Organization* 上，该篇综述详细介绍了寨卡病毒的起源、流行病学特征、实验室检测方法和实验室生物安全等，其中实验室检测方法主要包括分子生物学检测、血清学检测和病毒培养。为从事实验室检测方面的工作者提供了详细的参考，并为今后进一步的提高寨卡病毒的实验室检测水平提供了支持。（第五章参考文献 38）

2016 年 8 月 24 日在线发表于 *Emerging Microbes & Infections* 的文章对寨卡病毒感染各种细胞的基本特性进行了比较系统的研究。（第七章参考文献 1）

2015 年 6 月 17 日在线发表于 *Journal of Virology* 的文章对寨卡病毒感染人类皮肤细胞的生物学特性，包括受体及对固有免疫系统的刺激，进行了比较深入的分析。（第七章参考文献 31）

2017 年 7 月 15 日在线发表于 *Journal of Virology* 的文章发现寨卡病毒 NS5 蛋白可抑制一型干扰素信号传导，但同时可刺激二型干扰素的作用。（第七章参考文献 45）

2016 年 4 月 22 日寨卡病毒导致小头畸形在体外类器官模型中得到确证，相关研究结果发表在 *Cell* 杂志上。它在三维空间结构展示了寨卡病毒影响人类大脑的机制。这些器官数据支持了寨卡病毒偏好感染神经干细胞并支持了在怀孕的前 3 个月发育大脑风险最大这一临床发现。（第十章参考文献 25）

2016 年 5 月 12 日第一篇寨卡病毒感染导致小头畸形动物模型的文章发表在 *Cell Stem Cell*，首次证实寨卡病毒感染可以直接导致小头畸形的发生。该研究不但提供了第一种研究寨卡病毒感染导致小头畸形的动物模型，还为进一步研究寨卡病毒的致病机制和相关治疗打下了良好的基础。（第十章参考文献 26）

2010 年 9 月 Bilgüvar K 等在 *Nature* 杂志上发表了题为 "Whole-exome sequencing identifies recessive WDR62 mutations in severe brain malformations" 的文章。根据孟德尔遗传定律判断疾病相关基因致病位点的传统方法容易受位点多样性的干扰而不能正确反映基因致病的分子机制。Kaya Bilgüvar 等通过采用全外显子组测序的方法突破了传统方法的限制，并确定了 WDR62 基因隐性突变可以导致多种皮层病变，包括小头畸形、巨脑回、胼胝体发育不全等。他们还发现一些 WDR2 突变的患者还会出现无脑回、脑裂畸形及胼胝体发育不全等异常。他们的研究统一了许多关于皮层发育存在争议的问题，并说明对于一些传统方法无法确定的基因致病位点可以采用全外显子测序的方法来进行确定。（第十一章参考文献 30）

2002 年 10 月 Bond J 等在 *Nature Genetics* 杂志上发表了题为 "ASPM is a major determinant of cerebral cortical size" 的文章。他们证实导致原发性常染色体隐性小头畸形（MCPH）的最普遍的原因是 *ASPM* 基因的纯合突变。*ASPM* 基因是果蝇不正常纺锤体基因（*asp*）的同源基因，而 *asp* 对于维持胚胎期成神经细胞正常的有丝分裂纺锤体功能是必需的。小鼠的 *Aspm* 基因特异性的在胚胎期大脑皮层神经发生区域表达。他们的研究表明脑大小可能在一定程度上受神经前体细胞中有丝分裂纺锤体活动的调控。（第十一章参考文献 24）

2016 年 2 月 19 日第一篇证实寨卡病毒可以引起吉兰 - 巴雷综合征的文章在线发表在 *The Lancet* 上，首次通过大规模调查寨卡病毒疫情暴发期的格林 - 巴利综合征患者，利用血清学检测、聚合酶链式反应以及严谨的统计分析等方式，证实了寨卡病毒可以引起吉兰 - 巴雷综合征。（第十二章参考文献 3）

2016 年 4 月 21 日第一篇证实寨卡病毒可以引起脑膜脑炎的文章在线发表在 *The New England Journal of Medicine* 上，通过核磁功能成像证实了患者脑部有缺血区和脑膜炎，又通过 RT-PCR 的方法在患者脑脊液中检测到寨卡病毒，在排除了其他可能的感染后，最终确诊患者是寨卡病毒感染导致的脑膜脑炎。（第十二章参考文献 9）

2016 年 11 月，国际权威杂志 *Cell* 在线发表了高福课题组和李向东课题组的合作研究，首次发现寨卡病毒在小鼠模型中可以引起睾丸损伤并最终导致雄性不育。*Nature* 文章同期发表了相似的研究成果。这不仅为寨卡病毒性传播提供理论基础，而且为寨卡病毒的防控和治疗提供新思路。这揭示了寨卡病毒对人类的危害尚未见底。（第十三章参考文献 41，42）

2016 年 4 月 4 日 *The Lancet Infect Dis* 在线发表文章，提出了孕妇暴露与寨卡病毒后临床处理建议。推荐在孕妇暴露后及时检测血液、唾液及尿液的病毒核酸明确诊断，由于易发生与登革病毒等黄病毒属感染的交叉反映，血清学检测对临床确诊是困难的，在孕妇暴露 6 周可进行 B 超监测，妊娠 28 周后至少进行一次腹部超声检查，利于早期发现胎儿异常。（第十四章参考文献 31）

2016 年 6 月 *The Lancet Infect Dis* 发表文章，首次从寨卡病患者尿液中分离出感染病毒，发表寨卡患者病毒血症时间段，而尿液寨卡病毒核酸可持续阳性达两周，提示检测患者尿液中的寨卡病毒核酸可以作为实验室确诊依据之一。（第十四章参考文献 24）

2016 年在 *N Engl J Med* 发表文章，率先应用计算机 X 线断层扫描技术观察寨卡病毒感染者小头畸形变化，发现了寨卡病毒感染并发小头畸形影像学特征性表现，为临床诊断提供了影像学证据。（第十四章参考文献 8）

2016 年 8 月 4 日，*Science* 在线发表论文，首次报道表达寨卡病毒 PrM-E 的 DNA 疫苗、Ad52 腺病毒载体疫苗以及灭活寨卡疫苗的临床前研究结果，上述疫苗均可以诱导出寨卡病毒特异中和抗体反应，对免疫过的猴子产生 100% 的保护作用。（第十五章参考文献 41）

2017 年 3 月 9 日，*Cell* 发表论文，首次报道了包裹寨卡病毒 prM-E 的 mRNA 纳米疫苗，可以在小鼠模型中诱导出超强的中和抗体反应、对小鼠产生 100% 的保护作用，同时避免产生对登革病毒的 ADE 抗体。（第十五章参考文献 58）

2016 年发表在 *Nature* 上的论文首次证明靶向登革病毒的构象表位的抗体也可以交叉中和寨卡病毒感染。抗原 - 抗体复合物结构进一步揭示保守表位的细节信息，为广谱疫苗的设计提供理论依据。（第十六章参考文献 13）

2016 年 12 月 *Sci Trans Med* 报道了从一位康复患者体内分离到结合不同表位的寨卡病毒特异性中和性抗体，X- 晶体学及冷冻电镜研究进一步揭示其表位信息及可能的作用机制，为疫苗的设计及治疗性药物的开发指明方向。（第十六章参考文献 15）

2016 年 7 月 7 日，寨卡病毒 NS2B-NS3 蛋白酶与硼酸抑制剂复合物的结构在线发表在杂志 *Science* 上。2016 年 10 月 18 日，寨卡病毒 NS2B-NS3 蛋白酶的 apo 结构在线发表在杂志 *Cell Research* 上，这两篇论文揭示了寨卡病毒蛋白酶被激活的分子机制，并为新药研发提供了结构基础。（第十七章参考文献 5,6）

2017 年 3 月 2 日，关于寨卡病毒非结构蛋白 NS5-RdRp 的结构文章在线发表在期刊 *The EMBO Journal* 上，解析了寨卡病毒 NS5 的 C 端 RNA 依赖的 RNA 聚合酶的高分辨率三维结构，并且对其上的两个小分子靶点与其他黄病毒进行了比较，对筛选针对寨卡病毒 RNA 聚合酶的小分子抑制剂提供了帮助。（第十七章参考文献 12）

登革病毒是目前黄病毒家族中流行最广泛的成员，唯一的疫苗 2015 年刚刚上市。本文指出该疫苗存在的诸多问题，对登革疫苗的研究有重要参考价值。（第十九章参考文献 21）

论文回顾了黄热病毒的发现及疫苗的研发历史，用生动的笔触描述了其中的艰辛和乐趣，既有知识性又有趣味性，对相关研究者有借鉴意义。（第十九章参考文献 1）

论文从结构学的角度去解释黄病毒复制周期中的各个细节，文中既详细描述了黄病毒的结构特征，也深入介绍了黄病毒的复制过程，有助于快速全面了解黄病毒。（第十九章参考文献 7）

2017 年 7 月 11 日发表于 *mBio* 杂志的文章率先解读了 ZIKV 感染脑微血管内皮细胞（BMEC）后，在 BMEC 内持续复制，形成 ZIKV 池，并通过 BMEC 基底侧释放入神经组织中，造成持续性感染；并促进免疫因子分泌及诱发局部免疫反应；该发现揭示了 ZIKV 通过血脑屏障感染神经系统的重要机制之一。（第二十章参考文献 14）

该研究于 2016 年 5 月 5 日发表于 *Cell Stem Cell* 杂志，发现 ZIKV 能直接入侵人类皮质神经前体细胞（hNPCs），在该细胞复制并释放出 ZIKV 颗粒感染，同时干扰细胞周期进

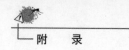

程,减缓 hNPCs 增殖甚至诱发细胞死亡。该发现证实了 ZIKV 的嗜神经性及神经毒性。(第二十章参考文献 8)

于 2016 年 7 月 13 日发表于 *Cell Host Microbe* 杂志的论文证实 ZIKV 能感染人类胎盘巨噬细胞(霍夫包尔氏细胞)及绒毛膜表面的滋养层细胞,在细胞内进行复制并分泌病毒颗粒;并诱发局部炎性反应,干扰胎盘屏障的完整性。该发现阐述了 ZIKV 能通过直接感染胎盘相关细胞来破坏胎盘屏障。(第二十章参考文献 55)

于 2016 年 12 月 15 日发表于 *Nature* 杂志的论文通过动物模型试验系统性阐述了 ZIKV 感染睾丸后对睾丸组织结构、精子生成、睾丸激素及局部炎症等产生的影响和变化,为 ZIKV 在人类男性生殖系统的影响提供了客观的基础研究。(第二十章参考文献 64)

附录三　寨卡病毒防控政策

一、寨卡病毒病防控方案(第二版)

国家卫生计生委办公厅关于印发
寨卡病毒病防控方案(第二版)的通知

国卫办疾控函〔2016〕311 号

各省、自治区、直辖市卫生计生委,新疆生产建设兵团卫生局,中国疾病预防控制中心:

2016 年 2 月,我委印发了《寨卡病毒病防控方案(第一版)》(国卫发明电〔2016〕4 号)。为适应防控形势的变化,进一步做好防控工作,切实维护人民群众身体健康和生命安全,我委组织对此方案进行了修订,形成《寨卡病毒病防控方案(第二版)》(可从国家卫生计生委网站 www.nhfpc.gov.cn 下载)。现印发给你们,请参照执行。

国家卫生计生委办公厅
2016 年 3 月 28 日

寨卡病毒病防控方案(第二版)

寨卡病毒病是由寨卡病毒引起并通过蚊媒传播的一种自限性急性疾病。寨卡病毒主要通过埃及伊蚊叮咬传播,临床特征主要为发热、皮疹、结膜炎或关节痛,极少引起死亡。世界卫生组织认为,新生儿小头畸形、格林 - 巴利综合征可能与寨卡病毒感染有关。

寨卡病毒最早于 1947 年在乌干达发现,目前寨卡病毒病主要流行于拉丁美洲及加勒比、非洲、东南亚和太平洋岛国等国家和地区。我国目前已有寨卡病毒病输入病例,在有伊蚊分布的地区存在发生本地传播的风险。

一、疾病概述

(一)病原学

寨卡病毒属黄病毒科黄病毒属,呈球形,直径约为 40～70nm,有包膜。基因组为单股正链 RNA,长度约为 10.8kb,分为亚洲型和非洲型两个基因型,目前在南美地区流行的病毒为亚洲型。寨卡病毒与同为黄病毒属的登革病毒、黄热病毒及西尼罗病毒等存在较强的血清学交叉反应。病毒可在蚊源细胞(C6/36)、哺乳动物细胞(Vero)等细胞中培养繁殖并产生病变。

寨卡病毒的抵抗力不详，但黄病毒属的病毒一般不耐酸、不耐热，60℃30分钟可灭活，70%乙醇、0.5%次氯酸钠、脂溶剂、过氧乙酸等消毒剂及紫外照射均可灭活。

（二）流行病学

1. 传染源和传播媒介

（1）传染源：患者、无症状感染者和感染寨卡病毒的非人灵长类动物是该病的可能传染源。

（2）传播媒介：埃及伊蚊为寨卡病毒主要传播媒介，白纹伊蚊、非洲伊蚊、黄头伊蚊等多种伊蚊属蚊虫也可能传播该病毒。

根据监测，我国与传播寨卡病毒有关的伊蚊种类主要为埃及伊蚊和白纹伊蚊，其中埃及伊蚊主要分布于海南省沿海市县及火山岩地区、广东省雷州半岛、云南省的西双版纳州、德宏州、临沧市，以及中国台湾嘉义县以南及澎湖县部分地区；白纹伊蚊则广泛分布于北至沈阳、大连，经天水、陇南，至西藏墨脱一线及其东南侧大部分地区。

2. 传播途径

（1）蚊媒传播为寨卡病毒的主要传播途径。蚊媒叮咬寨卡病毒感染者而被感染，其后再通过叮咬的方式将病毒传染给其他人。

（2）人与人之间的传播。

母婴传播：有研究证明寨卡病毒可通过胎盘由母亲传染给胎儿。孕妇可能在分娩过程中将寨卡病毒传播给新生儿。在乳汁中曾检测到寨卡病毒核酸，但尚无寨卡病毒通过哺乳感染新生儿的报道。

性传播：寨卡病毒可通过性传播，目前报告的少量病例均为男性患者感染其女性性伴。目前尚无证据表明感染寨卡病毒的女性可将病毒传播给其性伴。

血液传播：寨卡病毒可能通过输血传播，目前已有可能经输血传播的病例报告。

3. 人群易感性

包括孕妇在内的各类人群对寨卡病毒普遍易感。曾感染过寨卡病毒的人可能对再次感染具有免疫力。

4. 潜伏期和传染期

（1）潜伏期：目前该病的潜伏期尚不清楚，有限资料提示可能为3～12天。

（2）传染期：患者的确切传染期尚不清楚，有研究表明患者发病早期可产生病毒血症，具备传染性。病毒血症期多为5～7天，一般从发病前2～3天到发病后3～5天，部分病例可持续至发病后11天。患者尿液可检出病毒，检出持续时间长于血液标本。患者唾液也可检出病毒，病毒载量可高于同期血液标本。病毒在患者精液中持续检出时间长，个别病例发病后62天仍可检出病毒核酸。无症状感染者的传染性及期限尚不明确。

5. 地区分布

寨卡病毒病目前主要流行于拉丁美洲及加勒比、非洲、东南亚和太平洋岛国等国家和地区。1947年病毒发现至2007年以前，寨卡病毒病主要表现为散发。2007年在太平洋岛国出现暴发疫情。2013—2014年在南太平洋的法属波利尼西亚发生暴发疫情，报告病例约10 000例。2015年开始蔓延至拉丁美洲及加勒比多个国家。北美洲的美国、加拿大，亚洲及欧洲部分国家有输入病例报告。我国目前有输入病例报道，随着蚊媒活跃季节的到来，有伊蚊分布的地区存在发生本地传播的风险。

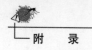

6. 发病季节特点

寨卡病毒病发病季节与当地的媒介伊蚊季节消长有关，疫情高峰多出现在夏秋季。在热带和亚热带地区，寨卡病毒病一年四季均可发病。

（三）临床表现

临床症状包括发热、皮疹（多为斑丘疹）、结膜炎、关节痛及肌肉痛等。感染寨卡病毒后，约 80% 的人为隐性感染，仅有 20% 的人出现上述临床症状，一般持续 2～7 天后自愈，重症和死亡病例少见。

寨卡病毒感染可能导致少数人出现神经系统和自身免疫系统并发症。越来越多研究结果提示，孕妇感染寨卡病毒可能导致新生儿小头畸形。

二、诊断、报告和治疗

（一）诊断

各级各类医疗机构应按照《寨卡病毒病诊疗方案》做好相关病例的诊断工作。诊断时应注意与登革热、基孔肯雅热等疾病进行鉴别。

各省份发现的首例寨卡病毒感染病例的确诊，应由中国疾病预防控制中心实验室检测复核后予以确认。重症病例、死亡病例以及暴发疫情的指示病例和首发病例标本均应送至中国疾病预防控制中心实验室进行复核检测。

（二）报告

各级各类医疗机构发现寨卡病毒病疑似病例、临床诊断病例或确诊病例时，应于 24 小时内通过国家疾病监测信息报告管理系统进行网络直报，报告疾病类别选择"其他传染病中的寨卡病毒病"，如为输入性病例须在备注栏注明来源地区，统一格式为"境外输入 /X 国家或地区"或"境内输入 /X 省 X 市 X 县"。

各县（区）内出现首例病例，暂按照突发公共卫生事件要求在 2 小时内向所在地县级卫生计生行政部门报告，并同时通过突发公共卫生事件信息报告管理系统进行网络报告。接到报告的卫生计生行政部门应当在 2 小时内向本级人民政府和上级卫生计生行政部门报告。

（三）治疗

本病一般为自限性疾病，目前尚无针对该病的特异性抗病毒药物，临床上主要采取对症治疗。

三、实验室检测

对疑似病例、临床病例和确诊病例的血液等相关标本进行实验室病原学和血清学检测，对蚊媒标本进行采集、包装、运送和实验室检测，具体方案由中国疾病预防控制中心下发。

寨卡病毒在我国归属于第三类病原体，应在生物安全二级实验室（BSL-2）开展实验室检测。应按照《病原微生物实验室生物安全管理条例》等相关规定要求，做好生物安全防护工作。

四、流行病学调查

疾病预防控制机构在接到病例报告后，应立即组织专业人员开展调查，分析感染来源，搜索可疑病例，评估进一步发生感染和流行的风险。

发现本地感染病例时，应开展病例的主动搜索以及蚊媒应急监测，分析疫情动态，评估流行趋势，及时提出有针对性的控制措施。

对所有散发病例及暴发疫情的指示病例、首发病例、重症、死亡病例，以及因查明疫情性质和波及范围需要而确定的调查对象，均应进行详细个案调查。疫情性质确定后发生的后续病例应收集简要流行病学信息。具体个案调查表和信息收集表由中国疾病预防控制中心下发。

五、预防与控制措施

（一）预防输入及本地传播

1. 关注国际疫情动态

密切追踪寨卡病毒病国际疫情进展信息，动态开展风险评估，为制定和调整本地防控策略与措施提供依据。

2. 根据需要发布旅行健康提示

各地卫生计生部门协助外交、教育、商务、旅游及出入境检验检疫等部门做好前往寨卡病毒病流行区旅行者、居住于流行地区的中国公民及从流行地区归国人员的宣传教育和健康提示。健康教育要点为：防止蚊虫叮咬，若出现发热、皮疹、红眼及肌肉关节痛等症状或体征要及时就医。

3. 对群众开展健康教育

若发现输入病例或者出现本地传播，当地卫生计生行政部门要组织做好对群众的健康教育。健康教育要点为：防止蚊虫叮咬，若出现发热、皮疹、红眼及肌肉关节痛等症状或体征要及时就医。

4. 做好口岸卫生检疫

卫生检疫部门一旦发现疑似病例，应及时通报卫生计生部门，共同做好疫情调查和处置。

（二）病例监测与管理

1. 病例监测与早期发现

各级各类医疗机构发现发热、皮疹、结膜炎及肌肉关节痛的患者，应注意了解患者的流行病学史（流行地区旅行史），考虑本病的可能，并及时采样送检。此外，对于新生儿出现小头畸形的产妇，如有可疑流行病学史，也需考虑寨卡病毒感染的可能。

2. 流行病学调查

对相关病例进行个案调查，重点调查患者发病前 2 周的活动史，查明可疑感染地点，寻找感染来源；同时调查发病后一周的活动史，开展病例搜索，评估发生感染和流行的风险。

3. 病例搜索

对于输入病例，应详细追查旅行史，重点在与其共同出行的人员中搜索。如病例从入境至发病后 1 周曾在本县（区）活动，还应在其生活、工作区域搜索可疑病例。

在出现本地感染散发病例时，以病例住所或与其相邻的若干户、病例的工作地点等活动场所为中心，参考伊蚊活动范围划定半径 200 米之内空间范围为核心区，1 例感染者可划定多个核心区，在核心区内搜索病例。可根据城区或乡村不同建筑类型，推测伊蚊活动范围，适当扩大或缩小搜索半径。

4. 病例管理

病例管理主要包括急性期采取防蚊隔离措施、患者发病后 2～3 个月内应尽量避免性行为或采取安全性行为。

防蚊隔离期限为从发病之日起至患者血液标本中连续两次病毒核酸检测阴性，两次实验室检测间隔不少于 24 小时；如果缺乏实验室检测条件则防蚊隔离至发病后 10 天。防蚊措施包括病房 / 家庭安装纱门、纱窗，清除蚊虫滋生环境；患者采取个人防蚊措施，如使用蚊帐、穿长袖衣裤、涂抹驱避剂等。

应向男性患者提供病毒传播、疾病危害和个人防护等基本信息。男性患者发病后 2～3

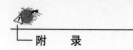

个月内应尽量避免性行为或每次性行为中全程使用安全套。如果其配偶处于妊娠期，则整个妊娠期间应尽量避免性行为或每次性行为中全程使用安全套。

如果经检测发现无症状感染者，应采取居家防蚊隔离措施，防蚊隔离期限为自检测之日起 10 天；自检测之日起 2～3 个月内尽量避免性行为或采取安全性行为。

医疗卫生人员在开展诊疗及流行病学调查时，应采取标准防护措施。在做好病例管理和一般院内感染控制措施的基础上，医疗机构，特别是收治病例的病区，应严格落实防蚊灭蚊措施，防止院内传播。病例的尿液、唾液及其污染物的处理按照《医院感染管理办法》和《医疗废物管理条例》等相关规定执行。

（三）媒介监测与控制

有媒介分布地区，除做好上述工作外，还需做好媒介监测与控制工作。

1. 日常监测与控制

各级卫生计生行政部门负责领导并组织当地疾病预防控制机构开展以社区为基础的伊蚊密度监测，包括伊蚊种类、密度、季节消长等。日常监测范围、方法及频次要求同登革热，可参照《登革热媒介伊蚊监测指南》中的常规监测进行。

当发现媒介伊蚊布雷图指数及诱蚊诱卵器指数超过 20 时，应及时提请当地政府组织开展爱国卫生运动，清除室内外各种媒介伊蚊的滋生地及开展预防性灭蚊运动，降低伊蚊密度，以降低或消除寨卡病毒病等蚊传疾病的暴发风险。

2. 应急监测与控制

当有寨卡病毒病病例出现且以疫点为圆心 200 米半径范围内布雷图指数或诱蚊诱卵指数≥5、警戒区（核心区外展 200 米半径范围）≥10 时，其他区域布雷图指数或诱蚊诱卵器指数大于 20 时，应启动应急媒介伊蚊控制。

媒介伊蚊应急控制要点包括：做好社区动员，开展爱国卫生运动，做好蚊虫滋生地清理工作；教育群众做好个人防护；做好病例和医院防蚊隔离；采取精确的疫点应急成蚊杀灭；根据媒介伊蚊抗药性监测结果指导用药，加强科学防控等。通过综合性的媒介伊蚊防控措施，尽快将布雷图指数或诱蚊诱卵器指数控制在 5 以下。

（四）宣传与沟通

存在流行风险的地区应全民动员，采取多种有效形式，以通俗易懂的方式开展健康教育活动。宣传要点包括：寨卡病毒病主要由伊蚊（俗称花斑蚊或花蚊子）叮咬传播；伊蚊在室内外的水缸、水盆、轮胎、花盆、花瓶等积水容器中滋生繁殖；翻盆倒罐清除积水，清除蚊虫滋生地可以预防寨卡病毒病流行；在发生疫情的地区要穿长袖衣裤，在身体裸露部位涂抹防蚊水、使用驱蚊剂或使用蚊帐、防蚊网等防止蚊虫叮咬。

除一般旅行健康提示外，应提醒孕妇及计划怀孕的女性谨慎前往寨卡病毒病流行的国家或地区，如确需赴这些国家或地区时，应严格做好个人防护措施，防止蚊虫叮咬。若怀疑可能感染寨卡病毒时，应及时就医，主动报告旅行史，并接受医学随访。

（五）培训和实验室能力建设

1. 强化医务人员培训，提高疾病识别能力

开展医务人员诊疗知识培训，提高疾病诊断与识别能力。重点地区应在每年流行季节前，结合登革热、基孔肯雅热的防控工作开展基层医务人员寨卡病毒病相关知识的强化培训，增强对寨卡病毒病的认识，及时发现和报告疑似寨卡病毒感染病例。

2. 建立寨卡病毒检测能力

建立和逐步推广寨卡病毒的实验室检测技术。各省级疾病预防控制中心要尽快建立实验室检测的相关技术和方法，做好实验室技术和试剂储备，逐步提高基层疾病预防控制中心对该病的实验室检测能力，以应对可能发生的疫情。

二、寨卡病毒实验室检测技术方案

寨卡病毒（Zika virus）属黄病毒科（Flaviviridae）黄病毒属（*Flavivirus*），呈球形，直径约为 40～70nm，有包膜。基因组为单股正链 RNA，长度约为 10.8kb，可分为亚洲型和非洲型两个基因型。

寨卡病毒病的检测方法包括病毒核酸检测、IgM 抗体检测、中和抗体检测和病毒分离等。寨卡病毒与黄病毒属其他病毒具有较强的血清学交叉反应，目前主要采用病毒核酸检测。

一、检测对象

（一）疑似和临床诊断病例。

（二）伊蚊成蚊和幼虫。

二、样本采集、保存和运输

（一）病例标本采集

对怀疑感染寨卡病毒的患者，推荐采集血清标本开展检测。

用无菌真空干燥管，采集患者非抗凝血 5ml，及时分离血清，分装 2 管，保存于带螺旋盖、内有垫圈的冻存管内，标记清楚后低温保存，其中 1 管用于现场实验室检测，1 管用于上级疾病预防控制机构复核。

对病例应尽可能采集双份血液标本，两份标本之间相隔 14 天为宜，住院病例可于入院当天和出院前 1 天各采集一份。

（二）蚊媒标本采集

疫点内采集的伊蚊成蚊及幼虫，分类鉴定后，填写媒介标本采集信息表，按照采集地点分装，每管 10～20 只。

（三）标本保存、运送

如标本能够在 24 小时内开展实验室检测，应将标本置于 2～8℃保存；如能在 7 天内开展检测，应将样本置于 −20℃保存；如需保存 7 天以上，应将样本置于 −70℃以下。

标本运送时采用低温冷藏运输，避免冻融，样本运输应遵守国家关于三类病原体的相关生物安全规定。

三、检测方法

寨卡病毒病的检测方法包括病毒核酸检测、IgM 抗体检测、中和抗体检测和病毒分离等。寨卡病毒与黄病毒属其他病毒具有较强的血清学交叉反应，目前主要采用病毒核酸检测。

开展蚊媒寨卡病毒检测时，对捕获的伊蚊成蚊或幼虫进行病毒核酸检测。

开展寨卡病毒实验室检测时，应同时考虑登革病毒和基孔肯雅病毒感染可能。登革病毒和基孔肯雅病毒实验室检测应按照相应的技术指南开展。

（一）临床标本检测

1. 病原学检测

病原学检测主要适用于急性期血液标本，一般认为发病 7 天内检测阳性率高。

（1）核酸检测：采用荧光定量 RT-PCR 方法，是目前早期诊断寨卡病毒病的主要检测手段。

（2）病毒分离：将标本接种于蚊源细胞（C6/36）或哺乳动物细胞（BHK21、Vero）进行分离培养，出现病变以后，用检测核酸的方法鉴定病毒。也可使用乳鼠脑内接种进行病毒分离。

2．血清学检测

（1）血清特异性 IgM 抗体：发病 3 天后可检出病毒特异性 IgM 抗体，但发病 7 天后检出率高。可采用 ELISA、免疫荧光等方法检测。IgM 抗体阳性，提示患者可能新近感染寨卡病毒，但寨卡病毒 IgM 抗体与登革病毒、黄热病毒和西尼罗病毒等黄病毒有较强的交叉反应，易于产生假阳性。

（2）中和抗体：采用空斑减少中和试验方法检测。患者恢复期血清中和抗体阳转或滴度较急性期呈 4 倍及以上升高，且排除登革、乙脑等其他常见黄病毒感染，可以确诊。

（二）媒介标本检测

1．标本处理

将分类后的伊蚊成蚊或幼虫，按照采集地点，每 10～20 只为一份进行研磨处理。

2．病毒核酸检测

用 RT-PCR 的方法进行寨卡病毒核酸检测

3．病毒分离

病毒核酸阳性的标本进行病毒分离。

四、生物安全

寨卡病毒在我国归属于三类病原体，应在生物安全二级实验室（BSL-2）开展实验室检测。应按照《病原微生物实验室生物安全管理条例》等相关规定要求，做好生物安全防护工作。

三、寨卡病毒病入户调查登记表

调查点名称：_____ 调查人：_____ 联系电话：_____ 调查日期：_____年____月____日

门牌号	户主姓名	户内居住人口数	家庭成员姓名	性别	年龄	职业	是否出现以下症状					发病日期	最近14天外出情况				是否接受采样检测	采样检测结果	是否列入病例管理	备注
							皮疹	发热℃	肌肉痛	关节痛	结膜炎		其他社区、村	外市	外省	国外				

填写说明：1. 症状：如有相应症状，则填写出现日期；2. 外出史：如有外出，则填地址；3. 如有联系方式请填在备注栏

四、寨卡病毒病流行病学个案调查表

一、基本情况

（一）患者姓名：_____　联系电话：_____

如患者年龄<14岁，则家长姓名：_____　联系电话：_____

（二）性别：(1)男　(2)女

（三）年龄：_____岁

（四）家庭住址：_____省（自治区/直辖市）_____市_____县(市/区)_____乡（镇/街道）_____村（居委会）

（五）工作单位：_____

（六）职业：

(1)幼托儿童　(2)散居儿童　(3)学生　(4)教师　(5)保育保姆　(6)饮食从业人员

(7)商业服务　(8)医务人员　(9)工人　(10)民工　(11)农民　(12)牧民

(13)渔(船)民　(14)干部职员　(15)离退人员　(16)家务待业　(17)其他

（七）若是输入性病例，请填写以下内容：

1. 国籍_____

2. 从何处入境本地：_____

3. 入境口岸_____；入境时间：_____年____月____日

4. 入境原因：(1)旅行　(2)商贸往来　(3)留学　(4)探亲访友　(5)其他_____

5. 入境后到经地区及停留时间：

地点1：_____；日期：_____年____月____日至_____年____月____日

地点2：_____；日期：_____年____月____日至_____年____月____日

二、发病与临床症状

（一）发病日期：_____年____月____日

（二）首发症状：_____

（三）相关症状体征：

1. 发热(38℃以上)：(1)有(2)无(3)不详

如有，则日期：____月____日至____月____日，最高体温____℃，或(未)检测。

2. 关节痛：(1)有(2)无(3)不详

主要累及的关节为(可多选)：①手腕　②脚踝　③脚趾　④手指　⑤膝　⑥肘　⑦肩关节　⑧脊柱　⑨其他

3. 肌肉痛：(1)有　(2)无　(3)不详

如有，部位：_____

4. 皮疹：(1)有　(2)无　(3)不详

皮疹为：①斑丘疹　②麻疹样皮疹条/线状　③猩红热样皮疹簇状　④红斑疹　⑤其他

皮疹部位(可多选)：①全身　②躯干　③四肢　④面部　⑤其他

5. 头痛：(1)有　(2)无　(3)不详

6. 结膜充血：(1)有　(2)无　(3)不详

7. 颜面潮红:(1)有　(2)无　(3)不详

8. 胸红:(1)有　(2)无　(3)不详

9. 出血症状:(1)有　(2)无　(3)不详

如有,则出血部位为(多选):

①结膜出血　②鼻出血　③牙龈出血　④呕血　⑤便血　⑥血尿　⑦其他

10. 神经症状:(1)有　(2)无　(3)不详

如有,则日期:____月____至____月____日,症状描述_____

11. 如为妇女,有无怀孕:(1)有　(2)无　(3)不详

如有,则孕期为____周

三、就诊情况

就诊日期	就诊医院名称	有无住院	住院日期	备注

四、住所(病家)环境相关因素

(一) 使用的防蚊设备(可多选):(1)蚊帐　(2)蚊香　(3)纱门/纱窗　(4)灭蚊剂 (5)其他:

(二) 积水容器类型(可多选):(1)花瓶　(2)瓦盆　(3)铁罐　(4)碗碟缸　(5)池塘 (6)树洞　(7)竹桩　(8)假山　(9)盆景　(10)其他_____

五、发病前后活动情况

(一) 外出史:

1. 发病前14天内是否有外出(离开本市县及出境旅行)史:____(1)是　(2)否

如否,跳至"(二)发病前后在本地活动情况"

如是,地点1:_____;日期:_____年____月____日至_____年____月____日

地点2:_____　日期:_____年____月____日至_____年____月____日

地点3:_____;日期:_____年____月____日至_____年____月____日

返回时间(入境时间):_____年____月____日

同行团队名称(或旅行社名称):_____

同行人员姓名1:电话:_____　健康状况:_____

同行人员姓名2:电话:_____　健康状况:_____

同行人员姓名3:电话:_____　健康状况:_____

同行人员姓名4:电话:_____　健康状况:_____

同行人员姓名5:电话:_____　健康状况:_____

2. 外出期间是否明确有蚊虫叮咬史:(1)是(2)否(3)不详

如是,则叮咬地点为:地点1:_____;地点2:_____地点3:_____

（二）发病前后在本地的主要活动情况：（备注栏填写具体地点）

日期	家中	工作单位	公园	运动场所	市场	学校	医院	其他	备注

六、共同暴露者健康状况

（一）有无家庭其他成员/接触者出现过类似症状：（1）有（2）无（3）不详

（二）家中人口数：＿＿＿人，出现类似症状者：＿＿＿人；

（三）工作单位所在部门人数：＿＿＿人，出现类似症状者：＿＿＿人；

请将出现类似症状的家庭成员或同事的相关情况填入下表：

姓名	与患者关系	年龄	性别	发病日期	就诊情况	采样日期	备注

七、其他需补充内容

八、备注

（一）血常规检查

（二）病原学诊断检测

（三）病例诊断分类：本病例属于（输入性病例、本地病例）

调查日期：＿＿＿＿年＿＿月＿＿日　　　调查者：＿＿＿＿＿＿＿＿＿＿＿

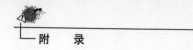

五、寨卡病毒病诊疗方案（2016年第2版）

国家卫生计生委办公厅关于印发
寨卡病毒病诊疗方案（2016年第2版）的通知

国卫办医函〔2016〕259号

各省、自治区、直辖市卫生计生委，新疆生产建设兵团卫生局：

近期，报告寨卡病毒感染病例的国家有增多趋势。截至2016年3月8日，至少在非洲、亚洲、欧洲、美洲的55个国家有寨卡病毒传播的证据，以巴西疫情最为严重。2016年2月9日我国江西省发现首例输入性病例，截至2016年3月11日共发现输入性病例13例。为做好寨卡病毒病医疗救治相关工作，我委组织专家在借鉴世界卫生组织有关指南和总结国内有关病例救治经验的基础上，对寨卡病毒病诊疗方案进行修订完善，形成《寨卡病毒病诊疗方案（2016年第2版）》（可从国家卫生计生委网站下载）。现印发给你们，请参照执行。

各地卫生计生行政部门特别是与疫情发生地有人员往来的口岸地区卫生计生部门，要继续做好寨卡病毒疫情防控和医疗救治准备工作，保持与口岸卫生检疫、交通等部门的沟通与联动，保证各项防控措施落实到位。要加强病例管理，做到早发现、早诊断、早治疗，按照诊疗方案有关要求为患者提供规范的诊疗服务，做好病例防蚊隔离工作。加强医务人员培训，提高寨卡病毒病早期识别和诊疗能力。有疾病传播蚊媒分布的省份要加强环境卫生整治，根据蚊媒监测情况及时、有效开展灭蚊工作，降低蚊媒疾病传播风险。

联　系　人：国家卫生计生委医政医管局肖奎、胡瑞荣
联系电话：010-68791885、68791887
传　　　真：010-68792963
邮　　　箱：bmaylzyc@163.com

国家卫生计生委办公厅
2016年3月17日

寨卡病毒病诊疗方案（2016年第2版）

寨卡（Zika）病毒病是由寨卡病毒引起的一种自限性急性传染病，主要通过埃及伊蚊叮咬传播。临床特征主要为皮疹、发热、关节痛或结膜炎，极少引起死亡。世界卫生组织（WHO）认为，新生儿小头畸形、格林-巴利综合征（吉兰-巴雷综合征）可能与寨卡病毒感染有关。

寨卡病毒病主要在全球热带及亚热带地区流行。1952年，在乌干达和坦桑尼亚的人体中分离到该病毒。此后，多个国家有散发病例报道。2007年，首次在西太平洋国家密克罗尼西亚的雅普岛发生寨卡病毒疫情暴发。截至2016年3月8日，至少在非洲、亚洲、欧洲、美洲的55个国家有寨卡病毒传播的证据，以巴西疫情最为严重。我国于2016年2月9日在江西省发现首例输入性病例，截至2016年3月11日共发现输入性病例13例。

一、病原学

寨卡病毒是一种蚊媒病毒，于1947年首次在乌干达恒河猴中发现。属黄病毒科黄病毒

属,为单股正链 RNA 病毒,直径 40～70nm,有包膜,包含 10 794 个核苷酸,编码 3419 个氨基酸。根据基因型别分为非洲型和亚洲型,本次美洲流行的为亚洲型。

寨卡病毒的抵抗力不详,但黄病毒属的病毒一般不耐酸、不耐热。60℃30 分钟可灭活,70% 乙醇、0.5% 次氯酸钠、脂溶剂、过氧乙酸等消毒剂及紫外线照射均可灭活。

二、流行病学特征

(一)传染源

患者、无症状感染者和感染寨卡病毒的非人灵长类动物是该病的可能传染源。

(二)传播途径

带病毒的伊蚊叮咬是本病最主要的传播途径。传播媒介主要为埃及伊蚊,白纹伊蚊、非洲伊蚊和黄头伊蚊也可能传播该病毒。亦可通过母婴传播(包括宫内感染和分娩时感染)、血源传播和性传播。

病毒血症持续时间一般在 10 天以内。在感染者的唾液、尿液、精液中可检测到寨卡病毒 RNA,且持续时间可长于病毒血症期。乳汁中可检测到寨卡病毒核酸,但尚无通过哺乳感染新生儿的报道。

根据监测,我国与传播寨卡病毒有关的伊蚊种类主要为埃及伊蚊和白纹伊蚊,其中埃及伊蚊主要分布于海南省、广东省雷州半岛、云南省的西双版纳州、德宏州、临沧市以及中国台湾部分地区;白纹伊蚊则广泛分布于我国辽宁、河北、山西、陕西、甘肃、四川、西藏一线及以南广大区域。

(三)人群易感性

人群普遍易感。曾感染过寨卡病毒的人可能对再次感染具有免疫力。

三、临床表现

寨卡病毒病的潜伏期一般为 3～12 天。人感染寨卡病毒后,仅 20% 出现症状,且症状较轻,主要表现为皮疹(多为斑丘疹)、发热(多为中低度发热),并可伴有非化脓性结膜炎、肌肉和关节痛、全身乏力以及头痛,少数患者可出现腹痛、恶心、腹泻、黏膜溃疡、皮肤瘙痒等。症状持续 2～7 天缓解,预后良好,重症与死亡病例罕见。婴幼儿感染病例还可出现神经系统、眼部和听力等改变。

孕妇感染寨卡病毒可能导致胎盘功能不全、胎儿宫内发育迟缓、胎死宫内和新生儿小头畸形等。

有与寨卡病毒感染相关的格林 - 巴利综合征(吉兰 - 巴雷综合征,Guillain-Barre Syndrome)病例的报道,但二者之间的因果关系尚未确定。

四、实验室检查

(一)一般检查

血常规:部分病例可有白细胞和血小板减少。

(二)血清学检查

1. 寨卡病毒 IgM 检测　采用酶联免疫吸附法(ELISA)、免疫荧光法等进行检测。

2. 寨卡病毒中和抗体检测　采用空斑减少中和试验(PRNT)检测血液中和抗体。应尽量采集急性期和恢复期双份血清开展检测。

寨卡病毒抗体与同为黄病毒属的登革病毒、黄热病毒和西尼罗病毒抗体等有较强的交叉反应,易于产生假阳性,在诊断时应注意鉴别。

（三）病原学检查

1．病毒核酸检测　采用荧光定量 RT-PCR 检测血液、尿液、精液、唾液等标本中的寨卡病毒核酸。

2．病毒抗原检测　采用免疫组化法检测寨卡病毒抗原。

3．病毒分离培养　可将标本接种于蚊源细胞（C6/36）或哺乳动物细胞（Vero）等方法进行分离培养，也可使用乳鼠脑内接种进行病毒分离。

五、诊断和鉴别诊断

（一）诊断依据

根据流行病学史、临床表现和相关实验室检查综合判断。

（二）病例定义

1．疑似病例　符合流行病学史且有相应临床表现。

（1）流行病学史：发病前 14 天内在寨卡病毒感染病例报告或流行地区旅行或居住；或者接触过疑似、临床诊断或确诊的寨卡病毒病患者。

（2）临床表现：难以用其他原因解释的发热、皮疹、关节痛或结膜炎等。

2．临床诊断病例　疑似病例且寨卡病毒 IgM 抗体检测阳性，同时排除登革热、流行性乙型脑炎等其他常见黄病毒感染。

3．确诊病例　疑似病例或临床诊断病例经实验室检测符合下列情形之一者：

（1）寨卡病毒核酸检测阳性。

（2）分离出寨卡病毒。

（3）恢复期血清寨卡病毒中和抗体阳转或者滴度较急性期呈 4 倍以上升高，同时排除登革热、流行性乙型脑炎等其他常见黄病毒感染。

（三）鉴别诊断

需要和以下疾病进行鉴别诊断：

1．主要与登革热和基孔肯雅热进行鉴别诊断。

2．其他：与微小病毒、风疹、麻疹、肠道病毒、立克次体病等相鉴别。

六、治疗

（一）一般治疗

寨卡病毒病通常症状较轻，不需要做出特别处理，以对症治疗为主，加强营养支持。在排除登革热之前避免使用阿司匹林等非甾体类抗炎药物治疗。

（二）对症治疗

1．高热不退患者可服用解热镇痛药，如对乙酰氨基酚，成人用法为 250～500mg/ 次、每日 3～4 次，儿童用法为每次 10～15mg/kg，可间隔 4～6 小时 1 次，24 小时内不超过 4 次。儿童应避免使用阿司匹林以防并发 Reye 综合征。

2．伴有关节痛患者可使用布洛芬，成人用法为 200～400mg/ 次，4～6 小时 1 次，儿童 5～10mg/（kg·次），每日 3 次。

3．伴有结膜炎时可使用重组人干扰素 α 滴眼液，1～2 滴 / 次滴眼，每日 4 次。

（三）中医药治疗

本病属中医"瘟疫·疫疹"范畴，可参照"疫疹"辨证论治。

1．邪犯卫表证

症状：皮疹、发热、恶风寒、咽痛、肌肉骨节疼痛，或见肌肤疹点隐约，或头颈皮肤潮红、目赤多泪。可见舌尖边红，脉浮数。

治法：清热解表。

基本方药：银花、连翘、荆芥穗、赤芍、青蒿、淡豆豉、黄芩、柴胡。

加减：目赤者，加菊花、夏枯草；肌肤疹点显露者，加升麻、紫草；热甚者，加生石膏、知母。

中成药：可选用清热解表类中成药。

2. 邪郁气营证

症状：发热，口渴，疹点稠密，紫赤成片，头痛，骨节疼痛。可见舌质红绛，脉数。

治法：清营透邪。

基本方药：生地、赤芍、丹皮、紫草、银花、连翘、白茅根、青蒿、炒栀子、生石决明。

加减：大便秘结者，加生大黄、枳实；热甚者，加生石膏；头疼甚者，加钩藤；关节疼痛重者，加松节、桑枝。

中成药：可选用清营透邪类中成药。

3. 气阴两虚证

症状：热退，神疲，口干，少气，斑疹渐隐，小便黄。可见舌红、少苔，脉细。

治法：益气养阴。

基本方药：北沙参、麦冬、山药、五味子、天花粉、淡竹叶、白茅根、麦芽。

中成药：可选用益气养阴类中成药。

（四）其他

对感染寨卡病毒的孕妇，建议定期产检，每3～4周监测胎儿生长发育情况。

七、出院标准

综合评价住院患者病情转归情况以决定出院时间。建议出院时应符合以下条件：

1. 体温正常，临床症状消失。

2. 血液核酸连续检测 2 次阴性（间隔 24 小时以上）；不具备核酸检测条件者，病程不少于 10 天。

八、预防

目前尚无疫苗进行预防，最佳预防方式是防止蚊虫叮咬。建议准备妊娠及妊娠期女性谨慎前往寨卡病毒流行地区。

患者及无症状感染者应当实施有效的防蚊隔离措施 10 天以上，4 周内避免献血，2～3 个月内如发生性行为应使用安全套。

六、针对国家当局和卫生工作人员的与寨卡病毒有关的旅行建议（WHO）

2017 年 3 月 10 日

1. 概述

寨卡病毒及其并发症，如小头畸形和吉兰 - 巴雷综合征等，是新型公共卫生威胁，对家庭、社区乃至国家具有长期后果。

妊娠期间感染寨卡病毒是导致包括小头畸形在内的先天性脑部异常的因素之一，还会引起吉兰 - 巴雷综合征。

本网站将会定期更新，向国家当局和医疗卫生从业者提出与寨卡病毒方面的旅行卫生

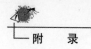
问题有关的建议。

2. 国家当局

在寨卡病毒背景下，建议各国：

- 不应对存在寨卡病毒传播的国家、地区和（或）领土采取全面性旅行或贸易限制措施。
- 应当根据《国际卫生条例（2005）》落实世卫组织在机场媒介控制方面的标准建议。各国应考虑实施飞机灭虫。

在监测方面，卫生工作者和卫生部门应当特别警惕从受影响国返回的旅行者中出现的寨卡病毒病，同时应当认识到感染风险即使在受影响国家和区域中也可能存在显著差异。旅行者和医疗卫生从业者知晓到寨卡病毒传播地区旅行之前、期间和之后的一系列事宜十分重要。

卫生当局应当：

- 就如何降低感染风险，包括预防蚊虫叮咬和采取安全性行为做法，向旅行者提出最新建议。
- 建议从受寨卡影响类别 1 和类别 2 地区返乡的旅行者采用安全性行为做法或考虑至少禁欲 6 个月，并在返回后至少 1 个月内不要献血，以减少可能出现的进一步传播风险。
- 建议孕妇不要前往受寨卡影响类别 1 和类别 2 的地区旅行。
- 建议那些性伴侣在受寨卡影响类别 1 和类别 2 的地区居住或旅行的孕妇，确保采取安全性行为做法或在整个孕期禁欲。
- 告诫医疗卫生从业者对那些具有近期前往受寨卡影响类别 1 和类别 2 的地区以及存在传播危险的地区（类别 3 和类别 4）旅行史的有症状旅行者中可能出现的寨卡病毒感染保持警惕。
- 就如何针对疑似存在寨卡病毒感染的旅行者的适当处理和检测问题实施转诊，向医疗卫生从业者提供明确指导。

3. 医疗卫生从业者

对旅行者提出建议的医疗卫生从业者应当：

- 就如何降低感染风险，包括预防蚊虫叮咬和采取安全性行为做法，向旅行者提出最新建议。
- 建议前往受寨卡影响类别 1 和类别 2 地区的旅行者采用安全性行为做法或考虑至少禁欲 6 个月，并在返回后至少 1 个月内不要献血，以减少可能出现的进一步传播风险。
- 建议孕妇不要到受寨卡影响类别 1 和类别 2 的地区旅行。
- 建议那些性伴侣在受寨卡影响类别 1 和类别 2 的地区居住或旅行的孕妇，确保采取安全性行为做法或在整个孕期禁欲。

对从受寨卡影响类别 1 和类别 2 地区返回的患者实施治疗的医疗卫生从业者应当：

- 对于存在急性发热、皮疹、关节痛或结膜炎，且在发病前两周内具有前往寨卡病毒疫情国家旅行史的，要考虑到寨卡病毒感染问题。
- 如怀疑寨卡病毒病，尽早将适当检验样本（连同带有相关日期的完整旅行史和临床病史）送往相关参比实验室。
- 向相关州或当地卫生当局报告寨卡病毒病疑似病例。

● 警惕那些具有前往受寨卡影响类别 1 和类别 2 地区旅行史的父母所生新生儿中出现的神经综合征、自身免疫综合征和先天性畸形的上升情况。

● 对前往受寨卡影响类别 1 和类别 2 地区旅行的孕妇开展评估和监测。

● 对怀孕期间感染寨卡病毒的妇女的胎儿和婴儿进行评价,以发现可能存在的神经综合征或先天性畸形。

七、实验室检测寨卡病毒感染临时指导文件（WHO）

2016 年 3 月 23 日

1. 引言

1.1　背景

近来,可能与寨卡病毒感染有关的小头畸形和其他神经障碍增加,导致对可以发现寨卡病毒感染的实验室检测的需求增加。诊断检测针对的重点人群应该是出现症状者和可能接触过寨卡病毒的无症状孕妇。本文件就当前寨卡病毒感染的检测策略提供指导。随着获得更多信息,将相应审查和更新本文件。

1.2　目标读者

本临时指导文件供实验室工作人员检测寨卡病毒感染、临床从业人员和公共卫生专业人员开展临床管理或监测使用。

2. 临时建议

2.1　标本

已经在全血（及血清和血浆）、尿液、脑脊液、羊水、精液和唾液中检测发现寨卡病毒。越来越多证据表明,寨卡病毒在尿液和精液中存在的时间比在全血或唾液中长。

虽然现在仍在收集有关病毒在唾液、脑脊液、精液和妊娠产物中留存时间的数据,但为本文件目的,建议采集患者的全血 / 血清和（或）尿液用于检测。

但是,在可能的情况下,为进行确诊检测或者在调查寨卡病毒感染和神经系统并发症、小头畸形和潜在的性传播病例之间的联系时,世卫组织鼓励采集其他类型的标本。

● 用于核酸检测的标本:采集发病 7 天内患者的全血、血清（用干燥管）以及 / 或者尿液。

● 血清学（IgM 抗体检测）:采集发病 7 天内患者的全血（用干燥管）和血清。应尽可能采集双份血清标本,两份标本之间相隔 2 至 3 周为宜,首份血清标本最好在发病最初 5 天内采集。

采集标本时除记录患者信息（全名、出生日期、地址、采集日期和时间等）外,还应收集如下信息:

● 症状、发病日期、症状持续时间、与已知寨卡病毒病病例的接触（和接触类型,例如母乳喂养、性伴侣等）;

● 全面旅行史信息（日期、地点、访问持续时间）;以及疫苗接种史,特别是与接种黄病毒（包括黄热病病毒、日本脑炎病毒和登革病毒）疫苗有关的历史。

在疫情中,特别是在存在广泛传播的地区,检测每个疑似病例并不具有成本效益。应将以下人群作为标本采集和检测的重点:

● 与确诊或可能病例有性接触的患者;

- 符合疑似神经障碍病例的病例定义的患者；
- 有到寨卡病毒仍在传播地区旅行的历史和（或）与确诊或可能病例有性接触的孕妇；
- 来自寨卡病毒仍在传播地区、已知或怀疑其胎儿存在先天性脑畸形的孕妇；
- 出生在寨卡病毒仍在传播地区或是母亲有妊娠期前往受寨卡病毒影响地区旅行史的罹患小头畸形或神经系统异常的新生儿；
- 母亲被确诊携带寨卡病毒的婴儿，特别是如果母乳喂养的话；以及曾生活在受寨卡病毒影响地区或者在妊娠期到此类地区旅行过的妇女的死胎或自发性流产。

2.2　检测策略

实验室采取什么检测策略应根据每个实验室可以获得的资源和工作流程而定。根据已知在患者暴露地区循环病毒的流行率，采用这些策略的检测方法也有所不同。

世卫组织建议遵循如下策略：

- 对发病 7 天内的患者进行核酸检测（NAT）。
- 对发病 7 天或 7 天以上的患者进行血清学检测和（或）核酸检测。对于来自发病时间长于 7 天的患者的标本，血清学检测是首选方法。在使用核酸检测时，应谨慎解读阴性结果。这种情况下的核酸检测阴性结果并不能排除感染，因为发病 7 天后病毒血症快速下降，可能无法被敏感性较低的检测发现。

a. 发病七天内发现的感染疑似病例的建议检测算法（图 1）

可以使用逆转录聚合酶链反应（RT-PCR）等核酸检测技术检测发现寨卡病毒独有的病毒基因组上的目标，从而确认寨卡病毒的存在。使用泛黄病毒探针加上基因测序或多重检测等其他传统分子方法检测黄病毒的实验室应确保更新本实验室的引物序列，以便发现最近的寨卡病毒谱系。已经发布了进行寨卡病毒特异性检测的引物和探针组。

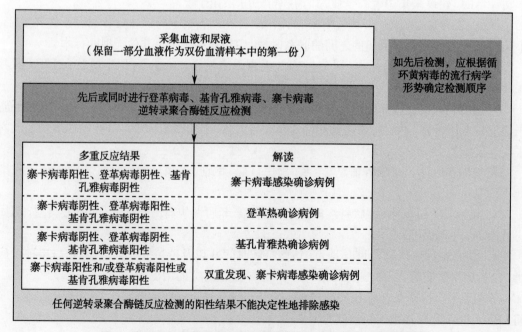

图 1　发病 7 天内发现的虫媒病毒感染疑似病例的建议检测算法

鉴于存在有关寨卡病毒和其他虫媒病毒合并感染的记录并考虑到黄病毒的地方性循环，除检测寨卡病毒外，还应检测登革病毒和基肯孔雅病毒。这几种检测可以先后进行，也可以同时进行。

b. 发病一周后的虫媒病毒感染疑似病例的建议检测算法（图2）

寨卡病毒的血清学检测应仅由有黄病毒血清学检测经验的实验室进行。推荐血清学检测方法包括酶免疫分析法（EIAs）和免疫荧光检测法（IFA）使用病毒裂解液、细胞培养上清液或重组蛋白检测IgM抗体，或者中和试验，例如空斑减少中和试验。虽然一般而言空斑减少中和试验最具特异性，但血清学检测存在交叉反应，特别是对之前有黄病毒感染或免疫接种史的患者。考虑到试剂因素，发病一周后患者的检测策略侧重IgM抗体血清学检测。应对存在病毒地方性传播地区的孕妇或者可能曾接触病媒传播或性传播的寨卡病毒的孕妇进行IgM抗体检测。如需进一步检测，使用比较中和试验可以提供更高的特异性。

总体而言，寨卡病毒IgM抗体阳性，且排除登革热或其他黄病毒IgM抗体，提示新近感染寨卡病毒（图2）。如进行空斑减少中和试验，中和抗体滴度升高4倍，且未出现其他病毒抗体滴度升高，则进一步证明近期感染寨卡病毒。随着获得更多信息，将提供有关病毒学检测的进一步指导。

c. 可在医疗点或医疗点附近使用的寨卡病毒体外诊断试剂（IVDs）

对于可在医疗点或医疗点附近使用的快速、易用寨卡病毒体外诊断试剂存在强烈兴趣和需求。在选用体外诊断试剂时应仔细考虑对其质量、安全性和性能的监管评估。

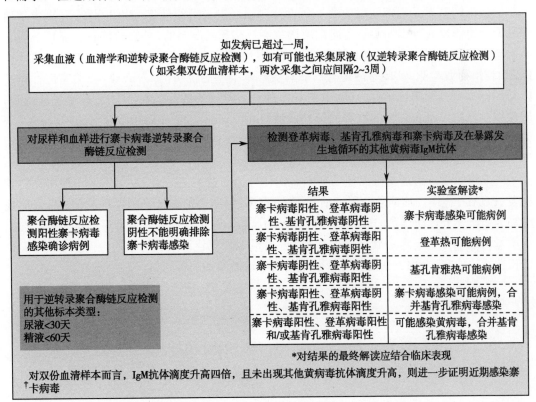

图2　发病一周以上的虫媒病毒感染疑似病例的建议检测算法

305

2.3　标本处理和储存

在使用商业检测服务时，应根据厂商说明采集、运输和储存标本。在所有其他情况下，建议在 2～8℃ 下冷藏保存标本，并在 48 小时内检测；血清应分离出来单独储存。所有类型的标本均可 −20℃ 冷冻保存最多 7 天。如需储存 7 天以上，应在 −70℃ 冷冻保存。应避免反复冷冻和解冻标本。

应监测并定期记录温度，以便发现可能的温度波动。温度波动大的家用冰箱／冰柜不适合储存冷冻标本。

2.4　生物安全

实验室诊断工作，包括对来自疑似或确诊感染寨卡病毒患者的临床标本进行逆转录聚合酶链反应分析和血清学检测，应在生物安全二级（BSL-2）实验室开展（见世卫组织《生物安全手册》（第三版）的描述）。

任何寨卡病毒检测经应在有适当装备的实验室由对相关技术和安全程序训练有素的工作人员进行。在任何情况下均应遵守国家实验室生物安全指南。

2.5　运输标本

已知或怀疑含有寨卡病毒的标本可按 UN3733 类 B 级生物物质用干冰运输。

应遵行世卫组织《2015—2016 年感染性物质运输法规指导文件》中描述的国际法规。

2.6　选择体外诊断试剂

必须考虑有关诊断产品的设计和性能，以确保检测安全、有效。迄今，已经进行过质量、安全性和性能监管评估的商业可获得寨卡病毒体外诊断试剂不多。

一些机构开发了内部使用的寨卡病毒检测法。世卫组织建议，希望开发、开展内部逆转录聚合酶链反应分析的实验室向常用供货商订购已经发布的、能够检测正在循环的所有谱系寨卡病毒的引物／探针组，并确保其检测法经适当验证可用于每个标本类型。与此类似，如使用商业检测，实验室应遵行厂商有关标本类型的说明；如有必要，实验室应针对相应类型标本对其检测法进行验证，并对检测流程进行适当的（内部）控制和外部质量控制。质量控制材料可由全球性的欧洲病毒档案库（http://global.european-virus-archive.com/）获得，很快也将可以通过世卫组织国际生物参考制剂规划获得。世卫组织区域办事处可以在这一过程中提供协助。

世卫组织响应对质量有保证的寨卡病毒体外诊断试剂的需求，发展了应急使用评估和列表（EUAL）程序。该应急使用评估和列表程序评估在当前背景下是否有充分证据表明使用寨卡病毒体外诊断试剂的好处超过可预见的风险。世卫组织列表要求厂商承担报告性能和质量问题的义务。考虑到误诊的后果，世卫组织强烈建议只将已经通过对其质量、安全性和性能的独立、全面评估的体外诊断试剂用于诊断寨卡病毒感染。

八、寨卡病毒感染的实验室检测指南（美国）

Updated Guidance for US Laboratories Testing for Zika Virus
Infection July 24, 2017
Accessible Version: https://www.cdc.gov/zika/transmission/index.html

Contents

Overview of Zika Virus Testing
Current guidance for US laboratories testing for Zika virus infection (https://www.cdc.gov/zika/laboratories/lab-guidance.html) recommends that testing be limited to specimens collected from patients meeting CDC's clinical and/or epidemiologic criteria for testing (http://www.cdc.gov/zika/symptoms/index.html; http://www.cdc.gov/zika/hc-providers).[1] Clinical signs and symptoms associated with Zika virus infection are discussed here: http://www.cdc.gov/zika/symptoms. Current Zika information and guidance is available on CDC's Zika website at http://www.cdc.gov/zika. Information specific to laboratories is available at http://www.cdc.gov/zika/laboratories.

Current information and guidance specific to Zika virus in Puerto Rico can be found on the Puerto Rico Department of Health website: http://www.salud.gov.pr/Sobre-tu-Salud/Pages/Condiciones/Zika.aspx.

Multiple assays and sample types are often needed to establish a definitive laboratory diagnosis of Zika virus infection due to the temporal nature of biologic analytes in the infected person. Viral ribonucleic acid (RNA) is the first analyte that can be detected in an infected person in multiple specimen types. As the immune response develops, immunoglobulin M (IgM) titers rise in peripheral blood and the level of viral RNA generally declines. However, viral RNA may be detectable in some infected people for longer periods in certain specimen types. Nucleic acid testing (NAT) is most informative in the first 6 weeks after symptom onset. IgM antibodies are most likely to be detected in the first 12 weeks after symptom onset, but may persist longer.

---

[1] The term "clinical and/or epidemiologic criteria" refers to factors such as symptoms, pregnancy, and exposure risk. Please refer to current CDC clinical guidance: http://www.cdc.gov/zika/hc-providers/index.html

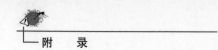

附　录

Zika virus infection can cause signs and symptoms similar to those seen in patients with other arthropod-borne virus (arbovirus) infections, including dengue viruses, related flaviviruses, and chikungunya virus, an unrelated alphavirus. For differential diagnosis of Zika virus infection, testing for other circulating arboviruses/flaviviruses should be considered. A positive result for one of these viruses does not preclude infection with the others. Co-infection with Zika virus and dengue or chikungunya viruses is rare, but possible, particularly in areas where these viruses are co-circulating.

Paired serum and urine are the primary diagnostic specimens for Zika virus infection. Other specimen types such as plasma, whole blood, cerebrospinal fluid (CSF), and amniotic fluid are authorized for use with some assays that have received an Emergency Use Authorization (EUA) from the Food and Drug Administration (FDA). **For all diagnostic testing conducted on specimen types other than patient-matched serum and urine, it is necessary to concurrently obtain a patient-matched serum specimen for NAT and/or IgM (serology) testing, as appropriate.** Please review assay instructions to determine acceptable specimen types for a given assay. Instructions for use of assays authorized for diagnostic use under an FDA EUA can be found under the "Labeling" bullet for each assay on the FDA website at:
http://www.fda.gov/MedicalDevices/Safety/EmergencySituations/ucm161496.htm#zika

This updated guidance makes the following recommendations for Zika virus testing in:

- Symptomatic pregnant women with possible exposure to Zika virus. Areas with risk of exposure can be found at https://wwwnc.cdc.gov/travel/page/world-map-areas-with-zika.
- Asymptomatic pregnant women with ongoing possible exposure to Zika virus
- Pregnant women with possible exposure to Zika virus who have a fetus with prenatal ultrasound findings consistent with congenital Zika virus infection
- Non-pregnant symptomatic individuals with possible exposure to areas with risk of Zika virus transmission

Zika virus testing may be considered for:

- Asymptomatic pregnant women with recent possible but no ongoing exposure to Zika virus (i.e., travelers). Although not routinely recommended, testing may be considered on a case-by case basis and in line with jurisdictional recommendations.

Zika virus testing is not recommended for:

- Non-pregnant asymptomatic individuals
- Pre-conception screening

> **Laboratories should complete ALL specimen testing, including any indicated repeat testing, before reporting test results to provider. Clinical decisions surrounding patient management should not be made until the appropriate testing algorithm is completed.**

Overview of Updates to Testing Guidance
The Updated Interim Guidance for Healthcare Providers Caring for Pregnant Women with Possible Zika Virus Exposure – United States, July 2017 can be found at
https://www.cdc.gov/mmwr/volumes/66/wr/mm6629e1.htm?s_cid=mm6629e1_w. The interim guidance has

July 24, 2017

Page 2 of 16

been updated based on declining trends in the number of reported cases of Zika virus infection in Region of the Americas, emerging evidence on prolonged detection of Zika immunoglobulin M (IgM) antibodies, and new limitations for interpreting serologic tests during pregnancy. Although IgM is most likely to be detected in the first 12 weeks after infection, emerging data indicate that Zika virus IgM may persist beyond 12 weeks in a subset of infected individuals, limiting the ability of testing to determine whether an infection occurred during or prior to pregnancy. IgM tests are also susceptible to false positives and cross-reactivity with other flaviviruses, especially when an individual has been vaccinated against or previously infected with a related flavivirus. In the United States, as the decline in reported Zika virus cases (including travel-associated cases) continues, the proportion of positive tests that are false positives for Zika virus are expected to increase due to a low positive predictive value. Key changes in the updated guidance for testing pregnant women have been made taking these testing limitations into consideration.

Key updates to the guidance:

1. Symptomatic pregnant women **with possible Zika virus exposure** should be tested. When testing symptomatic pregnant women, concurrent NAT and IgM testing is recommended as soon as possible, up to 12 weeks after symptom onset. The recommendation for Zika virus NAT testing has been expanded from ≤ 2 weeks to ≤ 12 weeks because of evidence that Zika virus RNA may persist in the serum of pregnant women with Zika virus infection. NAT testing is now recommended on paired serum AND urine specimens collected at the same visit.

2. Asymptomatic pregnant women **with ongoing possible exposure to Zika virus** should be tested. NAT testing is recommended three times during pregnancy. IgM serology testing is not routinely recommended. Recommendations for the timing of NAT testing are at the initial prenatal care visit, followed by two additional NAT tests performed during pregnancy, coinciding with non-consecutive prenatal visits. Timing of additional NAT testing may be informed by jurisdictional trends in Zika virus transmission, the expected length of Zika virus nucleic acid detection in serum, and the duration of exposure during pregnancy. Although not routinely recommended, after pre-test counseling and individualized risk assessment, physicians and patients, through a shared decision-making model, may collaboratively elect to have IgM testing performed concurrent with NAT testing. For women who have a positive NAT test during pregnancy, additional NAT testing is not recommended. If a patient has previously been confirmed positive for Zika virus infection, no additional IgM serology testing is recommended.

3. Asymptomatic pregnant women **with recent possible Zika virus exposure but no ongoing exposure** (i.e., travelers) may be considered for testing. Although not routinely recommended, testing may be considered on a case-by-case basis using a shared physician-patient decision-making model and in line with jurisdictional recommendations. If testing of asymptomatic pregnant women is performed, the same algorithm as for symptomatic pregnant women should be followed using the timeframe from the last possible exposure to Zika virus.

4. Pregnant women **with possible exposure to Zika virus and who have a fetus with prenatal ultrasound findings consistent with congenital Zika virus infection** should be tested. NAT and IgM testing should be performed on maternal serum and urine following the algorithm for symptomatic pregnant women. If

July 24, 2017   Page 3 of 16

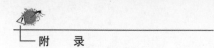
amniocentesis is being performed as part of clinical care, NAT testing of amniocentesis specimens should also be performed. Testing of placental and fetal tissues may also be considered.

Testing guidance for symptomatic non-pregnant individuals remains unchanged with this updated interim guidance. Pre-conception screening and baseline serum screening are not recommended. There are currently no EUA-approved tests for screening of semen for male partners requesting screening.

Information regarding testing infants at the time of birth can be found at http://www.cdc.gov/zika/hc-providers/test-specimens-at-time-of-birth.html and also in the Interim Guidance for the Evaluation and Management of Infants with Possible Congenital Zika Virus Infection, which can be found at https://www.cdc.gov/mmwr/volumes/65/wr/mm6533e2.htm and https://www.cdc.gov/zika/hc-providers/infants-children/evaluation-and-management.html

Biological Safety

To ensure laboratory safety when working with Zika virus, please review CDC guidance on Transport and Handling of Diagnostic Specimens and Working with Zika Virus in the Laboratory: http://www.cdc.gov/zika/laboratories/lab-safety.html. See Biosafety in Microbiological and Biomedical Laboratories (BMBL) for additional biosafety information about arboviruses and laboratory biosafety practices: http://www.cdc.gov/biosafety/publications/bmbl5/index.htm.

Testing Methods

- Additional volume of serum beyond what is recommended in EUAs should be obtained in case repeated NAT testing is indicated by initial test results.
- The updated interim guidance recommends that NAT and IgM serology testing be performed concurrently when testing symptomatic pregnant women.
- The updated interim guidance recommends that NAT testing be performed concurrently on both serum AND a paired urine specimen when testing symptomatic pregnant women.
- When the risk of exposure to Zika virus is low, the incidence of false positive test results is increased for both NAT and IgM serology testing. Further, IgM testing does not provide a clear determination of the timing of exposure, and a positive IgM result may represent recent or persistent IgM response to Zika virus or another flavivirus infection.
- Given the possibility of a false positive result, laboratory test results should not be released until all testing is complete.
- It is recommended that healthcare decisions not be made until testing according to the appropriate algorithm is complete.

Molecular Testing

Nucleic acid test, or NAT, is a generic term referring to all molecular tests used to detect viral genomic material. Despite the specificity of molecular testing, false positive NAT results have been reported in rare cases and may depend on the type of NAT assay performed and patient population (i.e., limited or no prevalence of viral transmission) being tested. This problem can be exacerbated when Zika virus testing is performed on patient populations not recommended in the Zika testing algorithms. Testing is not recommended for asymptomatic non-pregnant individuals, or for pre-conception screening for either the woman or her partner.

July 24, 2017   Page 4 of 16

Under updated recommendations, repeat NAT testing of the same specimen beginning with a new extraction is recommended in some circumstances. To reduce the loss of detectable viral RNA in urine specimens, urine should only be stored at 4 ˚C for ≤ 48 hours, and any indicated repeat NAT testing of urine specimens should be performed within that time.

The Updated Interim Guidance for Healthcare Providers Caring for Pregnant Women with Possible Zika Virus Exposure – United States, July 2017 can be found at https://www.cdc.gov/mmwr/volumes/66/wr/mm6629e1.htm?s_cid=mm6629e1_w.

Updated recommendations for NAT testing of pregnant women are as follows:

Symptomatic Pregnant Women

For symptomatic pregnant women with possible exposure to Zika virus, NAT and IgM serology testing for Zika virus should be performed concurrently (i.e., in parallel) on specimens collected as soon as possible, up to 12 weeks post-symptom onset. Patients should also be evaluated for other pathogens (including dengue virus) circulating in areas where they have traveled or lived. Possible exposure may include travel to or residence in areas with increased risk of Zika virus infection or unprotected sex with a partner who has traveled to or lives in an area with increased risk of Zika virus exposure. Areas with risk of exposure can be found at https://wwwnc.cdc.gov/travel/page/world-map-areas-with-zika.

IgM antibodies usually become detectable within a week following symptom onset and decline over time, therefore a negative IgM assay result on a serum specimen collected less than 2 weeks before or more than 12 weeks after symptom onset does not rule out a recent Zika virus infection. A positive NAT result with a concurrent negative IgM result on a specimen <14 days post symptom onset or most recent exposure may reflect specimen collection before the development of detectable antibodies or, in rare cases, a false positive assay result. Despite the specificity of NAT, false positive NAT results have been reported. If both serum and urine test positive for Zika virus, repeat NAT testing is not required (see Table 1). If NAT is only positive on serum or urine, and IgM antibody testing is negative, NAT should be repeated on the original, positive specimen beginning with a new extraction. If the quantity of specimen is not sufficient for repeat NAT testing or if the original NAT is positive and repeat NAT is negative, IgM testing is recommended on a serum specimen collected ≥ 2 weeks after date of most recent specimen draw. For women who are NAT positive during pregnancy, additional NAT testing is not recommended. If more than 12 weeks have passed since symptom onset, IgM serology testing without NAT may be considered but a negative IgM result does not rule out recent infection.

Asymptomatic Pregnant Women

Testing is recommended for asymptomatic pregnant women with ongoing possible exposure to Zika virus. Ongoing exposure may include daily travel to or residence in areas with risk of Zika virus infection or unprotected sex with a partner who travels to or resides in an area with risk of Zika virus exposure. Areas with risk of exposure can be found at https://wwwnc.cdc.gov/travel/page/world-map-areas-with-zika. NAT testing for evidence of Zika virus infection is recommended three times during pregnancy, but IgM serology testing is not routinely recommended. Recommendations for the timing of NAT testing are at the initial prenatal care visit, followed by two additional NAT tests, the timing and frequency of which are at the discretion of the provider and dependent on the risk of exposure and the results of the initial NAT test. If the initial NAT test is positive, no additional NAT tests are recommended during pregnancy. While not routinely recommended, after

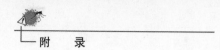

pre-test counseling, physicians and patients may elect to have IgM testing performed concurrently with NAT testing. For women who have a positive NAT result during pregnancy, additional NAT testing is not recommended. If a patient has previously been confirmed positive for Zika virus infection, no additional IgM serology testing is recommended. If both serum and urine test positive for Zika virus, repeat NAT testing is not required (see Table 1).

Testing of asymptomatic pregnant women with recent possible Zika virus exposure but no ongoing exposure (i.e., travelers) should be considered on a case–by-case basis and in line with jurisdictional recommendations. If testing is conducted, the testing algorithm for symptomatic pregnant women should be followed, with specimens collected as soon as possible, not to exceed 12 weeks from the last possible exposure.

Pregnant Women with Prenatal Ultrasound Findings Consistent with Congenital Zika Virus Infection

Pregnant women with possible exposure to Zika virus who have a fetus with prenatal ultrasound findings consistent with congenital Zika virus infection should be tested. Possible exposure may include travel to or residence in areas with risk of Zika virus infection or sex with a partner who has traveled to or lives in an area with risk of Zika virus exposure. Areas with risk of exposure can be found at https://wwwnc.cdc.gov/travel/page/world-map-areas-with-zika. NAT and IgM testing should be performed on maternal serum and urine following the algorithm for symptomatic pregnant women. If amniocentesis is being performed as part of clinical care, NAT testing of amniocentesis specimens should also be performed. Data regarding the utility of amniotic fluid in diagnosing congenital Zika virus infection are limited.

Symptomatic Non-Pregnant Individuals

NAT testing of symptomatic non-pregnant individuals is dependent on the timing of specimen collection. Zika virus and dengue virus NAT testing should be performed on specimens collected < 14 days after symptom onset (Figure 1). Zika virus and dengue virus IgM serology testing should be performed on NAT negative samples collected <14 days after onset of symptoms or on samples collected ≥ 14 days after onset of symptoms, and NAT testing is not recommended on specimens collected ≥ 14 days after symptom onset. NAT testing is not recommended for asymptomatic non-pregnant individuals.

Additional Molecular Test Information

Multiple NATs have received EUA) from FDA. Most, but not all, of the NATs that have received EUAs from FDA are rRT-PCR-based. FDA maintains a list on its website of all Zika virus EUAs. Please refer to the FDA website for a current list of authorized assays and associated letters of authorization, fact sheets, and product labeling. Additional assay-specific information (e.g., performance characteristics) is included in the labeling for the assay. http://www.fda.gov/MedicalDevices/Safety/EmergencySituations/ucm161496.htm.

Information about molecular assays that have been cleared by FDA for detection of arboviruses other than Zika virus can be found in the searchable database at this link:
http://www.fda.gov/MedicalDevices/ProductsandMedicalProcedures/DeviceApprovalsandClearances/510kClearances/ucm089319.htm.

Antibody Detection Methods

Due to the temporal nature of Zika virus RNA in serum and urine, a negative NAT does not exclude recent Zika infection. Serologic detection of Zika virus infection may help confirm exposure to Zika virus in settings where

July 24, 2017

people have not previously been exposed to Zika virus. Antibodies (IgM) directed against Zika virus are typically first detected as viral RNA begins to wane. The decline in reported cases of Zika virus infection in the Americas in 2017 compared to 2016 is expected to increase the proportion of false positive test results for Zika virus. Although IgM is most likely to be detected in the first 12 weeks after infection, emerging data indicate that Zika virus IgM may persist beyond 12 weeks in a subset of infected individuals, limiting the ability of testing to determine whether an infection occurred during or prior to pregnancy. These limitations are a particular challenge when Zika virus testing is performed on patient populations not recommended in the Zika testing algorithms. Testing is not recommended for asymptomatic non-pregnant individuals or for pre-conception screening. The updated testing algorithms recommend serologic testing for the following patient populations:

Pregnant Women
For symptomatic pregnant women, NAT and IgM serology for Zika virus and dengue virus should be performed concurrently (i.e., in parallel) on specimens collected ≤ 12 weeks after symptom onset. IgM antibodies decline over time. Therefore, a negative IgM assay result does not rule out a recent Zika virus infection.

For asymptomatic pregnant women, if testing is conducted, the same testing recommendation should be followed as for symptomatic pregnant women, on specimens collected ≤ 12 weeks from the last possible exposure to Zika virus. Testing for other arboviral pathogens is not routinely recommended for asymptomatic pregnant women.

Non-Pregnant Symptomatic Individuals
For non-pregnant symptomatic individuals, specimens collected from ≥ 14 days to ≤ 12 weeks after symptom onset should be tested using anti-Zika IgM and anti-dengue IgM as the recommended initial assay. IgM testing is not recommended for non-pregnant asymptomatic individuals (Figure 1).

Additional Serologic Test Information
For explanation of a specific interpretation on Zika virus IgM serology assays, refer to the instructions for use for the specific assay performed. Information on each assay can be found at https://www.fda.gov/MedicalDevices/Safety/EmergencySituations/ucm161496.htm#zika, under the "Labeling" bullet for the specific assay. The Updated Interim Guidance for Healthcare Providers Caring for Pregnant Women with Possible Zika Virus Exposure – United States, July 2017 (https://www.cdc.gov/mmwr/volumes/66/wr/mm6629e1.htm?s_cid=mm6629e1_w), contains specific information that guides the overall interpretation of combined results from Zika virus and dengue virus serology and PRNT. This information may also be found in Tables 1 and 2.

Zika virus IgM assays give a presumptive positive result, and final assay interpretation depends on additional results from confirmatory testing, such as the plaque reduction neutralization test (PRNT). **Given the possibility of a false positive result, most likely due to cross reactivity, which has been reported, it is recommended that healthcare decisions are not made until the testing algorithm is complete.** PRNT testing is recommended for serum specimens that yield a non-negative IgM serology result. However, PRNT may also reflect prior infection, and cannot be used to determine the timing of Zika virus infection. Terminology indicating a non-negative IgM serology result varies by assay, and may include positive, equivocal, presumptive, or possible Zika virus results.

Neutralizing antibodies develop shortly after IgM antibodies and likely persist for many years (22). Based on experience with other flaviviruses, previous Zika virus infection is likely to confer prolonged, possibly lifelong,

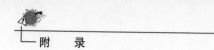

immunity (23). Testing is not routinely recommended for pregnant women who have been previously diagnosed with confirmed Zika virus infection by either NAT or serology (Zika IgM positive/equivocal and Zika PRNT ≥ 10 and Dengue PRNT <10). However, for pregnant women <u>without</u> a previous <u>definitive</u> diagnosis of Zika virus infection (e.g., pregnant women with laboratory evidence of recent flavivirus infection or laboratory evidence of presumptive Zika or flavivirus infection), given the limitations of serology testing (e.g., cross-reactivity and false positive test results), decisions about testing during a subsequent pregnancy should be made using a shared patient-provider decision-making model. If the decision is made to test, only NAT testing is recommended, because IgM antibody test might not be able to determine the timing of infection among pregnant women who had exposure to Zika virus before the current pregnancy

Zika and dengue viruses have similar clinical presentations, transmission cycles, and geographic distributions, and cross-reactivity on serologic assays for these viruses is common. Dengue IgM testing should be performed on any symptomatic person with possible dengue exposure so they can receive appropriate clinical management; dengue virus IgM testing is not recommended for asymptomatic pregnant women or asymptomatic non-pregnant individuals. Currently, for one FDA–authorized Zika IgM assay, follow-up testing is to be done with an FDA-cleared dengue IgM assay when the final interpretation is "Presumptive Other Flavivirus Positive" due to the inclusion of a cross-reactive control that includes a dengue virus antigen. For this same assay, follow-up testing is to be done with an FDA-cleared West Nile virus IgM assay when the final interpretation is "Presumptive Other Flavivirus Positive," as the other component of the cross-reactive control is West Nile virus antigen. For people who were in regions with known endemic flavivirus activity (e.g., West Nile virus, St. Louis encephalitis virus) during their potential exposure period, IgM testing for those viral infections should be considered using an FDA-cleared assay, if available. For more information about West Nile virus, please access the following link: http://www.cdc.gov/westnile/index.html. Because infections with other arboviruses, including chikungunya virus, can also produce symptoms similar to Zika virus infection, additional testing for other arboviruses is often needed to reach a diagnosis. For people with chikungunya virus exposure risk and a clinically compatible illness[2], anti-chikungunya IgM testing should also be performed.

FDA maintains on its website a list of all Zika virus EUAs. Please refer to the FDA website for a current list of authorized assays and associated letters of authorization, fact sheets, and product labeling. Assay-specific information (e.g., performance characteristics) is included in the labeling for each assay. http://www.fda.gov/MedicalDevices/Safety/EmergencySituations/ucm161496.htm

<u>Confirmation of Anti-Zika IgM Reactive Results and Anti-Dengue IgM Reactive Results by Plaque Reduction Neutralization Test (PRNT)</u>

Zika virus IgM assays yield a presumptive positive result, and final assay interpretation depends on additional results from confirmatory testing, such as the PRNT. PRNT measures virus-specific neutralizing antibodies to Zika virus and other endemic flaviviruses. Currently, within the United States and most US territories, when IgM serology indicates the potential presence of anti-Zika IgM antibodies, PRNT is needed to confirm diagnosis. If ELISA testing indicates a positive or equivocal result for dengue virus infection, confirmatory testing is to be performed as indicated in the IgM assay labeling. PRNT is performed at CDC, a laboratory designated by the CDC (i.e., a laboratory that has independently demonstrated proficiency to perform PRNT testing by completing a

---

[2] Clinical information about chikungunya virus infection, including clinical evaluation guidance, may be found on CDC's website: www.cdc.gov/chikungunya/hc/index.html

July 24, 2017

proficiency panel provided by the CDC), or a public health laboratory (PHL) PRNT reference center. Confirmatory testing can take up to 4 weeks, and PRNT results will be reported via the laboratory to which the original specimen was submitted.

Given the high degree of antibody cross-reactivity observed with Zika virus and dengue virus infections, results of Zika/dengue PRNT testing should be interpreted alongside the initial IgM assay results to assess the timing of infection. PRNT is not always able to provide a definitive determination of the specific flavivirus causing a recent infection, particularly in people with a prior history of flavivirus infection. For this reason, PRNT confirmation is not routinely recommended for people living in areas with high levels of circulating flaviviruses (e.g., dengue).

The Updated Interim Guidance for Healthcare Providers Caring for Pregnant Women with Possible Zika Virus Exposure – United States, July 2017 (https://www.cdc.gov/mmwr/volumes/66/wr/mm6629e1.htm?s_cid=mm6629e1_w) and Tables 1 and 2 below contain specific information that guides the overall interpretation of combined results from Zika virus and dengue virus serology and PRNT.

For additional information, please refer to CDC guidance on clinical management of patients with positive assay results: http://www.cdc.gov/zika/hc-providers/index.html.

Detailed Information for Specimen Types for Zika Testing
Detailed characteristics of the various specimen types that have been validated for use with Zika virus diagnostic assays can be found at http://www.fda.gov/MedicalDevices/Safety/EmergencySituations/ucm161496.htm and at https://www.cdc.gov/zika/laboratories/test-specimens-bodyfluids.html. Individual FDA-authorized assays have specific information concerning specimen handling and storage. It is important to note that all diagnostic algorithms for pregnant women are for patient-matched serum and urine, and a patient-matched serum specimen must be submitted alongside all other sample types for follow-up testing, if needed. Consider collecting additional volume beyond what is suggested in EUAs, to permit for potential repeat specimen testing.

Tissue Specimens

There are currently no FDA-authorized assays for Zika virus testing of tissue specimens, including fetal and placental tissue. Requests for testing should be coordinated through state or local health departments and pre-approval is required before submission to CDC. Additional information about specimen collection and submission procedures is available on CDC's website: https://www.cdc.gov/zika/laboratories/test-specimens-tissues.html.

Other Specimens Types

There are currently no FDA-authorized Zika virus assays for which performance with other specimen types, such as semen and saliva, has been established.

Specimen Referral

Healthcare and laboratory professionals should direct Zika virus testing requests to their local or state public health laboratory or to a commercial laboratory that performs Zika virus testing using an FDA-authorized assay. Healthcare and laboratory professionals should follow state or local public health department guidance on notification procedures for suspect cases of Zika virus infection.
July 24, 2017   Page 9 of 16

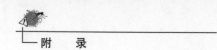

Public health laboratories that do not perform Zika virus testing should work with their state, local, or territorial public health department for testing of suspect specimens or referring specimens to CDC.

When submitting specimens for Zika virus testing, indicate pregnancy status and exposure risk of patient to ensure appropriate testing algorithm is followed.

Information regarding submission of specimens to CDC from locations within the 50 US states and the District of Columbia is available at http://www.cdc.gov/ncezid/dvbd/specimensub/arboviral-shipping.html.

For questions about testing within Puerto Rico, please call 787-706-2399. For submission of specimens, please submit a dengue case investigation report (DCIR) for each specimen, which can be downloaded from http://www.cdc.gov/dengue/clinicalLab/index.html.

Reporting

Clinical decisions surrounding patient management should not be made until the appropriate testing, according to the most recent algorithm, is completed. Recommended testing may include repeated NAT testing, serology, and PRNT testing, thus providers may receive multiple NAT and serology test reports from more than one testing laboratory before all testing of a patient specimen is completed. Further, jurisdictional testing may vary from CDC recommended guidelines. For guidance on final result interpretation, healthcare providers should consult with their local jurisdiction.

Laboratories should complete specimen testing, including any indicated repeat testing, before submitting test results to providers. Assay results generated for each specimen should be reported to clinicians as specified in the assay instructions for use. Reports should include language indicating that clinical decisions surrounding patient management should not be made until all testing is complete and should be considered within the context of all test results, and clinical and epidemiologic criteria as specified for the testing algorithm appropriate for the person being tested.

Laboratories must include the appropriate fact sheets with each FDA-authorized test result when reporting back to providers and patients. Fact sheets have been prepared for healthcare providers and patients to help them understand the results of testing. Authorized fact sheets for each assay under an EUA are posted to the FDA website: http://www.fda.gov/MedicalDevices/Safety/EmergencySituations/ucm161496.htm

In addition, laboratories must collect information on the performance of any of the EUA Zika assays and report to FDA (via email: CDRH-EUA-Reporting@fda.hhs.gov) and the assay manufacturer any occurrence of false positive or false negative results of which they become aware.

Please note that Zika, dengue, West Nile, and chikungunya virus infections are all on the 2017 list of nationally notifiable conditions: https://wwwn.cdc.gov/nndss/conditions/notifiable/2017/. Therefore, test results should be reported back to state or local health department staff to facilitate investigation and classification of the case and reporting to CDC.

Guidance documents are available to assist in applying laboratory results to determine patient care and patient follow-up decisions:

- Zika clinical guidance for healthcare providers caring for pregnant women, women of reproductive age, infants, children, or other symptomatic individuals: http://www.cdc.gov/zika/hc-providers/index.html

- Dengue clinical guidance: http://www.cdc.gov/dengue/clinicalLab/index.html
- Chikungunya clinical guidance: http://www.cdc.gov/chikungunya/hc/index.html
- West Nile clinical guidance: https://www.cdc.gov/westnile/healthcareproviders/index.html

References

Oduyebo, T, Polen, K, Walke, H, et al. Updated Interim Guidance for Healthcare Providers Caring for Pregnant Women with Possible Zika Virus Exposure – United States, July 2017.

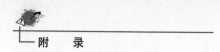

Table 1. Interpretation of results of nucleic acid and antibody testing for suspected Zika virus infection*,†,§,¶—
United States, 2017

Zika NAT (serum)**	Zika NAT (urine)**	Zika virus and dengue virus IgM††	Zika virus PRNT	Dengue virus PRNT	Interpretation and recommendations
Positive	Positive	Any result	Not indicated	Not indicated	Acute Zika virus infection
Negative	Positive	Positive	Not indicated	Not indicated	Acute Zika virus infection
Negative	Positive	Negative	Not indicated	Not indicated	Suggests acute Zika virus infection *Repeat testing on original urine specimen.* *If repeat NAT result is positive, interpret as evidence of acute Zika virus infection* *If repeat NAT result is negative, repeat Zika virus IgM antibody testing on a serum specimen collected ≥2 weeks after onset or possible exposure or specimen collection date.* *If repeat IgM antibody result is positive, interpret as evidence of acute Zika virus infection.* *If repeat IgM result is not positive, interpret as no evidence of Zika virus infection.*
Positive	Negative or not performed	Positive	Not indicated	Not indicated	Acute Zika virus infection
Positive	Negative or not performed	Negative	Not indicated	Not indicated	Suggests Acute Zika virus infection *Repeat testing on original serum specimen.* *If repeat NAT result is positive, interpret as evidence of acute Zika virus infection.* *If repeat NAT result is negative, repeat Zika virus IgM antibody testing on a serum specimen collected ≥2 weeks after onset or possible exposure or specimen collection date.* *If repeat IgM antibody result is positive, interpret as evidence of acute Zika virus infection.* *If repeat IgM antibody result is not positive, interpret as no evidence of Zika virus infection.*
Negative	Negative or not performed	Any non-negative result¶¶	≥10	<10	Zika virus infection, timing of infection cannot be determined. For persons without prior Zika virus exposure, a positive IgM result represents recent Zika virus infection.
Negative	Negative or not performed	Any non-negative result¶¶	<10	Any result	No evidence of Zika virus infection.
Negative	Negative or not performed	Any non-negative result¶¶	≥10	≥10	Flavivirus infection; specific virus cannot be identified, timing of infection cannot be determined. For persons without prior Zika virus exposure, a positive IgM result represents unspecified flavivirus infection.
For areas where PRNT is not recommended¶					
Negative	Negative or not performed	Positive for Zika virus AND negative for dengue virus	Not performed because PRNT is not recommended		Presumptive Zika virus infection; timing of infection cannot be determined.***
Negative	Negative or not performed	Positive for Zika virus AND positive for dengue virus	Not performed because PRNT is not recommended		Presumptive flavivirus infection; specific virus cannot be identified; timing of infection cannot be determined.***
Negative	Negative or not performed	Equivocal (either or both assays)	Not performed because PRNT is not recommended		Insufficient information for interpretation. Consider repeat testing.

July 24, 2017   Page 12 of 16

318

Zika NAT (serum)**	Zika NAT (urine)**	Zika virus and dengue virus IgM††	Zika virus PRNT	Dengue virus PRNT	Interpretation and recommendations
Negative	Negative or not performed	Negative on both assays	Not performed because PRNT is not recommended in certain area of residence (i.e. Puerto Rico)		No laboratory evidence of Zika virus infection.

Abbreviations: IgM = immunoglobulin M antibodies; NAT= nucleic acid test; PRNT = plaque reduction neutralization test.

* Final interpretations of results of Zika virus tests should be performed after all testing is complete.

† Serology test results that indicate recent flavivirus infection should be interpreted in the context of the circulating flaviviruses.

§ Dengue virus IgM antibody testing is recommended for symptomatic pregnant women as well as for pregnant women residing in areas where PRNT confirmation is not recommended.

¶ Currently, PRNT confirmation is not routinely recommended for persons living in Puerto Rico.

** Serum must be submitted for all persons tested for Zika virus infection; urine specimen for Zika virus NAT testing should always be submitted concurrently with a serum specimen.

†† For laboratory interpretation in the presence of dengue virus IgM results, refer to https://www.cdc.gov/dengue/clinicallab/laboratory.html.

§§ Positive results include "positive," "presumptive Zika virus positive," or "possible Zika virus positive." These are examples of assay interpretations that might accompany test results; positive serology terminology varied by assay. For explanation of a specific interpretation, refer to the instructions for use for the specific assay performed. Information on each assay can be found at https://www.fda.gov/MedicalDevices/Safety/EmergencySituations/ucm161496.htm#zika under the "Labeling" bullet for the specific assay.

¶¶ Non-negative results include "positive," "equivocal," "presumptive positive," or "possible positive." These are examples of assay interpretation that might accompany test results; nonnegative serology terminology varies by assay. For explanation of a specific interpretation, refer to the instructions for use for the specific assay performed. Information on each assay can be found at https://www.fda.gov/MedicalDevices/Safety/EmergencySituations/ucm161496.htm#zika under "Labeling" for the specific assay.

*** Zika virus IgM positive result is reported as "presumptive positive or flavivirus infection" to denote the need to perform confirmatory PRNT titers against Zika virus, dengue virus, and other flaviviruses to which the person might have been exposed, to resolve potential false-positive results that might have been caused by cross-reactivity or nonspecific reactivity. In addition, ambiguous test results (e.g., inconclusive, equivocal, and indeterminate) that are not resolved by retesting also should have PRNT titers performed to rule out a false-positive result. However, PRNT confirmation is currently not routinely recommended for persons living in Puerto Rico.

July 24, 2017   Page 13 of 16

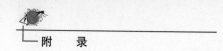

Table 2. Interpretation of results of nucleic acid and antibody testing for suspected Zika virus infection in non-pregnant individuals[*, †, §, ¶, **, ††] — United States, 2017

Specimen collected < 14 days post-symptom onset					
Zika NAT; urine;	Zika NAT; serum	Zika virus IgM[¶]	Zika virus PRNT	Dengue virus PRNT	Interpretation *Lab results should not be released until testing is complete*
Positive	Positive	Not indicated	Not indicated		Acute Zika virus infection.
Positive	Negative	Not indicated	Not indicated		Acute Zika virus infection.
Negative or not performed	Positive	Not indicated	Not indicated		Acute Zika virus infection.
Negative or not performed	Negative	Negative	Not indicated		No laboratory evidence of Zika virus infection.
Specimen collected < 14 days post-symptom onset with negative NAT, or specimen collected ≥ 14 days post-symptom onset					
Negative or not performed	Negative or not performed	Any non-negative result	≥10	<10	Zika virus infection, timing of infection cannot be determined. A positive IgM and PRNT result for Zika and a negative PRNT for dengue likely represents recent Zika infection.
Negative or not performed	Negative or not performed	Any non-negative result	<10	Any result	No evidence of Zika virus infection.
Negative or not performed	Negative or not performed	Any non-negative result	≥10	≥10	Flavivirus infection; specific virus cannot be identified, precise timing of infection cannot be determined.
Negative or not performed	Negative or not performed	Any non-negative result	Pending		Presumptive Zika virus infection; timing of infection cannot be determined. For patients with no exposure prior to testing, a positive IgM result represents recent Zika infection. However, without PRNT confirmatory testing, false positives cannot be ruled out.

Abbreviations: IgM = immunoglobulin M antibodies; NAT= nucleic acid test; PRNT = plaque reduction neutralization test.

* Serology test results that indicate recent flavivirus infection should be interpreted in the context of the currently circulating flaviviruses.

† Examples of assay interpretations that are positive include positive, or presumptive Zika virus positive, or possible Zika virus positive. For explanation of a specific interpretation, refer to the instructions for use for the

specific assay performed. Information on each assay can be found at https://www.fda.gov/MedicalDevices/Safety/EmergencySituations/ucm161496.htm#zika, under the "Labeling" bullet for the specific assay.

§ Serum must be submitted for all persons tested for Zika virus infection; urine specimen for Zika virus testing should always be submitted with a paired serum specimen.

¶Zika virus IgM positive result is reported as "presumptive positive" to denote the need to perform confirmatory PRNT.

**Currently, PRNT confirmation is not routinely recommended for individuals living in Puerto Rico.

††To resolve false-positive results that might be caused by cross-reactivity or nonspecific reactivity, presumptive positive Zika virus IgM results should be confirmed with PRNT titers against Zika virus, dengue virus, and other flaviviruses to which the person might have been exposed. In addition, ambiguous test results (e.g., inconclusive, equivocal, and indeterminate) that are not resolved by retesting also should have PRNT titers performed to rule out a false-positive result.

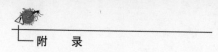

Figure 1. Testing Recommendations for Symptomatic Non-Pregnant Individuals with Exposure to Zika Virus

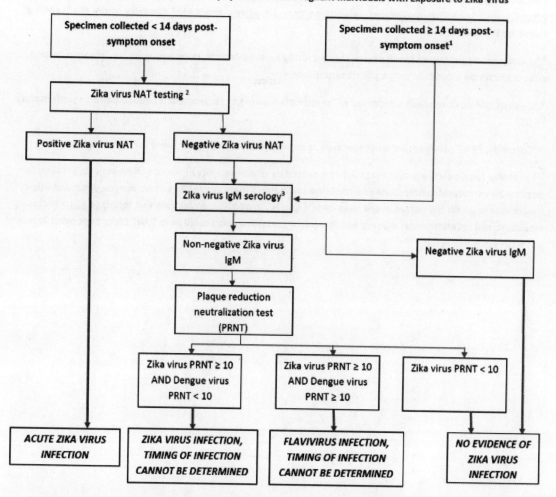

[1]NAT testing is not recommended for specimens obtained ≥ 14 days post-symptom onset.

[2]Acceptable specimens for NAT testing include serum, or patient-matched serum and urine. Repeat NAT testing of a positive result is not indicated. Dengue and chikungunya virus NAT testing should be performed for patients at risk of exposure and with clinically compatible illness.

[3]Dengue IgM serology should also be performed for patients at risk of exposure, and with clinically compatible illness.

July 24, 2017   Page 16 of 16

28栏